生殖道沙眼衣原体感染
综合防治

主　编　陈祥生

副主编　尹跃平　刘全忠　王千秋　刘朝晖

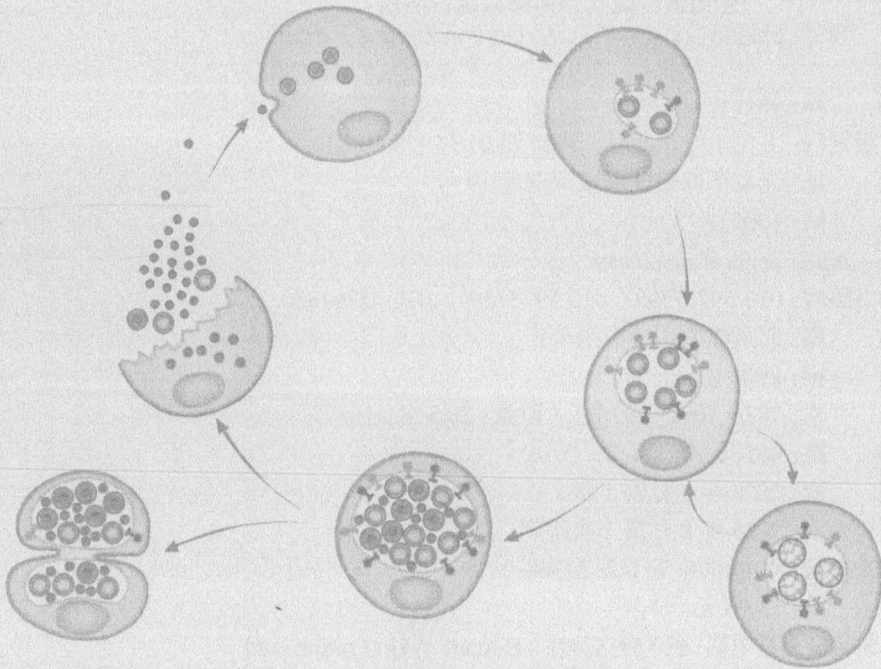

人民卫生出版社
·北京·

图书在版编目（CIP）数据

生殖道沙眼衣原体感染综合防治 / 陈祥生主编 .
北京：人民卫生出版社，2025.2（2025.8重印）.
ISBN 978-7-117-37368-5

Ⅰ．R691.3

中国国家版本馆CIP数据核字第2025L7V341号

人卫智网	**www.ipmph.com**	医学教育、学术、考试、健康， 购书智慧智能综合服务平台
人卫官网	**www.pmph.com**	人卫官方资讯发布平台

生殖道沙眼衣原体感染综合防治
Shengzhidao Shayan Yiyuanti Ganran Zonghe Fangzhi

主　　编： 陈祥生
出版发行： 人民卫生出版社（中继线 010-59780011）
地　　址： 北京市朝阳区潘家园南里 19 号
邮　　编： 100021
E - mail： pmph @ pmph.com
购书热线： 010-59787592　010-59787584　010-65264830
印　　刷： 北京建宏印刷有限公司
经　　销： 新华书店
开　　本： 787×1092　1/16　　**印张：** 20.5
字　　数： 461 千字
版　　次： 2025 年 2 月第 1 版
印　　次： 2025 年 8 月第 2 次印刷
标准书号： ISBN 978-7-117-37368-5
定　　价： 85.00 元

打击盗版举报电话： 010-59787491　**E-mail：** WQ @ pmph.com
质量问题联系电话： 010-59787234　**E-mail：** zhiliang @ pmph.com
数字融合服务电话： 4001118166　**E-mail：** zengzhi @ pmph.com

编　者（按姓氏笔画排序）

王　成（南方医科大学皮肤病医院）

王　梅（天津市第一中心医院）

王千秋（中国医学科学院皮肤病医院）

王冠群（安徽省疾病预防控制中心）

尤　聪（赣南医科大学第一附属医院）

尹跃平（中国医学科学院皮肤病医院）

卢巧玲（绍兴市疾病预防控制中心）

白　虹（天津医科大学）

宁　镇（上海市疾病预防控制中心）

刘全忠（天津医科大学总医院）

刘朝晖（首都医科大学附属北京妇产医院）

齐蔓莉（天津市人民医院）

羊海涛（江苏省疾病预防控制中心）

杜方智（中国医学科学院皮肤病医院）

李　婧（中国医学科学院皮肤病医院）

李　婷（首都医科大学附属北京妇产医院）

杨帅妮（天津医科大学）

杨立刚（南方医科大学皮肤病医院）

吴李梅（浙江省皮肤病医院）

吴敏智（苏州市第五人民医院）

沈云良（浙江省皮肤病医院）

宋　微（苏州市第五人民医院）

宋　煊（广东医科大学附属医院）

张　莉（深圳市南山区慢性病防治院）

张　栩（中国医学科学院皮肤病医院）

张　展（首都医科大学附属北京妇产医院）

陈晓军（宿迁市疾病预防控制中心）

陈祥生（中国医学科学院皮肤病医院）

邵丽丽（天津医科大学总医院）

罗珍胄（深圳市南山区慢性病防治院）

周　英（广东医科大学附属医院）

郑和平（南方医科大学皮肤病医院）

郑晓丽（中国医学科学院皮肤病医院）

赵乐然（天津医科大学总医院）

赵培祯（南方医科大学皮肤病医院）

姜婷婷（中国医学科学院皮肤病医院）

徐文倩（南方医科大学皮肤病医院）

徐文绮（中国医学科学院皮肤病医院）

郭　艳（云南省疾病预防控制中心）

郭媛丽（天津市人民医院）

黄澍杰（南方医科大学皮肤病医院）

龚向东（中国医学科学院皮肤病医院）

脱雨晴（天津医科大学）

葛凤琴（中国医学科学院皮肤病医院）

韩　旭（天津市中西医结合医院）

韩　燕（中国医学科学院皮肤病医院）

傅更锋（江苏省疾病预防控制中心）

曾佳佳（郑州大学第一附属医院）

鲍　燕（上海市静安区疾病预防控制中心）

蔡于茂（深圳市慢性病防治中心）

秘　书　姜婷婷（兼）

生殖道沙眼衣原体感染已经成为我国重要的公共卫生问题，同时也是社会普遍关注的重要生殖健康问题之一。从我国部分地区开展的监测结果可见，生殖道沙眼衣原体感染的报告发病率呈现明显上升趋势，各类人群（特别是性活跃人群）的感染率处于较高水平。没有得到及时发现和有效治疗的生殖道沙眼衣原体感染可以导致一系列不良结局，包括女性人群的不孕和男性人群的不育，以及在孕产妇中引起死胎、早产和产道感染等不良妊娠结局。此外，生殖道沙眼衣原体感染还有助于人乳头瘤病毒（HPV）的持续感染，增加HPV感染所致的肿瘤发生等。

本书的编写正值《国务院关于印发中国妇女发展纲要和中国儿童发展纲要的通知》（国发〔2021〕16号）和国家卫生健康委员会等部委《关于进一步完善和落实积极生育支持措施的指导意见》（国卫人口发〔2022〕26号，以下简称《指导意见》）颁布不久。《中国妇女发展纲要（2021—2030年）》的"妇女与健康"策略措施第六点（提高妇女生殖健康水平）中强调了普及生殖道感染、性传播疾病等疾病防控知识。国家卫生健康委员会等颁布的《指导意见》中指出：通过加强生殖健康服务以提高优生优育服务水平，强调向群众提供有针对性的服务，提高不孕不育防治水平，开展生殖健康促进行动，增强群众保健意识和能力。生殖道沙眼衣原体感染的综合防治将有助于预防和控制生殖道感染，促进生殖健康，提高不孕不育防治水平。

本书分为三大部分：第一章至第四章，介绍了生殖道沙眼衣原体及其感染的基本概念和知识，以及流行状况和造成的危害，强调了生殖道沙眼衣原体感染的主要公共卫生和生殖健康等问题；第五章至第七章，介绍了生殖道沙眼衣原体感染的发现、诊断和治疗方法；第八章至第十二章，介绍了生殖道沙眼衣原体感染综合防治策略与措施及其实践、创新技术与策略的研究进展、公共卫生防治项目的评估及防治实践中的伦理学考虑等。

为保证本书的科学性、先进性和实用性，邀请了具有丰富理论基础和实践经验的基础医学、流行病学、实验医学、临床医学和疾病防控等多方面的专家参加编写。希望本书能够为进一步了解生殖道沙眼衣原体感染和指导生殖道沙眼衣原体感染防治发挥一定的作用。

由于编写成员的知识与阅历以及阅读的相关文献有限，编写过程中可能存在疏漏，恳请各位专家和同道提出宝贵意见，同时请各位生殖道沙眼衣原体感染防治工作人员在使用本书指导防治实践的过程中，将发现的问题和提出的建议及时反馈给我们，以便今后进一步完善。

本书的编写得到了中国医学科学院皮肤病医院和中国疾病预防控制中心性病控制中心各级领导和相关人员的大力支持，同时也得到全国生殖道沙眼衣原体感染综合防治试点地区相关机构和人员的大力协助，在此一并表示衷心的感谢。

陈祥生

中国医学科学院皮肤病医院

中国疾病预防控制中心性病控制中心

2024 年 10 月

AB：aberrant body，变异体

CCiP：China Chlamydia Intervention Program，中国生殖道衣原体感染综合防治

CDC：Centers for Disease Control and Prevention，美国疾病预防控制中心

CIA：chlamydia inhibitor of antimicrobial peptides，衣原体抗菌肽抑制剂

CIN：cervical intraepithelial neoplasia，宫颈上皮内瘤变

CSI：Chlamydia Screening Implementation Programme，衣原体筛查实施项目（荷兰）

CT：*Chlamydia trachomatis*，沙眼衣原体

EB：elementary body，原体

ECDC：European Centre for Disease Prevention and Control，欧洲疾病预防控制中心

ELISA：enzyme-linked immunosorbent assay，酶联免疫吸附试验

EPRG：External Expert Peer Review Group，外部专家同行评议组（英国）

HHV：human herpes virus，人类疱疹病毒

HIV：human immunodeficiency virus，人类免疫缺陷病毒

HPV：human papilloma virus，人乳头瘤病毒

HSV：herpes simplex virus，单纯疱疹病毒

IB：intermediate body，中间体

LAMP：loop mediated isothermal amplification，环介导等温扩增

LCR：ligase chain reaction，连接酶链反应

LGV：lymphogranuloma venereum，性病性淋巴肉芽肿

LPS：lipopolysaccharide，脂多糖

MG：*Mycoplasma genitalium*，生殖支原体

MIC：minimum inhibitory concentration，最低抑菌浓度

MIF：micro-immunofluorescence，微量免疫荧光试验

MOMP：major outer membrane protein，主要外膜蛋白

MSM：men who have sex with men，男男性行为者

NAAT：nucleic acid amplification test，核酸扩增试验

NCSP：National Chlamydia Screening Programme，全国衣原体筛查项目（英国）

NGU：non-gonococcal urethritis，非淋菌性尿道炎

NHS：National Health Service，国家医疗服务体系（英国）

OR：odds ratio，比值比

PCR：polymerase chain reaction，聚合酶链反应

PHE：Public Health England，英国公共卫生署

PID：pelvic inflammatory disease，盆腔炎症性疾病

POCT：point-of-care test，即时检测

QALY：quality-adjusted life year，质量调整生命年

RB：reticulate body，网状体

RFLP：restriction fragment length polymorphism，限制性片段长度多态性

RPA：recombinase polymerase amplification，重组酶聚合酶扩增

SARA：sexually acquired reactive arthritis，性获得反应性关节炎

SDA：strand displacement amplification，链置换扩增

TMA：transcription mediated amplification，转录介导扩增

TOC：test of cure，判愈试验

TP：*Treponema pallidum*，梅毒螺旋体

TV：*Trichomonas vaginalis*，阴道毛滴虫

USPSTF：U.S. Preventive Services Task Force，美国预防服务特别工作组

UU：*Ureaplasma urealyticum*，解脲支原体

WHO：World Health Organization，世界卫生组织

目 录

第一章

沙眼衣原体基本概念与生物学

沙眼衣原体（*Chlamydia trachomatis*，CT）对人类具有致病性，可引起沙眼、包涵体结膜炎、婴幼儿肺炎、泌尿生殖道感染和性病性淋巴肉芽肿等疾病。由于衣原体已经进化出许多逃避或破坏免疫反应的机制，故目前暂未研发出有效疫苗以消除衣原体感染。因此，深入了解沙眼衣原体的基本特性及生物学特征将有助于我们更深刻地认识病原体与宿主之间的复杂平衡以消除感染。

第一节　沙眼衣原体概述

衣原体（*Chlamydia*）是一类严格真核细胞内寄生、有独特发育周期、能通过常用细菌滤器的原核细胞型微生物，归属于广义的细菌学范畴。

衣原体具有以下共同特性：①革兰氏染色阴性，有细胞壁，呈圆形或椭圆形；②具有独特的发育周期，以二分裂的方式繁殖（最新研究发现沙眼衣原体的繁殖方式为极化出芽[1-4]）；③有 DNA 和 RNA 两种类型核酸；④有核糖体；⑤对多种抗生素敏感；⑥严格细胞内寄生，具有独立的酶系统，但不能产生代谢所需的能量，需要利用宿主细胞的三磷酸盐和中间代谢产物作为能量来源[5]。

根据 16S rRNA 和 23S rRNA 进化树同源性分析，目前将衣原体归为独立的门（phylum），衣原体门包含独立的纲（class）和目（order），其中衣原体目（Chlamydiales）下设 8 个科（family）、12 个属（genus）、21 个种（species）。衣原体属包括沙眼衣原体（*Chlamydia trachomatis*，CT）、肺炎衣原体（*Chlamydia pneumoniae*）、鼠衣原体（*Chlamydia muridarum*）、猪衣原体（*Chlamydia suis*）、鹦鹉热衣原体（*Chlamydia psittaci*）、流产衣原体（*Chlamydia abortus*）、豚鼠衣原体（*Chlamydia caviae*）、猫衣原体（*Chlamydia felis*）、兽类衣原体（*Chlamydia pecorum*）、鸟衣原体（*Chlamydia avium*）、家禽衣原体（*Chlamydia gallinacea*）和朱鹭衣原体（*Chlamydia ibidis*）12 个种，其中后 3 者是新发现的衣原体种。人类致病性衣原体主要有沙眼衣原体、肺炎衣原体、鹦鹉热衣原体和兽类衣原体，其主要性状比较见表 1-1-1[5]。

表 1-1-1　对人致病的 4 种衣原体主要性状比较

性状	沙眼衣原体	肺炎衣原体	鹦鹉热衣原体	兽类衣原体
自然宿主	人、小鼠	人	鸟类、低等哺乳动物	牛、羊
原体形态	圆形、椭圆形	梨形	圆形、椭圆形	圆形
基因组（bp）	1 044 459	1 230 230	1 169 374	1 106 197
G+C（mol%）	41～44.2	40	41.3	39.3
DNA 同源性（同种不同菌株间）	＞90%	＞90%	14%～95%	88%～100%
质粒	+	-（N16 株除外）	+	+
血清型	19	1	9	3
噬菌体	-	+	+	+
Pmp* 基因	9	21	10	?

注：*Polymorphic membrane proteins（多形态膜蛋白）。

一、生物学性状

（一）形态染色与发育周期

衣原体是专性细胞内寄生病原体，具有独特的发育周期，其形态和大小因处于发育周期不同阶段而异（图 1-1-1）：一种是小而致密的结构，称为原体（elementary body，EB）；另一种是大而疏松的结构，称为网状体（reticulate body，RB），亦称始体（initial body）。此外还有两种形态，一种是发育中期阶段的中间体（intermediate body，IB）；另一种是当生长条件有限或有抗生素等刺激时的非典型形态，此时 RB 异常增大，称为变异体（aberrant body，AB）[6,7]。

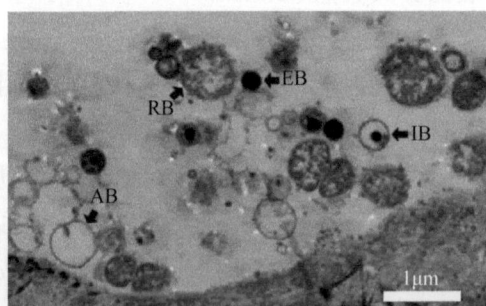

图 1-1-1　衣原体在人外宫颈干细胞中不同发育阶段形态的透射电镜图

资料来源：KOSTER S, GURUMURTHY R K, KUMAR N, et al. Modelling Chlamydia and HPV co-infection in patient-derived ectocervix organoids reveals distinct cellular reprogramming[J]. Nat Commun, 2022(13): 1030.

EB 呈球形或椭圆形，体积较小，直径约为 0.3μm，中央有致密核质，细胞膜外有类似革兰氏阴性菌的细胞壁，但无典型肽聚糖结构，Giemsa 染色呈紫色，Macchiavello 染色呈红色。

EB 能合成糖原并掺入 CT 包涵体的基质中,故能被碘溶液染成棕褐色。EB 在细胞外性质稳定,具有高度感染性,但无繁殖能力。

当具有感染性的 EB 与宿主黏膜上皮细胞接触时,借助硫酸乙酰肝素蛋白聚糖(HSPGs)作为"桥梁",例如 CT 血清型 L1 和肺炎衣原体外膜复合蛋白 B(outer membrane complex protein B,OmcB,又名 CT443)可以通过与 HSPGs 相互作用,从而吸附于易感细胞表面,而后通过受体介导的内吞作用或吞噬作用等方式进入细胞内,EB 被置于膜包裹的空泡(membrane-bound vacuole)内,称之为包涵体(inclusion body)。

随着 EB 在包涵体中进一步成熟,其体积逐渐增大(此时外膜中的二硫键交联度降低),开始分化为具有繁殖能力、无感染性的 RB。RB 的体积较 EB 大,直径为 0.5 ～ 1.0μm,核质分散,电子密度低,无细胞壁,富含 RNA,代谢活跃。Giemsa 染色为蓝色或暗紫色,Macchiavello 染色呈蓝色。RB 以二分裂的方式进行繁殖(最新研究认为 RB 的繁殖方式为极化出芽[1-4])。随着 RB 的不断复制,包涵体体积不断扩大,有的将宿主细胞细胞核挤压到胞质一侧。随后部分 RB 又进一步分化为 EB,包涵体成熟破裂导致大量子代 EB 进入胞质,宿主细胞裂解死亡,子代 EB 从而释放到细胞外,再重新感染易感细胞。至此,衣原体完成一个发育周期,这个过程需要 48 ～ 72 小时(图 1-1-2)[8]。有限的生长条件和抗生素作用可以使 RB 发生可逆性生长停滞,进入持续状态,此时 RB 转化为形态不典型、异常增大的变异体。EB 与 RB 的性状比较见表 1-1-2[6]。

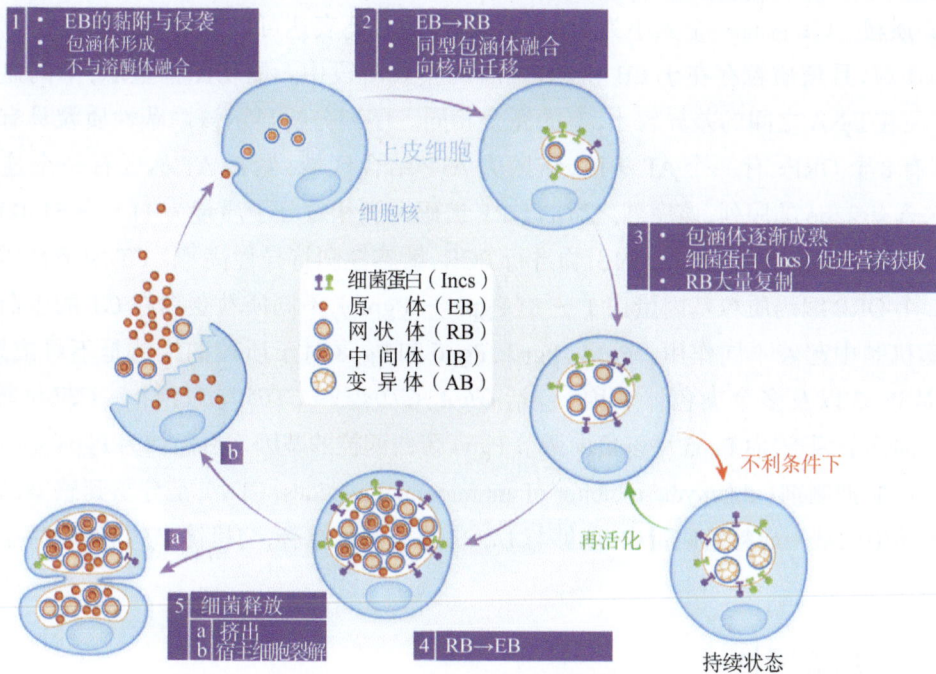

图 1-1-2　衣原体发育周期

资料来源:DAMIANI M T, GAMBARTE TUDELA J, CAPMANY A. Targeting eukaryotic Rab proteins: a smart strategy for chlamydial survival and replication[J]. Cell Microbiol, 2014(16): 1329-1338.

表 1-1-2　EB 和 RB 的性状比较

性状	EB	RB
大小（直径）/μm	0.2 ～ 0.4	0.5 ～ 1.0
细胞壁	+	−
RNA ：DNA	1 ：1	3 ：1
代谢活性	−	++
胞外稳定性	+	−
感染性	+	−
繁殖能力	−	+
细胞毒性	+	−
Giemsa 染色	紫色	深蓝色或暗紫色
Macchiavello 染色	红色	蓝色

（二）基因组结构

1. **核酸**　CT 的基因组为双链密闭环状 DNA，基因组大小为 1 044 459bp，G+C 含量为 41mol% ～ 44.2mol%，具有 895 个开放阅读框（open reading frame, ORF）[4]，目前 A、D 和 L2 等血清型的全基因组测序以及基因注释工作已经完成，详细信息可登录网站 http:// stdgen.northwestern.edu 查阅[8]。

2. **质粒**　CT 含有一个大小为 7.5kb 的质粒，质粒不表达可以识别的表型，因而是"隐蔽性"质粒，且该质粒存在于 EB 和 RB 两者的生长阶段中。酶切图谱显示，不同血清型的 CT 质粒 DNA 之间的差异较小，有的完全相同。序列分析显示该隐蔽性质粒具有下列特点：有 8 个 ORF；有一个 AT 丛区，该区为 ATP 结合区域；紧接 AT 丛区有一个连续重复 4 次含有 22bp 的序列，该序列之后的 ORF 编码一类相对分子质量为 11.8 ～ 51.4kDa 的蛋白质。根据隐蔽性质粒设计的引物进行 PCR，敏感性和特异性高[8]。CT 隐蔽性质粒携带的 8 个 ORF 编码质粒基因蛋白 1 ～ 8（Pgp1 ～ Pgp8），不同质粒蛋白在 CT 的生命周期和致病机制中起着不同作用。Pgp1、Pgp2、Pgp6 和 Pgp8 对于质粒的维持是不可或缺的；Pgp4 是 Pgp3 以及多个染色体基因（包括 *GlgA*、*CT049 ～ CT050*、*CT142 ～ CT144* 等）的主要正向调节因子，而 Pgp5 可以负向调节 Pgp4 蛋白调控的基因。目前认为 Pgp3 是一种衣原体抗菌肽抑制剂（chlamydia inhibitor of antimicrobial peptides, CIA），是分泌到感染的宿主细胞胞质中的唯一质粒编码蛋白，能够与 LL-37 等抗菌肽结合，与机体 CT 持续性感染密切相关[9,10]。

（三）培养特性

衣原体为专性细胞内寄生微生物，能在 6 ～ 8 日龄鸡胚卵黄囊中繁殖，感染 3 ～ 6 天可致鸡胚死亡，鸡胚卵黄囊膜中可见包涵体、EB 和 RB。在 HeLa、McCoy 或 HL 等细胞中生长良好。由于衣原体多缺乏主动穿入组织细胞的能力，故通常将接种衣原体标本的细胞离心沉淀以促使其穿入细胞,细胞培养物中加入二乙氨乙基葡聚糖(DEAE-dextran)和细胞松弛素 B 等细胞代谢抑制物,或先用 X 线照射,使细胞处于非分裂状态,其目的在于使细胞生长代谢缓慢,有利于衣原体的寄生性生长,促进衣原体吸附于细胞,提高感染率[5]。

(四)抗原结构和分型

根据细胞壁的抗原成分不同,可将衣原体抗原分为属、种、型特异性抗原。

1.属特异性抗原 位于细胞壁的共同抗原为脂多糖(lipopolysaccharide, LPS),类似于革兰氏阴性菌的脂蛋白-脂多糖复合物,可用补体结合试验进行检测。

2.种特异性抗原 大多数衣原体的种特异性抗原为主要外膜蛋白(major outer membrane protein, MOMP),可用补体结合试验和中和试验进行检测,可鉴别不同种衣原体。

3.型特异性抗原 根据所致疾病及某些生物学性状的不同,CT 可分为三个生物型(biovar),即沙眼生物型(biovar trachoma)、生殖生物型(biovar genital)和性病性淋巴肉芽肿生物型(biovar lymphogranuloma venereum, biovar LGV)。根据三个 MOMP 抗原表位氨基酸序列的差异,可将 CT 区分为 19 个血清型(serovar 或 serotype),其中沙眼生物型包括 A、B、Ba 和 C 共 4 个血清型,生殖生物型包括 D、Da、E、F、G、H、I、Ia、J、Ja 和 K 共 11 个血清型,LGV 生物型包括 L1、L2、L2a 和 L3 共 4 个血清型。LGV 生物型的 4 个血清型均与沙眼生物型的 C 血清型和生殖生物型的 E 血清型之间存在交叉抗原[5,8]。

(五)抵抗力

衣原体耐冷不耐热,60℃仅能存活 5～10 分钟,-60℃可保持感染性 5 年以上,液氮环境内可存活 10 年以上,冷冻真空干燥保存 30 年以上仍可复苏。对常用消毒剂敏感,如用 0.1% 甲醛溶液处理 24 小时、2% 氢氧化钠或 1% 盐酸处理 2～3 分钟、75% 乙醇溶液处理 1 分钟均可将其杀死。紫外线照射可迅速灭活。四环素、氯霉素、红霉素等抗菌药物对衣原体繁殖有较好的抑制作用[5]。

二、致病性与免疫性

(一)致病性

CT 主要寄生于人类,主要引起以下疾病。

1.沙眼 由沙眼生物型 A、B、Ba 和 C 血清型引起。在沙眼流行区,主要通过眼-眼或眼-手-眼传播。CT 感染眼结膜上皮细胞后,在其中繁殖并在细胞质内形成包涵体,引起局部炎症。早期症状为流泪、有黏性或脓性分泌物、结膜充血及滤泡增生。晚期出现结膜瘢痕、眼睑内翻、倒睫等;也可引起角膜血管翳,导致角膜损害,视力下降甚至致盲。

2. 包涵体结膜炎　由沙眼生物型 B、Ba 血清型以及生殖生物型 D、Da、E、F、G、H、I、Ia、J、Ja 和 K 血清型引起。包括婴儿结膜炎和成人结膜炎，前者系婴儿经产道感染，引起急性化脓性结膜炎（包涵体脓漏眼），一般不侵犯角膜，能自愈；后者经性接触、眼－手－眼或污染的游泳池水感染，引起滤泡性结膜炎，故又称游泳池结膜炎，其病变类似沙眼，但不出现角膜血管翳，亦无结膜瘢痕，一般数周或数月可痊愈，无后遗症。

3. 泌尿生殖道感染　由生殖生物型 D ～ K 血清型引起，通过性接触传播。男性多表现为非淋菌性尿道炎，不经治疗可缓解，但一部分会转变成慢性，病情周期性加重，可合并附睾炎、前列腺炎、直肠炎等。女性表现为尿道炎、宫颈炎、输卵管炎和盆腔炎等。输卵管炎反复发作可导致不孕或宫外孕等严重并发症。

4. 婴幼儿肺炎　由生殖生物型 D ～ K 血清型引起。

5. 性病性淋巴肉芽肿　由 LGV 生物型 L1、L2、L2a 和 L3 血清型引起。人是 LGV 生物型的自然宿主，主要通过性接触传播。此类衣原体侵犯男性腹股沟淋巴结，引起化脓性淋巴结炎和慢性淋巴肉芽肿，常形成瘘管；亦可侵犯女性会阴、肛门、直肠，引起会阴－肛门－直肠组织狭窄。LGV 生物型也可引起结膜炎并伴有颌下、耳前及颈部淋巴结肿大[5]。

CT 各个血清型的传播方式、感染部位及所致疾病见表 1-1-3[5]。

表 1-1-3　CT 各个血清型的传播方式、感染部位及所致疾病

血清型	传播方式	感染部位	所致疾病
A、B、Ba、C	接触传播	眼	沙眼
B、Ba、D ～ K	接触传播 垂直传播	眼	包涵体结膜炎、新生儿眼炎
D ～ K	接触传播	生殖道（男）	尿道炎、附睾炎、前列腺炎、直肠炎等
D ～ K	接触传播	生殖道（女）	尿道炎、宫颈炎、子宫内膜炎、输卵管炎、流产、早产、肛周炎、直肠炎等
D ～ K	呼吸道传播	呼吸道	新生儿肺炎
L1 ～ L3	接触传播	生殖道	性病性淋巴肉芽肿

（二）免疫性

CT 为细胞内寄生的病原体，故抗感染免疫以细胞免疫为主。主要由 MOMP 活化的 CD4$^+$T 细胞释放细胞因子，激活单核巨噬细胞，破坏和清除感染或未感染的黏膜细胞，不仅产生病理性损害，也易引起继发性感染。特异性中和抗体可与衣原体结合，阻断衣原体与宿主细胞膜上的受体结合，抑制其进入宿主细胞内繁殖。由于 CT 型别多、MOMP 易发生抗原变异，故感染后建立的抗感染免疫力不持久，仍可发生再次感染[5]。

三、微生物学检查法

（一）标本采集

急性沙眼或包涵体结膜炎多以临床诊断为主。对不能进行明确临床诊断的患者，可根据不同疾病采集不同标本进行微生物学检查。沙眼或结膜炎患者可取眼结膜刮片、眼穹窿或眼结膜分泌物涂片。泌尿生殖道感染患者可采用泌尿生殖道拭子、宫颈刮片、精液或其他病变部位活检标本，也可采用初段尿离心后涂片。性病性淋巴肉芽肿患者取淋巴结脓肿、脓液、生殖器或直肠病灶组织标本。标本最好用膜式滤菌器除去杂菌，不加抗生素。若用于细胞培养，应注意标本的保存并及时接种于培养细胞中。常用含抗生素的二磷酸蔗糖（2SP）运送培养基运送衣原体标本。若标本在 2 小时之内接种，阳性检出率最高[6,11,12]。

（二）病原学检查

1. 直接涂片镜检　沙眼急性期患者取结膜刮片，涂片标本用 Giemsa 或碘液染色后镜检，观察细胞内有无呈散在型、桑椹型、帽型或填塞型的包涵体，也可观察有无呈紫色的 EB 或呈蓝色的 RB。进一步确诊可用荧光抗体直接染色镜检。

2. 分离培养　分离培养是目前检测 CT 较为敏感和特异的方法。可取感染组织的刮取物或分泌物接种于鸡胚卵黄囊或传代细胞，35℃培养 48 ~ 72 小时，采用 Giemsa（包涵体呈紫红色）或碘液染色（包涵体颗粒呈棕色）后观察培养物中的包涵体或衣原体。衣原体培养较常用的传代细胞是经放线菌酮处理的单层 McCoy 或 HeLa 细胞。进一步鉴定可采用酶联免疫吸附试验（enzyme-linked immunosorbent assay, ELISA）、免疫荧光染色（immunofluorescence, IF）等方法检测培养物的种或型特异性抗原。

3. 抗原检测　应用单克隆抗体技术，采用直接免疫荧光法、ELISA 等检测标本中衣原体的 LPS 或 MOMP 抗原。

4. 核酸检测　具有快速、敏感、特异等优点，是目前衣原体感染诊断的发展方向。可采用 PCR 或连接酶链反应（ligase chain reaction, LCR）等扩增技术检测标本中的衣原体特异性核苷酸序列[5,12]。

（脱雨晴　白虹）

━━━━━ 参考文献 ━━━━━

[1] RIVAS-MARIN E, PEETERS S H, CLARET FERNÁNDEZ L, et al. Non-essentiality of canonical cell division genes in the planctomycete Planctopirus limnophila[J]. Sci Rep, 2020, 10(1):66.

[2] LIECHTI G W. Localized peptidoglycan biosynthesis in Chlamydia trachomatis conforms to the polarized division and cell size reduction developmental models[J]. Front microbiol, 2021(12):733850.

[3] ABDELRAHMAN Y, OUELLETTE S P, BELLAND R J, et al. Polarized cell division of Chlamydia trachomatis [J]. PLoS Pathog, 2016, 12(8): e1005822.

[4] STURD N, RUCKS E A. Chlamydia trachomatis [J]. Trends Microbiol, 2023, 31(5): 535-536.

[5] 李凡, 徐志凯. 医学微生物学 [M]. 9 版. 北京: 人民卫生出版社, 2018.

[6] 黄红兰, 石金舟. 医学微生物学 [M]. 武汉: 华中科技大学出版社, 2019.

[7] BANHART S, ROSE L, AEBERHARD L, et al. Chlamydia trachomatis and its interaction with the cellular retromer[J]. Int J Med Microbiol, 2018, 308(1): 197-205.

[8] 吴移谋. 衣原体 [M]. 北京: 人民卫生出版社, 2012.

[9] SHU M, LEI W, SU S, et al. Chlamydia trachomatis Pgp3 protein regulates oxidative stress via activation of the Nrf2/NQO1 signal pathway[J]. Life Sci, 2021(277): 119502.

[10] YANG C, KARI L, LEI L, et al. Chlamydia trachomatis plasmid gene protein 3 is essential for the establishment of persistent infection and associated immunopathology[J]. mBio, 2020, 11(4): e01902.

[11] 贾文祥. 医学微生物学 [M]. 2 版. 北京: 人民卫生出版社, 2010.

[12] 罗恩杰. 病原生物学 [M]. 6 版. 北京: 科学出版社, 2020.

第二节　沙眼衣原体的入侵与繁殖

衣原体从原体（EB）感染易感的宿主细胞至大量子代 EB 从宿主细胞中释放的过程称为发育周期。和其他不同种属的衣原体一样，沙眼衣原体（*Chlamydia trachomatis*，CT）也具有独特的双相发育周期，其发育周期也在包涵体内完成。

CT 的发育周期可分为以下几个阶段：①黏附和进入阶段（早期阶段）：EB 接触宿主黏膜上皮细胞后，触发 CT 的Ⅲ型分泌系统（type Ⅲ secretion system，T3SS），促使 EB 内化，以包涵体的形式进入胞内，这一过程发生在宿主被感染后 0 ~ 2 小时内，感染后 2 ~ 8 小时 EB 分化为 RB。②增殖阶段（中期阶段）：感染后 8 ~ 24 小时，RB 在包涵体内大量复制，导致包涵体体积扩大，占据宿主细胞大部分细胞质。③释放阶段（晚期阶段）：感染后 24 ~ 48 小时，大部分 RB 重新分化为 EB；感染后 48 ~ 72 小时，包涵体成熟破裂，大量 EB 以及一部分未分化的 RB 进入胞质，宿主细胞通过两种可能的机制将 EB 释放到胞外，即宿主细胞裂解或出胞。至此，CT 完成一轮繁殖周期，新释放的 EB 再重新感染易感细胞[1]（图 1-2-1）。

一、黏附和进入阶段

具有强感染性的 EB 通过细胞表面的黏附结构吸附于易感细胞表面，通过吞噬、吞饮或受体介导的胞吞等方式进入细胞内。目前已经证实多种衣原体表面蛋白结构参与其黏附过程，如衣原体主要外膜蛋白（MOMP），研究发现体外表达的 MOMP 能黏附到真核细

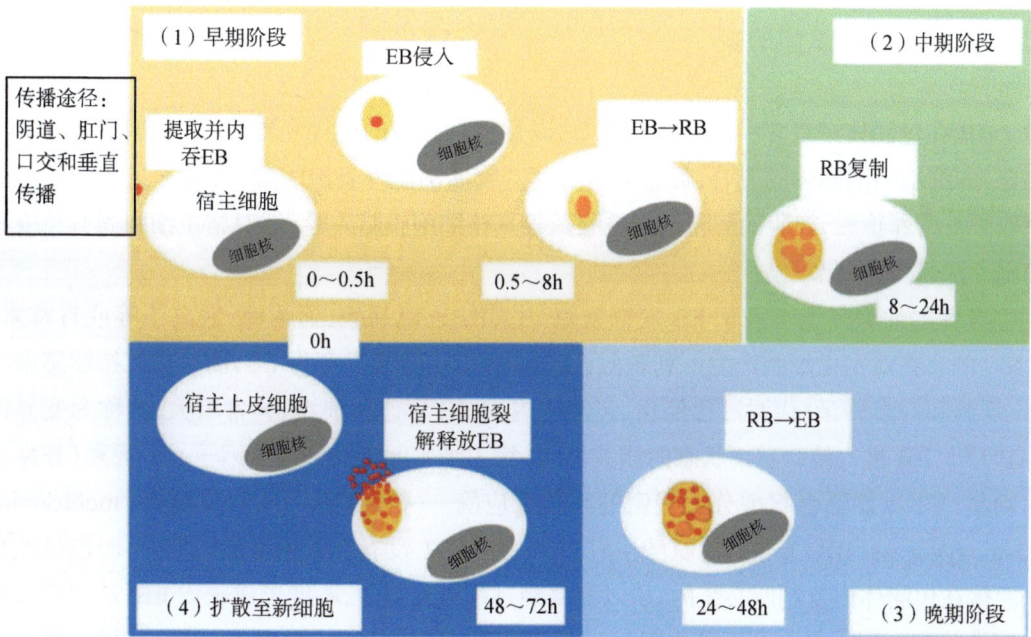

图 1-2-1 沙眼衣原体发育周期

资料来源：GRYGIEL-GÓRNIAK B, FOLGA B A. Chlamydia trachomatis-An emerging old entity?[J]. Microorganisms, 2023(11): 1283.

胞表面，并且这种黏附作用能被肝素所阻断。CT 其他黏附素还有脂多糖（LPS）、CT017（又名 Ctad1）、多形态膜蛋白（Pmp），其中 Pmp21（也称为 Cpn0963）与表皮生长因子受体（EGFR）结合，并作为黏附素和侵袭素在 CT 感染期间发挥作用[2-5]。

EB 与宿主细胞的黏附分为两步：第一步是 EB 外膜蛋白与宿主细胞膜上的 HSPGs 之间可逆的、低亲和力的静电相互作用。例如由 CT 血清型 L1 或肺炎衣原体的 OmcB（也称为 CT443）介导的和 HSPGs17 的相互作用。HSPGs 中硫酸化的水平和位置在鼠伤寒杆菌和 CT 血清型 L2 的结合中具有重要作用，可能有助于组织向性。第二步是宿主细胞表面受体与 EB 相关配体之间不可逆的、高亲和力的特异性结合。例如 MOMP 与甘露糖受体结合、LPS 与囊肿性纤维化跨膜传导调节蛋白的结合。当 EB 黏附到宿主细胞表面时，易位性肌动蛋白募集磷酸化蛋白（translocated actin-recruiting phosphoprotein, Tarp）迅速发生磷酸化反应，并通过 EB 中预先合成的 T3SS 分泌到宿主细胞中，Tarp 募集并重塑细胞肌动蛋白，并促使 EB 快速内化到包涵体中，该包涵体不与溶酶体发生相互作用，有利于 CT 在其中存活[6]。

二、增殖阶段

EB 在包涵体中继续发育，体积逐渐增大，MOMP 二硫键交联度降低，细胞壁消失，EB 开始分化为转录和代谢更为活跃的 RB。在这个过程中，RB 表达和分泌多种包涵体蛋白,作用是抵抗宿主细胞发起的防御机制。此外,RB通过内体途径诱导营养隔离,抑制溶酶体与包涵体的融合,并抑制先天性免疫传感信号如TLR2、NOD1和STING通路[6]。

RB在包涵体中以多种方式进行调节,以促进其自身的生存和复制:①包涵体的选择性融合,即抑制与溶酶体的融合,促进与富含营养物质的胞外囊泡的融合;②通过复杂的机制获取必需营养物质,如胆固醇和磷脂酰胆碱等真核细胞膜脂质等;③对宿主细胞固有免疫和细胞存活途径的调节[5,6]。

当宿主细胞环境不利于EB发育繁殖,比如缺乏氨基酸、葡萄糖、铁离子等或青霉素、IFN-γ的存在对宿主细胞产生不利刺激,这时RB则不继续发育为EB,而是进入持续感染状态,复制和许多转录、代谢过程停止,包涵体内的RB形态不典型、异常增大,被称为变异体(AB)[7]。RB进入持续感染状态的相关机制:宿主细胞间接受到细胞因子γ干扰素(IFN-γ)的刺激,IFN-γ激活色氨酸分解代谢的起始反应酶——吲哚胺2,3-双加氧酶(indoleamine 2,3-dioxygenase, IDO),导致色氨酸生成减少,因为CT没有合成色氨酸的能力,而色氨酸是衣原体在包涵体内复制所必需的,所以其复制过程受到抑制,不能形成子代EB,从而进入持续感染状态。当外界不利因素去除后,AB又可重新回到正常的RB形态进行繁殖,进一步分化为具有感染性的EB,完成新的发育周期[8]。

三、释放阶段

RB在包涵体内大量增殖,到发育周期的晚期,大部分RB分化为EB,具体机制不详。最新的研究显示,分化取决于RB的大小,并且由晚期基因的表达引起[9,10]。成熟的EB通过诱导宿主细胞裂解和包涵体挤压出胞两种不同的途径释放到胞外。就多数衣原体而言,两种释放途径发生概率基本相近。CT血清型L2裂解和出胞概率分别是47%和53%,血清型D分别是52%和48%,而豚鼠衣原体GPIC分离株分别是68%和32%[8]。

(一)裂解途径

宿主细胞裂解过程主要分为两步:第一步是蛋白酶介导的包涵体裂解;第二步是钙依赖性细胞内结构透化。最终细胞质膜透化,导致EB的释放。CT的裂解释放可能增加凋亡损伤相关分子模式(damage-associated molecular pattern, DAMP)的释放,增加释放部位的免疫原性[11]。不同衣原体裂解所需时间有所不同,CT血清型L2在HeLa细胞中裂解需要16分钟,血清型D需要21分钟,豚鼠衣原体GPIC分离株需要19分钟[8]。

(二)出胞途径

出胞释放途径中,完整的包涵体通过宿主细胞膜释放到细胞外液中,整个过程宿主细胞结构保持完整。相对于裂解途径,出胞途径相对较慢,一般需要2~3小时才能完成[8]。

出胞过程需要肌动蛋白聚合作用以及神经元威斯科特-奥尔德里奇综合征蛋白

（neuronal Wiskott-Aldrich syndrome protein, N-WASP）、肌球蛋白Ⅱ和Rho GTP酶的参与。已有研究表明，CT包涵体膜蛋白CT228和MrcA（在CT血清型D中称为CT101，在血清型L2中称为CTL0356）通过控制肌球蛋白Ⅱ的活性来调节出胞过程[12]。可能的机制为：CT包涵体膜蛋白CT228将肌球蛋白磷酸酶靶亚基1（myosin phosphatase target subunit 1, MYPT1）募集到包涵体的微结构域中，MYPT1是肌球蛋白磷酸酶的一部分，通过将肌球蛋白调节轻链2（myosin regulatory light chain, MLC2）去磷酸化从而调节肌球蛋白的活性。此外，CT包涵体膜蛋白MrcA可以募集一种Ca^+离子通道——3型肌醇-1,4,5-三磷酸受体（type 3 inositol-1, 4, 5-trisphosphate receptor, ITPR3）至包涵体膜微结构域中，若敲除MrcA蛋白基因或通过siRNA干扰ITPR3则会显著降低MLC2水平，从而抑制EB出胞过程。体外实验用钙螯合剂BAPTA-AM处理CT感染的细胞时，也得到了类似的结果[12]。

裂解途径是一种破坏性的释放方式，包涵体和细胞膜相继出现破裂，该释放方式伴随着宿主细胞的死亡。相反，出胞为一种包装释放过程，该过程部分衣原体包涵体以膜突出物的方式释放，保存了细胞和其他包涵体结构的完整性（图1-2-2），并且释放后原宿主细胞内仍保留一部分EB和RB。出胞方式有利于CT的持续性感染，提高CT在胞外和巨噬细胞内的存活率，改变树突状细胞（dendritic cell, DC）细胞因子反应并诱导DC细胞凋亡[13,14]。

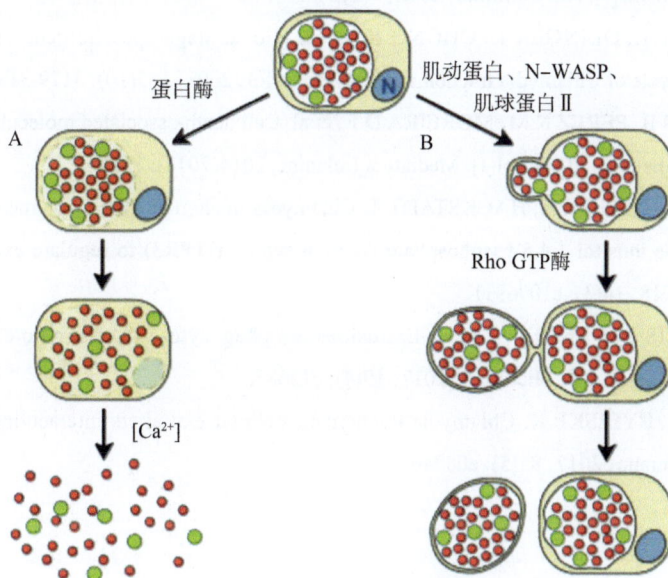

图1-2-2　衣原体向细胞外释放的两种机制

注：A. 裂解；B. 出胞。

资料来源：HYBISKE K, STEPHENS R S. Mechanisms of host cell exit by the intracellular bacterium Chlamydia[J]. Proc Natl Acad Sci USA, 2007(104): 11430-11435.

（脱雨晴　白虹）

[1] GRYGIEL-GÓRNIAK B, FOLGA B A. Chlamydia trachomatis-An emerging old entity?[J]. Microorganisms, 2023, 11(5):1283.

[2] STALLMANN S, HEGEMANN J H. The Chlamydia trachomatis Ctad1 invasin exploits the human integrin β 1 receptor for host cell entry[J]. Cell Microbiol, 2016, 18(5): 761-775.

[3] BECKER E, HEGEMANN J H. All subtypes of the Pmp adhesin family are implicated in chlamydial virulence and show species-specific function[J]. MicrobiologyOpen, 2014, 3(4): 544-556.

[4] MÖLLEKEN K, BECKER E, HEGEMANN J H. The Chlamydia pneumoniae invasin protein Pmp21 recruits the EGF receptor for host cell entry[J]. PLoS Pathog, 2013, 9(4): e1003325.

[5] ELWELL C, MIRRASHIDI K, ENGEL J. Chlamydia cell biology and pathogenesis[J]. Nat Rev Microbiol, 2016, 14(6): 385-400.

[6] MURRAY S M, MCKAY P F. Chlamydia trachomatis: Cell biology, immunology and vaccination[J]. Vaccine, 2021, 39(22): 2965-2975.

[7] BANHART S, ROSE L, AEBERHARD L, et al. Chlamydia trachomatis and its interaction with the cellular retromer[J]. Int J Med Microbiol, 2018, 308(1): 197-205.

[8] 吴移谋. 衣原体 [M]. 北京：人民卫生出版社, 2012.

[9] LEE J K, ENCISO G A, BOASSA D, et al. Replication-dependent size reduction precedes differentiation in Chlamydia trachomatis[J]. Nat Commun, 2018, 9(1): 45.

[10] NICHOLSON T L, OLINGER L, CHONG K, et al. Global stage-specific gene regulation during the developmental cycle of Chlamydia trachomatis[J]. J Bacteriol, 2003, 185(10): 3179-3189.

[11] SANGIULIANO B, PÉREZ N M, MOREIRA D F, et al. Cell death-associated molecular-pattern molecules: inflammatory signaling and control[J]. Mediators Inflamm, 2014(2014): 821043.

[12] NGUYEN P H, LUTTER E I, HACKSTADT T. Chlamydia trachomatis inclusion membrane protein MrcA interacts with the inositol 1,4,5-trisphosphate receptor type 3 (ITPR3) to regulate extrusion formation[J]. PLoS Pathog, 2018, 14(3): e1006911.

[13] ZUCK M, ELLIS T, VENIDA A, et al. Extrusions are phagocytosed and promote Chlamydia survival within macrophages[J]. Cell Microbiol, 2017, 19(4): e12683.

[14] SHERRID A M, HYBISKE K. Chlamydia trachomatis cellular exit alters interactions with host dendritic cells[J]. Infect Immun, 2017, 85(5): e00046.

第三节　沙眼衣原体生理学与分子代谢

对沙眼衣原体（CT）基因组的分析表明，CT 缺乏编码几种生物合成途径的基因，需要依赖宿主细胞以选择性重定向（rerouting）运输囊泡和劫持细胞内细胞器的方式来获取其繁殖必需的物质[1-3]。CT 还通过干扰宿主防御以克服色氨酸消耗,获得如葡萄糖、氨基酸、脂质、核苷酸、铁等其他营养物质维持其发育[4]。

一、营养物质获取

（一）糖原

CT 具有完整的磷酸戊糖途径(pentose phosphate pathway, PPP)、糖异生途径以及糖原合成和分解所需的酶。由于 CT 缺乏己糖激酶基因,而己糖激酶能将葡萄糖转化为葡萄糖-6-磷酸(glucose-6-phosphate, G6P),因此 CT 无法直接利用宿主葡萄糖,但可通过 uhpC 反向转运蛋白直接利用宿主 G6P 并进入代谢。在网状体(RB)繁殖阶段,G6P 几乎完全用于脂多糖合成,故此时 CT 完全依赖于宿主 ATP 作为能量来源,一旦 RB 转化为原体(EB),所需的能量则主要来源于糖酵解中 G6P 转化为丙酮酸盐产生的 ATP。另外,EB 在细胞外环境中还可通过降解糖原获得能量[5,6]。CT 所需的 G6P 可从宿主细胞、包涵体腔或细胞质糖原中获取,所需的糖原可从宿主细胞质内直接摄取,也可通过将尿苷二磷酸葡萄糖导入包涵体生成。

（二）氨基酸

分析衣原体基因组可知,衣原体的大多数氨基酸生物合成途径是不完整的甚至缺失的,但衣原体含有多种氨基酸转运蛋白,如中性氨基酸转运蛋白、氨基酸反向转运蛋白、支链氨基酸转运蛋白和大量 ABC 转运蛋白(ATP-binding cassette transporter, ABC transporter),这些转运蛋白与氨基酸和寡肽转运有关[2]。CT 通常需要从宿主细胞中摄取谷氨酰胺、组氨酸、苯丙氨酸、亮氨酸和缬氨酸来合成蛋白质以供其繁殖生长[1]。另外,包括 CT 在内的一些衣原体物种以内消旋-二氨基庚二酸(meso-diaminopimelate, mDAP)作为交联剂参与编码 A1γ 型肽聚糖。

（三）脂质

CT 有完整的脂肪酸和磷脂代谢机制,能够合成磷脂酰乙醇胺、磷脂酰甘油和磷脂酰丝氨酸,但其生长发育还是依赖于摄取宿主的鞘磷脂、胆固醇和甘油磷脂等真核脂质[7]。

早期研究证实,衣原体包涵体与高尔基体密切相关,可通过布雷菲德菌素 A(brefeldin A, BFA)敏感的囊泡运输途径拦截鞘磷脂和含胆固醇的胞外囊泡。最近的研究表明,衣原体通过高尔基布雷菲德菌素 A 抗性鸟嘌呤核苷酸交换因子1(golgi brefeldin A resistant guanine nucleotide exchange factor 1, GBF1)获得包涵体生长和维持稳定所必需的鞘磷脂。除此之外,非囊泡运输也在衣原体的脂质获取中起主要作用:神经酰胺转移蛋白(ceramide transfer protein, CERT)是一种将神经酰胺从内质网转运到反式高尔基体的胞质蛋白,可通过与包涵体膜蛋白D（inclusion membrane protein D，IncD）相互作用募集到包涵体膜上并参与鞘磷脂的获取。有研究显示，神经酰胺转化为鞘磷脂的两种鞘磷脂合成酶中至少有一种被募集至包涵体膜上，这提高了神经酰胺在包涵体膜上转化为鞘磷脂的可能性，也为衣原体创造了一个可以自身合成鞘磷脂的生物工厂。BFA敏感的囊泡运输途径和非囊泡运输途径在获取鞘磷脂时发挥着不同的功能。其中，BFA敏感的囊泡运输途径参与包涵体的生物发生；非囊泡运输途径在衣原体繁殖中起关键作用。

除高尔基体外，包涵体还与其他细胞器相互作用，如：①多泡体也可作为鞘磷脂和胆固醇的来源；②脂滴在被衣原体蛋白Lda1和/或Lda3捕获后被转运至包涵体内并可能作为中性脂的来源；③线粒体；④溶酶体是宿主蛋白降解产生必需氨基酸的来源[8]。这些相互作用有助于衣原体获得繁殖所需的营养物质，也有利于维持包涵体膜的稳定性。

（四）核苷酸

衣原体需要嘧啶和嘌呤核苷酸进行能量转导和核酸生物合成，但无法从头合成[2]。尽管衣原体编码的酶可以通过底物水平磷酸化产生腺苷三磷酸（adenosine triphosphate，ATP），并通过胞苷三磷酸（cytidine triphosphate，CTP）合成酶从尿苷三磷酸（uridine triphosphate，UTP）产生CTP，然而，这些生物合成仍需要宿主细胞来源的ATP、鸟苷三磷酸（guanosine triphosphate，GTP）和UTP。需要注意的是，CT的基因组不编码包括GTP在内的核苷酸生物合成所需的完整酶，因此必须由宿主来补偿核苷酸的供应。研究表明，CT至少有两种核苷磷酸转运体（nucleoside phosphate transporter，Npt），即Npt1和Npt2。Npt1介导从宿主细胞向细菌输入ATP并输出腺苷二磷酸（adenosine diphosphate，ADP）；Npt2以质子依赖的方式催化GTP、UTP、CTP和ATP的摄取[9]。不同种类的衣原体代谢核苷酸的能力不同[2]。

（五）铁

CT与许多其他病原体一样，需要从宿主获得铁元素。YtgA在CT获得铁的过程中具有重要作用。YtgA主要定位在衣原体膜上，是一个37kDa的周质结合蛋白，参与将二价金属从外膜运输到内膜的ABC渗透酶系统。对YtgA功能的研究表明，YtgA在体外对Fe^{3+}具有特异性亲和力，但对Fe^{2+}的亲和力却未见报道。YtgA可将Fe^{3+}（也可能是Fe^{2+}）运输到由YtgC和YtgD形成的内膜异二聚体渗透酶，与ATP结合的YtgB在ATP水解为ADP时获取能量将铁通过内膜运输[10]，而Fe^{3+}必须被相关铁还原酶类似物（如核黄素）还原才能被衣原体利用[10]。

衣原体在缺乏铁还原酶同源物的情况下，通过转铁蛋白（transferrin，Tf）与转铁蛋白受体（transferrin receptor，TfR）相互结合的内吞作用摄取铁。一小部分Tf在Rab11阳性囊泡中被运输到衣原体包涵体的外围，促进Fe^{2+}（被STEAP3还原）和Fe^{3+}游离铁与含有TfR的Rab11阳性内体的囊泡融合而扩散到包涵体腔中[10]。

二、胞内代谢

（一）葡萄糖代谢

CT 的中心碳代谢由完整的糖酵解途径、磷酸戊糖途径和部分三羧酸循环（tricarboxylic acid cycle, TAC）组成。若存在磷酸烯醇丙酮酸羧化激酶（将草酰乙酸转化为磷酸烯醇式丙酮酸），还可使用谷氨酰胺/谷氨酸或 TAC 循环的二羧酸作为额外的碳源，这些碳源都在特定阶段发挥作用[1]。CT 具有编码磷酸戊糖途径所需的所有酶，使其能够产生还原型烟酰胺腺嘌呤二核苷酸磷酸（reduced nicotinamide adenine dinucleotide phosphate, NADPH）和戊糖磷酸。在繁殖活跃过程中，尿苷二磷酸葡萄糖被导入包涵体，并通过由 RB 分泌的糖原代谢酶转化为糖原。一旦 RB 转化为 EB，G6P 就成为主要的能量来源，EB 可直接从细胞中获得 G6P，也可通过摄取糖原转换获得 G6P。CT 主要以糖酵解途径代谢而非糖异生。研究表明，CT 的繁殖速率在主要碳源为谷氨酸盐、苹果酸盐、2-氧葡萄糖酸盐或草酰乙酸盐时比主要碳源为葡萄糖降低几个对数级[11]。与此一致，CT 缺乏果糖-1,6-二磷酸酶，而在其整个发育周期中表达编码葡萄糖-6-磷酸转运体、糖酵解和磷酸戊糖途径关键酶的基因[1]，强调葡萄糖对细胞内 CT 的重要性。

（二）三羧酸循环

尽管 CT 能通过糖酵解和脂肪酸降解产生乙酰辅酶 A，但由于 CT 的 TAC 循环缺乏柠檬酸合成酶、乌头酸酶和异柠檬酸脱氢酶，故无法利用乙酰辅酶 A 进行 TAC 循环[12]。相反，CT 的 TAC 循环似乎依赖于直接从宿主获得其他底物，如谷氨酸被转化为氧戊二酸盐，苹果酸盐被转化为富马酸盐和琥珀酸盐[1]。CT 的 TAC 循环受到两个移框突变的损害，这导致琥珀酸脱氢酶亚基 C 和富马酸水合酶的功能受损，故这些 TAC 循环酶也并非稳定[13]。

（三）色氨酸代谢

色氨酸是 CT 生长发育过程中必需的芳香氨基酸。在 20 种常见的必需氨基酸中，色氨酸是蛋白质含量最少、分子量最大的氨基酸，其独特之处在于它仅由一个密码子编码。色氨酸的含量通常很低，但从生物化学角度上看其在体内合成成本最高。一些生物体可以通过一系列酶的连续作用来合成色氨酸，整个色氨酸合成途径需要 7 种酶（TrpA～TrpG）和 78 个 ATP 分子的顺序作用，由于代谢负荷大，该通路在多个方面受到严格控制。大多数已测序的衣原体基因组并不包含合成色氨酸所需的全部基因，CT 血清型 D 中表达和编码色氨酸合成酶基因（*TrpA* 和 *TrpB*）、色氨酸抑制基因（*TrpR*）以及 *TrpF*[14]。CT 通过多种基因相互作用调节外源吲哚合成色氨酸，如持续感染状态的 CT 可通过将吲哚转化为色氨酸来恢复感染性。色氨酸生物合成的调控对控制衣原体感染具有重要意义，免疫细胞分泌的 γ 干扰素（interferon-γ，IFN-γ）激活吲哚胺 2,3- 双加氧酶（indoleamine 2,3-dioxygenase，IDO），通过消耗细胞内的色氨酸来抑制衣原体的复制，不同种类的衣原体合成或获得色氨酸前体的能力与其对 IFN-γ 介导的杀伤易感性及组织趋向性有关[2]。

色氨酸的分解代谢途径主要有三种[14]：①色氨酸直接转化为分子，如芳烃受体的配体；②在免疫细胞和上皮细胞中，色氨酸通过 IDO 转化为犬尿氨酸；③色氨酸在肠色素细胞中通过色氨酸羟化酶 1 代谢为 5- 羟色胺。

（杨帅妮　白虹）

参考文献

[1] MEHLITZ A, EYLERT E, HUBER C, et al. Metabolic adaptation of Chlamydia trachomatis to mammalian host cells[J]. Mol Microbiol, 2017, 103(6):1004-1019.

[2] SAKA H A, VALDIVIA R H. Acquisition of nutrients by Chlamydiae: Unique challenges of living in an intracellular compartment[J]. Curr Opin Microbiol, 2010, 13(1): 4-10.

[3] STEPHENS R S, KALMAN S, LAMMEL C, et al. Genome sequence of an obligate intracellular pathogen of humans: Chlamydia trachomatis[J]. Science, 1998, 282(5389): 754-759.

[4] BEST A, ABU K Y. Nutrition and bipartite metabolism of intracellular pathogens[J]. Trends Microbiol, 2019, 27(6): 550-561.

[5] GRIESHABER S, GRIESHABER N, YANG H, et al. Impact of active metabolism on Chlamydia trachomatis elementary body transcript profile and Infectivity[J]. J Bacteriol, 2018, 200(14): e00065.

[6] OMSLAND A, SAGER J, NAIR V, et al. Developmental stage-specific metabolic and transcriptional activity of Chlamydia trachomatis in an axenic medium[J]. Proc Natl Acad Sci USA, 2012, 109(48): 19781-19785.

[7] WYLIE J L, HATCH G M, MCCLARTY G. Host cell phospholipids are trafficked to and then modified by Chlamydia trachomatis[J]. J Bacteriol, 1997, 179(23): 7233-7242.

[8] BASTIDAS R J, ELWELL C A, ENGEL J N, et al. Chlamydial intracellular survival strategies[J]. Cold Spring Harb Perspect Med, 2013, 3(5): a010256.

[9] TJADEN J, WINKLER H H, SCHWOPPE C, et al. Two nucleotide transport proteins in Chlamydia trachomatis, one for net nucleoside triphosphate uptake and the other for transport of energy[J]. J Bacteriol, 1999, 181(4): 1196-1202.

[10] POKORZYNSKI N D, THOMPSON C C, CARABEO R A. Ironing out the unconventional mechanisms of iron acquisition and gene regulation in Chlamydia[J]. Front Cell Infect Microbiol, 2017(7): 394.

[11] HARPER A, POGSON C I, JONES M L, et al. Chlamydial development is adversely affected by minor changes in amino acid supply, blood plasma amino acid levels, and glucose deprivation[J]. Infect Immun, 2000, 68(3): 1457-1464.

[12] WEISS E. Transaminase activity and other enzymatic reactions involving pyruvate and glutamate in

Chlamydia (psittacosis-trachoma group)[J]. J Bacteriol, 1967, 93(1): 177-184.

[13] CHEONG H C, SULAIMAN S, LOOI C Y, et al. Chlamydia infection remodels host cell mitochondria to alter energy metabolism and subvert apoptosis[J]. Microorganisms, 2023, 11(6): 1382.

[14] WANG L, HOU Y, YUAN H, et al. The role of tryptophan in Chlamydia trachomatis persistence[J]. Front Cell Infect Microbiol, 2022(12): 931653.

第四节　沙眼衣原体致病机制

沙眼衣原体（CT）常通过眼-眼、眼-手-眼、性接触、产道和呼吸道等途径感染。沙眼生物变种与沙眼、包涵体结膜炎、泌尿生殖道感染有关；性病性淋巴肉芽肿（lymphogranuloma venereum, LGV）生物变种与淋巴结炎和淋巴肉芽肿有关；沙眼衣原体小鼠肺炎菌株（*C. trachomatis mouse pneumonitis biovar*, MoPn 或 *Chlamydia muridarum*, *C. muridarum*）与小鼠肺炎的致病有关[1]。CT 从急性感染到慢性感染最终发展为严重疾病（输卵管炎、输卵管阻塞）的发病机制尚待明确。近年来，借助基因分析工具和分子研究技术，研究者对 CT 的致病机制有了进一步认识。

一、细胞毒性

CT 被认为具有独立于感染能力而产生细胞毒性的潜力。早在20世纪40年代初，Rake 等就发现，静脉注射 LGV 型 CT 和 *C. muridarum* 两亚种均会导致小鼠急性或慢性死亡，大部分小鼠出现毒血症，慢性死亡小鼠出现皮毛褶皱、体重极度减轻、驼背步态等感染迹象[2]。之后，研究者又证实了静脉注射衣原体菌株可产生细胞毒性的猜测。静脉注射 CT 小鼠体内产生了毒素，但这种"毒素"是低效的，因为 Rake 等发现，只有在较高的 CT 注射剂量下才可诱发小鼠死亡。尽管如此，但"毒素"却很难从病原体中分离出来，因为任何干扰 CT 感染能力的行为，如福尔马林处理或延长细胞外培养时间均会抑制 CT 毒性。研究表明，将福尔马林杀伤或者非致死剂量下产生的抗 CT 血清与毒性剂量的衣原体一起注射，或在注射毒性剂量 CT 之前用抗 CT 血清预处理菌液，均可起到灭活"毒素"的效应从而保护小鼠免于死亡[2-4]。

（一）脂多糖

脂多糖（lipopolysaccharide, LPS）是革兰氏阴性菌外膜的主要组成部分，作为内毒素，存在于血液中可引起宿主产生发热、内毒素休克、组织损伤、全身炎症反应，严重者甚至会导致死亡。LPS 主要通过激活和刺激免疫细胞分泌如肿瘤坏死因子 α（tumor necrosis factor-α, TNF-α）等细胞因子间接发挥作用。衣原体 LPS 主要由三糖核心与类脂 A 组成, 类脂 A 具有较高的疏水性使得衣原体 LPS 的内毒素活性相对较低。CT 的 LPS 毒素作用是大肠杆菌 LPS 的 500 倍[5], 可致精子迅速死亡并激活半胱氨酸蛋白酶促进宿主细胞凋亡, 使用 ZVAD-FMK（泛半胱天冬酶抑制剂）可部分阻断由 CT 的 LPS 产生的凋亡效应[6]。

（二）细菌蛋白

衣原体分泌的蛋白质与宿主细胞表面接触, 或者衣原体蛋白质异位表达于宿主细胞时, 均可产生毒性。人成纤维细胞和上皮细胞暴露于 CT 热休克蛋白（heat shock protein, HSP）HSP60 和 HSP10 会快速死亡。CT 基因组编码了一种与死亡结构域相关的衣原体蛋白（chlamydia protein associated with death domains, CADD）, 该蛋白结构域与哺乳动物 TNF 受体家族成员中发现的死亡结构域同源。在 CT 感染中, CADD 与 FAS/CD95 共定位; 在未感染细胞中, CADD 的异位表达会发生胱天蛋白酶（caspase）依赖性细胞凋亡, 而感染细胞会产生耐受性。CT 基因组揭示了 TC0437、TC0438、TC0439 三个基因, 它们能编码与艰难梭菌毒素 A 和 B 显著同源的蛋白质, 这些梭菌毒素作为 UDP- 葡糖基转移酶（UDP-glycosyl transferase, UGT）干扰 RHO 家族 GTP 酶活性, 破坏肌动蛋白细胞骨架, 致使细胞变圆, 最终导致细胞死亡[7]。

二、掠夺宿主细胞营养物质和能量

CT 入侵宿主细胞并形成包涵体, 包涵体与宿主细胞相互作用, 以获取其完成繁殖周期所需的营养物质与能量。CT 膜含磷脂酰胆碱、磷脂酰肌醇、鞘磷脂和胆固醇等真核脂质, 这些脂质是衣原体复制、同型融合、包涵体生长、稳态维持、活化及 RB 再分化为 EB 等过程所必需的。尽管衣原体可以合成常见的细菌脂质, 但由于缺乏生物合成所必需的酶, 故其进化出囊泡依赖性途径和非囊泡依赖性途径以获得脂质。囊泡依赖性途径涉及的宿主蛋白质包括 ARF GTP 酶（ARF GTPases）、鸟嘌呤核苷酸交换因子（guanine nucleotide-exchange factor, GEF）、GBF1（golgi-specific BFA resistant guanine nucleotide exchange factor 1）、RAB GTP 酶（RAB GTPases, 尤其是 RAB6、RAB11、RAB14 和 RAB39）、RAB11FIP2、VAMP4、发动蛋白（dynamin）和 FYN 激酶（FYN kinase）。非囊泡依赖性途径涉及许多脂质转运蛋白, 包括直接与 IncD（CT115）结合的神经酰胺内质网转运蛋白（CERT, 也称为 COL4α3BP）, 以及高密度脂蛋白（high density lipoprotein, HDL）生物合成的成员。研究表明, 鞘磷脂和胆固醇是从宿主细胞的高尔基体或多泡体获得的。在 CT 感染中期, 高尔基体被分割成含内含物的小堆以促进脂质输送[8,9]。脂滴和过氧化物酶体被转移到 CT 包涵体管腔中, 分别作为三酰甘油酯和代谢酶的可能来源。为促进脂质运输和信号平台的构建, 包涵体膜还与滑面内质网建立了紧密联系。

由于缺乏柠檬酸合酶（citrate synthase）、顺乌头酸（cis-aconitic acid）和异柠檬酸脱氢酶（isocitrate dehydrogenase）, 所有衣原体的三羧酸循环（tricarboxylic acid cycle, TAC）都

是不完整的。衣原体可以编码将葡萄糖 -6- 磷酸（glucose-6-phosphate，G6P）代谢为丙酮酸的酶，通过磷酸甘油酸激酶和丙酮酸激酶的亚磷酸化产生 ATP。就发育阶段而言，EB 可将 G6P 转化为丙酮酸盐产生 ATP，而 RB 则完全依赖于宿主来源的 ATP 作为能量来源，其高表达参与 ATP 合成、蛋白质合成和营养运输，如 V 型 ATP 合成酶、核糖体蛋白和核苷酸转运蛋白。CT 还可编码磷酸戊糖途径（pentose phosphate pathway，PPP）所需的酶，使其能够产生还原型烟酰胺腺嘌呤二核苷酸磷酸（reduced nicotinamide adenine dinucleotide phosphate，NADPH）和戊糖磷酸，且具有完整的糖异生途径、糖原合成和降解所需的酶。在衣原体复制过程中，尿苷二磷酸（UDP）- 葡萄糖被导入包涵体并用于合成糖原。基因组分析显示，衣原体可利用由 Na^+- 易位 NADH 脱氢酶（Nqr，复合物 I）、琥珀酸脱氢酶（SdhA-C，复合物 II）、细胞色素 bd 氧化酶（CydAB，复合物 IV）和 V 型 ATP 酶（复合物 V）组成的完整呼吸链产生 ATP[10,11]。

三、调控宿主细胞死亡

EB 通过内含物挤出和诱导宿主细胞裂解两种方式扩大感染。内含物挤出类似于胞吐，能够保持宿主细胞的完整性；而宿主细胞裂解会导致包涵体膜破裂，核膜破裂，质膜钙依赖性裂解，最终感染的宿主细胞死亡。在 L2 型 CT 感染后期加入氯霉素以抑制蛋白质合成可延迟或阻断衣原体诱导的细胞裂解[12]。

CT 感染可诱导宿主细胞凋亡。在 LGV 型 CT 感染的细胞以及小鼠生殖道中均能观察到细胞皱缩、DNA 降解、核固缩和核凝聚等细胞凋亡的典型特征[13-17]。有研究表明，CT 诱导的细胞凋亡不能被 caspase-3 特异性抑制剂或泛 caspase 抑制剂 Z-VAD-FMK 阻断，认为这是一种不依赖 caspase 的细胞凋亡形式[13,14,18]。但最新研究表明，Z-VAD-FMK 可以阻断或延迟 CT（L2 或 D）感染晚期诱导的具有 caspase 活性的细胞死亡[19]。目前研究认为，CT 对细胞凋亡的调控具有时效性，感染早期抑制宿主细胞凋亡使其有效繁殖，感染后期则诱导宿主细胞凋亡使其持续感染。

CT 感染还可诱导宿主细胞发生自噬或焦亡等调节性细胞死亡（regulated cell death，RCD）。Al-Younes 等发现，上皮细胞中的衣原体包涵体可逃避与自噬体的融合，且宿主细胞表达自噬特异性蛋白微管相关蛋白轻链 3（microtubule-associated protein light chain 3，LC3）的水平随着 CT 感染而增加[20]。加入自噬抑制剂 3- 甲基腺嘌呤（3-methyladenine，3-MA）或巴佛洛霉素 A1（bafilomycin A1，BafA1）可显著抑制 CT 的生长和繁殖[20-22]。Yasir 等用 CT 分别感染 HeLa 细胞、小鼠胚胎成纤维细胞和小鼠 RAW264.7 巨噬细胞系发现，感染细胞自噬特异性指标 LC3-II/LC3-I 比率显著升高，敲除自噬特异性基因 *Atg5* 后，CT 感染率明显增高[23]，表明在自噬介导抗 CT 感染中这些蛋白质具有关键作用。CT 还可以根据其所处环境抑制自噬以逃避溶酶体融合，也可诱导自噬以获得糖酵解和三羧酸底物等营养物质。越来越多的研究表明，CT 可诱导人 / 小鼠单核巨噬细胞、上皮细胞中经典炎症小体激活引起细胞焦亡[24-27]，但细胞焦亡在控制 CT 感染中的作用尚不清楚。

四、诱导病理损伤

CT 的靶细胞包括女性宫颈细胞、生殖道黏膜细胞、男性尿道的扁平柱状上皮细胞以及眼结膜、直肠、泌尿道、男性附睾及前列腺和新生儿呼吸道柱状上皮细胞等。CT 感染诱导上皮细胞分泌白介素 1（interleukin-1，IL-1）、IL-6、TNF-α 和粒细胞巨噬细胞集落刺激因子（granulocyte-macrophage colony stimulating factor，GM-CSF）等促炎细胞因子并产生趋化因子（如 IL-8）募集自然杀伤细胞（natural killer cell，NK cell）和吞噬细胞等免疫细胞。为应对感染，淋巴细胞、巨噬细胞、浆细胞等首先在感染部位浸润，随后是中性粒细胞。需要注意的是，这些炎症细胞因子发挥着多重效应，若持续分泌则会引起粒细胞、巨噬细胞等局部过度浸润而引起组织损伤、持续性免疫应答或反复感染。Toni Darville 等发现衣原体生殖道感染诱导较低水平 TNF-α 和 IL-6 与生殖道病理损伤较轻之间的直接相关性[28]。

适应性免疫应答对于限制胞内感染及抑制再次感染具有关键作用。B 细胞可识别 CT 可溶性抗原，产生抗体以中和衣原体使其无法感染宿主细胞。Th1 细胞通过分泌 IFN-γ 发挥重要的保护作用；Th2 细胞通过分泌 IL-4、IL-5 和 IL-13 抑制初始 T 细胞向 Th1 细胞分化和发育进而间接增加衣原体载量，发挥病理效应。研究表明，在 CT 呼吸道感染中，Th17 细胞通过调控树突状细胞（DC）活性以促进 Th1 细胞免疫应答发挥保护作用；随后的研究发现，Th17 细胞分泌 IL-17 过多时会趋化中性粒细胞的大量募集，造成不可逆的免疫病理损伤，揭示了 Th17 细胞在衣原体呼吸道感染中的双重作用[29,30]。Th 细胞的分化以及各 Th 细胞群的平衡受到微环境中细胞因子谱、谱系转录因子、组蛋白修饰等影响，Th1/Th2 平衡在感染机体的免疫保护及病理损伤中发挥重要作用。

（曾佳佳　杨帅妮　白虹）

参考文献

[1] MURRAY S M, MCKAY P F. Chlamydia trachomatis: Cell biology, immunology and vaccination[J]. Vaccine, 2021, 39(22): 2965-2975.

[2] RAKE G, JONES H P. Studies on lymphogranuloma venereum: II. The association of specific toxins with agents of the lymphogranuloma-psittacosis group[J]. J Exp Med, 1944, 79(5): 463-486.

[3] BELL S D, JR, SNYDER J C, MURRAY E S. Immunization of mice against toxic doses of homologous elementary bodies of trachoma[J]. Science, 1959, 130(3376): 626-627.

[4] WANG S P, GRAYSTON J T. Classification of trachoma virus strains by protection of mice from toxic death[J]. J Immunol, 1963(90): 849-856.

[5] HOSSEINZADEH S, PACEY A A, ELEY A. Chlamydia trachomatis-induced death of human spermatozoa is

caused primarily by lipopolysaccharide[J]. J Med Microbiol, 2003, 52(Pt 3):193-200.

[6] ELEY A, HOSSEINZADEH S, HAKIMI H, et al. Apoptosis of ejaculated human sperm is induced by co-incubation with Chlamydia trachomatis lipopolysaccharide[J]. Hum Reprod, 2005, 20(9):2601-2607.

[7] CARTER G P, ROOD J I, LYRAS D. The role of toxin A and toxin B in Clostridium difficile-associated disease: Past and present perspectives[J]. Gut Microbes, 2010, 1(1): 58-64.

[8] CARABEO R A, MEAD D J, HACKSTADT T. Golgi-dependent transport of cholesterol to the Chlamydia trachomatis inclusion[J]. Proc Natl Acad Sci USA, 2003, 100(11): 6771-6776.

[9] BEATTY W L. Trafficking from CD63-positive late endocytic multivesicular bodies is essential for intracellular development of Chlamydia trachomatis[J]. J Cell Sci, 2006, 119(Pt 2): 350-359.

[10] OMSLAND A, SIXT B S, HORN M, et al. Chlamydial metabolism revisited: interspecies metabolic variability and developmental stage-specific physiologic activities[J]. FEMS Microbiol Rev, 2014, 38(4): 779-801.

[11] STEPHENS R S, KALMAN S, LAMMEL C, et al. Genome sequence of an obligate intracellular pathogen of humans: Chlamydia trachomatis[J]. Science, 1998, 282(5389): 754-759.

[12] YANG C, STARR T, SONG L, et al. Chlamydial lytic exit from host cells is plasmid regulated[J]. mBio, 2015, 6(6): e01648.

[13] PERFETTINI J L, REED J C, ISRAEL N, et al. Role of Bcl-2 family members in caspase-independent apoptosis during Chlamydia infection[J]. Infect Immun, 2002, 70(1): 55-61.

[14] YING S, FISCHER S F, PETTENGILL M, et al. Characterization of host cell death induced by Chlamydia trachomatis[J]. Infect Immun, 2006, 74(11): 6057-6066.

[15] PERFETTINI J L, OJCIUS D M, ANDREWS C W, et al. Role of proapoptotic BAX in propagation of Chlamydia muridarum (the mouse pneumonitis strain of Chlamydia trachomatis) and the host inflammatory response[J]. J Biol Chem, 2003, 278(11): 9496-9502.

[16] JUNGAS T, VERBEKE P, DARVILLE T, et al. Cell death, BAX activation, and HMGB1 release during infection with Chlamydia[J]. Microbes Infect, 2004, 6(13): 1145-1155.

[17] PERFETTINI J L, DARVILLE T, GACHELIN G, et al. Effect of Chlamydia trachomatis infection and subsequent tumor necrosis factor alpha secretion on apoptosis in the murine genital tract[J]. Infect Immun, 2000, 68(4): 2237-2244.

[18] OJCIUS D M, SOUQUE P, PERFETTINI J L, et al. Apoptosis of epithelial cells and macrophages due to infection with the obligate intracellular pathogen Chlamydia psittaci[J]. J Immunol, 1998, 161(8): 4220-4226.

[19] FOSCHI C, BORTOLOTTI M, MARZIALI G, et al. Survival and death of intestinal cells infected by Chlamydia trachomatis[J]. PLoS One, 2019, 14(4): e0215956.

[20] AL-YOUNES H M, BRINKMANN V, MEYER T F. Interaction of Chlamydia trachomatis serovar L2 with the host autophagic pathway[J]. Infect Immun, 2004, 72(8): 4751-4762.

[21] AL-ZEER M A, AL-YOUNES H M, BRAUN P R, et al. IFN-gamma-inducible Irga6 mediates host resistance against Chlamydia trachomatis via autophagy[J]. PLoS One, 2009, 4(2): e4588.

[22] OUELLETTE S P, DORSEY F C, MOSHIACH S, et al. Chlamydia species-dependent differences in the

growth requirement for lysosomes[J]. PLoS One, 2011, 6(3): e16783.

[23] YASIR M, PACHIKARA N D, BAO X, et al. Regulation of chlamydial infection by host autophagy and vacuolar ATPase-bearing organelles[J]. Infect Immun, 2011, 79(10): 4019-4028.

[24] ABDUL-SATER A A, KOO E, HACKER G, et al. Inflammasome-dependent caspase-1 activation in cervical epithelial cells stimulates growth of the intracellular pathogen Chlamydia trachomatis[J]. J Biol Chem, 2009, 284(39): 26789-26796.

[25] ABDUL-SATER A A, SAID-SADIER N, PADILLA E V, et al. Chlamydial infection of monocytes stimulates IL-1beta secretion through activation of the NLRP3 inflammasome[J]. Microbes Infect, 2010, 12(8/9): 652-661.

[26] FINETHY R, JORGENSEN I, HALDAR A K, et al. Guanylate binding proteins enable rapid activation of canonical and noncanonical inflammasomes in Chlamydia-infected macrophages[J]. Infect Immun, 2015, 83(12): 4740-4749.

[27] CHEN L, LIU X, YU X, et al. Chlamydia muridarum infection of macrophages stimulates IL-1beta secretion and cell death via activation of caspase-1 in an RIP3-independent manner[J]. Biomed Res Int, 2017(2017): 1592365.

[28] DARVILLE T, O'NEILL J M, ANDREWS C W, JR., et al. Toll-like receptor-2, but not Toll-like receptor-4, is essential for development of oviduct pathology in chlamydial genital tract infection[J]. J Immunol, 2003, 171(11): 6187-6197.

[29] BAI H, CHENG J, GAO X, et al. IL-17/Th17 promotes type 1 T cell immunity against pulmonary intracellular bacterial infection through modulating dendritic cell function[J]. J Immunol, 2009, 183(9): 5886-5895.

[30] ZHA X, YANG S, NIU W, et al. IL-27/IL-27R Mediates protective immunity against chlamydial infection by suppressing excessive Th17 responses and reducing neutrophil inflammation[J]. J Immunol, 2021, 206(9): 2160-2169.

第五节 沙眼衣原体免疫学

　　随着沙眼衣原体（CT）全基因组测序和蛋白质组学的深入研究,其抗原结构逐渐清晰。为应对CT感染,宿主首先通过感染的上皮细胞和固有免疫细胞表面的模式识别受体靶向CT抗原并分泌细胞因子,进而募集更多的固有免疫细胞浸润以控制CT感染和传播;随着感染的进展,抗原呈递细胞启动适应性免疫应答,诱导B细胞产生抗衣原体抗体,衣原体特异性CD4$^+$T和CD8$^+$T细胞浸润到感染部位,促进CT清除并防止再感染。值得注意的是,CT已经发展出多种策略来逃避免疫系统,导致机体出现持续、反复或隐性感染并引起多种并发症。

一、沙眼衣原体的抗原组成

（一）主要外膜蛋白

主要外膜蛋白（MOMP）是一种存在于 CT 表面的抗原多样性蛋白，由 *ompA* 编码，分子量为 40 000 ～ 44 000Da，约占原体（EB）总表面蛋白的 60%[1]，参与调节衣原体的发育周期。MOMP 还与外膜结构的完整性、生长代谢、免疫原性和毒力相关，是一种多功能蛋白[2]。根据 MOMP 抗原表位氨基酸序列的差异，采用微量免疫荧光试验可将 CT 分为 19 个血清型，其中沙眼生物型 15 个，性病性淋巴肉芽肿（LGV）生物型 4 个。血清型 A ～ C 可引起沙眼，是导致失明和视力障碍的主要原因[3]。血清型 D ～ K 是造成泌尿生殖道感染的主要原因，也可引起婴幼儿肺炎[4]。眼部（A ～ C）或生殖道（D ～ K）血清型都是非侵入性感染，仅限于上皮表面。血清型 L1 ～ L3（LGV 株）导致性病性淋巴肉芽肿，在淋巴组织内的单核细胞中增殖，属侵袭性感染[5]。

（二）富含半胱氨酸蛋白

富含半胱氨酸蛋白（cysteine-rich protein, Crp）是衣原体外膜复合体（chlamydia outer membrane complex, COMC）的一部分。COMC 由 MOMP、富含半胱氨酸小蛋白 OmcA 和富含半胱氨酸大蛋白 OmcB 组成。OmcB 蛋白又称外膜蛋白 2（outer membrane protein 2, Omp2），成熟 OmcB 蛋白的 547 个氨基酸残基内含 24 个半胱氨酸残基，在 CT 各血清型间具有较高保守性，可诱发适应性免疫应答。OmcA 又称 Omp3，含 13 个半胱氨酸残基。Crp 中这些半胱氨酸残基之间可形成广泛的二硫键交叉连接，因此，即使衣原体外膜缺乏肽聚糖结构，仍相当坚韧[2,6,7]。

（三）热休克蛋白

衣原体热休克蛋白 60（chlamydial heat shock protein, cHSP60）是一种在结构和功能上都保守，从细菌到人类的整个生命谱中都有发现，分子量在 15 ～ 110kDa 之间的伴侣蛋白，在热应激、感染、炎症、有毒化学物质、低氧压力和细胞损伤的反应中产生。CT 入侵宿主细胞内进入网状体（reticulate body, RB）阶段期间，MOMP 水平降低，cHSP60 表达上调并释放到细胞外环境。cHSP60 在衣原体物种间具有 80% 以上的同源性，与其他细菌具有 60% 的同源性，与动植物真核 HSP60 具有 50% 的同源性。已有研究揭示，人 HSP60 蛋白与 cHSP60 具有同源的特定区域，在大肠杆菌和分枝杆菌产生的 HSP60 中也存在与这两个表位同源的氨基酸序列。因此，在女性淋巴细胞对 cHSP60 致敏后，随后在其输卵管中出现的其他产生 HSP60 的细菌可能会触发 HSP60 致敏淋巴细胞的再激活，并进一步加剧组织破坏。这种持续暴露的 cHSP60 还会通过抗原直接刺激或巨噬细胞活化导致慢性疾病，抗体和细胞介导的对 cHSP60 的免疫反应与盆腔炎、输卵管阻塞、不孕症和异位妊娠发生的相关性在许多不同国家的妇女中已被报道[8]，故衣原体特异性抗热休克抗体的存在被认为是慢性 CT 感染的标志[4]，通过检测 cHSP60 循环抗体可诊断衣原体相关输卵管因素不孕症，该方法甚至优于子宫输卵管造影。也有研究称，cHSP60 参与 EB 外膜的组装，通过协助病原体逃避宿主防御而起到保护作用。

除了 HSP60，相对分子量为 75kDa 的 DnaK 同源物 HSP70，存在于 CT、Cpn、Cps 三种衣原体中。HSP70 是一种双功能蛋白，其 N 末端含有一种 ATP 酶区，其 C 末端含有一个肽结合区，该区与主要组织相容性复合体 I 类分子（major histocompatibility complex，MHC I）在结构上具有同源性[7]。

（四）衣原体蛋白酶（体）样活性因子

衣原体蛋白酶（体）样活性因子（chlamydial protease/proteasome-like activity factor，CPAF）是一种保守的丝氨酸蛋白酶，是首个被发现的衣原体分泌蛋白，由衣原体基因编码合成并分泌至宿主细胞质中，是一个重要的分泌毒力因子，宿主靶点主要是干扰素刺激的基因产物，衣原体靶点是 III 型分泌蛋白。中期 RB 分泌非活性酶原（CPAFi），在 II 型分泌（type II secretion，T2S）后，CPAF 自动催化为活性蛋白酶（CPAFa）。CPAF 协同衣原体 III 型分泌效应蛋白（type III secretion effector proteins，T3SEs）阻断转录因子 NF-κB p65 核易位，抑制 β 干扰素、IL-6 和 IL-8 等促炎细胞因子的释放，进而减弱宿主固有免疫应答，该发现为衣原体逃避宿主免疫提供了新的见解[9]。有研究表明，用可溶性重组（r）CPAF 免疫可显著增强生殖道衣原体清除率，减少输卵管病理，并在初次和 / 或多次衣原体攻击后保持生育能力[10]。

（五）多形态膜蛋白

多形态膜蛋白（polymorphic membrane proteins，Pmp）是一组暴露在所有衣原体表面的膜结合蛋白，其特征是自转运黏附蛋白，在衣原体感染的初始阶段具有重要作用。这些蛋白 N 端含有保守的 GGA（I，L，V）和 FxxN 四肽基序，能够通过激活 NF-κB 诱导感染细胞分泌 IL-8、IL-6 和 MCP-1 等细胞因子并介导固有免疫应答[11]。在感染周期或应激反应中，衣原体物种的 Pmp 基因数量及其差异调控表达有所不同。CT 基因组编码 9 种 Pmp 蛋白，称为 PmpA～I，这些蛋白进一步细分为 A（PmpA）、B（PmpB）、C（PmpC）、D（PmpD）、E（PmpE）、F（PmpF）、G（PmpG）、H（PmpH）和 I（PmpI）亚型。在 CT 所有 Pmp 中，PmpA、PmpD 和 PmpI 最为保守，氨基酸序列相似性分别为 99.9%、99.1% 和 99.2%。

CT 感染患者会产生抗 Pmp 特异性抗体，但并非所有 Pmp 都能被识别，免疫应答反应取决于 Pmp 蛋白。在 CT 中，PmpB、PmpC、PmpD 和 PmpI 最常被识别并伴有强烈的体液免疫应答，常发生在青少年中。PmpA 和 PmpE 引起的抗体反应最弱，在盆腔炎（pelvic inflammatory disease，PID）女性、青春期年轻女性和男性患者的血清中最低[12]。Pmp 诱导的免疫应答具有性别差异，男性患者的抗 Pmp 反应往往强于女性患者，女性患者中 PmpB 最容易识别（82% 的血清），而男性患者中 PmpD 最容易识别（92% 的血清）。青春期女性患者与 PID 女性患者之间也存在差异，PmpB 和 PmpI 特异性抗体在 PID 中更为普遍，这也暗示 PmpB 和 PmpI 可能造成慢性炎症。与 PmpA 抗体未呈阳性的女性相比，PmpA 抗体阳性的 PID 女性患者怀孕的机会明显降低且更容易发生上生殖道感染。PmpI 抗体阳性的女性也更有可能患上生殖道感染[13]。Pmp 在不同血清型衣原体中的表达受到不同的调控，并可能诱导特定血清型的差异免疫反应。

（六）包涵体膜蛋白

包涵体膜蛋白（inclusion membrane proteins，Inc）有一个独特的双叶疏水结构域，有 50～80 个氨基酸，通过Ⅲ型分泌系统在该区域的介导下整合到包涵体膜上富含胆固醇的微结构域，与活性 Src 家族激酶（SRC-family kinase，SFKs）共定位，参与包涵体的转运。CT 有四种 Inc：IncB（也称为 CT232）、CT101、CT222 和 CT850。这些蛋白在宿主 - 病原体相互作用、稳定包涵体结构的完整性和抑制宿主对衣原体识别中发挥作用。CT 的 CT850 可直接结合动力蛋白轻链 1（DYNLT1），促进包涵体在 MTOC51 的定位[14]。

（七）脂多糖

衣原体脂多糖（lipopolysaccharide，LPS）是一种寡脂糖，主要由三糖核心与类脂 A 组成，是衣原体属共有的表面结构。与革兰氏阴性菌 LPS 分子组成不同，衣原体 LPS 包含 D- 半乳糖、磷酸、长链脂肪酸和 3- 脱氧 -D- 甘露糖 - 辛酮糖酸（KDO），缺乏 O 多糖和部分核心多糖，具有属特异性抗原表位，该表位对高碘酸盐敏感，可用于衣原体血清学诊断。由于衣原体 LPS 类脂 A 中长链脂肪酸高疏水性无法诱导宿主细胞分泌 TNF-α，故无典型内毒素毒性[2,7]。

研究表明，衣原体 LPS 是至今唯一被证明存在于被感染宿主细胞表面的衣原体成分，衣原体在宿主细胞内繁殖时，过多的 LPS 可从包涵体内释放并转移至宿主细胞表面，对宿主免疫系统识别和启动具有重要意义。另外，迁移至宿主细胞膜表面的衣原体 LPS 还可能影响膜的流动性，从而干扰 EB 进入细胞后与溶酶体的相互作用[2]。

二、抗沙眼衣原体免疫

（一）抗衣原体固有免疫

固有免疫系统可以通过各种模式识别受体和由此产生的细胞因子快速响应衣原体，从而控制感染的进展。

1. **模式识别受体**　Toll 样受体（Toll like receptor，TLR）是一组模式识别受体（pattern recognition receptor，PRR），主要存在于哺乳动物的固有免疫细胞，如巨噬细胞、树突状细胞、中性粒细胞和自然杀伤细胞，也在许多上皮细胞中表达[1]，能够识别病原体相关分子模式（pathogen associated molecular pattern，PAMP），诱导固有和适应性免疫反应[15]。衣原体 EB

在细胞外环境中很容易被固有免疫系统识别[16]，TLR4 在 CD14 和 MD-2 的辅助下识别衣原体 LPS 和 cHSP60，激活转录因子 NF-κB，分泌 TNF-α 和 IL-6 等炎性细胞因子及趋化因子募集免疫细胞到感染部位。TLR2 识别 cHSP60、革兰氏阳性菌肽聚糖、细菌脂蛋白、分枝杆菌细胞壁肽聚糖和酵母细胞壁，以髓系分化初级反应蛋白质 88（myeloid differentiation primary response protein 88，MyD88）依赖的方式诱导感染细胞分泌 IL-6、G-MCF 和 IL-8 等炎症细胞因子[17,18]。在衣原体生殖道感染的小鼠模型中，TLR3 或一种未知的 PRRs 以 Toll/IL-1R 结构域诱导输卵管上皮细胞分泌 IFN-β[19]。衣原体入侵宿主细胞后，新生成的 EB 也可被核苷酸结合寡聚结构域 1（nucleotide-binding and oligomerization domain 1，NOD1）识别诱导促炎基因激活[2,20]。

2. 固有免疫细胞

（1）中性粒细胞：机体感染衣原体后，首先表现为巨噬细胞、淋巴细胞、浆细胞等的浸润，随后中性粒细胞活化，发挥吞噬杀伤作用。CT 感染后生殖道有广泛的中性粒细胞浸润，直至感染被完全清除后仍然存在，该现象说明在抗原特异性免疫反应出现之前，中性粒细胞浸润对控制衣原体早期感染具有重要作用。研究表明，人中性粒细胞能够在体外灭活 CT，但 CT 为逃避宿主的免疫防御可能会延缓中性粒细胞的凋亡[21]。由于中性粒细胞是急性炎症期间组织损伤细胞因子（如基质金属蛋白酶 9，matrix metalloproteinase 9，MMP9）的主要来源，故中性粒细胞寿命的延长可能导致衣原体感染相关的纤维化和不孕，表明中性粒细胞在衣原体感染后期可能与持续的免疫应答和反复感染有关。

（2）自然杀伤细胞（natural killer cell，NK cell）：一方面，NK 细胞可以裂解 CT 感染的上皮细胞以阻止病原体的繁殖；另一方面，在 CT 感染期间，上皮细胞分泌的 IL-18 和树突状细胞分泌的 IL-12 诱导 NK 细胞产生 IFN-γ[22]。IFN-γ 可以抑制衣原体生长且有利于 Th1 细胞的分化，进一步促进 IFN-γ 的产生，还可通过调节 DC 下调 Th2 应答，对清除衣原体至关重要[23]。

（3）树突状细胞（dendritic cell，DC）：DC 是典型的抗原呈递细胞，未成熟 DC 吞噬 CT 后分泌 IL-6、TNF-α、CCR7、CXCL10、IL-1α 和 IL-12 等促炎细胞因子促进其自身的成熟和抗原呈递。DC 将衣原体内化降解，通过 MHC Ⅰ/Ⅱ类分子呈递给 naïve CD4+T 淋巴细胞，驱动 T 细胞激活并分化为 Th1 亚群启动细胞免疫反应[24]。

（4）巨噬细胞（macrophage，Mφ）：CT 感染期间，Mφ 会迁移至感染部位吞噬病原体并产生促炎细胞因子。Mφ 清除 CT 与自噬有关，细胞自噬是细胞降解细胞质蛋白质和细胞器的过程，Mφ 自噬可以增强其抗原呈递能力从而增强 T 细胞应答。研究表明，IFN-γ 可增强 Mφ 自噬和 MHC Ⅱ类分子上调，除此之外，Mφ 还通过诱导 T 细胞凋亡调节衣原体感染。

3. 细胞因子　衣原体感染的上皮细胞产生多种促炎介质，如 CXC 趋化因子配体 1（CXCL1）、CXCL8（也称为白细胞介素 -8，IL-8）、CXCL10、CXCL16、CC- 趋化因子配体 5（CCL5）、粒细胞巨噬细胞集落刺激因子（granulocyte-macrophage colony stimulating factor，GM-CSF）、IL-1α、IL-6、IL-12、IFN-γ 和肿瘤坏死因子；感染的成纤维细胞分泌 IFN-α、IFN-β 和一氧化氮（nitric oxide，NO）；感染的 Mφ 分泌 TNF 和 IL-6。这些细胞因子协同作用引

发炎症并募集免疫细胞至感染部位,调节固有免疫和适应性免疫反应[15]。Th1 型细胞因子 IL-2、IL-12 和 IFN-γ 介导细胞免疫应答抵抗衣原体;Th2 型细胞因子 IL-10、IL-1α、IL-6、IL-4 和 TNF-α 增加了 CT 感染的风险和组织的炎症病理。

IFN-γ 是固有免疫和适应性免疫反应的关键细胞因子,可抵抗多种病毒和细菌感染并抑制衣原体的生长发育。IFN-γ 抵抗衣原体机制:①上调诱导型一氧化氮合酶(inducible nitric oxide synthase,iNOS)产生 NO。NO 可破坏细菌 DNA 并具有细胞毒性[25],但其在清除衣原体中的作用尚不清楚。研究报道 iNOS 缺乏小鼠生殖道 CT 感染的病理结果加剧,而 CT 在 iNOS 敲除(knock out,KO)的小鼠肺成纤维细胞中生长减少[26]。②激活吲哚胺 2,3-双加氧酶(indoleamine 2,3-dioxygenases,IDO)。IDO 能够阻断细胞内其他细胞因子的产生,且可能通过凋亡途径导致细胞死亡。最关键的是,IDO 可以将色氨酸转化为 L- 甲酰基犬尿氨酸。CT 不能合成色氨酸,必须从宿主获得,这种酶的存在导致宿主细胞色氨酸的耗竭并抑制衣原体 RB 的生长[15]。色氨酸的代谢产物 L- 甲酰基犬尿氨酸可作为 NAD(P)+ 前体或在线粒体中转化为乙酰辅酶 A,还可通过多种机制直接或间接抑制 CD4+T 细胞应答,包括限制其增殖、促进 naïve T 细胞向调节性 T 细胞分化、增强抗原呈递细胞的免疫调节功能,导致 IFN-γ 的产生减少,最终导致 CT 的再激活。色氨酸缺乏对 CT 的影响有两方面:一方面,RB 被清除;另一方面,RB 的繁殖受到限制,结构蛋白、膜蛋白和脂多糖的合成停止,通过改变其基因转录和代谢进入持续阶段,一旦去除 IFN-γ 或 IDO 表达降低其繁殖能力就可恢复[15],此时 CT 在宿主体内已形成持久状态。值得注意的是,iNOS 的产物 NO 可抑制 IDO 的活性,而 IDO 引发的色氨酸分解代谢的下游代谢物 3- 羟基氰酸酯可抑制 iNOS 的活性[27]。

(二)抗衣原体适应性免疫

研究表明 CT 适应性免疫应答的关键因素包括:衣原体特异性 CD4+T 细胞招募至感染部位;Th1 型细胞因子的产生,尤其是抑制细胞内衣原体繁殖的 IFN-γ;IgG 抗体的产生以中和细胞外 EB。

1. 体液免疫应答 CT 生殖道感染后,生殖道通过分泌抗体介导免疫保护(也有争议)并防止再次感染[28]。一方面,分泌的抗体可以中和病原体;另一方面,形成的抗原抗体复合物在 Fc 受体介导下激活 T 细胞免疫应答[28]。衣原体急性感染初始阶段,体液免疫以针对 MOMP 的分泌型 IgA 抗体为主,随着感染的持续,血清和生殖道黏膜产生针对 CT 特异性蛋白的 IgG 和 IgA 抗体[29]。研究表明,CT 生殖道感染期间女性宫颈内的体液免疫应答较阴道内更强烈,且宫颈阴道产生的抗体以 IgG 同型为主而非分泌性 IgA[30]。在小鼠 CT 生殖道感染模型中,B 细胞或特异性抗衣原体抗体反应会增强保护性 T 细胞反应,且体外抗衣原体抗体可提高 FcR+/+ 而非 FcR−/− 抗原呈递细胞对 Th1 的活化[38]。

2. CD4+T 细胞应答 CD4+T 细胞,尤其是分泌 IFN-γ 的 CD4+T 细胞(Th1 细胞)对衣原体清除和防止再感染发挥关键作用[31]。感染 CT 的女性宫颈内 HLA-DR+CD4+T 细胞和 CD8+T 细胞增多,宫颈内膜分泌 IFN-γ、IL-12p70(Th1 分化相关的细胞因子)和 CX3CL1(T 细胞趋化因子)增加,均表明 T 细胞活化。

CT 感染期间,CD4⁺Th0 细胞在 IL-12 或 IFN-γ 刺激下向 Th1 分化,Th1 细胞主要分泌 IL-12、IFN-γ 和 TNF。其中,IFN-γ 在介导 CT 清除方面至关重要。缺乏 IFN-γ 受体的小鼠即使在产生 IFN-γ 的 CD4⁺T 细胞存在的情况下也不能清除 CT 感染[32]。人黏膜淋巴细胞和外周血单核细胞在面对 CT 感染时更倾向于向 Th1 分化而非 Th2(衣原体抗原刺激后产生高水平的 IFN-γ 和低水平的 IL-10),除此之外,Th1 还参与调控 CD8⁺T 细胞应答。尽管 Th1 细胞免疫应答被认为是保护性的,但持续感染下的 Th1 反应也会造成炎症组织损伤,若此时 Th1 反应未能清除 CT,则会向 Th2 转换,通过抑制 Mφ 活性避免或减少炎症组织损伤,细胞免疫应答处于一个平衡状态才更有利于疾病的减轻或者恢复。CD4⁺Th0 细胞在 IL-4 刺激下分化形成 Th2,主要分泌 IL-4、IL-5、IL-6、IL-10 和 IL-13。Th2 不仅是 Th1 反应的调节剂,也是体液免疫不可或缺的一部分。CD4⁺Th0 细胞在 IL-17 刺激下分化形成 Th17,参与诱导促炎反应并招募大量中性粒细胞到感染部位。IL-17 KO 小鼠实验表明,Th17 细胞有助于控制 CT 生殖道感染,但并非主要的抗衣原体免疫细胞。

3. CD8⁺T 细胞应答　CT 感染期间,CD8⁺T 细胞可通过识别腺苷酸环化酶关联蛋白 1(cyclase associated protein 1, Cap1)和 CrpA 以抗原依赖的方式裂解靶细胞,以此干扰病原体的发育周期。CD8⁺T 细胞还可通过分泌 IFN-γ 参与清除沙眼衣原体。

三、免疫逃逸

衣原体感染后宿主会产生多种保护性免疫应答以抵抗感染,但 CT 已经发展出多种策略来逃避免疫系统,导致机体出现持续、反复或隐性感染并引起多种并发症。综合目前的研究进展,衣原体免疫逃逸机制包括逃避与宿主细胞溶酶体融合、下调宿主细胞 MHC 分子表达、抑制宿主细胞凋亡和干扰宿主细胞信号转导途径。

(一)逃避与宿主细胞溶酶体融合

细胞通过内化作用将病原体摄入胞内形成吞噬体,继而吞噬体与溶酶体融合为吞噬溶酶体,在吞噬溶酶体氧依赖和氧非依赖系统中多种酶作用下清除病原体。研究表明,衣原体通过受体介导的胞吞作用侵入宿主细胞,在细胞膜包裹下形成包涵体后,并不与溶酶体融合。衣原体(EB)某些表面脂多糖和蛋白质可促进易感细胞对衣原体的内吞作用,且阻止吞噬体和溶酶体融合,使衣原体躲避宿主细胞的清除得以在吞噬体内繁殖。

(二)下调宿主细胞 MHC 分子表达

CT 能够限制抗原呈递细胞中主要组织相容性复合体 Ⅰ 类和 Ⅱ 类分子(MHCⅠ类 / MHCⅡ类)的表达。主要机制是 CT 诱导的衣原体蛋白酶体 / 蛋白酶样活性因子可降解包括 NF-κB 在内的其他启动多种促炎介质产生的转录因子,以抑制参与固有免疫应答的几个基因表达。如,通过降解转录因子 RFX5(调节因子 X5)和 USF-1(上游转录因子 -1)抑制 MHCⅠ类 / Ⅱ类分子表达,从而抑制抗衣原体免疫;CT 感染的细胞分泌 IFN-γ 抑制 MHCⅡ

类分子的表达,分泌 IL-10 下调 MHC I 类分子的表达,进而影响 CD4$^+$T 细胞和 CD8$^+$T 细胞应答。

(三)抑制宿主细胞凋亡

研究发现,衣原体在急性或持续性感染过程中,通过抑制感染细胞的凋亡促进其自身存活,具体机制如下:①衣原体相关死亡域可与 TNF 家族受体 TNFR1、Fas(CD95)(含 319个氨基酸的 I 型跨膜糖蛋白)、DR4 和 DR5 发生相互作用从而抑制死亡受体途径诱导的细胞凋亡;②CT 通过 CPAF、缺氧诱导因子 1α(hypoxia-inducible factor-1α,HIF1α)和沙眼衣原体质粒蛋白(Pgp3)等因子抑制细胞凋亡,改变细胞内存活信号,维持最佳繁殖生态位[33];③CT 诱导肿瘤抑制因子 p53 降解,而 p53 作为 DNA 损伤传感器,在诱导细胞凋亡中起核心作用[34];④CT 通过释放 CPAF,阻断含半胱氨酸的天冬氨酸蛋白水解酶(caspase)介导的细胞凋亡[35]。在 CT 感染期间,己糖激酶 II 亚型(hexokinase2,HK II)在 3-磷酸肌醇依赖蛋白激酶 -1-Myc 信号通路上调,并易位至线粒体,HK II 可与线粒体电压依赖性阴离子通道相互作用以增加糖酵解和氧化代谢,并抑制细胞凋亡。CT 还可通过阻断动力相关蛋白 1 寡聚化抑制线粒体分裂,防止宿主细胞凋亡[36]。

(四)干扰宿主细胞信号转导途径

CT 在宿主细胞中合成大量蛋白,一方面为其在宿主细胞内增殖提供必要原料,另一方面通过干扰宿主细胞信号转导途径影响宿主的抗菌反应,以使其在宿主细胞内持续存在。研究表明,CT 可将在包涵体内合成的真核细胞样丝氨酸(Ser)/ 苏氨酸(Thr)蛋白激酶(Pkn1 和 PknD)释放到宿主细胞质中干扰宿主细胞的信号转导途径。在 CT 感染早期,CT通过激活宿主细胞 Raf/MEK/ERK/cPLA2 信号转导途径摄取宿主细胞的甘油磷脂,一方面为其代谢提供营养,另一方面可将摄取的宿主细胞磷脂与包涵体相融合从而逃避免疫清除。

(五)其他因素

有研究者认为,CT 通过保留 *trpA*、*trpB* 和 *trpR* 基因以合成色氨酸合成酶,该酶在色氨酸缺乏的条件下被 CT 诱导,能够将外源吲哚转化为色氨酸,使 CT 逃脱 IFN-γ 抑制,进而逃避宿主免疫防御[37]。基因位于衣原体基因组的"可塑性区(plasticity zone,PZ)",该区域在衣原体物种间存在差异,并且经历了更高水平的遗传变异[38]。

宿主遗传变异是影响 CT 生殖道感染的另一个因素。当 CT 表面碳水化合物残基与女性生殖道分泌物甘露糖结合凝集素(mannose-binding lectin,MBL)结合后,表达 MBL 受体的细胞就可将结合 MBL 的 CT 以补体介导的裂解或吞噬作用而清除[39]。在衣原体抗体阳性的匈牙利妇女中发现,*MBL2* 基因(rs17287498)密码子 54 位点多态性与 MBL 水平降低和 CT 介导的输卵管损伤患病率增加有关[8]。

(杨帅妮　白虹)

[1] HAFNER L, BEAGLEY K, TIMMS P. Chlamydia trachomatis infection: host immune responses and potential vaccines[J]. Mucosal Immunol, 2008, 1(2): 116-130.

[2] 吴移谋. 衣原体 [M]. 北京：人民卫生出版社, 2012.

[3] FLAXMAN S R, BOURNE R, RESNIKOFF S, et al. Global causes of blindness and distance vision impairment 1990-2020: A systematic review and meta-analysis[J]. Lancet Glob Health, 2017, 5(12): e1221-e1234.

[4] BEBEAR C, DE BARBEYRAC B. Genital Chlamydia trachomatis infections[J]. Clin Microbiol Infect, 2009, 15(1): 4-10.

[5] DE VRIEZE N H, DE VRIES H J. Lymphogranuloma venereum among men who have sex with men. An epidemiological and clinical review[J]. Expert Rev Anti Infect Ther, 2014, 12(6):697-704.

[6] LIU X, AFRANE M, CLEMMER D E, et al. Identification of Chlamydia trachomatis outer membrane complex proteins by differential proteomics[J]. J Bacteriol, 2010, 192(11): 2852-2860.

[7] 吴移谋. 人类衣原体螺旋体立克次体 [M]. 北京：人民卫生出版社, 2009.

[8] WITKIN S S, MINIS E, ATHANASIOU A, et al. Chlamydia trachomatis: The persistent pathogen[J]. Clin Vaccine Immunol, 2017, 24(10): e00203.

[9] PATTON M J, MCCORRISTER S, GRANT C, et al. Chlamydial protease-like activity factor and type Ⅲ secreted effectors cooperate in inhibition of p65 nuclear translocation[J]. mBio, 2016, 7(5): e01427.

[10] LI W, MURTHY A K, CHAGANTY B K, et al. Immunization with dendritic cells pulsed ex vivo with recombinant chlamydial protease-like activity factor induces protective immunity against genital Chlamydia muridarum challenge[J]. Front Immunol, 2011(2): 73.

[11] MACKERN-OBERTI J P, MOTRICH R D, BRESER M L, et al. Chlamydia trachomatis infection of the male genital tract: an update[J]. J Reprod Immunol, 2013, 100(1): 37-53.

[12] TAN C, HSIA R C, SHOU H, et al. Chlamydia trachomatis-infected patients display variable antibody profiles against the nine-member polymorphic membrane protein family[J]. Infect Immun, 2009, 77(8): 3218-3226.

[13] TAYLOR B D, DARVILLE T, TAN C, et al. The role of Chlamydia trachomatis polymorphic membrane proteins in inflammation and sequelae among women with pelvic inflammatory disease[J]. Infect Dis Obstet Gynecol, 2011(2011): 989762.

[14] ELWELL C, MIRRASHIDI K, ENGEL J. Chlamydia cell biology and pathogenesis[J]. Nat Rev Microbiol, 2016, 14(6): 385-400.

[15] BRUNHAM R C, REY-LADINO J. Immunology of Chlamydia infection: Implications for a Chlamydia trachomatis vaccine[J]. Nat Rev Immunol, 2005, 5(2): 149-161.

[16] AGRAWAL T, VATS V, SALHAN S, et al. The mucosal immune response to Chlamydia trachomatis infection of the reproductive tract in women[J]. J Reprod Immunol, 2009, 83(1/2): 173-178.

[17] DERBIGNY W A, KERR M S, JOHNSON R M. Pattern recognition molecules activated by Chlamydia muridarum infection of cloned murine oviduct epithelial cell lines[J]. J Immunol, 2005, 175(9): 6065-6075.

[18] O'CONNELL C M, IONOVA I A, QUAYLE A J, et al. Localization of TLR2 and MyD88 to Chlamydia trachomatis inclusions. Evidence for signaling by intracellular TLR2 during infection with an obligate intracellular pathogen[J]. J Biol Chem, 2006, 281(3): 1652-1659.

[19] DERBIGNY W A, HONG S C, KERR M S, et al. Chlamydia muridarum infection elicits a beta interferon response in murine oviduct epithelial cells dependent on interferon regulatory factor 3 and TRIF[J]. Infect Immun, 2007, 75(3): 1280-1290.

[20] WELTER-STAHL L, OJCIUS D M, VIALA J, et al. Stimulation of the cytosolic receptor for peptidoglycan, Nod1, by infection with Chlamydia trachomatis or Chlamydia muridarum[J]. Cell Microbiol, 2006, 8(6): 1047-1057.

[21] VAN ZANDBERGEN G, GIEFFERS J, KOTHE H, et al. Chlamydia pneumoniae multiply in neutrophil granulocytes and delay their spontaneous apoptosis[J]. J Immunol, 2004, 172(3): 1768-1776.

[22] HOOK C E, MATYSZAK M K, GASTON J S. Infection of epithelial and dendritic cells by Chlamydia trachomatis results in IL-18 and IL-12 production, leading to interferon-gamma production by human natural killer cells[J]. FEMS Immunol Med Microbiol, 2005, 45(2): 113-120.

[23] SHEMER-AVNI Y, WALLACH D, SAROV I. Reversion of the antichlamydial effect of tumor necrosis factor by tryptophan and antibodies to beta interferon[J]. Infect Immun, 1989, 57(11): 3484-3490.

[24] LABUDA J C, MCSORLEY S J. Diversity in the T cell response to Chlamydia-sum are better than one[J]. Immunol Lett, 2018(202): 59-64.

[25] SCHAIRER D O, CHOUAKE J S, NOSANCHUK J D, et al. The potential of nitric oxide releasing therapies as antimicrobial agents[J]. Virulence, 2012, 3(3): 271-279.

[26] RAMSEY K H, MIRANPURI G S, SIGAR I M, et al. Chlamydia trachomatis persistence in the female mouse genital tract: inducible nitric oxide synthase and infection outcome[J]. Infect Immun, 2001, 69(8): 5131-5137.

[27] LO C C, XIE G, BONNER C A, et al. The alternative translational profile that underlies the immune-evasive state of persistence in Chlamydiaceae exploits differential tryptophan contents of the protein repertoire[J]. Microbiol Mol Biol Rev, 2012, 76(2): 405-443.

[28] MOORE T, ANANABA G A, BOLIER J, et al. Fc receptor regulation of protective immunity against Chlamydia trachomatis[J]. Immunology, 2002, 105(2): 213-221.

[29] PATE M S, HEDGES S R, SIBLEY D A, et al. Urethral cytokine and immune responses in Chlamydia trachomatis-infected males[J]. Infect Immun, 2001, 69(11): 7178-7181.

[30] MESTECKY J, MOLDOVEANU Z, RUSSELL M W. Immunologic uniqueness of the genital tract: challenge for vaccine development[J]. Am J Reprod Immunol, 2005, 53(5): 208-214.

[31] GONDEK D C, OLIVE A J, STARY G, et al. CD4+T cells are necessary and sufficient to confer protection against Chlamydia trachomatis infection in the murine upper genital tract[J]. J Immunol, 2012, 189(5): 2441-2449.

[32] GONDEK D C, ROAN N R, STARNBACH M N. T cell responses in the absence of IFN-gamma exacerbate uterine infection with Chlamydia trachomatis[J]. J Immunol, 2009, 183(2): 1313-1319.

[33] BEHAR S M, BRIKEN V. Apoptosis inhibition by intracellular bacteria and its consequence on host immunity[J]. Curr Opin Immunol, 2019(60): 103-110.

[34] SIEGL C, PRUSTY B K, KARUNAKARAN K, et al. Tumor suppressor p53 alters host cell metabolism to limit Chlamydia trachomatis infection[J]. Cell Rep, 2014, 9(3): 918-929.

[35] JORGENSEN I, BEDNAR M M, AMIN V, et al. The Chlamydia protease CPAF regulates host and bacterial proteins to maintain pathogen vacuole integrity and promote virulence[J]. Cell Host Microbe, 2011, 10(1): 21-32.

[36] CHOWDHURY S R, REIMER A, SHARAN M, et al. Chlamydia preserves the mitochondrial network necessary for replication via microRNA-dependent inhibition of fission[J]. J Cell Biol, 2017, 216(4): 1071-1089.

[37] RAVEL J, BROTMAN R M, GAJER P, et al. Daily temporal dynamics of vaginal microbiota before, during and after episodes of bacterial vaginosis[J]. Microbiome, 2013, 1(1): 29.

[38] TAYLOR L D, NELSON D E, DORWARD D W, et al. Biological characterization of Chlamydia trachomatis plasticity zone MACPF domain family protein CT153[J]. Infect Immun, 2010, 78(6): 2691-2699.

[39] TURNER M W. The role of mannose-binding lectin in health and disease[J]. Mol Immunol, 2003, 40(7): 423-429.

第二章

沙眼衣原体的性传播感染

．．．．．．．

生殖道沙眼衣原体感染是指由沙眼衣原体（CT）引起的以泌尿生殖道部位炎症为主要表现的性传播感染，是将原先的由 CT 感染所致的非淋菌性尿道炎（non-gonococcal urethritis，NGU）单独命名。既往的 CT 感染主要表现为泌尿生殖道的炎症，故命名为生殖道沙眼衣原体感染。然而，随着性行为的多样化（阴道交、肛交和口交等），性行为（性接触）所致的 CT 感染发生部位也出现多样化，除了泌尿生殖道感染外，生殖道以外部位（如直肠和口咽）的感染也越来越常见。

第一节　沙眼衣原体的性传播

生殖道 CT 感染主要是通过性接触方式发生感染和导致传播，不同的性接触方式具有不同的传播风险，可以导致不同部位的感染。

一、性传播方式

生殖道 CT 的性传播最早因为在男性非淋菌性尿道炎的尿道拭子标本中分离到 CT 包涵体而确定。生殖道 CT 感染通常通过无保护的性行为（如未使用安全套）在人群中传播。既往主要关注的是由异性间性行为（阴道性交）所致的感染，如男性尿道炎和女性宫颈炎等。因此，将 CT 导致的泌尿生殖道感染称为"生殖道沙眼衣原体感染"，成为我国五种重点防控的性传播疾病（梅毒、淋病、生殖道沙眼衣原体感染、尖锐湿疣和生殖器疱疹）之一，也是世界卫生组织（WHO）四种重点关注的可治愈性传播感染（梅毒、淋病、生殖道沙眼衣原体感染、滴虫病）之一。然而，随着性行为方式的多样化（包括阴道交、肛交和口交等），生殖道 CT 感染的传播方式、感染部位和临床表现也有所不同，出现了泌尿生殖道以外部位的 CT 感染，使得目前的"生殖道沙眼衣原体感染"这一病名是否能够涵盖所有经性传播的 CT 感染还有待商榷。基于存在不同的性行为方式，CT 感染可以发生在多个部位，包括泌尿生殖道（如男性尿道、女性宫颈）和泌尿生殖道以外的部位（如直肠和口咽）等，分别导致了泌尿生殖道感染（urogenital infection）和生殖道外感染（extra-genital infection）。在男男性行为（MSM）人群中直肠是最常见的感染部位。一项在 379 名 MSM 人群中的调查表明[1]，尿道、直肠和口咽部 CT 感染的总感染率为 18.2%，而直肠感染率高达 15.6%，明显高于尿道（3.2%）和咽部的感染率（1.6%）。MSM 人群往往以肛交为主要性行为方式，但许多 MSM 同时存在双性（同性和异性）性行为。我国部分地区在 MSM 人群中的调查发现，13.7%～45.6% 接受调查者为双性性行为者，同时与同性发生肛交和与异性发生阴道交[2-4]。此外，口交也是 MSM 人群的主要性行为方式之一。一项在我国 HIV 感染 MSM 人群中开展的全国性调查表明，在过去 6 个月中有过（提供或接受）口交行为者高达 92.1%，绝大多数口交行为没有使用安全套[5]。传统认为，CT 性传播的主要依据是在男性的精液或女性的阴道分泌物中有 CT 病原体的存在，但有研究发现，未治疗的 MSM 感染者唾液中存在 CT，提示接吻或舔肛（口 - 肛接触）方式可能也是 CT 感染与传播的途径之一[6]。

二、性传播概率

性行为过程中 CT 的传播风险或传播概率是生殖道 CT 感染流行病学研究的重要内容之一，也是制定生殖道 CT 感染防治策略和评估防治效果的重要依据。然而，在目标人群中直接开展有关生殖道 CT 感染传播风险的研究仍然存在一系列挑战。首先，通过流行病学队列研究观察特定人群中某种性行为的 CT 感染传播风险会存在伦理学问题。其次，由于目标人群（如 MSM）的性行为相对比较复杂，一次性行为中可能有多种性行为方式，难以估计并区别不同的性行为方式在 CT 感染与传播上发挥的作用[7]。因此，CT 在性行为中的传播概率往往通过建立数学模型的方法加以估计，但在模型估计中会受到各种估计参数的影响。

Lewis 等利用英国第二次全国性的性态度和生活方式调查（Natsal-2）和美国 2009—2014 年国家健康和营养状况调查（NHANES）的数据，借助于开发的模型进行贝叶斯推断，估计在每次性伴关系中感染者将 CT 传播到未感染者的概率，以及在所有报告的新异性性行为中 CT 传播的平均概率。结果表明，基于 Natsal-2 和 NHANES 数据估计的每个异性性伴关系间男性到女性的传播概率中位数分别为 32.1% 和 34.9%，女性到男性的传播概率中位数分别为 21.4% 和 4.6%[8]。利用来自美国印第安纳波利斯一家性病门诊异性夫妇的数据建模结果显示，夫妇内男性到女性的 CT 传播概率为 23.4%～40.2%，女性到男性为 20.3%～33.1%[9]。利用美国巴尔的摩两个性病门诊异性夫妻数据建模结果显示，每次异性间性交后发生 CT 传播的概率在 10% 左右[10]。然而，在基于荷兰一家性病门诊 19～29 岁就诊者资料建立的模型中，异性间每次阴道性交的 CT 传播概率为 2.0%，而每次肛交的传播概率为 5.8%[11]。在 MSM 人群的同性性行为中，通过性行为数学模型的建立并利用 2018—2019 年墨尔本性健康中心 4888 名 MSM 中观察到的尿道、直肠和咽部 CT 感染状况进行 8 个最佳校准模型分析可见[7]，生殖道 CT 感染的发病率在不同部位发生的性行为中有所不同,肛肠为50.9%～63.7%,尿道为31.4%～43.6%,口咽为5.2%～7.5%。单独由肛交引起的CT感染发病所占比例为44.7%～55.9%,肛肠到尿道为14.0%～30.8%,尿道到肛肠为24.5%～36.1%;单独由舔肛引起的CT感染发病所占比例为15.6%～36.1%,肛肠到口咽为2.6%～3.6%,口咽到肛肠为13.1%～32.5%;单独由口交引起的CT感染发病所占比例为8.7%～19.2%,尿道到口咽为2.6%～3.7%,口咽到尿道为5.6%～15.6%。

三、其他方式传播

CT不仅可以通过直接的性接触传播,还可以通过感染的孕妇导致母婴传播,通过自接种的方式导致自身不同部位的感染,以及通过CT污染的物品导致感染的传播。

(一)围产期传播

CT感染孕妇可以在分娩过程中将CT传给新生儿,引起新生儿肺炎或严重的眼部感染等。既往的研究发现,在CT培养阳性的有症状孕妇中,CT垂直传播率高达10%～30%[12,13]。一项前瞻性观察发现,在131名宫颈CT培养阳性孕妇所生的婴儿中60%有CT感染的血清学证据,其中18%(23人)发生CT培养阳性的新生儿结膜炎,16%(21人)发生CT肺炎[14]。然而,在CT核酸检测阳性的孕妇中,经产道感染的比例相对较小,在过去1年内发生CT新感染的孕妇中传播率为1.8%[12],剖腹产分娩方式的传播风险小于产道分娩[15]。

(二)自接种感染

自接种(autoinoculation)是指同一个体的某个部位的感染接种到另一个部位的现象,在CT感染中已经成为一种"传播"的现象。在临床实践中可以发现,部分从来没有发生过肛交行为的就诊者(特别是女性就诊者)出现肛肠部位的CT感染[16],以及肠道的CT感染可以持续传播到泌尿生殖道。在一项多中心观察性研究中发现,性病门诊女性就诊者肛肠和泌尿生殖道CT感染的发病率随着其他部位发生CT感染而显著增加,比值比(odds ratio, OR)分别为26.0和13.9,说明不同解剖部位之间存在CT的相互自接种可能,这也是发生持续性CT感染的原因之一[17]。针对CT自接种现象开展的有关自接种发生概率的研究相对有限。一项基于性病门诊数据的数学模型研究表明,女性患者每天发生泌尿生殖道与直肠之间的CT自接种概率为0.7%[11],这一结果在基于人群资料的模型中得到进一步验证[17],说明大多数女性首先通过阴道性交而感染CT,然后通过自接种方式传播到直肠部位。

(三)物品传播

在少数情况下,CT可以通过被感染者体液污染的物品进行传播。美国在同性恋和双性恋男性中的调查表明,78.8%的被调查者报告有过使用性玩具的经历[18],如果性玩具受到CT感染者体液的污染后再被其伴侣使用,则有可能通过共享性玩具而导致CT的传播。此外,通过 CT 感染者含有 CT 体液污染的手可以将感染传播到其他部位,特别是眼。荷兰开展的一项调查中发现[19],男性和女性 CT 结膜炎患者中分别有 54% 和 74% 同时有泌尿生殖道的 CT 感染,认为这些眼部的 CT 感染可能来自泌尿生殖道感染的传播。

(陈祥生　杨立刚　尹跃平)

参考文献

[1] ZHOU Y, CAI Y M, LI S L, et al. Anatomical site prevalence and genotypes of Chlamydia trachomatis infections among men who have sex with men: a multi-site study in China[J]. BMC Infect Dis, 2019, 19(1): 1041.

[2] CHEN J P, HAN M M, LIAO Z J, et al. HIV-related behaviors, social support and health-related quality of life among men who have sex with men and women (MSMW): a cross-sectional study in Chongqing, China[J]. PLoS One, 2015, 10(2):e0118651.

[3] HU Y, ZHONG X N, PENG B, et al. Comparison of depression and anxiety between HIV-negative men who have sex with men and women (MSMW) and men who have sex with men only (MSMO): a cross-sectional study in Western China[J]. BMJ Open, 2019, 9(1):e023498.

[4] TAO J, RUAN Y, YIN L, et al. Sex with women among men who have sex with men in China: prevalence and sexual practices[J]. AIDS Patient Care STDS, 2013, 27(9):524-528.

[5] FU L, ZHAO J, ZHENG W, et al. Oral sexual behavior among HIV-infected men who have sex with men - China, February 2021[J]. China CDC Wkly, 2022, 4(25):541-548.

[6] PHILIPS T R, FAIRLEY C K, MADDAFORD K, et al. Bacterial load of Chlamydia trachomatis in the posterior oropharynx, tonsillar fossae, and saliva among men who have sex with men with untreated oropharyngeal Chlamydia[J]. J Clin Microbiol, 2019, 58(1):e01375-19.

[7] XU X, CHOW E P F, ONG J J, et al. Chlamydia trachomatis transmission between the oropharynx, urethra and anorectum in men who have sex with men: a mathematical model[J]. BMC Med, 2020, 18(1):326.

[8] LEWIS J, WHITE P J, PRICE M J. Per-partnership transmission probabilities for Chlamydia trachomatis infection: evidence synthesis of population-based survey data[J]. Int J Epidemiol, 2021, 50(2):510-517.

[9] KATZ B P. Estimating transmission probabilities for chlamydial infection[J]. Stat Med, 1992, 11(5):565-577.

[10] ALTHAUS C L, HEIJNE J C, LOW N. Towards more robust estimates of the transmissibility of Chlamydia trachomatis[J]. Sex Transm Dis, 2012, 39(5):402-404.

[11] HEIJNE J C M, van LIERE G A F S, HOEBE C J P A, et al. What explains anorectal chlamydia infection in women? Implications of a mathematical model for test and treatment strategies[J]. Sex Transm Infect, 2017, 93(4):270-275.

[12] HONKILA M, WIKSTRÖM E, RENKO M, et al. Probability of vertical transmission of Chlamydia trachomatis estimated from national registry data[J]. Sex Transm Infect, 2017, 93(6):416-420.

[13] YU J, WU S, LI F, et al. Vertical transmission of Chlamydia trachomatis in Chongqing China[J]. Curr Microbiol, 2009, 58(4):315-320.

[14] SCHACHTER J, GROSSMAN M, SWEET R L, et al. Prospective study of perinatal transmission of Chlamydia trachomatis[J]. JAMA, 1986, 255(24):3374-3377.

[15] BELL T A, STAMM W E, KUO C C, et al. Risk of perinatal transmission of Chlamydia trachomatis by mode of delivery[J]. J Infect, 1994, 29(2):165-169.

[16] DUKERS-MUIJRERS N H, SCHACHTER J, van LIERE G A, et al. What is needed to guide testing for anorectal and pharyngeal Chlamydia trachomatis and Neisseria gonorrhoeae in women and men? Evidence and opinion[J]. BMC Infect Dis, 2015(15):533.

[17] DUKERS-MUIJRERS N H T M, van der LOEFF M, WOLFFS P, et al. Incident urogenital and anorectal Chlamydia trachomatis in women: the role of sexual exposure and autoinoculation: a multicentre observational study (FemCure)[J]. Sex Transm Infect, 2022, 98(6):427-437.

[18] ROSENBERGER J G, SCHICK V, HERBENICK D, et al. Sex toy use by gay and bisexual men in the United States[J]. Arch Sex Behav, 2012, 41(2):449-458.

[19] POSTEMA E J, REMEIJER L, van der MEIJDEN W I. Epidemiology of genital chlamydial infections in patients with chlamydial conjunctivitis; a retrospective study[J]. Genitourin Med, 1996, 72(3):203-205.

第二节　沙眼衣原体持续感染

　　沙眼衣原体（CT）泌尿生殖道持续感染可能导致女性盆腔炎症性疾病、异位妊娠和输卵管性不孕，男性尿道炎、附睾炎等诸多并发症，是国内外疾病控制的热点和难点。在体内和体外慢性持续感染期间，CT在细胞形态、代谢状态及分子生物学方面均有不同表现形式。对持续感染相关因素的识别，可为亚临床难治性慢性感染的检测提供新的诊断目标。其发展的途径和因素，也为进一步研究持续感染指明方向。

一、沙眼衣原体持续感染与复发

　　CT的D～K血清型是最常见的性传播疾病病原体。大约2/3的CT感染者没有症状，症状的隐匿性更增加了感染在人群中传播的概率，并且感染持续存在或反复感染将引起一系列严重的并发症。在男性中，可引起前列腺炎和附睾炎，且当精子长期暴露于E血清型CT时会导致精子活力和存活率显著降低，这可能是导致男性不育症的原因。在女性中，生殖道持续感染可导致病变部位的炎症和瘢痕，引起盆腔炎和输卵管炎，进而导致输卵管纤维化和瘢痕形成，并最终导致异位妊娠和输卵管不孕等并发症[1]。

　　CT体外药敏试验的耐药率和药物靶点基因突变的检出率远低于临床治疗的失败率。其原因是多方面的，一方面可能因为临床中患者体内感染的CT已经进入发育周期，而体外药敏试验是在宿主细胞内包涵体形成后，再加入药物进行最低抑菌浓度（minimum inhibitory concentration, MIC）测定。此外，用标准浓度的抗菌药物处理已经感染的宿主细胞,可能诱导 CT 持续感染状态,而不是清除 CT。因此,在体外测定 MIC 可能并不适合泌尿生殖道感染患者,需要考虑其他手段。另一方面,到目前为止并没有发现明确 CT 耐药性的情况,但事实上 CT 在体内能够持续感染[2],在体外也可诱导持续感染模型[3]。

临床上,泌尿生殖道 CT 感染患者治疗结束 3 周后复查呈阳性结果,且一直存在相应症状,称为 CT 持续感染。CT 持续感染可导致泌尿生殖道慢性感染,包括:①无症状的男性尿道炎和女性宫颈炎;②女性静止性盆腔炎;③排除再感染的情况下,接受抗菌药治疗数周或数月后检测出同一基因型衣原体,且感染症状明显缓解;④血清学效价和流行病学相关性很强的个体培养结果为阴性。持续感染情况下,CT 对抗菌药治疗抵抗[4],并可引起严重后遗症。然而,由于缺乏诊断的确切证据和判断标准,在临床中很难明确诊断和治疗 CT 持续感染。因此,CT 感染治疗后的随访很重要。

患者经治疗症状好转或消失后又出现类似症状,即为症状复发。CT 复发感染的可能原因是:①由于与受感染的伴侣进行无保护的性接触而导致再次感染;②由于治疗依从性不佳、药物吸收不良、抗菌药敏感性降低而导致治疗失败;③未得到有效治疗的直肠 CT 自接种感染;④有部分患者的治疗依从性较好,并且无再暴露史,在规范治疗后出现持续的症状且病原学检测阳性,需考虑持续感染的可能。

二、沙眼衣原体持续感染特征

衣原体的网状体(RB)通过二分裂方式进行复制,在 8 ~ 12 轮复制(30 ~ 80h)后再次分化为原体(EB)。EB 后代从宿主细胞中释放出来,启动下一个循环周期[5]。然而,当 CT 在体内暴露于营养缺乏、抗菌药等不利因素,以及在体外处于偏离常规的细胞培养条件时,其在宿主细胞内持续存在,EB 不再分化为 RB,而是形成大的、异形的变异体(AB)。AB 具有以下共同特征[6]:① AB 不会分化回 EB,失去感染性,在体外不能连续培养;②在宿主细胞内形成相对较小的包涵体;③包涵体内形成增大的、异形性 AB;④代谢活动改变,某些抗原如主要外膜蛋白(MOMP)和脂多糖(LPS)减少,但某些抗原如沙眼衣原体热休克蛋白(cHSP60)表达却增加,MOMP 减少不利于抗菌药在细胞中的运输,cHSP60 能够诱导慢性炎症和瘢痕形成;⑤去除不利因素后,可恢复或部分恢复感染性。

由于异形 CT 的抗原结构多变,常规诊断方法并不总能识别,造成检测困难。在慢性持续感染的情况下,治疗经常以失败告终。此外,CT 可以在巨噬细胞内循环,在淋巴结、脾脏和浆液腔中找到临时庇护所,而复发感染也是由于淋巴结和脾脏中存在 CT 库。

三、沙眼衣原体持续感染的影响因素

(一)抗菌药物

β-内酰胺类药物在临床中通常被用于治疗细菌感染,在治疗其他感染的过程中,尤其是合并梅毒、淋球菌的感染,可能导致体内CT持续存在。在体外模型中,青霉素的几种常用临床作用浓度均可诱导异型的、增大的AB持续感染状态,但衣原体16S rRNA或基因组DNA的积累并未减少,这表明衣原体是活的,但无感染性。再次去除抗菌药后,其感染性恢复。可能机制为:CT表达三种青霉素结合蛋白(penicillin-binding proteins, PBP),青霉素G、美西林和哌拉西林可能通过结合PBP2和PPB3/FTSI来抑制衣原体肽聚糖的产生,诱发AB持续感染[7]。此外,CT暴露于磷霉素、低浓度阿奇霉素、环丙沙星、氧氟沙星、多西环素也会导致持续感染状态[8,9]。大环内酯类药物是一种蛋白质合成抑制剂,作用于衣原体的50S核糖体亚单位,通过阻断转肽作用和mRNA位移,降低核糖体的活性和随后的蛋白质合成,蛋白质合成减少可能导致RB分化所需的膜成分减少,从而停留在AB状态[10]。

(二)宿主营养物质缺乏

有研究通过血浆不同浓度氨基酸诱导同一衣原体-宿主细胞系统的持续感染,表明氨基酸水平可以直接影响衣原体在体内的发育。细胞培养液中氨基酸的进行性耗竭导致McCoy细胞中血清型L2的异常发育,重新加入氨基酸后衣原体大小部分恢复。细胞培养液中氨基酸以外其他营养物质的耗尽也会导致持续感染。例如,McCoy细胞中的CT L2血清型在细胞培养液中去除葡萄糖后仍持续存在,但暂时失去感染性,并显示出与氨基酸耗尽时类似的异常[11]。缺铁也可诱导CT的持续感染[12]。E血清型感染的极化子宫内膜上皮细胞(HEC-1B)暴露于铁螯合剂甲磺酸去铁胺可引起衣原体的形态变化,包涵体中含有增大的、异常的、不分裂的AB,外膜疏松、呈波状。加入铁饱和转铁蛋白使感染性恢复,从而印证了宿主细胞铁的枯竭是引起这些变化的原因。这些研究表明,体内铁水平的波动,例如在子宫内膜组织中雌二醇的影响下,可能导致体内CT持续感染。对于年轻女性感染者,当铁浓度受雌激素的调节在月经周期内从铁充足到铁缺乏时,有可能引起体内慢性持续感染。此外,生殖系统微生物群中产生吲哚的细菌的平衡可能会影响衣原体获得和清除,并且导致持续感染。益生菌或吲哚拮抗剂等治疗会降低宿主对CT感染的易感性,避免持续感染。

(三)细胞因子的影响

将宿主细胞预先暴露于高浓度IFN-γ 24h后再感染CT,可抑制L2血清型在上皮细胞中、A血清型在HeLa细胞中包涵体形成,降低IFN-γ浓度后仅部分恢复感染性。在超微结构上,出现增大和异常形态的AB,去除IFN-γ后可以单个扩增形式产生多个后代。IFN-γ可能的作用机制[13]:① IFN-γ激活色氨酸降解酶吲哚胺2,3-双加氧酶(IDO),使L-色氨酸脱环,导致色氨酸降解为犬尿氨酸,从而降低其在细胞内的浓度;② IFN-γ上调宿主细胞Trp-tRNA合成酶,降低细胞内衣原体对色氨酸的利用率;③ IFN-γ可以激活诱导型一氧化氮合酶,导致一氧化氮(NO)和其他具有抗菌性的活性氮产生,NO与铁原子高亲和力结合,从而抑制铁依赖酶的活性;④ IFN-γ还可通过下调转铁蛋白受体的表达从而降低铁蛋白浓度来限制细胞铁库;⑤ IFN-γ通过免疫相关的GTP酶和鸟苷酸结合蛋白[14],引发宿主细胞的抗微生物作用。此外，其他细胞因子的活性，如肿瘤坏死因子 α 和白细胞介素 -1，可以协同增强 IFN-γ 的作用。

（四）单核细胞中持续感染

单核细胞是 CT 在人体内传播的载体，也是 CT 诱导关节炎中的主要宿主细胞。在体内衣原体存在于单核细胞中，其特征是形态异常，代谢活性改变，不能产生感染性后代，对抗菌药治疗抵抗。在体外 K 血清型感染新鲜分离的人单核细胞后，只能观察到异常的 AB，但可检测到衣原体 mRNA，其确切性质仍不清楚。M1 巨噬细胞可以将 CT 限制于溶酶体来抑制其生长，并阻止感染后的高尔基体堆叠破裂。此外，自噬在感染的后期被激活，这可能增强随后的抗原呈递。

（五）病毒感染的影响

在体内，单纯疱疹病毒（herpes simplex virus，HSV）2 型（HSV-2）和 CT 存在双重感染。在体外，E 血清型感染 HeLa 细胞 24h 后，再用 HSV-2 感染该细胞，20h 后出现肿胀、异形、半透明的 AB。CT L2 血清型和 HSV-2 感染 Vero 细胞后，形成含有少量肿胀性 AB 的包涵体。其可能机制为[15-17]：① HSV 感染产生有缺陷的病毒颗粒，与宿主细胞接触后会激活宿主细胞的免疫逃逸反应，导致 CT 持续存在；② HSV 释放的病毒糖蛋白可以通过与宿主细胞上的受体相互作用来诱导持续感染；③ CT 感染细胞与邻近 HSV 感染细胞表面的抗原之间的接触也可诱导这种状态。

四、沙眼衣原体持续感染下的分子生物学变化

探索 CT 持续感染的亚细胞水平、分子组学和蛋白组学的特征，寻找特异性蛋白标志物，可能为预测、诊断和解决临床治疗抵抗问题提供先决条件。随着全球微阵列和蛋白质组学研究的发展，这些研究结果有待进一步完善。

（一）主要外膜蛋白和衣原体热休克蛋白 60 相关基因

CT 外膜复合体主要由三种蛋白组成，即主要外膜蛋白（MOMP）和两种富含半胱氨酸的蛋白：外膜复合体 A 蛋白（outer membrane complex A protein，OmcA）和外膜复合体 B 蛋白（outer membrane complex B protein，OmcB）。MOMP 具有表面暴露、免疫原性和潜在的细胞黏附等功能，而且还作为一种孔蛋白发挥作用[18]。在没有 MOMP 的情况下，大的亲水性分子，包括许多抗菌药，可能无法运输到衣原体内部。MOMP 的编码基因为 ompA 基因，具有 4 个可变片段（VS1 ～ VS4），VS3 和 VS4 的多样性可能有助于 CT 适应不断变化的宿主环境，导致持续感染。衣原体热休克蛋白 60（cHSP60）是一种免疫破坏性抗原，与盆腔炎、输卵管闭塞、异位妊娠和不孕的慢性炎性病变有关[19,20]，其编码基因为 groEL 基因（CT110、CT604、CT755）。

在持续感染的分子研究中，MOMP 表达和 *ompA* 转录水平降低，而应激反应基因被上调，包括编码 cHSP60 和蛋白酶 / 伴侣 HtrA 的基因[21,22]。CT A 血清型感染 HeLa 细胞后，暴露于 IFN-γ 时，cHSP60 水平升高 1.4 倍，MOMP 水平下降 1/2。预先将 HeLa 细胞暴露于 IFN-γ，可以诱导 D 血清型的 *ompA* 下调。K 血清型感染 Hep-2 细胞后暴露于 0.5g/ml 环丙沙星，以及感染单核细胞后[23]，MOMP 与 cHSP60 的比率降低，*groEL-2* 的转录水平明显高于 *groEL-1* 和 *groEL-3*。在铁诱导的持续培养中，*groEL* 基因转录 /cHSP60 蛋白增加[24]。在 HSV-2 和 D 血清型混合感染的 HeLa 细胞中，抗 MOMP 免疫荧光检测衣原体阳性的细胞数量减少。因此，MOMP/cHSP60 比率可能成为体内持续感染的标志[25]。有文献报道，检测 cHSP60 循环抗体是诊断 CT 相关输卵管因素不孕症最敏感的试验，甚至比子宫输卵管造影更好[26]。血清 CT TroA 和 HtrA 抗体作为持续感染标志物对盆腔粘连和输卵管阻塞可能有预测价值[27]。

（二）细胞分裂和染色体复制、分裂相关基因

持续感染状态下，CT 分化受到抑制，但仍在继续积累染色体，编码 DNA 复制（*polA*、*dnaA*、*dnaB*、*mutS*、*topA*、*xerC*）、染色体分裂（*parB*、*minD*）的基因上调，另一些基因（*dnlJ*、*ihfA*）下调[28]。在 K 血清型感染的单核细胞中，整个感染 7 天的过程中，均有 *polA*、*dnaA*、*mutS* 和 *parB* 转录的产生。对编码细胞分裂（*ftsK*、*ftsW*）基因的研究显示，D 血清型感染 HeLa 细胞后，当暴露于青霉素时，*ftsK* 上调，而 *ftsW* 不变；暴露于 IFN-γ 时，*ftsK* 不变，而 *ftsW* 下调[29]。

（三）能量代谢相关基因

CT 摄取宿主细胞 ATP 是由 ATP/ADP 交换蛋白介导，*adt1* 编码两种衣原体 ADP/ATP 交换蛋白之一。在持续感染中，发生能量代谢转换[30]，编码糖酵解（*pyk*、*gap*、*pgk*）、磷酸戊糖途径（*gnd*、*tal*）、三羧酸循环（*mdhC*、*sucA*、*sucB-1*、*suB-2*、*sucC*、*sucD*）的酶的基因被选择性下调，而其他酶的基因（*fumC*、*sdhB*）上调，*mdhC*、*sdhA*、*sdhC* 不变[31]。CT 代谢从 TAC 循环切换到脂肪酸合成的独特反应，与 PTP-STAT3 调节线粒体活性有关[32]。

（四）色氨酸代谢基因

色氨酸合成酶基因（*trpBA*）有负转录调节作用。HeLa 细胞感染 A、D、E 和 L2 血清型后暴露于 IFN-γ，*trpBA* 表达上调，再加入吲哚后，只有 E 血清型 *trpBA* 的表达恢复到原来水平[33]。其机制可能是编码 *trpA* 的 α 链基因存在移码突变，形成截断的 *trpA* 链；也可能是富含半胱氨酸的蛋白质合成减少，引发 RB 到 EB 分化的调控信号改变[34,35]。

（五）衣原体蛋白酶样活性因子

衣原体蛋白酶样活性因子（chlamydial protease or proteasome-like activity factor, CPAF）是第一个明确被证明分泌到宿主细胞胞浆中的衣原体蛋白，特异性地针对导致免疫系统损

伤的转录因子。衣原体生长在包涵体内，宿主通过囊泡和非囊泡运输为其提供营养。衣原体诱导的高尔基体碎裂是包涵体的正常运输过程和衣原体发育所必需的。CT感染后14～16h，CPAF从包涵体进入宿主细胞胞浆，导致高尔基体碎裂。IFN-γ和铁缺乏导致持续感染的过程，抑制了CPAF向宿主细胞质的转位。宿主细胞上CPAF蛋白酶活性的缺失也会降低衣原体对色氨酸的利用率，从而有助于维持其持续感染状态。

（六）衣原体分化周期晚期基因

由于持续感染下RB到EB的分化受到抑制，因此在发育周期后期特异表达的一些基因和蛋白，会出现下调现象。当CT暴露于β-内酰胺类抗菌药、IFN-γ[36]、IFN-β[37]时，参与染色体凝聚的HC-1和HC-2 DNA结合蛋白将会消失，hctB（编码HC-2）的表达下调。HC-2组蛋白可调节或压缩衣原体DNA，用于RB向EB再分化和感染性EB的产生，因此hctB/HC-2下调可能成为持续感染的标志。

此外，也有研究支持晚期基因关闭假说，因为在青霉素诱导下的持续感染状态，15个下调最严重的基因中有14个随后被证实是晚期基因[38]。

五、研究沙眼衣原体持续感染的重要意义

对CT持续感染的深入研究，可以进一步明确和解决以下问题：①在慢性持续性或复发性感染患者体内确实存在异常AB；②AB是导致宿主慢性炎症、纤维化和瘢痕形成的根本原因；③发现AB表型一致的特异性基因或蛋白分子，从而检测患者体内是否存在AB表型及其诱导机制，寻找AB可能的标志性蛋白质或信号通道，探索治疗抵抗的关键因素；④通过某些方法可以诱导AB回到活跃的发育周期，从而使它们更容易获得抗菌药活性，选择潜在的药物靶点，同时进一步推测相关蛋白质复性后，可能增加药物敏感性，解决临床治疗抵抗的难题[39]；⑤在发育周期结束时，AB会激活依赖于含半胱氨酸的天冬氨酸蛋白水解酶（caspase）的细胞凋亡[40]。AB作为CT已经进化出的一种策略来维持宿主细胞内的持续生存，其可能存在阻断促凋亡刺激的机制。

综上所述，CT持续感染相关因素的识别可以为亚临床难治性慢性感染的检测提供新的诊断手段，并可通过改变衣原体状态，从而使其对常规抗菌药疗法敏感并得到清除。若能将预测的蛋白质与持续感染等生理条件联系起来，对于识别后基因组时代的新靶点将至关重要。

（王梅　刘全忠）

参考文献

[1] TANG W M, MAO J, LI K T, et al. Pregnancy and fertility-related adverse outcomes associated with

Chlamydia trachomatis infection: a global systematic review and meta-analysis[J]. Sex Transm Infect, 2020, 96(5): 322-329.

[2] PITT R, DOYLE R, THEILGAARD CHRISTIANSEN M, et al. Whole-genome sequencing of Chlamydia trachomatis isolates from persistently infected patients[J]. Int J STD AIDS, 2022, 33(5): 442-446.

[3] PANZETTA M E, VALDIVIA R H, SAKA H A. Chlamydia persistence: A survival strategy to evade antimicrobial effects in-vitro and in-vivo[J]. Front Microbiol, 2018(9): 3101.

[4] VAN LIERE G A F S, HOEBE C J P A, DIRKS J A, et al. Spontaneous clearance of urogenital, anorectal and oropharyngeal Chlamydia trachomatis and Neisseria gonorrhoeae in women, MSM and heterosexual men visiting the STI clinic: a prospective cohort study[J]. Sex Transm Infect, 2019, 95(7): 505-510.

[5] BAYRAMOVA F, JACQUIER N, GREUB G. Insight in the biology of Chlamydia-related bacteria[J]. Microbes Infect, 2018, 20(7/8): 432-440.

[6] WITKIN S S, MINIS E, ATHANASIOU A, et al. Chlamydia trachomatis: the persistent pathogen[J]. Clin Vaccine Immunol, 2017, 24(10): e00203-17.

[7] OUELLETTE S P, KARIMOVA G, SUBTIL A, et al. Chlamydia co-opts the rod shape-determining proteins MreB and Pbp2 for cell division[J]. Mol Microbiol, 2012, 85(1): 164-178.

[8] SLADE J A, BROCKETT M, SINGH R, et al. Fosmidomycin, an inhibitor of isoprenoid synthesis, induces persistence in Chlamydia by inhibiting peptidoglycan assembly[J]. PLoS Pathog, 2019, 15(10): e1008078.

[9] MARANGONI A, ZALAMBANI C, MARZIALI G, et al. Low-dose doxycycline induces Chlamydia trachomatis persistence in HeLa cells[J]. Microb Pathog, 2020(147): 104347.

[10] REVENEAU N, CRANE D D, FISCHER E, et al. Bactericidal activity of first-choice antibiotics against gamma interferon-induced persistent infection of human epithelial cells by Chlamydia trachomatis[J]. Antimicrob Agents Chemother, 2005, 49(5): 1787-1793.

[11] DILL B D, RAULSTON J E. Examination of an inducible expression system for limiting iron availability during Chlamydia trachomatis infection[J]. Microbes Infect, 2007, 9(8): 947-953.

[12] POKORZYNSKI N D, BRINKWORTH A J, CARABEO R. A bipartite iron-dependent transcriptional regulation of the tryptophan salvage pathway in Chlamydia trachomatis[J]. Elife, 2019(8): e42295.

[13] HATCH N D, OUELLETTE S P. Inhibition of tRNA synthetases induces persistence in Chlamydia[J]. Infect Immun, 2020, 88(4): e00943-19.

[14] AL-ZEER M A, AL-YOUNES H M, LAUSTER D, et al. Autophagy restricts Chlamydia trachomatis growth in human macrophages via IFNG-inducible guanylate binding proteins[J]. Autophagy, 2013, 9(1): 50-62.

[15] DEKA S, VANOVER J, SUN J R, et al. An early event in the herpes simplex virus type-2 replication cycle is sufficient to induce Chlamydia trachomatis persistence[J]. Cell Microbiol, 2007, 9(3): 725-737.

[16] DEKA S, VANOVER J, DESSUS-BABUS S, et al. Chlamydia trachomatis enters a viable but non-cultivable (persistent) state within herpes simplex virus type 2 (HSV-2) co-infected host cells[J]. Cell Microbiol, 2006, 8(1): 149-162.

[17] BEKHALO V A, SYSOLIATINA E V, NAGURSKAIA E V. Mechanisms of Chlamydia trachomatis and herpes simplex virus persistence during viral-bacterial infection[J]. ZhMikrobiol Epidemiol Immunobiol, 2009(5): 105-110.

[18] GITSELS A, SANDERS N, VANROMPAY D. Chlamydial infection from outside to inside[J]. Front

Microbiol, 2019(10): 2329.

[19] SZILLER I, FEDORCSÁK P, CSAPÓ Z, et al. Circulating antibodies to a conserved epitope of the Chlamydia trachomatis 60-kDa heat shock protein is associated with decreased spontaneous fertility rate in ectopic pregnant women treated by salpingectomy[J]. Am J Reprod Immunol, 2008, 59(2): 99-104.

[20] DAPONTE A, POURNARAS S, DELIGEOROGLOU E, et al. Serum interleukin-1beta, interleukin-8 and anti-heat shock 60 Chlamydia trachomatis antibodies as markers of ectopic pregnancy[J]. J Reprod Immunol, 2012, 93(2): 102-108.

[21] HUSTON W M, THEODOROPOULOS C, MATHEWS S A, et al. Chlamydia trachomatis responds to heat shock, penicillin induced persistence, and IFN-gamma persistence by altering levels of the extracytoplasmic stress response protease HtrA[J]. BMC Microbiol, 2008(8): 190.

[22] RÖDEL J, GROSSE C, YU H X, et al. Persistent Chlamydia trachomatis infection of HeLa cells mediates apoptosis resistance through a Chlamydia protease-like activity factor-independent mechanism and induces high mobility group box 1 release[J]. Infect Immun, 2012, 80(1): 195-205.

[23] MARANGONI A, BERGAMINI C, FATO R, et al. Infection of human monocytes by Chlamydia pneumoniae and Chlamydia trachomatis: an in vitro comparative study[J]. BMC Res Notes, 2014(7): 230.

[24] DILL B D, DESSUS-BABUS S, RAULSTON J E. Identification of iron-responsive proteins expressed by Chlamydia trachomatis reticulate bodies during intracellular growth[J]. Microbiology (Reading), 2009, 155(Pt1): 210-219.

[25] CHEONG H C, LEE C Y Q, CHEOK Y Y, et al. CPAF, HSP60 and MOMP antigens elicit pro-inflammatory cytokines production in the peripheral blood mononuclear cells from genital Chlamydia trachomatis-infected patients[J]. Immunobiology, 2019, 224(1): 34-41.

[26] TIITINEN A, SUECEL H M, HALTTUNEN M, et al. Chlamydia trachomatis and chlamydial heat shock protein 60-specific antibody and cell-mediated responses predict tubal factor infertility[J]. Hum Reprod, 2006, 21(6): 1533-1538.

[27] RANTSI T, LAND J A, JOKI-KORPELA P, et al. Predictive values of serum Chlamydia trachomatis TroA and HtrA IgG antibodies as markers of persistent infection in the detection of pelvic adhesions and tubal occlusion[J]. Microorganisms, 2019, 7(10): 391.

[28] OUELLETTE S P, HATCH T P, ABDELRAHMAN Y M, et al. Global transcriptional upregulation in the absence of increased translation in Chlamydia during IFNgamma-mediated host cell tryptophan starvation[J]. Mol Microbiol, 2006, 62(5): 1387-1401.

[29] SUN H S, ENG E W, JEGANATHAN S, et al. Chlamydia trachomatis vacuole maturation in infected macrophages[J]. J Leukoc Biol, 2012, 92(4): 815-827.

[30] YANG M, RAJEEVE K, RUDEL T, et al. Comprehensive flux modeling of Chlamydia trachomatis Proteome and qRT-PCR data indicate biphasic metabolic differences between elementary bodies and reticulate bodies during infection[J]. Front Microbiol, 2019(10): 2350.

[31] AIYAR A, QUAYLE A J, BUCKNER L R, et al. Influence of the tryptophan-indole-IFN γ axis on human genital Chlamydia trachomatis infection: role of vaginal co-infections[J]. Front Cell Infect Microbiol, 2014(4): 72.

[32] SHIMA K, KAUFHOLD I, EDER T, et al. Regulation of the mitochondrion-fatty acid axis for the metabolic reprogramming of Chlamydia trachomatis during treatment with β-lactam antimicrobials[J].

mBio, 2021, 12(2): e00023-21.

[33] MURAMATSU M K, BROTHWELL J A, STEIN B D, et al. Beyond tryptophan synthase: identification of genes that contribute to Chlamydia trachomatis survival during gamma interferon-induced persistence and reactivation[J]. Infect Immun, 2016, 84(10): 2791-2801.

[34] BOMMANA S, SOMBOONNA N, RICHARDS G, et al. Tryptophan operon diversity reveals evolutionary trends among geographically disparate Chlamydia trachomatis ocular and urogenital strains affecting tryptophan repressor and synthase function[J]. mBio, 2021, 12(3): e00605-21.

[35] CARRASCO J A, TAN C, RANK R G, et al. Altered developmental expression of polymorphic membrane proteins in penicillin-stressed Chlamydia trachomatis[J]. Cell Microbiol, 2011, 13(7): 1014-1025.

[36] LIECHTI G W. Localized peptidoglycan biosynthesis in Chlamydia trachomatis conforms to the polarized division and cell size reduction developmental models[J]. Front Microbiol, 2021(12): 733850.

[37] ZHANG Y, YERUVA L, MARINOV A, et al. The DNA sensor, cyclic GMP-AMP synthase, is essential for induction of IFN-beta during Chlamydia trachomatis infection[J]. J Immunol, 2014, 193(5): 2394-2404.

[38] SKILTON R J, CUTCLIFFEN L T, BARLOW D, et al. Penicillin induced persistence in Chlamydia trachomatis: high quality time lapse video analysis of the developmental cycle[J]. PLoS One, 2009, 4(11): e7723.

[39] HOOK E W, NEWMAN L, DRUSANO G, et al. development of new antimicrobials for urogenital gonorrhea therapy: clinical trial design considerations[J]. Clin Infect Dis, 2020, 70(7): 1495-1500.

[40] FOSCHI C, BORTOLOTTI M, MARZIALI G, et al. Survival and death of intestinal cells infected by Chlamydia trachomatis[J]. PLoS One, 2019, 14(4): e0215956.

第三节 沙眼衣原体感染的自清除

临床上,在没有抗生素治疗的情况下,仍有相当一部分患者可出现 CT 自发清除现象[1],且频繁对无症状 CT 感染患者的筛查及治疗可能带来其他获得性感染及抗生素耐药风险[2]。了解生殖道 CT 感染自清除现象及其影响因素,可为探讨生殖道 CT 感染自清除的机制研究,以及指导流行病学和开展临床干预研究提供背景信息。

一、自清除率

McCormack 等在 1979 年首次通过培养方法表明,在 7 例 CT 感染且未服用抗生素治疗的女性中,3 例女性 CT 感染可自行清除,16 ~ 17 个月后自清除率为 43%[3]。随后出现诸多针对不同性别、部位、年龄等 CT 感染者自清除率的研究,然而不同研究报道的自清除率存在较大差异。Molano 等对 82 名 CT 阳性的妇女每隔 6 个月进行一次检测,第一年 54% 感染者自发清除,第二年 83% 感染者自发清除,第三年 91% 感染者出现自清除,第四年 95% 感染者可见自发清除[4]。1998 年一项针对 388 名丹麦男性新兵的调查发现,无症状 CT 感染的流行率为 4.6%(即 388 人中有 18 人阳性),在之后的 6 个月随访中有 5 名 CT 阳性男性失联,剩下的 13 名 CT 阳性男性中,有 4 名(31%)在两次随访之间接受了抗 CT 治疗,其余未经治疗的 9 名男性中,1 名出现 CT 的自发清除,即自清除率为 11.1%[5]。2020 年一项探讨泌尿生殖道 CT 感染女性血清中 VD4-MOMP 抗体与再感染关系的研究中,纳入的 120 名 CT 阳性女性随访 3 个月后有 40 名出现感染的自清除,即自清除率为 33.3%[6]。Geisler 等在 2013 年一项评估 CT 自清除与再感染减少相关性研究中发现,纳入的 200 名 CT 阳性女性在随后的 1 ～ 12 个月随访过程中,44 名入组者出现自清除,自清除率为 22%[7]。Morré 等对 30 例无症状 CT 感染女性进行前瞻性随访观察,受试者 1 年内未接受治疗,通过 CT 核酸扩增试验对受试者 1 个月、6 个月和 12 个月邮寄尿液标本进行检测发现,1 年的 CT 自清除率为 45%,没有女性报告盆腔炎的临床症状[8]。

影响 CT 自清除率的因素对阐明感染持续时间和疾病建模至关重要[9]。有研究指出,CT 感染自清除的患者出现再感染的风险明显低于持续感染患者[7]。

二、影响因素

(一)性别

多项研究发现,男性与女性 CT 感染患者的自清除率存在明显差异。在没有抗生素治疗的情况下,相当一部分女性会自发清除生殖道 CT。2010 年一篇关于生殖道 CT 感染自清除及其相关影响因素的综述指出,目前的研究主要是在女性中开展,大多数研究的随访时间为数周,少数随访时间达几个月。通过 CT 特异性核酸扩增试验或研究性聚合酶链反应检测,这些研究中的 CT 自清除率为 11% ～ 44%[10]。针对男性 CT 感染自清除率的研究相对较少,1998 年进行的一项针对丹麦男性新兵的随访调查中发现,第 6 个月收集尿液样本进行检测,9 名 CT 阳性且未经治疗的男子中,只有 1 名出现了 CT 自清除,即自清除率为 11.1%[5]。然而,也有研究显示男性的自清除率稍高于女性。2014 年荷兰阿姆斯特丹一项对口咽部 CT 感染患者的队列研究发现,16/43(37.2%)的男男性行为者(MSM)和 20/55(36.4%)的女性出现 CT 自清除(随访时间中位数为 10 天,范围 4 ～ 58 天)[11]。Geisler 等研究发现,自发清除在男性中更为常见(男女比为 36% : 16%),但差异没有统计学意义;与发生自发清除相比,男性持续感染更易出现尿道分泌物增多,女性更易出现宫颈脓性分泌物[12]。

Lewis 等研究显示,与无症状 CT 感染女性相比,有更多的无症状 CT 感染男性可出现持续性感染,男性达到自清除所需时间比女性更长[13]。对此现象的解释可能是与影响免疫反应的性激素水平差异有关,雌二醇可增强细胞的适应性免疫系统和先天性免疫系统,睾酮通常具有免疫抑制作用[14]。女性生殖道既有先天性免疫系统,也有适应性免疫系统,可以识别并应对入侵的病原微生物。女性生殖道中的保护细胞包括宫颈内膜、子宫和输卵管的上皮细胞、巨噬细胞、中性粒细胞和自然杀伤细胞。据报道,在 CT 感染期间,T 淋巴细胞(包括 CD4[+]、CD8[+]T 细胞)、中性粒细胞和 CD14[+] 单核细胞数量升高[15]。然而,目前并没有关于 CT 感染期间 CD19[+]B 淋巴细胞模式改变的报道。CD8[+]T 细胞表型数量的增加可以作为细胞毒性,帮助 CT 感染细胞的溶解,从而导致保护性免疫反应。此外,升高的树突状细胞群(如 CD83[+] 细胞)和 CD8[+]T 细胞的联合作用可以进一步破坏感染的细胞,并可提供保护性免疫力[16]。Hafner 等认为[17],女性性激素可以调节女性生殖道的适应性和先天性免疫功能。性激素可以改变细胞因子、趋化因子和抗菌剂的分泌,从而实现免疫保护。除此之外,性激素还可以调节自然杀伤(natural killer, NK)细胞的活性。NK 细胞在先天免疫中非常重要,能够在无需事先免疫的情况下杀死某些肿瘤细胞和病毒感染细胞。女性月经周期分泌的雌二醇和黄体酮直接或间接作用于生殖道上皮细胞、成纤维细胞和免疫细胞,但这种保护作用随着月经周期的阶段而变化,这或可解释不同研究得出的女性自清除率不同的现象[18]。与已经报道的女性 CT 感染存在慢清除和快清除现象一样[19],男性 CT 感染患者也存在慢清除和快清除现象,68% 男性 CT 患者存在慢清除现象,而女性 CT 患者慢清除率为77%。在 CT 感染患者中,女性慢清除率高于男性;男性快清除现象比例较女性高。一种可能的原因是,排尿使 CT 不能在尿道内停留足够长时间,不能与黏膜细胞附着,从而难以导致感染,而女性宫颈上皮持续接触阴道内的 CT 可导致持续感染[13]。因此,对于性别因素如何影响 CT 自清除率的机制还有待进一步研究。

(二)年龄

既往的多项研究并未发现年龄与 CT 自清除率间存在明显相关[1,3,13,20]。然而,在荷兰阿姆斯特丹进行的一项针对 CT 感染者咽部标本的研究发现,在女性患者中,自清除率随年龄增加而上升,而在男性中未观察到此现象[12]。一项对中国地区 3099 名暗娼人群开展的 CT 感染流行状况调查显示,在年龄 ≥ 21 岁的人群中,CT 感染率较低[21]。除此之外也有几项研究得出了相同观点,Grassly 等随访了冈比亚 256 名未经治疗的村民 CT 感染史得出,年龄 > 14 岁儿童及成年人 CT 感染自清除率明显高于年龄 < 14 岁儿童[22]。这种年龄增加后自清除率也增加的现象往往解释为高年龄段人群由于既往可能已经感染过 CT 而获得一定的保护性免疫。动物实验研究发现,CT 体液特异性免疫反应形成需要时间较长,而自清除是 CT 抗原特异性体液免疫反应逐渐成熟的结果[23]。Sheffield 等在处于妊娠期 CT 无症状感染孕妇中进行研究,发现 50% 妊娠期 CT 无症状感染妇女能够自清除,且随着年龄增加,自清除率升高,此结果与宿主免疫反应机制表现一致[24]。

有关各年龄段人群生殖道对 CT 感染的易感性、保护性免疫及自清除之间的相关性还有待于进一步研究,从而为生殖道 CT 感染筛查策略提供依据。

(三)筛查和随访之间的时间间隔

Geisler 2010 年发表的综述[10] 和 Trent 等 2020 年进行的研究[25] 提出了相同的观点,即 CT 在人体内的自清除是以时间依赖方式进行的,随访时间越久自清率越高,此观点得到许多研究结果的支持。Molano 等采用核酸扩增方法对 CT 阳性的 82 名妇女每隔 6 个月进行重复检测，随访 1 年时，CT 自清除率为 54%，随访 2 年时为 83%，随访 3 年时为 91%，随访 4 年时为 95%[4]。

由于已发表的观察性研究中无法判断感染者的确切感染时间，同一研究中的研究对象存在感染时间不一致的问题，因此随访获得的自清除率存在差异。今后可能需要在符合伦理的条件下，借助设计精准的队列研究以进一步确定生殖道 CT 感染的持续时间和自清除情况。

（四）感染部位

大部分针对 CT 自清除的研究涉及女性宫颈部位，而对女性或男性口咽部、直肠等部位的研究相对较少。有研究报道 30 例口咽部 CT 阳性的女性患者在随访中位数 9 天后达到了 50% 的自清除率，且口咽部 CT 感染的自清除率高于阴道和直肠部位[26]。van Liere 等在对性病门诊就诊的女性、MSM 和异性性行为男性的泌尿道、直肠和口咽部位 CT 自清除的前瞻性队列研究中发现，口咽部 CT 自清除率（36% ~ 57%）高于泌尿生殖道（11% ~ 44%），而直肠部位的自清除率为 4% ~ 18%[20]。在荷兰阿姆斯特丹对 MSM 和女性咽部 CT 自清除的研究中发现，中位数为 10 天的随访中，37% 的 MSM 和 36% 的女性出现自清除现象[11]。感染部位间自清除率差异可能与不同部位的 CT 载量不同有关，相比于阴道和直肠部位，咽部的载量相对较低[27]。此外，初始载量低的患者自清除的可能性更大。有研究表明[20]，CT 载量是各类样本自清除率的唯一决定因素。口咽部的自清除率高于阴道和肛肠部位，而阴道部位的自清除率高于宫颈和尿道。Hafner 等研究发现[17]，宫颈和阴道中有先天性和适应性免疫系统的细胞，特别是在阴道中，免疫系统对 CT 清除发挥了很大作用。此外，阴道中的乳酸菌能使糖类发酵而产生乳酸，调节机体酸碱环境，维护人体的健康和免疫功能，从而使阴道部位的清除率相比宫颈和尿道高。

然而，这些在不同部位 CT 感染自清除的研究并不在同一人群中开展，且不能排除一些其他影响因素，比如部位之间的污染等。不同解剖部位 CT 自清除机制及其影响因素有待进一步探索。

（五）其他因素

除外性别、年龄、随访时间、感染部位，影响 CT 自清除率的其他相关因素也可见报道，主要包括遗传因素、感染 CT 的血清型、个体的免疫状态、其他病原体的合并感染等。已有研究发现，CT 自清除率与宫颈、阴道代谢产物的明显差异有关。体外实验表明，CT 的生长抑制是通过 IFN-γ 介导的细胞内色氨酸的耗竭发生的，与持续感染的患者相比，发生自清除的女性色氨酸水平显著降低，且有降低 IFN-γ 的趋势[28]。除了色氨酸以外的氨基酸，特别是缬氨酸、亮氨酸和异亮氨酸也能影响 CT 在体内的存活[29]。CT 合并其他病原体的感染并不少见，研究表明合并细菌性阴道病会阻碍 CT 自清除，导致 CT 的持续感染[1,30]。因此,在比较不同人群、不同部位的自清除率外,还需综合考虑其他潜在因素的影响。

（宋煊　周英　陈祥生）

参考文献

[1] BROWN S E, TUDDENHAM S, SHARDELL M D, et al. Bacterial vaginosis and spontaneous clearance of Chlamydia trachomatis in the Longitudinal Study of Vaginal Flora[J]. J Infect Dis, 2023, 228(6): 783-791.

[2] WILLIAMS E, WILLIAMSON D A, HOCKING J S. Frequent screening for asymptomatic chlamydia and gonorrhoea infections in men who have sex with men: time to re-evaluate?[J]. Lancet Infect Dis, 2023, 23(12): e558-e566.

[3] MCCORMACK W M, ALPERT S, MCCOMB D E, et al. Fifteen-month follow-up study of women infected with Chlamydia trachomatis[J]. N Engl J Med, 1979, 300(3): 123-125.

[4] MOLANO M, MEIJER C J, WEIDERPASS E, et al. The natural course of Chlamydia trachomatis infection in asymptomatic Colombian women: a 5-year follow-up study[J]. J Infect Dis, 2005, 191(6): 907-916.

[5] VAN DEN BRULE A J, MUNK C, WINTHER J F, et al. Prevalence and persistence of asymptomatic Chlamydia trachomatis infections in urine specimens from Danish male military recruits[J]. Int J STD AIDS, 2002, 13(Suppl 2): 19-22.

[6] COLLAR A L, LINVILLE A C, CORE S B, et al. Antibodies to variable domain 4 linear epitopes of the Chlamydia trachomatis major outer membrane protein are not associated with chlamydia resolution or reinfection in women[J]. mSphere, 2020, 5(5): e00654-20.

[7] GEISLER W M, LENSING S Y, PRESS C G, et al. Spontaneous resolution of genital Chlamydia trachomatis infection in women and protection from reinfection[J]. J Infect Dis, 2013, 207(12): 1850-1856.

[8] MORRÉ S A, van den BRULE A J, ROZENDAAL L, et al. The natural course of asymptomatic Chlamydia trachomatis infections: 45% clearance and no development of clinical PID after one-year follow-up[J]. Int J STD AIDS, 2002, 13(Suppl 2): 12-18.

[9] ALTHAUS C L, HEIJNE J C M, ROELLIN A, et al. Transmission dynamics of Chlamydia trachomatis affect the impact of screening programmes[J]. Epidemics, 2010, 2(3): 123-131.

[10] GEISLER W M. Duration of untreated, uncomplicated Chlamydia trachomatis genital infection and factors associated with chlamydia resolution: a review of human studies[J]. J Infect Dis, 2010, 201(Suppl 2): S104-S113.

[11] VAN ROOIJEN M S, VAN DER LOEFF M F, MORRÉ S A, et al. Spontaneous pharyngeal Chlamydia trachomatis RNA clearance. A cross-sectional study followed by a cohort study of untreated STI clinic patients in Amsterdam, The Netherlands[J]. Sex Transm Infect, 2015, 91(3): 157-164.

[12] GEISLER W M, WANG C, MORRISON S G, et al. The natural history of untreated Chlamydia trachomatis infection in the interval between screening and returning for treatment[J]. Sex Transm Dis, 2008, 35(2): 119-123.

[13] LEWIS J, PRICE M J, HORNER P J, et al. Genital Chlamydia trachomatis infections clear more slowly in men than women, but are less likely to become established[J]. J Infect Dis, 2017, 216(2): 237-244.

[14] GIEFING-KRÖLL C, BERGER P, LEPPERDINGER G, et al. How sex and age affect immune responses, susceptibility to infections, and response to vaccination[J]. Aging cell, 2015, 14(3): 309-321.

[15] MITTAL A, RASTOGI S, REDDY B S, et al. Enhanced immunocompetent cells in chlamydial cervicitis[J]. J Rep Med, 2004, 49(8): 671-677.

[16] AGRAWAL T, VATS V, SALHAN S, et al. The mucosal immune response to Chlamydia trachomatis infection of the reproductive tract in women[J]. J Reprod Immunol, 2009, 83(1/2): 173-178.

[17] HAFNER L M, CUNNINGHAM K, BEAGLEY K W. Ovarian steroid hormones: effects on immune responses and Chlamydia trachomatis infections of the female genital tract[J]. Mucosal Immunol, 2013, 6(5): 859-875.

[18] WIRA C R, FAHEY J V, RODRIGUEZ-GARCIA M, et al. Regulation of mucosal immunity in the female reproductive tract: the role of sex hormones in immune protection against sexually transmitted pathogens[J]. Am J Reprod Immunol, 2014, 72(2): 236-258.

[19] PRICE M J, ADES A E, ANGELIS D D, et al. Mixture-of-exponentials models to explain heterogeneity in studies of the duration of Chlamydia trachomatis infection[J]. Stat Med, 2013, 32(9): 1547-1560.

[20] VAN LIERE G A F S, HOEBE C J P A, DIRKS J A, et al. Chlamydia trachomatis spontaneous clearance of urogenital, anorectal and oropharyngeal and in women, MSM and heterosexual men visiting the STI clinic: a prospective cohort study[J]. Sex Transm Infect, 2019, 95(7): 505-510.

[21] CHEN X S, YIN Y P, LIANG G J, et al. The prevalences of Neisseria gonorrhoeae and Chlamydia trachomatis infections among female sex workers in China[J]. BMC Public Health, 2013(13): 121.

[22] GRASSLY N C, WARD M E, FERRIS S, et al. The natural history of trachoma infection and disease in a Gambian cohort with frequent follow-up[J]. PLoS Negl Trop Dis, 2008, 2(12): e341.

[23] KARI L, BAKIOS L E, GOHEEN M M, et al. Antibody signature of spontaneous clearance of Chlamydia trachomatis ocular infection and partial resistance against re-challenge in a nonhuman primate trachoma model[J]. PLoS Negl Trop Dis, 2013, 7(5): e2248.

[24] SHEFFIELD J S, ANDREWS W W, KLEBANOFF M A, et al. Spontaneous resolution of asymptomatic Chlamydia trachomatis in pregnancy[J]. ObstetGynecol, 2005, 105(3): 557-562.

[25] TRENT M, YUSUF H E, PERIN J, et al. Clearance of Mycoplasma genitalium and Trichomonas vaginalis among adolescents and young adults with pelvic inflammatory disease: Results from the Tech-N Study[J]. Sex Transm Dis, 2020, 47(11): e47-e50.

[26] DUKERS-MUIJRERS N H T M, WOLFFS P, LUCCHESI M, et al. Oropharyngeal Chlamydia trachomatis in women; spontaneous clearance and cure after treatment (FemCure)[J]. Sex Transm Infect, 2021, 97(2): 147-151.

[27] WIJERS J N A P, DUKERS-MUIJRERS N H T M, van LIERE G A F S, et al. Men and women have an equal oropharyngeal and anorectal Chlamydia trachomatis bacterial load: A comparison of 3 anatomic sites[J]. J Infect Dis, 2021, 223(9): 1582-1589.

[28] JORDAN S J, OLSON K M, BARNES S, et al. Lower levels of cervicovaginal tryptophan are associated with natural clearance of chlamydia in women[J]. J Infect Dis, 2017, 215(12): 1888-1892.

[29] JORDAN S J, WILSON L, REN J, et al. Natural clearance of Chlamydia trachomatis infection is associated

with distinct differences in cervicovaginal metabolites[J]. J Infect Dis, 2023, 228(8): 1119-1126.

[30] MOTT P D, TAYLOR C M, LILLIS R A, et al. Differences in the genital microbiota in women who naturally clear Chlamydia trachomatis infection compared to women who do not clear; A pilot study[J]. Front Cell Infect Microbiol, 2021(11): 615770.

第四节　沙眼衣原体的合并感染

在生殖道沙眼衣原体感染成为独立疾病以前,沙眼衣原体(CT)往往是作为非病菌性尿道炎的一个常见病原菌。该病原体可以与很多其他病原菌同时存在于泌尿生殖道系统或发生相互作用,这些相互作用可能是相互促进,也可能是相互制约。

一、与人乳头瘤病毒合并感染

人乳头瘤病毒(human papilloma virus, HPV)持续感染是宫颈癌的必要但不充分原因,需要其他协同因子来诱导细胞转化,从而发展为宫颈癌[1,2]。CT可能诱导慢性炎症,通过减少抗原呈递细胞的数量干扰免疫反应,并降低允许HPV持续存在的细胞介导的免疫[3]。CT和HPV是性传播感染中的常见病原体,由于它们能够进入细胞并与先天免疫系统和代谢元素相互作用,从而增加宫颈肿瘤形成的风险[4],这可能导致细胞通路中有关调节细胞增殖的疾病发生。

HPV和CT的共同感染增加了上皮内瘤变(intraepithelial neoplasia, CIN)的风险,因为它促进了多个高危HPV基因型的进入,并增强了HPV感染的持久性。CT感染会对黏膜屏障造成损伤,可能干扰免疫反应和病毒清除,导致炎症、效应T细胞群减少、DC激活、促炎细胞因子/趋化因子产生以及调节性T细胞的变化,从而导致病毒持续感染。此外,CT感染会导致慢性宫颈炎症和下生殖道抗原呈递细胞减少。CT释放衣原体蛋白酶样活性因子(CPAF),其降解主要组织相容性复合体(MHC),阻止抗原呈递到T细胞[5],抑制细胞介导的免疫,诱导抗凋亡因子,并改变miRs表达,从而削弱宿主免疫力。CT感染介导的累积变化导致与HPV共同感染的风险增加,HPV感染区域可能转化为CIN[6]。此外,CT感染细胞释放的外泌体携带转录因子2和转移相关因子1等因子,诱导血管生成,这些因子可促进高级卵巢癌症细胞的发展[7]。

HPV和CT互为危险因素,在HPV阳性的女性中,生殖道CT感染的患病率较高。CT合并HPV感染可能在宫颈癌发病机制和癌变进展中发挥作用[8]。在两者合并感染的病例中发现了多种HPV基因型,HPV和CT合并感染增加了细胞学异常的风险。其中,≤25岁的女性HPV和CT合并感染的风险很高,这可能增加患CIN的风险[9]。慢性CT感染女性中多种HPV基因型的患病率高,这可能是由于衣原体60kDa热休克蛋白(CHSP60-1)的表达干扰了细胞凋亡和细胞衰老途径,并为 HPV 的持久性建立了有利条件[10]。与未接种 HPV 疫苗的女性相比,接种疫苗的妇女 HPV 和 CT 合并感染的可能性较小,患 CIN 的风险较低[11]。HPV 和 CT 合并感染在 CIN 发展的病因中起协同作用,因为 CT 感染通过改变黏膜屏障和免疫受损促进了 HPV 的持续存在[12]。

二、与人类免疫缺陷病毒合并感染

人类免疫缺陷病毒(human immunodeficiency virus, HIV)1 型(HIV-1)是最致命的性传播感染病原体[13]。女性生殖道是 CT 和 HIV-1 异性传播的主要场所。感染 CT 和其他多种性传播疾病会增加 HIV-1 传播和感染的风险。

CT 和 HIV 合并感染患者可能比单一感染 HIV 或 CT 的患者具有更明显的局部炎症。此外,HIV 感染者,特别是那些未接受联合抗逆转录病毒治疗(combination antiretroviral therapy, cART)的患者,可能会降低细胞免疫力,这可能会阻碍对 CT 的适应性免疫反应,并进一步加重炎症。然而,增强的炎症与 CT 无症状感染的病程不一致[14],患有或不患有 CT 感染、HIV 感染和使用 cART 患者的黏膜损伤和中性粒细胞炎症水平没有差异。在 HIV 阴性患者中,CT 感染与细胞因子(IL-8、MCP-1、IL-1α 和 IL-1RA)表达受到抑制有关,而在 HIV 感染者中则没有。CT 感染也与中性粒细胞对 IL-8 的反应减弱有关。因此,MSM 中的 CT 感染与炎症增强并不平行,这可以解释为什么 CT 感染通常是无症状的[15]。

三、与生殖支原体合并感染

CT 和生殖支原体(*Mycoplasma genitalium*, MG)是两种患病率高的细菌性性传播感染,部分人群中 CT 和 MG 的合并感染率很高[16]。在马里兰州巴尔的摩的研究表明,36% ~ 38% 感染 CT 的女性同时感染 MG,在高危人群中合并感染率更高(70.7%)。

MG 或 CT 感染促进了阴道白细胞的增加,而 CT 感染加剧了阴道中乳酸杆菌数量的减少,导致阴道分泌物异常,影响阴道环境的稳定性,从而可能导致阴道疾病。CT 与 MG 的共同感染改变了 CT 的生物学行为,MG 能够抑制 CT 的生长[17]。

四、与淋球菌合并感染

在性传播疾病中,淋病奈瑟球菌(*Neisseria gonorrhoeae*, NG)和 CT 合并感染很常见。在我国香港地区 438 例合并性传播感染的患者中发现,CT 和 NG 合并感染占比最高(77%),其次是 NG 与梅毒(12%)、CT 和梅毒(8%)[18]。体外 NG 和 CT 合并感染的研究表明,NG 感染可以导致 CT 的持续感染状态[19]。

由于大多数 NG 感染者可能同时感染 CT,因此普遍推荐在 NG 感染者中同时提供针对 NG 和 CT 感染的治疗[20]。此外,由于 CT 和 NG 在女性和男性感染者中引起一系列并发症

（如女性盆腔炎症性疾病和男性附睾炎等），CT 和 NG 合并感染增加了这些并发症的发生率和严重程度。

五、与单纯疱疹病毒 2 型合并感染

许多研究表明，体内可以发生 CT 和单纯疱疹病毒 2 型（HSV-2）合并感染，这两种病原体都是从子宫内膜炎、输卵管炎或膀胱炎女性患者生殖道中同时分离出来的[21]。此外，几个研究小组在细胞培养中建立的 HSV/CT 共感染模型发现，CT/HSV-2 合并感染可通过诱导 CT 持久性而改变 CT 的发育[22]。生殖道 HSV-2 和 CT 合并感染病例在男性和女性中均有报道[23,24]。流行病学研究表明，HSV-2 和 CT 合并感染的女性可能会比单一病原体感染造成更加严重的病症，如子宫内膜炎和输卵管炎。

六、与人类疱疹病毒 6 型合并感染

人类疱疹病毒（human herpes virus, HHV）6 型（HHV-6）感染会诱导 HeLa 细胞中 CT 的持续存在，CT 感染有利于 HHV-6 感染和存活。由于大多数人在生命早期感染 HHV-6，之后的 CT 感染可能会激活潜伏性的 HHV-6 感染[25]。

（赵乐然　刘全忠　陈祥生）

参考文献

[1] BOSCH F X, de SANJOSÉ S. The epidemiology of human papillomavirus infection and cervical cancer[J]. Dis Markers, 2007, 23(4): 213-227.

[2] CASTELLSAGUÉ X, BOSCH F X, MUÑOZ N. Environmental co-factors in HPV carcinogenesis[J]. Virus Res, 2002, 89(2): 191-199.

[3] CERNY K L, van FLEET M, SLEPENKIN A, et al. Differential expression of mRNA encoding cytokines and chemokines in the reproductive tract after infection of mice with Chlamydia trachomatis[J]. Reprod Syst Sex Disord, 2015, 4(3): 152.

[4] ZHU H Y, SHEN Z J, LUO H, et al. Chlamydia trachomatis infection associated risk of cervical cancer: a meta-analysis[J]. Medicine, 2016, 95(13): e3077.

[5] WONG W F, CHAMBERS J P, GUPTA R, et al. Chlamydia and its many ways of escaping the host immune system[J]. J Pathog, 2019(2019): 8604958.

[6] SILVA J, CERQUEIRA F, MEDEIROS R. Chlamydia trachomatis infection: implications for HPV status and cervical cancer[J]. Arch GynecolObstet, 2014, 289(4): 715-723.

[7] YANG Y Z, SUN M J, WANG L H, et al. HIFs, angiogenesis, and cancer[J]. J Cell Biochem, 2013, 114(5): 967-974.

[8] KUMARI S, BHOR V M. A literature review on correlation between HPV coinfection with C. trachomatis and cervical neoplasia-coinfection mediated cellular transformation[J]. Microb Pathog, 2022(168): 105587.

[9] SERACENI S, CAMPISCIANO G, CONTINI C, et al. HPV genotypes distribution in Chlamydia trachomatis co-infection in a large cohort of women from north-east Italy[J]. J Med Microbiol, 2016, 65(5): 406-413.

[10] SERACENI S, DE SETA F, COLLI C, et al. High prevalence of hpv multiple genotypes in women with persistent chlamydia trachomatis infection[J]. Infect Agent Cancer, 2014(9): 30.

[11] BIANCHI S, BOVERI S, IGIDBASHIAN S, et al. Chlamydia trachomatis infection and HPV/Chlamydia trachomatis co-infection among HPV-vaccinated young women at the beginning of their sexual activity[J]. Arch GynecolObstet, 2016, 294(6): 1227-1233.

[12] FOWOTADE A, OSISANWO D A, BAKARE R A. Human papillomavirus infection among women attending family planning clinic in Nigeria: prevalence, correlates, and co-infection with Chlamydia trachomatis[J]. J Immunoassay Immunochem, 2018, 39(4): 390-402.

[13] SCHUST D J, IBANA J A, BUCKNER L R, et al. Potential mechanisms for increased HIV-1 transmission across the endocervical epithelium during C. trachomatis infection[J]. Curr HIV Res, 2012, 10(3): 218-227.

[14] ALIMONTI J B, KOESTERS S A, KIMANI J, et al. CD4+ T cell responses in HIV-exposed seronegative women are qualitatively distinct from those in HIV-infected women[J]. J Infect Dis, 2005, 191(1): 20-24.

[15] HEILIGENBERG M, LUTTER R, PAJKRT D, et al. Effect of HIV and chlamydia infection on rectal inflammation and cytokine concentrations in men who have sex with men[J]. Clin Vaccine Immunol, 2013, 20(10): 1517-1523.

[16] BORGOGNA J C, SHARDELL M D, YEOMAN C J, et al. The association of Chlamydia trachomatis and Mycoplasma genitalium infection with the vaginal metabolome[J]. Sci Rep, 2020, 10(1): 3420.

[17] CHE G L, LIU F, YANG Q X, et al. Mycoplasma genitalium and Chlamydia trachomatis infection among women in Southwest China: a retrospective study[J]. Epidemiol Infect, 2022(150): e129.

[18] CHUNG S L, WONG N S, HO K M, et al. Coinfection and repeat bacterial sexually transmitted infections (STI) - retrospective study on male attendees of public STI clinics in an Asia Pacific city[J]. Epidemiol Infect, 2023(151): e101.

[19] BALL L M, BRONSTEIN E, LIECHTI G W, et al. Neisseria gonorrhoeae drives Chlamydia trachomatis into a persistence-like state during in vitro co-infection[J]. Infect Immun, 2024, 92(1): e0017923.

[20] HIJAZI L, THOW C, WINTER A J. Factors affecting co-infection with genital chlamydia and genital gonorrhoea in an urban genitourinary medicine clinic[J]. Sex Transm Infect, 2002, 78(5): 387.

[21] PAAVONEN J, TEISALA K, HEINONEN P K, et al. Endometritis and acute salpingitis associated with Chlamydia trachomatis and herpes simplex virus type two[J]. ObstetGynecol, 1985, 65(2): 288-291.

[22] SUPERTI F, LONGHI C, DI BIASE A M, et al. Herpes simplex virus type 2 modulates the susceptibility of human bladder cells to uropathogenic bacteria[J]. Med Microbiol Immunol, 2001, 189(4): 201-208.

[23] SHAW S Y, DEERING K N, REZA-PAUL S, et al. Prevalence of HIV and sexually transmitted infections among clients of female sex workers in Karnataka, India: a cross-sectional study[J]. BMC Public Health, 2011, 11(Suppl 6): S4.

[24] FINAN R R, MUSHARRAFIEH U, ALMAWI W Y. Detection of Chlamydia trachomatis and herpes simplex virus type 1 or 2 in cervical samples in human papilloma virus (HPV)-positive and HPV-negative

women[J]. Clin Microbiol Infect, 2006, 12(9): 927-930.

[25] PRUSTY B K, SIEGL C, HAUCK P, et al. Chlamydia trachomatis infection induces replication of latent HHV-6[J]. PLoS One, 2013, 8(4): e61400.

第五节　生殖道沙眼衣原体变异株感染

沙眼衣原体（CT）基因组全长约 1.04Mb，质粒基因长约 7.5kb。对公开菌株的全基因组测序结果比对分析显示，沙眼型和性病性淋巴肉芽肿（LGV）生物型之间有 4860 个单核苷酸多态性（SNPs），其中沙眼生物型菌株变异大，菌株之间有 2228～2374 个 SNPs，LGV 生物型之间的变异性小，如 L2b 亚型菌株之间只有 19 个 SNPs[1]。而质粒测序结果比对分析显示，7550 个碱基中携带 SNPs 的共计 224 个碱基，SNPs 发生率为 2.97%[2]。

CT 在进化的过程中不断发生基因的突变和丢失以适应环境的改变，并发展出多个策略来逃避免疫系统，防止被宿主发现和清除。变异可能偶然发生，也可能是选择性压力下导致。CT 可能通过基因突变对抗生素产生耐药[3]。此外，CT 也可能通过基因突变来逃避现有诊断试剂，如 2006 年发现的瑞典变异株[4] 和 2019 年发现的芬兰变异株[5]，这两种因诊断试剂选择压力出现的变异株，曾在多个国家出现了传播。

一、瑞典变异株

（一）发现过程

研究人员通过对 2005 年 11 月—2006 年 8 月瑞典哈兰省衣原体数据的分析发现，衣原体的检测阳性率较先前下降了 25%，随后，他们利用 Artus PCR 试剂对储存标本（曾经 Abbott m2000 real-time PCR 检测为 CT 阴性）进行复测。原阴性标本经 Artus PCR 试剂复测发现了许多阳性样本[4]，通过对这些阳性样本进行隐蔽质粒测序发现，这些菌株隐蔽性质粒存在 377bp 碱基缺失[6]，而隐蔽性质粒缺失的区域正好覆盖了 Roche Amplicor 和 Abbott m2000 等检测试剂所选用的靶基因序列[5]。

（二）变异株的特性

细胞培养显示瑞典变异株与野生株具有相似的生长特性（生长周期、包涵体形成以及形态）[7,8]，均能感染 Hep2、McCoy、BGMK（绿猴肾，buffalo green monkey kidney）、Vero 以及 293A 等细胞；此外两者对抗生素的敏感性以及传代能力也没有差异[9]。临床流行病学数据也显示，瑞典变异株与野生株所导致的感染在临床症状、体征、导致再感染的比例等方面基本相似[4,7]。这些研究结果都提示瑞典变异株与野生株相比，除了诊断试剂选择优势外并不具备其他优势[9]。

2007 年之前发现的瑞典变异株基本是单克隆的,基因型为 E 型,可变串联重复数型别为 8.7.1(*CT1335*、*CT1299* 和 *CT1291*)[10],多位点分型亚型是 21(*hctB*)、19(*CT058*)、1(*CT144*)、2(*CT172*)、1(*pbpB*)[7],变异株基因组全长 1 042 839bp,基因组与其他型别菌株的序列高度同源[11],其中质粒基因全长 7169bp,377bp 缺失位于编码区(CDS)1,并在 CDS2 和 CDS3 之间有一个 44bp 插入[12]。随着时间的推移,陆续也发现了基因型别不一致的菌株携带缺失片段的质粒[13-15],不再像 2007 年之前仅有一种克隆株。

(三)流行及应对措施

瑞典在全国范围内开展生殖道 CT 筛查,每个省的医疗机构使用的核酸试剂均为同一品牌,当时瑞典约 2/3 的省使用 Roche Amplicor 和 Abbott m2000 试剂,导致漏检的变异株在瑞典出现了大范围流行。从 2006 年底至 2007 年初,对该变异株的筛查结果显示,瑞典不同省份中变异株占所有阳性菌株的比例在 7%～64% 不等[7,8]。变异株在其他北欧国家,如挪威[16]、丹麦[17]也有发现。此外,在爱尔兰[18]、法国[19]、德国[20]、俄罗斯[21]、墨西哥[13]等国家也陆续有报道。

瑞典变异株发现后,瑞典及欧洲国家等都作出了积极应对,措施包括:①评估变异株的流行概况;②及时更换试剂,消除诊断试剂选择优势,瑞典曾使用 Roche 和 Abbott 试剂的实验室对存储的标本进行了复测并随之更改了检测试剂(如更换为 Artus PCR 试剂、ProbetEC ET),利用非预混的 PCR 试剂(TIB MOLBIOL 公司的 LightMix 480HT 实时定量 PCR 试剂)或利用自己研发的可以区分变异株和野生株的实时定量 PCR 试剂;③督促相关试剂厂商进行试剂革新,如 2008 年 Roche 和 Abbott 公司分别研发出了双靶标的核酸扩增试剂;④毗邻的国家也积极采取了措施。其中,及时改变检测试剂的策略有效遏制了该变异株在瑞典的进一步传播。对瑞典四个地区(其中两个地区当时使用的检测试剂能够检测出变异株,另外两个地区则不能)长期的监测显示:变异株占所有衣原体阳性菌株的比例从 2007 年的 19% 降低至 2015 年的 6.5%[15]。利用性行为数据和瑞典空间和人口数据进行数学建模,并利用贝叶斯推断将模型拟合到每个县报告的衣原体感染诊断监测数据,以及评估多年内变异株比例数据。模型结果显示,变异株最初出现在瑞典中部,在 2002 年底或 2003 年初达到了 1%,诊断试剂的选择性优势使变异株迅速扩散,但当诊断试剂选择优势消失后,这些变异株的流行则出现了明显下降,研究显示在 2007 年前不能够检测发现变异株的省份(其变异株的比例达 30%～70%)和能够检测发现变异株的省份(其比例为 5%～20%)在 2015 年都降至 5% 左右[22]。

二、芬兰变异株

(一)发现的过程

2019 年 2 月,芬兰 Turku 大学医院的临床微生物实验室发现来源于同一患者的不同标本生殖道 CT 的检测结果不一致：其尿液标本经韩国 Allplex STI 多重性传播感染试剂检测为阳性，尿道拭子经 Aptima Combo 2（AC2）检测为阴性。该患者在 1 月份曾两次因性传播感染就诊该院，其尿液经 AC2 检测结果均为阴性。但该患者的性伴在本国其他地区经 Abbott m2000 进行生殖道 CT 筛查，筛查结果为阳性。随后该医院对后续所有临床怀疑感染生殖道 CT 患者，经 AC2 检测为阴性的标本均利用 Allplex 试剂进行复检。第二周又发现了 2 例类似病例 [5]。

Aptima 公司 AC2 试剂，是通过转录介导的扩增反应（TMA）对衣原体的 23S rRNA 和淋球菌的 16S rRNA 进行扩增检测。随后 Aptima 公司为该实验室提供了以 16S rRNA 为靶基因的 Aptima CT（ACT）试剂。ACT 复测 AC2 试剂检测阴性 [相对光单位（relative light units, RLUs）＜25] 及处于灰区（25 ≤ RLUs ＜100）的标本后共发现超过 160 例阳性标本，这些标本其 AC2 检测 RLUs 绝大多数处在 20 ～ 80 [5]。

（二）菌株的特性

在芬兰发现的变异株经测序分析显示 23S rRNA 发生了 C1515T 点变异，基因分型的结果显示所有发生变异的菌株基因型均为 E 型 [23]。2019 年英国监测得到的 2 株 23S rRNA 变异株分别是 C1514T 和 G1523A 突变 [24]，在挪威发现的 23S rRNA 变异株中除了 C1515T 变异，也发现了 C1514T 和 G1523A 突变 [25]。在丹麦，主要流行的 23S rRNA 变异株是 G1523A [26]。

（三）流行及应对

芬兰发现该变异株后，欧洲地区对该变异株的流行情况进行了评估，瑞典厄勒布鲁地区（使用 AC2 检测）对 2019 年 3 月 22 日—5 月 31 日的 158 例经 AC2 检测阴性标本进行了复测，发现了 2 例芬兰变异株 [26]。挪威地区 5 个实验室也发现在 2019 年 6—8 月期间，有 84%（81/97）的 AC2 试剂检测阴性标本最终确认为芬兰变异株 [27]。但在英国，芬兰变异株发生的比例较低（＜0.003%）[24]。在丹麦也发现了能够逃避 AC2 检测的变异菌株，但主要流行的菌株与芬兰不同 [26]。芬兰的变异株并没有在世界各地广泛流行。欧洲各地发现变异株后，发现变异株的地区及时更换了检测试剂。该变异株在诊断选择优势消失后，传播扩散的趋势也下降，如芬兰某个地区的芬兰变异株发生率从 2019 年的 6% 降至 1.8% [28]。

生殖道感染 CT 发生变异的现象较为普遍，但如何识别可能导致重大公共卫生问题的新型变异，需要各个国家和地区做好应对这些新型变异株的战略储备和应对计划，定期监测和分析当地的发病率及检测样本的相关流行病学数据，及时发现可能变异株出现的线索，在国家或地区层面上有组织地储备来源于不同时间、不同地区、不同人群，具备不同基因型别且能适应不同检测方法的质控菌株，定期开展室间质评，及时指导实验室，并确保国家级实验室具备能够对可能的新型变异、耐药菌株、核酸抑制菌株等特殊菌株进行检测验证的能力。

（韩燕　尹跃平　陈祥生）

参考文献

[1] HARRIS S R, CLARKE I N, SETH-SMITH H M, et al. Whole-genome analysis of diverse Chlamydia trachomatis strains identifies phylogenetic relationships masked by current clinical typing[J]. Nat Genet, 2012, 44(4): 413-419.

[2] JONES C A, HADFIELD J, THOMSON N R, et al. The nature and extent of plasmid variation in Chlamydia trachomatis[J]. Microorganisms, 2020, 8(3): 373.

[3] BENAMRI I, AZZOUZI M, SANAK K, et al. An overview of genes and mutations associated with Chlamydiae species' resistance to antibiotics[J]. Ann Clin Microbiol Antimicrob, 2021, 20(1): 59.

[4] RIPA T, NILSSON P. A variant of Chlamydia trachomatis with deletion in cryptic plasmid: implications for use of PCR diagnostic tests[J]. Euro Surveill, 2006, 11(11): E061109.2.

[5] RANTAKOKKO-JALAVA K, HOKYNAR K, HIETA N, et al. Chlamydia trachomatis samples testing falsely negative in the Aptima Combo 2 test in Finland, 2019[J]. Euro Surveill, 2019, 24(22): 1900298.

[6] RIPA T, NILSSON P A. A Chlamydia trachomatis strain with a 377-bp deletion in the cryptic plasmid causing false-negative nucleic acid amplification tests[J]. Sex Transm Dis, 2007, 34(5): 255-256.

[7] UNEMO M, OLCÉN P, AGNÉ-STADLING I, et al. Experiences with the new genetic variant of Chlamydia trachomatis in Orebro county, Sweden-proportion, characteristics and effective diagnostic solution in an emergent situation[J]. Euro Surveill, 2007, 12(4): E5-E6.

[8] HERRMANN B, TÖRNER A, LOW N, et al. Emergence and spread of Chlamydia trachomatis variant, Sweden[J]. Emerg Infect Dis, 2008, 14(9): 1462-1465.

[9] UNEMO M, SETH-SMITH H M B, CUTCLIFFE L T, et al. The Swedish new variant of Chlamydia trachomatis: genome sequence, morphology, cell tropism and phenotypic characterization[J]. Microbiology (Reading), 2010, 156(Pt 5): 1394-1404.

[10] PEDERSEN L N, PØDENPHANT L, MØLLER J K. Highly discriminative genotyping of Chlamydia trachomatis using omp1 and a set of variable number tandem repeats[J]. Clin Microbiol Infect, 2008, 14(7): 644-652.

[11] CARLSON J H, PORCELLA S F, MCCLARTY G, et al. Comparative genomic analysis of Chlamydia trachomatis oculotropic and genitotropic strains[J]. Infect Immun, 2005, 73(10): 6407-6418.

[12] SETH-SMITH H M, HARRIS S R, PERSSON K, et al. Co-evolution of genomes and plasmids within Chlamydia trachomatis and the emergence in Sweden of a new variant strain[J]. BMC Genomics, 2009(10): 239.

[13] ESCOBEDO-GUERRA M R, KATOKU-HERRERA M, LOPEZ-HURTADO M, et al. Identification of a new variant of Chlamydia trachomatis in Mexico[J]. EnfermInfecc Microbiol Clin (Engl Ed), 2019, 37(2): 93-99.

[14] FEODOROVA V A, ZAITSEV S S, SALTYKOV Y V, et al. An asymptomatic patient with fatal infertility carried a Swedish Strain of Chlamydia trachomatis with additional deletion in the plasmid orf1 that belonged to a different MLST sequence type[J]. Microorganisms, 2019, 7(7): 187.

[15] DAHLBERG J, HADAD R, ELFVING K, et al. Ten years transmission of the new variant of Chlamydia trachomatis in Sweden: prevalence of infections and associated complications[J]. Sex Transm Infect, 2018, 94(2): 100-104.

[16] MOGHADDAM A, REINTON N. Identification of the Swedish Chlamydia trachomatis variant among patients attending a STI clinic in Oslo, Norway[J]. Euro Surveill, 2007, 12(3): E070301.3.

[17] HOFFMANN S, JENSEN J S. Mutant Chlamydia trachomatis in Denmark[J]. Euro Surveill, 2007, 12(10): E7-E8.

[18] SAVAGE E J, ISON C A, VAN DE LAAR M J, et al. Results of a Europe-wide investigation to assess the presence of a new variant of Chlamydia trachomatis[J]. Euro Surveill, 2007, 12(10): E3-E4.

[19] DE BARBEYRAC B, RAHERISON S, CADO S, et al. French situation concerning the Swedish Chlamydia trachomatis variant[J]. Euro Surveill, 2007, 12(10): E11-E12.

[20] FIESER N, SIMNACHER U, TAUSCH Y, et al. Chlamydia trachomatis prevalence, genotype distribution and identification of the new Swedish variant in Southern Germany[J]. Infection, 2013, 41(1): 159-166.

[21] SHIPITSYNA E, HADAD R, RYZHKOVA O, et al. First reported case of the Swedish new variant of Chlamydia trachomatis (nvCT) in Eastern Europe (Russia), and evaluation of Russian nucleic acid amplification tests regarding their ability to detect nvCT[J]. Acta Derm Venereol, 2012, 92(3): 330-331.

[22] SMID J H, ALTHAUS C L, LOW N, et al. Rise and fall of the new variant of Chlamydia trachomatis in Sweden: mathematical modelling study[J]. Sex Transm Infect, 2020, 96(5): 375-379.

[23] HOKYNAR K, RANTAKOKKO-JALAVA K, HAKANEN A, et al. The Finnish new variant of Chlamydia trachomatis with a single nucleotide polymorphism in the 23S rRNA target escapes detection by the Aptima Combo 2 test[J]. Microorganisms, 2019, 7(8): 227.

[24] ROBERTS D J, DAVIS G S, COLE M J, et al. Prevalence of new variants of Chlamydia trachomatis escaping detection by the Aptima Combo 2 assay, England, June to August 2019[J]. Euro Surveill, 2019, 24(38): 1900557.

[25] UNEMO M, HANSEN M, HADAD R, et al. Finnish new variant of Chlamydia trachomatis escaping detection in the Aptima Combo 2 assay also present in Örebro County, Sweden, May 2019[J]. Euro Surveill, 2019, 24(26): 1900370.

[26] HADAD R, JENSEN J S, WESTH H, et al. A Chlamydia trachomatis 23S rRNA G1523A variant escaping detection in the Aptima Combo 2 assay (Hologic) was widespread across Denmark in July-September 2019[J]. APMIS, 2020, 128(6): 440-444.

[27] JOHANSEN T B, KLØVSTAD H, RYKKVIN R, et al. The 'Finnish new variant of Chlamydia trachomatis' escaping detection in the Aptima Combo 2 assay is widespread across Norway, June to August 2019[J]. Euro Surveill, 2019, 24(42): 1900592.

[28] COLE M J, DAVIS G S, FIFER H, et al. No widespread dissemination of Chlamydia trachomatis diagnostic-escape variants and the impact of Neisseria gonorrhoeae positivity on the Aptima Combo 2 assay[J]. Sex Transm Infect, 2022, 98(5): 366-370.

第六节　沙眼衣原体感染的耐药

目前沙眼衣原体（CT）感染的治疗仍以抗菌药为主，然而随着抗菌药在临床的广泛应用而临床又缺乏药敏试验指导，关于 CT 感染治疗失败与耐药的报告日渐增多。加强对 CT

耐药监测将有助于了解和应对这些临床与公共卫生问题的发生与发展。探索 CT 不同耐药机制，对临床治疗失败病例的临床株进行耐药基因检测，这些分子生物学方法有望替代传统的培养药敏法应用于临床实践。

一、沙眼衣原体感染耐药的现状

抗菌药是治疗生殖道 CT 感染最有效的药物，目前主要推荐的药物为多西环素和阿奇霉素，其他用于治疗的替代药物包括红霉素、克拉霉素、米诺环素、氧氟沙星、左氧氟沙星等。一项包括 21 篇文献的荟萃分析结果表明，CT 感染的阿奇霉素治疗失败率为 11.23%，其中治疗尿道炎的失败率为 15.87%，宫颈炎为 7.41%，生殖道感染为 7.14%，阿奇霉素治疗失败率高于多西环素[1]。

临床上，抗菌药物疗程不足、病原体载量过大可影响抗菌药对生殖道 CT 感染的治疗效果。但是，经过规范化治疗仍未能治愈的生殖道 CT 感染则提示 CT 可能出现耐药现象。尽管持续感染被认为是临床治疗失败的重要原因之一，但在实际临床工作中，很难区分治疗失败是由耐药引起，还是由持续感染所致。已有一些研究发现了 CT 的耐药菌株。早在 1980年，Mourad 等就首次报道了 CT 对红霉素敏感性降低[2]；Jones 等于 1990 年首次报道了 CT 对四环素敏感性降低，从输卵管性不孕患者中分离出的 5 例标本对四环素的最低抑菌浓度（MIC）为 4 ~ 8mg/L，明显高于对照组（0.125 ~ 0.25mg/L）[3]；Somani 等于 2000 年报道了 3 例对多西环素、阿奇霉素及氧氟沙星产生多重耐药的 CT 菌株，这是首次报告由具有临床意义的多重耐药 CT 引起的复发或持续感染[4]；Misyurina 等于 2004 年报道了 4 例从临床标本中分离出对红霉素、阿奇霉素和交沙霉素耐药 CT 菌株[5]；Bhengraj 等于 2010 年报道了 8 例临床分离的 CT 菌株对阿奇霉素、多西环素敏感性下降[6]。此外，在多项体外实验中，使用亚抑菌浓度的抗菌药可以诱导 CT D 型或 E 型标准株产生耐药。尽管如此，这些CT 变异株与耐药性之间的相关性仍然需要进一步确定。

二、沙眼衣原体耐药鉴定的主要方法

基于细胞培养并添加连续稀释浓度的抗菌药系统是传统和最常用的 CT 敏感性检测方法。然而，这些方法存在既耗时又有技术难度等挑战。无论选择何种细胞系，多种因素都可能影响抗菌药物敏感性检测的结果，最明显的是实验室条件，如 pH、温度、感染细胞的极性、细胞因子的分泌和培养基的一般营养成分等。尽管如此，实现结果可重复性的最重要方面是引入最低抑菌浓度（MIC）、转折点 MIC（transition-point MIC，MIC_{TP}）和最低杀衣原体浓度（minimal chlamydicidal concentration，MCC）的标准化定义。MIC_{TP} 定义为 90% 或更多包涵体改变形态和 / 或大小的药物浓度[7]。MIC 可以定义为比 MIC_{TP} 浓度高两倍的药物浓度，而 MCC 则定义为从含有某些抗菌药物的细胞培养物到不含它们的细胞培养物经过一次传代后未观察到可见包涵体的最低药物浓度[8,9]。确定 CT 菌株的抗菌药敏感性，应首先证明 CT 在不同浓度的抗菌药存在下是否能够在细胞内繁殖，随后可以用分子技术对耐药菌株进行分析，以确定潜在的耐药遗传标记。

三、沙眼衣原体感染的耐药机制

（一）大环内酯类药物

该类药物中用于治疗生殖道 CT 感染的主要有红霉素、罗红霉素、阿奇霉素、克拉霉素及交沙霉素等。阿奇霉素是大环内酯类抗菌药物，通过结合于病原体核糖体 50s 亚基，抑制肽链的延伸达到抑制蛋白合成的目的，进而影响生物被膜合成。高效、广泛组织分布和长半衰期使得这类药物成为治疗 CT 的有效药物。CT 对阿奇霉素可能的耐药机制包括：① 23S rRNA 基因的肽基转移酶区域突变。Misyurina 等对 4 株红霉素、交沙霉素和阿奇霉素均耐药的临床株进行基因检测发现，在 23s rRNA 基因上存在 A2058C 和 T2611C 突变位点 [5]；Zhu 等用亚抑菌浓度诱导 CT 对红霉素、阿奇霉素和交沙霉素耐药后发现，23s rRNA 基因上存在 A2057G、A2059G 和 T2611C 位点的突变 [10]。②编码核糖体蛋白 L4 基因突变。Zhu 等在耐药菌 L4 蛋白基因检测发现了 Pro109(CCG) → Leu(CTG)、Pro151(CCG) → Ala(GCC)2 个突变位点 [10]；Binet 等分离出 1 株对阿奇霉素敏感性降低的 L2 型 CT，其核糖体 L4 蛋白的 rplD 基因发生点突变，导致编码谷氨酰胺的密码子编码成赖氨酸 [11]。③编码核糖体 L22 蛋白非保守区的三重突变。Misyurina 等在 CT 耐药株上发现 L22 蛋白基因上出现 3 个突变，即 Gly52(GGC) → Ser(AGC)、Arg65(CGT) → Cys(TGT)、Val77(GTC) → Ala(GCC)。

（二）四环素类药物

四环素类药物是治疗生殖道 CT 感染的首选药物，包括四环素、多西环素、米诺霉素等。其作用机制是与细菌 70s 核糖体蛋白中的 30s 亚单位上的 A 位特异性结合，阻止氨基酰 tRNA 进入该位，从而阻断蛋白质的合成。四环素类药物还可引起细菌细胞膜通透性的改变，使胞内的核苷酸和其他重要成分外漏，从而抑制 DNA 复制。CT 对四环素类药物耐药的可能机制：①通过编码 Tet 外排泵的基因 tetM、tetL 突变而产生；②基因转换，存在整合到 CT 染色体中的外源基因组岛为抗四环素基因；③核糖体保护蛋白（RPPs）Tet（O）能使核糖体结构轻微变化，以减轻与四环素的结合，从而提高 CT 对四环素的耐药能力。

（三）氟喹诺酮类药物

治疗生殖道 CT 感染的氟喹诺酮类药物主要有环丙沙星、氧氟沙星、司帕沙星、左氧氟沙星、莫西沙星等，通过抑制细菌 DNA 回旋酶和 DNA 拓扑异构酶Ⅳ而影响 DNA 的合成和复制 [12]。CT 对氟喹诺酮类耐药菌株的特征是编码 DNA 回旋酶的基因（gyrA、gyrB）和编码 DNA 拓扑异构酶Ⅳ的基因（parC, parE）出现点突变，即耐药的产生与 GyrA 和 ParC 喹诺酮耐药决定区（qulnolone-resistanee determining region, QRDR）的点突变有关 [13]。

最常见的突变位点在 Ser-83，少数情况下突变位于 Asp-87。对 2 株耐药 CT 的 QRDR 进行测序后发现，只有一个点突变（G→T）导致 Ser-83 成为 Ile[8]。对治疗失败后女性宫颈样本和男性尿道样本的分离株进行 *gyrA* 基因检测发现，在 QRDR 邻近 *gyrA* 区出现 Val60→Ala(GTA→GCA) 和 His129→Gln(GAC→GAG) 突变[14]。对氟喹诺酮类药物敏感性下降的分离株进行 *parC* 检测，存在 Arg83→Gly 取代[15]。对 3 例氟喹诺酮耐药株基因 *gyrA*、*gyrC* 和 *ygeD* 的 3' 端进行基因测序发现，*ygeD* 的 3' 端基因发生沉默突变和无义突变与耐药有关[16]。此外还有研究报道，CT 外膜蛋白 *ompF* 基因失活，导致膜通道关闭，喹诺酮类药物无法进入细菌也可以产生耐药。

（四）利福霉素类药物

利福霉素类药物能特异性地与细菌核糖核酸聚合酶 β 亚单位结合，阻碍 mRNA 的合成，对人和动物细胞内的 RNA 多聚酶无影响，从而发挥杀菌效应。利福平耐药的首要机制是 *rpoB* 基因的核苷酸发生改变，使利福平对 RNA 聚合酶的结合力下降[16]。Dreses-Werringloer 等检测了 5 株利福平耐药突变株的 *rpoB* 基因核苷酸序列，3 株在基因簇 I 区 522 位上发生了 GCA→GTA 突变，2 株在基因簇 I 区 526 位上发生了 CAC→TAC 突变。*rpoB* 基因中有 3 个基因簇（I～III）易发生变化，其中超过 90% 的突变发生在基因簇 I[17]。有研究在 CT L2 血清型中发现了 7 个 *rpoB* 突变位点，即 Gln458→Lys、His471→Asn、His471→Tyr、Ala467→Glu、Ser476→Leu、Ile517→Leu 和 Gln458→Leu，其中 Gln458→Lys 是 L2 血清型中最常见的突变[18]。在 CT D 血清型有 2 个位点、3 个突变方式，即 His471→Asn、His471→Tyr 和 Ala467→Val[17]。Kutlin 研究发现在利福平耐药的 CT L2 血清型中全 *rpoB* 基因未检测到突变，发现一个独特突变 V136F，首次描述了利福平耐药性与 *rpoB* 基因突变无关[19]。

（五）其他抗菌药

氨基糖苷类药物是与细菌 30S 核糖体亚单位的 16S rRNA 解码区的 A 部位结合，使细菌发生读码错误，干扰翻译启动最终导致细菌死亡。这类药物不用于生殖道 CT 感染的常规临床治疗，仅用于研究。耐卡那霉素的 CT 菌株在 *ksgA* 基因中携带了 2 个核苷酸插入[20]，耐大观霉素的 CT L2 突变体编码了 2 个几乎相同的 rRNA 操纵子和药物靶点[21]。林可霉素通过与 50S 亚基 23S rRNA 基因的中心环相结合，阻止肽链的延长，从而抑制细菌的蛋白质合成，CT 突变株在 2 个 23S rRNA 基因上都有突变[21]。在亚抑菌浓度的抗菌药体外培养下，CT *folA*（二氢叶酸还原酶）基因突变使其对甲氧苄啶产生耐药性，*folP* 基因（二氢叶酸合成酶）的特定插入、重复和点突变使其对磺胺类药物产生耐药性[22]。

四、沙眼衣原体感染耐药类型

虽然部分治疗失败的病例可以解释为治疗后的再感染或缺乏治疗的依从性，但其中一些治疗失败病例是由其他原因引起，包括耐药。CT 的耐药性在体内是一种罕见现象，目前尚未分离到对推荐抗菌药表现出稳定耐药性的 CT 菌株。因此，从患者中分离的耐药 CT 菌株只表现出异质性耐药性。在体外实验中 CT 在细胞中大量接种，然后在抗菌剂存在的情况下生长，通过积累点突变获得对抗菌药的耐药性，也可观察到异质性耐药性。细菌异质性耐药（bacterial heteroresistance）是指不同细菌亚群对抗菌药的敏感性不同，即在细菌群体中一部分细菌亚群相比主要群体，对某种抗生素的 MIC 值显著增加（至少 8 倍），这些耐药亚群可以在抗菌药的存在下存活，影响治疗的效果[23,24]。CT 的异质性耐药为药物治疗效果的评估带来了很大困难，使实验室 MIC 数据的可靠性降低。此外，在 CT 生物负荷高的情况下证明了异型耐药性，但其在生物负荷较低的情况下则不明显，从而形成了治疗效果可能随着生物负荷的增加而降低的假设。比如，肛肠部位的 CT 负荷高于宫颈或尿道部位，这提高了肛肠感染更容易因异质性耐药性而导致治疗失败的可能性。

机制复杂的异质性耐药现象是导致针对致病菌感染的抗菌药治疗失败的重要因素，也是多年来抗感染治疗领域的一个研究热点。异质性耐药与治疗失败之间的关联性在不同病原体感染中观察的结果有所不同，提示需要对异质性耐药机制及其对治疗失败的影响进行研究[23]。CT 异质性耐药的机制尚不清楚，但有一些可能的说法。一种可能性是与其独特的发育周期有关，CT 是一种专性的细胞内微生物，EB 的不渗透性和细胞内包涵体 RB（易于交换 DNA）的分离限制了与非自身 DNA 的遗传交换，难以获得外源耐药基因，因而可能不会成为稳定耐药的病原体。另一种可能的机制是 CT 耐药株表现出生存能力降低（即不能长期传代）或在传代后失去抗性，从而限制了这些重要病原体在体内高耐药克隆的出现。

由于异质性耐药株在体外环境中表型容易改变，在常规检测中多表现为敏感菌，耐药亚群不易筛出，并且很多耐药株的筛选方法重复性较差，因此，到目前为止仍然缺少 CT 异质性耐药的标准定义和检测方法，限制了进一步研究。同时，由于异质性耐药与治疗失败相关的临床证据仍然缺乏，导致临床对于异质性耐药的重视程度不够。因此，有必要进行大样本的临床研究，全面系统地探究 CT 对常用抗菌药异质性耐药的发生率及对治疗的影响。虽然异质性耐药株出现的频率相对较低，但异质性耐药可能仅仅是一种过渡的表现型，导致抗菌药物对 CT 在较长的阶段或中间阶段更加难治。如果不及时得到有效抑制，将发展为中间型耐药菌，最终发展为耐药株。

CT 的耐药不可避免伴随着药物治疗而出现，且随着全球化的进展，耐药菌株的扩散更加容易和快速。加强对 CT 治疗失败和 CT 耐药监测将有助于了解和应对这些临床与公共卫生问题的发生与发展。可以考虑建立 CT 治疗失败的多中心监测系统，从而可以实现：①了解生殖道 CT 感染治疗失败发生的情况和发展趋势；②对治疗失败及与抗菌药耐药性和／或宿主免疫反应的潜在关联进行临床流行病学研究；③如果发现耐药性，则可以对耐药性的特征和机制进行评估。从目前的情况来看，CT 抗菌药物耐药不太可能成为一个重要的公共卫生问题，但有必要对耐药和治疗失败加强必要的监测和应对。

（王梅　刘全忠）

参考文献

[1] MOURAD A, SWEET R L, SUGG N, et al. Relative resistance to erythromycin in Chlamydia trachomatis[J]. Antimicrob Agents Chemother, 1980, 18(5): 696-698.

[2] JONES R B, van der POL B, MARTIN D H, et al. Partial characterization of Chlamydia trachomatis isolates resistant to multiple antibiotics[J]. J Infect Dis, 1990, 162(6): 1309-1315.

[3] SOMANI J, BHULLAR V B, WORKOWSKI K A, et al. Multiple drug-resistant Chlamydia trachomatis associated with clinical treatment failure[J]. J Infect Dis, 2000, 181(4): 1421-1427.

[4] MISYURINA O Y, CHIPITSYNA E V, FINASHUTINA Y P, et al. Mutations in a 23S rRNA gene of Chlamydia trachomatis associated with resistance to macrolides[J]. Antimicrob Agents Chemother, 2004, 48(4): 1347-1349.

[5] BHENGRAJ A R, VARDHAN H, SRIVASTAVA P, et al. Decreased susceptibility to azithromycin and doxycycline in clinical isolates of Chlamydia trachomatis obtained from recurrently infected female patients in India[J]. Chemotherapy, 2010, 56(5): 371-377.

[6] WANG S A, PAPP J R, STAMM W E, et al. Evaluation of antimicrobial resistance and treatment failures for Chlamydia trachomatis: a meeting report[J]. J Infect Dis, 2005, 191(6): 917-923.

[7] SUNCANICA LJUBIN STERNAK, VISNJA SKERK. Determining antimicrobial resistance to Chlamydia trachomatis and applying present findings in daily practice[J]. Med Glas (Zenica), 2010, 7(1): 26-31.

[8] LJUBIN-STERNAK S, MESTROVIC T, VILIBIC-CAVLEK T, et al. In vitro susceptibility of urogenital Chlamydia trachomatis strains in a country with high azithromycin consumption rate[J]. Folia Microbiol (Praha), 2013, 58(5): 361-365.

[9] ZHU H, WANG H P, JIANG Y, et al. Mutations in 23S rRNA and ribosomal protein L4 account for resistance in Chlamydia trachomatis strains selected in vitro by macrolide passage[J]. Andrologia, 2010, 42(4): 274-280.

[10] BINET R, MAURELLI A T. Frequency of development and associated physiological cost of azithromycin resistance in Chlamydia psittaci 6BC and C. trachomatis L2[J]. Antimicrob Agents Chemother, 2007, 51(12): 4267-4275.

[11] DESSUS-BABUS S, BÉBÉAR CM, CHARRON A, et al. Sequencing of gyrase and topoisomerase Ⅳ quinolone-resistance-determining regions of Chlamydia trachomatis and characterization of quinolone-resistant mutants obtained In vitro[J]. Antimicrob Agents Chemother, 1998, 42(10): 2474-2481.

[12] YOKOI S, YASUDA M, ITO S, et al. Uncommon occurrence of fluoroquinolone resistance-associated alterations in GyrA and ParC in clinical strains of Chlamydia trachomatis[J]. J Infect Chemother, 2004, 10(5): 262-267.

[13] DEGUCHI T, HATAZAKI K, ITO S, et al. Macrolide and fluoroquinolone resistance is uncommon in clinical strains of Chlamydia trachomatis[J]. J Infect Chemother, 2018(24): 610-614.

[14] HUANG W M. Bacterial diversity based on type Ⅱ DNA topoisomerase genes[J]. Annu Rev Genet, 1996(30): 79-107.

[15] MISIURINA O IU, SHIPITSINA E V, FINASHUTINA IU P, et al. Analysis of point mutations in the

ygeD, gyrA and parC genes in fluoroquinolones resistant clinical isolates of Chlamydia trachomatis[J]. Mol Gen MikrobiolVirusol, 2004(3): 3-7.

[16] DRESES-WERRINGLOER U, PADUBRIN I, KÖHLER L, HUDSON A P. Detection of nucleotide variability in rpoB in both rifampin-sensitive and rifampin-resistant strains of Chlamydia trachomatis[J]. Antimicrob Agents Chemother, 2003, 47(7): 2316-2318.

[17] BENAMRI I, AZZOUZI M, MOUSSA A, et al. An in silico analysis of rpoB mutations to affect Chlamydia trachomatis sensitivity to rifamycin[J]. J Genet Eng Biotechnol, 2022, 20(1): 146.

[18] KUTLIN A, KOHLHOFF S, ROBLIN P, et al. Emergence of resistance to rifampin and rifalazil in Chlamydophila pneumoniae and Chlamydia trachomatis[J]. Antimicrob Agents Chemother, 2005, 49(3): 903-907.

[19] BINET R, MAURELLI A T. The chlamydial functional homolog of KsgA confers kasugamycin sensitivity to Chlamydia trachomatis and impacts bacterial fitness[J]. BMC Microbiol, 2009(9): 279.

[20] RACHEL BINET, ANTHONY T MAURELLI. Frequency of spontaneous mutations that confer antibiotic resistance in Chlamydia spp[J]. Antimicrob Agents Chemother, 2005, 49(7): 2865-2873.

[21] SKÖLD O. Resistance to trimethoprim and sulfonamides[J]. Vet Res, 2001, 32(3/4): 261-273.

[22] MOHAMMADZADEH F, DOLATIAN M, JORJANI M, et al. Urogenital chlamydia trachomatis treatment failure with azithromycin: A meta-analysis[J]. Int J Reprod Biomed, 2019, 17(9): 603-620.

[23] ANDERSSON D I, NICOLOFF H, HJORT K. Mechanisms and clinical relevance of bacterial heteroresistance[J]. Nat Rev Microbiol, 2019, 17(8): 479-496.

[24] DEWACHTER L, FAUVART M, MICHIELS J. Bacterial heterogeneity and antibiotic survival: understanding and combatting persistence and heteroresistance[J]. Mol Cell, 2019, 76(2): 255-267.

第三章

生殖道沙眼衣原体感染流行状况

生殖道沙眼衣原体感染是重要的性传播感染之一，在全球范围内广泛流行。但是，生殖道沙眼衣原体感染在不同地区和人群中呈现不同的流行状况，其流行趋势受到感染在人群中传播情况以及防控措施实施情况的影响。

第一节　国外生殖道沙眼衣原体感染状况

进入 20 世纪 90 年代后，许多发达国家生殖道 CT 感染病例数超过淋病跃居性传播感染的首位[1]。随着对生殖道 CT 感染认识的深入和实验室检测方法的发展，许多国家（如美国、加拿大、瑞典）相继将生殖道 CT 感染作为一种法定报告传染病，并对其在人群中的流行情况开展监测和调查。了解生殖道 CT 感染的流行状况与趋势，以及人群疾病负担等情况，将有助于防治策略与措施的科学制定和公共卫生资源的合理分配。

一、全球流行概况

自 20 世纪 90 年代以来，世界卫生组织（WHO）定期对全球 15 ～ 49 岁性活跃人群中 4 种可治愈性传播疾病（梅毒、淋病、生殖道 CT 感染和滴虫感染）的流行状况开展评估。如图 3-1-1 所示，1995 年以来，全球生殖道 CT 感染新发病例数快速增长，至 2012 年达到最高，之后较为稳定。最新估计显示，2020 年全球 15 ～ 49 岁人口中 4 种可治愈性传播疾病的新发病例数共 3.74 亿，其中生殖道 CT 感染的新发病例数为 1.29 亿。估计女性生殖道 CT 感染的新发病例数为 6990 万，男性为 5860 万，女性高于男性[2]。

基于 WHO 最新估计结果，2020 年全球 15 ～ 49 岁女性和男性人群中生殖道 CT 感染的平均患病率分别为 4.0% 和 2.6%，与 2012 年（女性 4.2%、男性 2.7%）、2016 年估计的患病率（女性 3.8%、男性 2.7%）结果相近，女性均高于男性[2]。不同区域间的患病率差异较大，女性以美洲区域最高（7.0%），东南亚区域最低（2.0%）；而男性以非洲区域最高（4.0%），东南亚区域最低（1.2%）[2]。地域分布特征也与2016年估计结果相近,提示生殖道CT感染在全球各地广泛流行。

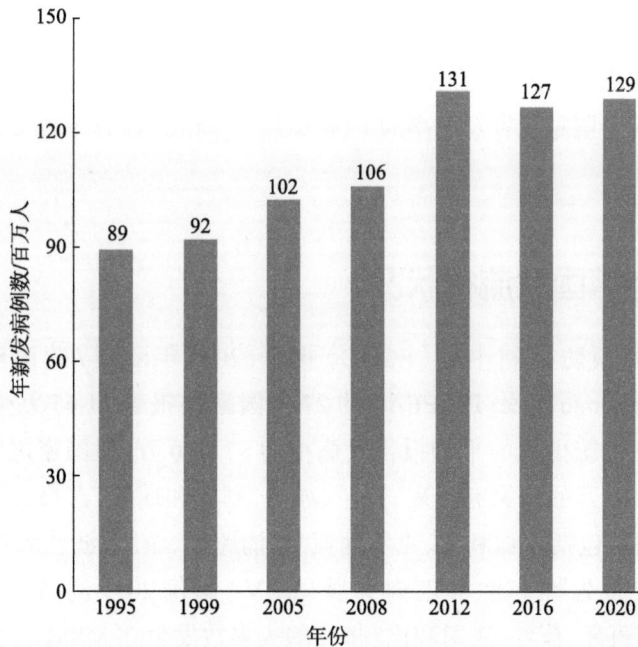

图3-1-1 1995—2020年全球15～49岁成人中CT感染新发病例数（WHO估计数）

二、北美地区国家流行状况

美国疾病预防控制中心（CDC）自1993年开始推荐对25岁以下性活跃女性开展CT感染常规筛查,并于1995年开始将其作为法定传染病进行报告。随着病例报告工作的加强、筛查覆盖面扩大以及采用更加敏感的检测方法,生殖道CT感染发病率持续增长。2011—2013年稳中有降,之后又不断上升,且不同性别、种族和地区均呈增长趋势[3]。2019年美国共报告180万例生殖道CT感染病例,报告发病率为552.8/10万,61%的病例是15～24岁人群,男女性别比为1:1.7,非洲裔高于其他种族[3]。与2015年相比,男性发病率增长32.1%,高于女性的增长速度,可能与男性中的传播增加、尿液样本核酸检测普及等有关[3]。然而,受到新型冠状病毒感染（简称"新冠"）大流行的影响,2020年美国生殖道CT感染报告病例数为158万,报告发病率为481.3/10万,较2019年下降了13%[3]。美国全人群调查发现,2013—2016年间,14～39岁人群生殖道CT感染率为1.7%,其中筛查的目标人群14～24岁女性为4.3%[4];同时期另一调查结果显示,18～39岁女性中CT抗体阳性率达30%,非西班牙裔黑人、多性伴者及首次性行为年龄较小人群的感染风险更高[5]。基于性病门诊监测系统发现,男男性行为人群（MSM）生殖道CT感染率为16.9%,与普通人群中的流行特征类似,非洲裔和拉丁裔、低收入和年轻MSM感染率更高[3]。

自 2008 年以来,加拿大生殖道 CT 感染报告发病率呈逐年上升趋势[6]。2019 年生殖道 CT 感染报告发病率为 371.2/10 万,较 2012 年的 303.3/10 万上升了 23.4%。然而,2021 年生殖道 CT 感染报告发病率为 273.2/10 万,较 2019 年下降了 26.4%。2021 年生殖道 CT 感染病例以女性(58.6%)和年轻人为主,15~29 岁占 71%。2011—2019 年间,男性生殖道 CT 感染发病率增长更加迅速,性别差异在缩小。由于生殖道 CT 感染通常无症状且主要通过筛查发现,因此多个国家报告发病率的下降可能与"新冠"流行导致 CT 筛查和诊断服务受到明显影响有关。

三、欧洲地区国家流行状况

根据欧洲疾病预防控制中心(ECDC)报告,2022 年欧盟 / 欧洲经济区(European Union/European Economic Area, EU/EEA)的 27 个国家共报告 21.65 万生殖道 CT 感染病例。23 个具备监测系统国家的平均报告发病率为 87.9/10 万,但国家之间的差异较大,报告发病率高于 250/10 万的国家有丹麦、芬兰、冰岛、挪威和瑞典,占报告病例数的 57%;报告发病率较低的国家包括保加利亚、克罗地亚、塞浦路斯、希腊、波兰和罗马尼亚[7]。2022 年 EU/EEA 国家共报告性病性淋巴肉芽肿(LGV)病例 2059 例,较 2021 年上升 58%;84% 的病例来自西班牙、荷兰、法国和比利时;绝大多数发生在 MSM 人群;37% 为 HIV 感染者[8]。

英国于 2003 年提出全国衣原体感染筛查项目,至 2008 年在全国普遍实施。该项目建议 25 岁以下性活跃人群每年或更换伴侣时进行 CT 检测,并要求初级保健和性健康门诊对就诊的 15~24 岁年轻人进行 CT 筛查。2022 年筛查了 68.7 万 15~24 岁女性人口,覆盖率为 20.8%,CT 阳性率为 9.8%;2023 年筛查了 67.2 万,覆盖率为 20.4%,阳性率为 9.6%[9]。自 2013 年以来,英国男性和女性中生殖道 CT 感染报告发病率均呈增长趋势,且男性中增长更快。2019 年报告发病率为 408.7/10 万,较 2013 年的 392.4/10 万增长了 4.2%;2020 年和 2021 年明显下降至 283.5/10 万,2022 年反弹至 352.4/10 万,虽较 2021 年增长了 24.3%,但仍低于 2013 年的水平,说明新冠病毒大流行结束后,CT 筛查和诊疗服务正处于逐渐恢复中[9]。2012 年英国第三轮全人群性观念与性行为调查发现,女性生殖道 CT 感染率为 1.5%,男性为 1.1%;16~24 岁年龄组人群中,54.2% 的女性和 34.6% 的男性过去一年曾做过 CT 检测,女性感染率为 3.1%,男性为 2.3%[10]。

随着其他欧洲国家相继开展筛查和采用更加敏感的检测方法,2004 年以来欧洲地区生殖道 CT 感染报告病例数逐年上升,2014 年后报告发病率趋于稳定。2019 年,23 个拥有性病综合监测系统的 EU/EEA 成员国共报告生殖道 CT 感染病例 43.3 万例,较 2010 年增长了 24%。其中,2015—2019 年男性增幅(19%)明显高于女性(9%),使得性别差异逐渐缩小。2019 年报告发病率为 157/10 万,男女性别比为 0.8∶1,60% 是 15~24 岁的性活跃人群,以 15~24 岁女性人群的发病率最高(1305/10 万)[11]。欧洲地区的国家之间生殖道 CT 感染报告发病率存在较大差异,发病率高于 300/10 万的国家有丹麦(614.5/10 万)、挪威

（533.9/10 万）、冰岛（503.1/10 万）、英国（388.5/10 万）和瑞典（335.6/10 万）；发病率低的国家有保加利亚、塞浦路斯、希腊、波兰和罗马尼亚，均低于 3/10 万[11]。普遍认为，国家之间的发病率差异主要是由于 CT 筛查、检测策略和报告系统不同所致。一些基于人群的调查发现，欧洲各国人群 CT 感染率较接近，18 ～ 26 岁女性 CT 感染率为 3.0% ～ 5.3%，男性为 2.4% ～ 7.3%[12]。德国近期的一项研究发现，15 ～ 17 岁青少年中有过性经历者的 CT 感染率为 9.6%，是没有性经历者（占 0.5%）的约 20 倍；女孩感染率为 2.8%，男孩为 0.1%。因此提示，青少年中 CT 感染流行形势严峻，需加大防控力度[13]。此外，在部分欧洲国家，孕产妇 CT 感染率也较高。荷兰的一项研究发现，孕产妇 CT 感染率为 2.4%，其中 20 岁以下孕产妇高达 12.5%[14]。

四、大洋洲地区国家流行状况

澳大利亚于 2007 年建立了全国衣原体哨点监测网络，推荐所有 25 岁以下性活跃的年轻人每年进行 CT 检测，并推荐性工作者及男男性行为者（MSM）定期进行检测。自 2008 年以来，澳大利亚报告的生殖道 CT 感染病例数呈现持续上升趋势，至 2011—2015 年间趋于稳定，但 2015—2019 年报告发病率呈现上升趋势，从 2015 年的 316.3/10 万上升到 2019 年为 435.1/10 万。在既往的 10 年中，女性报告发病率一直高于男性，2021 年女性和男性报告发病率分别为 383.7/10 万和 344.0/10 万[15]。受新冠疫情影响，2020 年开始下降，2021 年报告发病率为 362.7/10 万，较 2019 年下降了 16.6%。2021 年报告的生殖道 CT 感染病例中，20 ～ 24 岁组发病率最高（1748/10 万），15 ～ 19 岁组和 25 ～ 29 岁组分别为 926.2/10 万和 1014.6/10 万。2012—2019 年，15 ～ 29 岁人群中医保补贴的 CT 感染检测数增加了 31%，而 2019—2021 年又下降了 14%，说明新冠疫情影响了人们对检测服务的获取，进而影响了病例的诊断和报告[15]。此外，性健康门诊就诊者的监测资料显示，2021 年 HIV 阳性 MSM 中 CT 发病密度（49.4/100 人年）约是 HIV 阴性 MSM 的 1.5 倍，较 2012 年上升了 59%；2021 年女性性工作者的发病密度为 12.1/100 人年，较 2012 年（7.5/100 人年）增长了 62%[15]。新西兰一项人群调查发现，15 ～ 29 岁女性的 CT 感染患病率为 3.7%，男性为 1.3%，与其他发达国家的流行水平接近[16]。

基于人群的队列研究和调查获得的发病率与患病率能在一定程度上反映人群的真实发病和患病水平，而基于国家或地区的生殖道 CT 感染报告发病率在很大程度上与这些国家或地区 CT 筛查服务的可及性与力度、病例报告系统的建立与实施等因素有关。因此，不同国家的生殖道 CT 感染报告发病率趋势并不能完全反映 CT 感染传播和流行的演变过程，同样也造成国家之间报告发病率比较的困难。例如，从 EU/EEA 部分国家的生殖道 CT 感染防控工作开展情况与报告发病率可见，在推行重点人群普遍 CT 筛查或高危人群 CT 筛查等防控专项的国家报告发病率较高，而没有开展防控专项的国家发病率相对较低（图 3-1-2）。

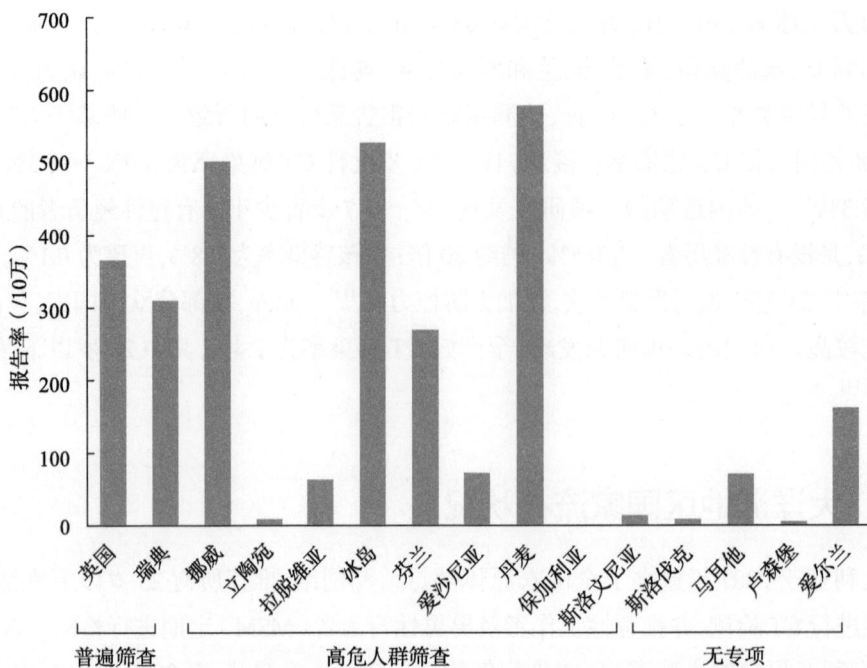

图 3-1-2　2018 年欧盟 / 欧洲经济区部分国家生殖道沙眼衣原体感染控制项目与报告发病率

资料来源：European Centre for Disease Prevention and Control. Chlamydia infection. In: ECDC. Annual epidemiological report for 2019[R]. Stockholm: ECDC, 2022.

五、其他地区国家流行状况

普遍认为,生殖道 CT 感染在发达国家和发展中国家均较常见。然而,由于许多国家尚未将生殖道 CT 感染的防治作为优先领域,以及受到检测能力和资源有限等因素的影响,目前许多国家尚缺乏基于 CT 筛查服务和来自国家或地区病例报告系统的生殖道 CT 感染流行病学资料。

多数国家,特别是发展中国家的生殖道 CT 感染流行病学数据往往来自对不同人群开展的流行病学调查。一项基于中东和北非国家人群患病率数据的荟萃分析发现,这些国家一般人群的泌尿生殖道 CT 感染率为 3.0%,与发达国家接近[17]。此外,不孕不育门诊就诊者和人工流产女性中感染率高于 10%,说明 CT 感染对生殖健康影响较大[17]。撒哈拉以南非洲地区育龄女性的 CT 感染率为 7.8%[18]。南美洲一些国家报道的 CT 感染率较高,巴拿马公立高中 14～19 岁学生中 62% 有过性经历,女生 CT 感染阳性率为 21.6%,男生为 9.1%[19];阿根廷孕产妇的宫颈 CT 感染率为 6.9%[20],巴西为 12.3%[21]。

在许多亚洲国家,尚未在重点人群中普遍开展 CT 筛查检测,有关生殖道 CT 感染的发病率资料相对较少,部分国家在有限的人群中开展过患病率调查。日本病例报告数据显示,日本每年报告的生殖道 CT 感染病例数在 2002 年达到高峰(4.5 万例),之后呈现逐年下降趋势,2017 年为 2.5 万例;报告的病例以男性为主,2010 年起男女约各占一半[22]。此外,日本在 HIV 阴性和阳性 MSM 人群中发现的直肠 CT 感染率均高于 15%[23]。印度孕产妇中泌尿生殖道 CT 感染率为 10%[24]。

近年来,泌尿生殖道外 CT 感染逐渐受到关注,不仅在有肛交行为的人群(如 MSM)中常见,而且在女性人群中也有一定的感染率。一些研究报道,高收入国家 15 岁以上女性直肠 CT 感染为 6.0%,泌尿生殖道 CT 感染者中 68% 也存在直肠感染,但未发现直肠感染与肛交行为之间有关联[25]。荷兰性病门诊就诊女性人群中,仅口咽部有 CT 感染的阳性率为 0.5%[26]。

综上所述,生殖道 CT 感染在全球广泛流行,在发达国家和发展中国家均很常见,给个体和社会带来沉重的疾病负担。据 WHO 估计,不同区域间的生殖道 CT 感染率有所不同,非洲和美洲区域感染率较高,东南亚区域感染率最低。目前 WHO 的估计是基于可以获得的不同国家或地区的报告发病率和人群感染率数据。然而,许多国家或地区,特别是发展中国家或资源匮乏的地区,CT 检测服务能力、病例报告系统以及资源受限,使得基于病例报告的流行病学数据和基于人群调查的患病率数据均有限,造成了目前全球包括生殖道 CT 感染在内的性病疾病负担估计存在诸多的局限性[27]。因此,有必要加强全球及各国的性病监测系统,以便全面、科学地掌握生殖道 CT 感染的流行状况与趋势,以及导致生殖道 CT 感染传播与流行的影响因素,为制定有效的生殖道 CT 感染防治策略与措施、评估防治效果提供科学依据。

(李婧　龚向东)

参考文献

[1] FENTON K A, LOWNDES C M. Recent trends in the epidemiology of sexually transmitted infections in the European Union[J]. Sex Transm Infect, 2004, 80(4): 255-263.

[2] World Health Organization. Global progress report on HIV, viral hepatitis and sexually transmitted infections, 2021. Accountability for the global health sector strategies 2016-2021: actions for impact[M]. Geneva: World Health Organization, 2021.

[3] Centers for Disease Control and Prevention. Sexually Transmitted Disease Surveillance 2020[M]. Atlanta: Centers for Disease Control and Prevention, 2022.

[4] TORRONE E, PAPP J, WEINSTOCK H. Prevalence of Chlamydia trachomatis genital infection among persons aged 14-39 years--United States, 2007-2012[J]. MMWR Morb Mortal Wkly Rep, 2014, 63(38): 834-838.

[5] PETERSEN M R, PATEL E U, GRABOWSKI M K, et al. Seroprevalence of Chlamydia trachomatis among female adults in the United States: The National Health and Nutrition Examination Surveys[J]. Clin Infect Dis, 2021, 73(3): e629-e637.

[6] Public Health Agency of Canada. Chlamydia, gonorrhea and infectious syphilis in Canada, 2020[R/OL]. (2023-02-13)[2024-06-18]. https://www.canada.ca/en/public-health/services/publications/diseases-conditions/chlamydia-gonorrhea-infectious-syphilis-canada-2020-infographic.html.

[7] European Centre for Disease Prevention and Control. Chlamydia - Annual Epidemiological Report for

2022[R/OL]. （2024-03-07）[2024-06-18]. https://www.ecdc.europa.eu/en/publications-data/chlamydia-annual-epidemiological-report-2022.

[8] European Centre for Disease Prevention and Control. Lymphogranuloma venereum - Annual Epidemiological Report for 2022[R/OL]. （2024-03-07）[2024-06-18]. https://www.ecdc.europa.eu/en/publications-data/lymphogranuloma-venereum-annual-epidemiological-report-2022.

[9] UK Health Security. Sexually transmitted infections and screening for chlamydia in England: 2023 report[R/OL]. （2010-06-17）[2024-06-18]. https://www.gov.uk/government/statistics/sexually-transmitted-infections-stis-annual-data-tables.

[10] SONNENBERG P, CLIFTON S, BEDDOWS S, et al. Prevalence, risk factors, and uptake of interventions for sexually transmitted infections in Britain: findings from the National Surveys of Sexual Attitudes and Lifestyles (Natsal)[J]. Lancet, 2013, 382(9907): 1795-1806.

[11] European Centre for Disease Prevention and Control. Chlamydia infection - Annual epidemiological report for 2019[R/OL]. （2022-09-30）[2024-06-18]. https://www.ecdc.europa.eu/sites/default/files/documents/chlamydia-annual-epidemiological-report-2019.pdf.

[12] REDMOND S M, ALEXANDER-KISSLIG, WOODHALL S C, et al. Genital chlamydia prevalence in Europe and non-European high income countries: systematic review and meta-analysis[J]. PLoS One, 2015, 10(1): e0115753.

[13] GASSOWSKI M, POETHKO-MÜLLER C, SCHLAUD M, et al. Prevalence of Chlamydia trachomatis in the general population in Germany - a triangulation of data from two population-based health surveys and a laboratory sentinel system[J]. BMC Public Health, 2022, 22(1): 1107.

[14] OP DE COUL E L M, PEEK D, VAN WEERT Y W M, et al. Chlamydia trachomatis, Neisseria gonorrhoea, and Trichomonas vaginalis infections among pregnant women and male partners in Dutch midwifery practices: prevalence, risk factors, and perinatal outcomes[J]. Reprod Health, 2021, 18(1): 132.

[15] KING J, MCMANUS H, KWON A, et al. HIV, viral hepatitis and sexually transmissible infections in Australia: Annual surveillance report 2022[M]. Sydney: The Kirby Institute, UNSW Sydney, Australia, 2022.

[16] RIGHARTS A, GRAY A R, MORGAN, et al. Chlamydia testing in New Zealand: Analysis of the 2014/2015 National Health Survey[J]. Sex Transm Dis, 2021, 48(7): 493-498.

[17] SMOLAK A, CHEMAITELLY H, HERMEZ J G, et al. Epidemiology of Chlamydia trachomatis in the Middle East and north Africa: a systematic review, meta-analysis, and meta-regression[J]. Lancet Glob Health, 2019, 7(9): e1197-e1225.

[18] HUSSEN S, WACHAMO D, YOHANNES Z, et al. Prevalence of chlamydia trachomatis infection among reproductive age women in sub Saharan Africa: a systematic review and meta-analysis[J]. BMC Infect Dis, 2018, 18(1): 596.

[19] GABSTER A, MAYAUD P, ORTIZ A, et al. Prevalence and determinants of genital Chlamydia trachomatis among school-going, sexually experienced adolescents in urban and rural Indigenous regions of Panama[J]. Sex Transm Infect, 2021, 97(4): 304-311.

[20] KIGUEN A X, MARRAMÁ M, RUIZ S, et al. Prevalence, risk factors and molecular characterization of Chlamydia trachomatis in pregnant women from Córdoba, Argentina: A prospective study[J]. PLoS One, 2019, 14(5): e0217245.

[21] SILVEIRA M F, SCLOWITZ I K, ENTIAUSPE L G, et al. Chlamydia trachomatis infection in young pregnant women in Southern Brazil: a cross-sectional study[J]. Cad Saude Publica, 2017, 33(1): e00067415.

[22] YOSHIKURA H. Changing demography of genital chlamydia, gonorrhea, genital herpes, condyloma, and syphilis infections in Japan[J]. Jpn J Infect Dis, 2021, 74(1): 35-41.

[23] MISUSHIMA D, TAKANO M, UEMURA H, et al. High prevalence and incidence of rectal Chlamydia infection among men who have sex with men in Japan[J]. PLoS One, 2019, 14(12): e0220072.

[24] NEENA A, DEEPA R. Detection of Chlamydia trachomatis infection among the pregnant women attending a tertiary care hospital in Kerala - South India by polymerase chain reaction[J]. Indian J Med Microbiol, 2020, 38(3/4): 319-323.

[25] CHANDRA N L, BROAD C, FOLKARD K, et al. Detection of Chlamydia trachomatis in rectal specimens in women and its association with anal intercourse: a systematic review and meta-analysis[J]. Sex Transm Infect, 2018, 94(5): 320-326.

[26] EVERS Y J, van LIERE G, DUKERS-MUIJRERS N, et al. Routine universal testing versus selective or incidental testing for oropharyngeal Chlamydia trachomatis in women in the Netherlands: a retrospective cohort study[J]. Lancet Infect Dis, 2022, 22(4): 552-561.

[27] ROWLEY J, VANDER HOORN S, KORENROMP E, et al. Chlamydia, gonorrhoea, trichomoniasis and syphilis: global prevalence and incidence estimates, 2016[J]. Bull World Health Organ, 2019, 97(8): 548-562P.

第二节　我国生殖道沙眼衣原体感染状况

　　生殖道沙眼衣原体感染是我国重点防控的性传播疾病,对该疾病流行状况的全面了解将有助于我国制定相应的防治策略与措施,以及指导防治资源的分配和防治效果的评估等。

一、生殖道沙眼衣原体感染发病特征

　　我国于 1991 年开始对非淋菌性尿道炎（NGU）和宫颈炎进行监测,并发现其呈增长趋势。随着部分国家（如美国、加拿大、瑞典）相继将生殖道 CT 感染作为一种法定报告传染病,我国于 2008 年开始在国家级性病监测点开展生殖道 CT 感染病例报告,将其作为一种独立的性传播疾病进行监测。2012 年修订的《性病防治管理办法》将生殖道 CT 感染作为我国五种重点监测和防治的性病之一。

（一）报告发病率趋势

　　2008—2019 年,105 个性病监测点报告的生殖道 CT 感染病例数逐年增长,由 2008 年的 24 964 例增长到 2019 年的 50 874 例,报告发病率由 2008 年的 32.48/10 万上升到 2019 年的 55.32/10 万,年均增长 4.96%[1,2]。受新冠疫情及其防控的影响,2020—2022 年生殖道 CT 感染

报告发病率较 2019 年有明显下降,2022 年报告发病率为 45.98/10 万,见图 3-2-1。

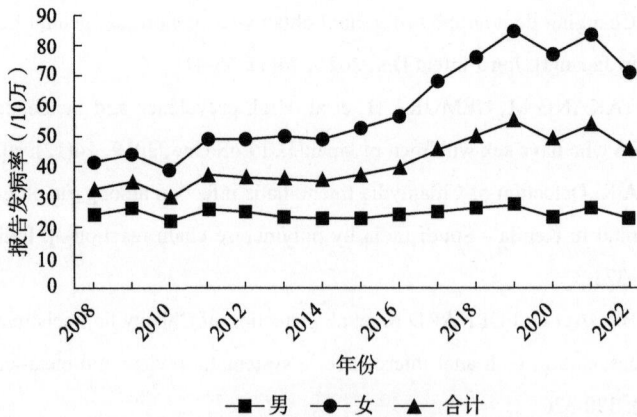

图 3-2-1　2008—2019 年生殖道沙眼衣原体感染报告发病率趋势
（全国性病监测点数据）

　　我国生殖道 CT 感染报告发病率不断增长,一方面说明促进该感染传播和流行的因素持续存在;另一方面,由于我国性病监测体系不断完善,生殖道 CT 感染作为一种独立的性病进行病例报告,医务人员对生殖道 CT 感染的认识有所增强,CT 检测能力有所提高等因素,导致病例发现逐步增加。

　　然而,我国生殖道 CT 感染报告发病率远低于其他国家,如美国 2019 年的报告发病率达到 552.8/10 万,加拿大、英国、丹麦等国的报告发病率也都高于 300/10 万,并且一直处于上升趋势 [3-5]。虽然我国生殖道 CT 感染报告发病率显著低于部分发达国家的原因有待进一步调查分析,但在很大程度上与我国生殖道 CT 感染诊疗服务和监测体系存在不足有一定关系。目前我国基于病例报告的生殖道 CT 感染监测主要是在全国性病监测点的地区和部分省市常规开展。在这些地区,首先医疗机构的医务人员对生殖道 CT 感染的认识不足,在临床服务中开展 CT 主动筛查的意识不够,导致一些 CT 感染患者没有及时得到检测;其次医疗机构的 CT 检测能力有限,多数医疗机构目前还是普遍采用敏感性较低的抗原检测方法,导致部分生殖道 CT 感染的漏诊;再次部分医务人员对作为非法定报告传染病的生殖道 CT 感染病例的报病意识淡薄,导致诊断的病例并没有报告。2017 年在监测点 752 家医疗机构的调查数据显示 [6],监测点内 62.6% 的医疗机构采用抗原快速检测方法诊断 CT 感染,其中公立和民营医疗机构分别为 61.7% 和 67.2%,采用核酸检测的机构不到 1/4,民营医疗机构更低。

（二）地区分布特征

　　不同监测点地区的生殖道 CT 感染报告发病率差异较大。2019 年报告发病率最高为 1309.38/10 万,最低为 0;报告发病率较高的监测点地区主要分布于浙江、海南、广东、广西和湖北等大中城市点,其报告发病率高于 100/10 万;报告发病率较低的监测点地区主要分布在陕西、甘肃、青海、宁夏、新疆、河南等中西部省份或农村地区,其报告发病率低于 10/10 万 [2]。

其余各年份的地区分布特征类似,以东中部大中城市发病率较高,而中西部省份或农村地区较低[1,2]。

按所在省份汇总计算各省监测点地区的平均报告发病率在地区间也存在较大差异。2010年报告发病率最高的4个省份为广东、浙江、海南和广西,主要为沿海地区,发病率均在50/10万以上;报告发病率低的主要是北方和西北地区省份,其中报告发病率最低的省份是天津、河北、河南和青海,均在1/10万以下。2015年报告发病率最高的省份为浙江、广东、海南、广西和辽宁,也都是沿海地区,发病率均在50/10万以上;发病率较低的仍然是北方和西北地区省份,报告发病率最低的省份是黑龙江、西藏、青海和山西,低于1/10万[1]。2021年报告发病率最高的省份是浙江、广东、广西、海南、福建,均为沿海地区,发病率均在50/10万以上,浙江仍然是发病率最高的省份;发病率较低的仍是北方和西北地区的省份,最低的是黑龙江、西藏和青海。2008—2019年间,在31个省(自治区、直辖市)中,22个省份监测点的报告发病率呈增长趋势,9个省份呈下降趋势。

生殖道CT感染报告发病率的地区差异可能与多方面因素都有关系。一方面,人口向大城市和经济发达地区转移,性观念和性行为更加开放,性病的传播更加广泛;另一方面,发达地区医疗水平更好,更多医疗机构开展CT的核酸检测,这些因素都可能导致病例发现与报告增多。

(三)人群分布特征

1. 性别　2008—2015年男性生殖道CT感染报告发病率呈下降趋势,由2008年的24.04/10万下降至2015年的22.57/10万,年均下降0.89%,之后逐年增长至2019年的27.35/10万,年均增长4.92%;女性报告发病率呈上升趋势,由2008年的41.31/10万上升至2019年的84.55/10万,年均增长6.73%。女性报告发病率一直高于男性,但男女性别比呈逐年下降的趋势(见图3-2-1),由2008年的0.61∶1下降至2019年的0.32∶1。生殖道CT感染报告发病率的性别差异可能是多方面因素造成的,一方面是我国女性人群的感染水平可能高于男性;另一方面是女性常因宫颈炎、盆腔炎或其他妇科疾病,以及围产期常规检查等原因到医院就诊,使得在女性中开展CT检测更常见。

2. 年龄　生殖道CT感染的高发年龄段为20～34岁。2008—2018年报告发病率最高年龄组为25～29岁,均在130/10万以上;2019年为20～24岁,为184.7/10万。各年龄组的报告发病率均呈现增长趋势,以20～24岁年龄组增幅最大,其次为14岁以下和15～19岁年龄组。2008—2019年间,女性各年龄组的报告发病率均明显高于男性,其中15～39岁年龄组女性报告发病率远高于男性,而15～29岁年龄段女性报告发病率为男性的2～4倍。

3. 职业　在生殖道CT感染的报告病例中,以待业人群占比最多,其次为商业服务、工人和农民或民工。

(四)报告病例机构

生殖道CT感染报告病例来源于各级各类医疗机构。其中,以综合医院报告的病例数最多,占65%以上,其次为妇科医院与妇幼保健院、皮肤病性病专科医院。然而,皮肤病性病专科医院的报告病例数占比有所下降,从2008年的11.48%下降至2019年的1.82%;妇科医院与妇幼保健院报告病例数占比则有所上升,从2008年的14.68%增长至2019年的25.59%。妇科医院与妇幼保健院报告病例数的上升可能与医疗机构增强了CT感染筛查意识和提高了服务水平有关。

二、不同人群的生殖道沙眼衣原体感染状况

除病例报告外,在不同人群中开展调查是了解生殖道CT感染流行水平和估计人群疾病负担的重要手段。据WHO2020年最新估计,全球生殖道CT感染的平均患病率为3.2%[7]。我国不同人群(社区人群、医疗机构就诊者及高危人群)的感染率也处于较高的水平。

(一)社区人群感染现状

由于受到调查资源和现场组织等因素的限制,在我国社区人群中开展的有关CT感染的大规模调查相对较少。我国最早基于社区人群的CT感染患病率调查是1999—2000年在18个城市开展的基于CT核酸检测技术的调查[8]。该调查是以全国31个省份的人口及性病报告发病率为基础,采用多级概率抽样的方法抽取18个省份纳入调查。然后在18个省份的60个城市或农村社区中采用随机抽样的方式抽取5000名20~64岁社区人群进行调查。调查结果表明,在3426名最终纳入调查的对象中,女性人群泌尿道CT感染率为2.6%(95%置信区间:1.6%~4.1%),男性泌尿道感染率为2.1%(95%置信区间:1.3%~3.3%);城市女性的感染率明显高于农村女性,但城市男性人群与农村差异不明显;25~44岁组男性和女性的感染率最高。本次调查结果成为我国社区人群泌尿道CT感染状况的基线资料,为初步了解我国生殖道CT感染的人群疾病负担提供了基础数据。

2016年,槐鹏程等在我国山东省开展了基于核酸检测的人群CT感染率调查[9]。该调查采用多级抽样方法,在山东省的4个地区按照概率抽样方法抽取相等数量的城市社区和农村村寨纳入调查,在纳入的社区或村寨中采取系统抽样方法入组18~49岁的调查对象。调查结果表明,在7203名调查对象中,女性泌尿道CT感染率为2.3%(95%置信区间:1.5%~3.2%),男性泌尿道感染率为2.7%(95%置信区间:1.6%~3.8%);其中,14~24岁男性(4.3%)和30~34岁女性(3.5%)感染率最高。城市地区的男性或女性感染率均高于农村地区,但差异没有统计学意义。

针对城市地区女性的CT感染率,罗珍胄等于2017年在深圳南山区结合社区宫颈癌和乳腺癌筛查项目开展了育龄妇女泌尿生殖道CT感染患病率调查。该调查采取概率抽样的方式在南山区8个街道中选择4个街道入组20~60岁的调查对象[10]。调查结果显示,在入组的9207名女性中基于核酸检测的CT感染率为4.12%(95%置信区间:3.71%~4.53%),其中20~29岁女性的患病率最高(4.82%,95%置信区间:

3.24%～6.40%）。黄志威等在中国香港地区开展的人群泌尿道CT感染调查结果表明[11]，18～49岁居民CT感染率为1.4%（95%置信区间：0.8%～2.5%），其中男性和女性分别为1.2%和1.7%，明显低于深圳地区调查的结果。

此外，2004年在山西农村山区8个乡村结合人乳头瘤病毒（HPV）感染普查开展的CT感染调查发现[12]，15～44岁农村女性泌尿道CT感染率为1.4%（95%置信区间：0.2%～2.7%），与山东地区农村女性人群感染率相似[9]，但低于全国调查的结果[8]。

基于上述调查发现，我国社区人群泌尿生殖道CT感染率在2%～4%之间，女性感染率高于男性，城市人群感染率高于农村地区。有必要选择有代表性的地区，定期开展连续性CT感染率监测，从而了解人群感染状况、估计疾病负担及其趋势，以及为评估CT感染社区防治效果提供可靠数据。

（二）重点人群感染状况

生殖道CT感染在没有得到早期发现和有效治疗情况下可以导致一系列并发症，包括育龄女性的不孕和男性的不育，以及在孕产妇中导致死胎、早产等不良妊娠结局或产道感染等。因此，从有效预防不良生殖和妊娠结局的角度，性活跃年龄的女性和男性、孕产妇及在生殖健康门诊就诊的患者是生殖道CT感染及防治的重点人群。

1.青年学生　有关青少年或青年学生CT感染状况的调查相对比较少。结合艾滋病监测哨点工作，云南省疾病预防控制中心在省内的部分大专院校对798名16～35岁在读学生开展的CT感染率调查发现[13]，青年学生泌尿生殖道CT感染率为8.52%，女性感染率（10.27%）明显高于男性（6.28%）。2022年在昆明的部分高校学生中再次开展调查发现[14]，泌尿生殖道CT感染率为6.22%，女性感染率（8.06%）明显高于男性（4.77%）。其中，自我报告有过性行为的学生感染率为19.5%（女性为30.48%，男性为13.19%），随着入校时间的增加出现CT感染上升的趋势。我国台湾地区2002—2003年在182名具有性行为的中学生中开展的一项调查也发现[15]，该人群的泌尿生殖道CT感染率为8.8%，女性感染率（12.5%）明显高于男性（5.3%）。由此可见，青年学生中CT感染率普遍高于社区人群，而且女性学生中感染率更高。

2.孕产妇　早期在福建地区开展的孕产妇CT感染调查发现[16]，504例门诊孕产妇就诊者中有51例泌尿道CT感染者（感染率为10.1%）。2019年广东省开展的一项调查显示[17]，881例孕产妇中CT感染率为6.7%，其中首次性行为年龄小于25岁人群的感染率高达22.14%。

3.婚检人群　在许多地区，泌尿生殖道CT检测已经作为常规检测的项目之一纳入自愿婚前及孕前优生医学检查服务中。根据杭州市某区婚检中心2013—2020年的婚检资料分析可见，67 152名婚检人员的CT感染率为4.72%，感染率呈现逐年下降趋势[18]。2019年云南省对6个州（市）的1671名婚检人群调查发现[19]，该人群的CT感染率为6.64%，女性感染率（8.31%）明显高于男性（4.99%），而且18～20岁年龄组的感染率最高（20.83%）。

4.妇科门诊就诊者　对2013—2018年在江苏一家综合医院妇科门诊就诊的11 242例

女性就诊者 CT 感染检测资料分析可见[20]，该人群的泌尿道 CT 感染率为 10.2%，<25 岁年龄组的感染率高达 17.3%。2018—2019 年在江苏多家医院开展的调查发现[21]，妇科门诊就诊者的泌尿道 CT 感染率为 15.4%，苏南地区的感染率（18.5%）高于苏北地区（16.2%）和苏中地区（11.9%）。广东地区多家医院的 595 例妇科门诊就诊者的 CT 感染率为 8.2%[17]。2017—2018 年在全国 12 个省份 13 个城市的 2908 例具有妇科主诉患者中调查显示，泌尿道 CT 感染的患病率为 6.33%，患病率在城市间具有显著性差异[22]。

5. 女性不孕人群　2019 年在广东多家医院调查显示，女性不孕人群 CT 感染率为 5.9%[17]；山东某保健院 2017 年调查的 600 例不孕女性中 CT 感染率为 4.8%[23]；湖南某辅助生殖中心 2018—2019 年 666 例不孕女性中 CT 感染率为 3.5%[24]。从不同地区的调查结果来看，女性不孕人群的 CT 感染率并不比社区人群高，而且有调查发现可育和不育男性的 CT 感染率并没有差异，均处于较低水平[25]。在不孕女性和不育男性中 CT 感染率不高并不代表 CT 感染与不孕不育之间缺乏相关性，而是说明不孕不育的结局是既往 CT 感染的结果，表明 CT 既往感染的特异性抗体（特别是 IgG）与女性的不孕显著相关[26]。

（三）高危人群感染状况

男男性行为者（MSM）、女性暗娼及其嫖客已经成为性传播疾病，包括艾滋病感染的高危人群。由于在性传播疾病传播中扮演的重要角色（如传染源或桥梁人群角色），这些人群的 CT 感染状况备受关注。

1. 男男性行为者　由于 MSM 性行为倾向（同性或双性）和方式（肛交、口交或阴道交）的不同，CT 感染发生的部位也有所不同。目前在 MSM 人群中开展的 CT 感染调查，绝大多数在城市地区开展，多数涉及尿道、直肠和口咽的感染状况。在华南地区，2017—2018 年广州开展的一项调查表明，在 463 名 MSM 人群中 CT 感染的总患病率为 18.1%，直肠、尿道和口咽 CT 感染率分别为 11.2%、6.7% 和 1.3%[27]。在西南地区，2018—2019 年在云南 6 个州（市）933 名 MSM 中开展的调查显示，CT 感染的总患病率为 13.3%[28]；2020 年依托艾滋病哨点监测平台对全省 14 个州（市）的 1298 名 MSM 调查发现，该人群的 CT 感染总患病率为 9.9%，其中直肠、尿道和口咽感染率分别为 6.0%、5.4% 和 0.6%[29]。在华东地区，2021 年在江苏 4 个城市 1087 名 MSM 中开展的调查发现，该人群尿道 CT 感染的患病率为 4.2%[30]。2018 年，在华南（深圳）、华东（南京）和华中（武汉）开展的一项多城市调查表明[31]，MSM 人群 CT 感染的总患病率为 18.2%（95% 置信区间为 13.9% ～ 22.5%），其中直肠感染率最高（15.6%），其次为尿道（3.2%）和口咽部（1.6%）；城市之间的 CT 感染总患病率有显著差异，深圳（22.5%）高于南京（17.6%）和武汉（10.5%），主要体现在直肠感染率之间的差异。2022—2023 年开展的一项覆盖全国 7 大区域 9 个省 14 个城市的调查发现[32]，MSM 人群的 CT 感染总患病率为 14.8%（95% 置信区间为 13.5% ～ 16.2%），直肠感染率（11.6%）明显高于尿道（3.3%）和口咽感染率（1.7%）；CT 感染总患病率以华南地区最高（22.9%），东北地区最低（10.0%）。虽然在地区之间有显著性差异，但 MSM 人群的 CT 感染率普遍比较高，总患病率在 15% ～ 18% 之间，其中直肠感染占 75% 以上，口咽部感染率在 2% 以内。鉴于口咽部 CT 感染率相对较低,加上该部位的 CT 细菌载量低[33] 和自清除率高[34],在没有明确口交行为的情况下是否对 MSM 人群常规开展口咽部 CT 检测有待商榷。

2. 女性暗娼　基于对 2006—2015 年发表文献的系统分析和荟萃分析,我国暗娼人群泌尿生殖道 CT 感染的合并患病率为 16.39%(95% 置信区间为 12.78%～20.35%),其中高、中、低档场所的暗娼感染率分别为 15.98%、16.62% 和 20.85%[35]。2020 年在广东农村地区开展的调查显示,该人群的感染率高达 22.0%[36]。2021 年江苏在 7 个地市的暗娼人群调查提示,CT 感染率相对较低(4.3%),且不同层次场所人群的感染率差别不明显[37]。

3. 性病门诊就诊者　性病门诊就诊者往往被认为是具有感染 CT 等性传播疾病高危行为的人群。然而,随着性病专科门诊数量的减少,这类就诊者可能会流向其他科室(如男性科、肛肠科、泌尿科或妇科等)。2015 年在广东 9 个地市开展的调查显示,男性就诊者泌尿生殖道 CT 感染率为 6.06%[38];2018 年深圳市性病门诊就诊的不同人群泌尿生殖道 CT 感染状况调查发现,男性就诊者的感染率为 10.7%[39],女性为 8.3%[40],男女劳务人员为 9.9%[24]。2018—2019 年江苏在多个门诊调查的女性就诊者泌尿生殖道 CT 感染率高达 19.4%[21]。然而,性病门诊女性就诊者不仅有较高的 CT 感染率,而且有 4.9% 的直肠 CT 感染率,甚至出现在从来没有过肛交行为的女性中[41]。

4. HIV 感染者　云南省在 406 例(绝大多数为男性)HIV 感染者中发现,泌尿生殖道 CT 感染率为 3.2%,与社区人群的感染率类似,但该人群的梅毒血清学患病率高达 11.6%[42]。

(赵培祯　李婧　王成　龚向东)

参考文献

[1] 岳晓丽,龚向东,滕菲,等.2008—2015 年中国性病监测点生殖道沙眼衣原体感染流行特征分析 [J]. 中华皮肤科杂志, 2016, 49(5): 308-313.

[2] 岳晓丽,龚向东,李婧,等.2015—2019 年中国性病监测点生殖道沙眼衣原体感染流行病学特征 [J]. 中华皮肤科杂志, 2020, 53(8): 596-601.

[3] European Centre for Disease Prevention and Control. Chlamydia infection - Annual epidemiological report for 2019[R/OL].(2022-09-30)[2024-06-01]. https://www.ecdc.europa.eu/sites/default/files/documents/chlamydia-annual-epidemiological-report-2019.pdf.

[4] Public Health Agency of Canada. Chlamydia, gonorrhea and infectious syphilis in Canada, 2020[R/OL].(2023-02-13)[2024-06-01]. https://www.canada.ca/en/public-health/services/publications/diseases-conditions/chlamydia-gonorrhea-infectious-syphilis-canada-2020-infographic.html.

[5] Centers for Disease Control and Prevention. Sexually Transmitted Disease Surveillance 2020[M]. Atlanta: Centers for Disease Control and Prevention, 2022.

[6] 张家晖,岳晓丽,李婧,等.全国性病监测点实验室检测能力调查 [J]. 中华流行病学杂志, 2020, 41(9): 1509-1513.

[7] World Health Organization. Global progress report on HIV, viral hepatitis and sexually transmitted infections, 2021. Accountability for the global health sector strategies 2016-2021: actions for impact[M]. Geneva: World Health Organization, 2021.

[8] PARISH W L, LAUMANN E O, COHEN M S, et al. Population-based study of chlamydial infection in China: a hidden epidemic[J]. JAMA, 2003, 289(10): 1265-1273.

[9] HUAI P, LI F, LI Z, et al. Prevalence, risk factors, and medical costs of Chlamydia trachomatis infections in Shandong Province, China: a population-based, cross-sectional study[J]. BMC Infect Dis, 2018, 18(1): 534.

[10] LUO Z Z, LI W, WU Q H, et al. Population-based study of chlamydial and gonococcal infections among women in Shenzhen, China: Implications for programme planning[J]. PLoS One, 2018, 13(5): e0196516.

[11] WONG W C, ZHAO Y, WONG N S, et al. Prevalence and risk factors of chlamydia infection in Hong Kong: A population-based geospatial household survey and testing[J]. PLoS One, 2017, 12(2): e0172561.

[12] FRANCESCHI S, SMITH J S, van den BRULE A, et al. Cervical infection with Chlamydia trachomatis and Neisseria gonorrhoeae in women from ten areas in four continents[J]. Sex Transm Dis, 2007, 34(8): 563-569.

[13] 张小斌, 刘春桃, 郭艳, 等. 云南某地青年学生生殖道沙眼衣原体感染调查[J]. 中国皮肤性病学杂志, 2022, 36(7): 807-810.

[14] 杨雨晴, 张斑悦, 刘春桃, 等. 昆明市某高校学生生殖道沙眼衣原体的感染现状调查[J]. 中国艾滋病性病, 2023, 29(5): 603-605.

[15] HSIEH Y H, SHIH T Y, LIN H W, et al. High-risk sexual behaviours and genital chlamydial infections in high school students in Southern Taiwan[J]. Int J STD AIDS, 2010, 21(4): 253-259.

[16] CHEN X S, YIN Y P, CHEN L P, et al. Sexually transmitted infections among pregnant women attending an antenatal clinic in Fuzhou, China[J]. Sex Transm Dis, 2006, 33(5): 296-301.

[17] LI C, TANG W, HO H C, et al. Prevalence of Chlamydia trachomatis among pregnant women, gynecology clinic attendees, and subfertile women in Guangdong, China: A cross-sectional survey[J]. Open Forum Infect Dis, 2021, 8(6): ofab206.

[18] 徐洁颖, 章福姣, 杨爱平, 等. 杭州市某区 2013—2020 年婚检人员艾滋病、梅毒、沙眼衣原体、淋球菌、HBV、TORCH、TSH 以及肝肾功能检测结果研究[J]. 中国卫生检验杂志, 2021, 31(22): 2786-2788.

[19] 王雅雯, 戴洁, 曾志君, 等. 云南省部分地区婚检人群生殖道沙眼衣原体感染情况及相关因素[J]. 昆明医科大学学报, 2022, 43(12): 36-40.

[20] CAI S, PAN J, DUA D, et al. Prevalence of Ureaplasma urealyticum, Chlamydia trachomatis, and Neisseria gonorrhoeae in gynecological outpatients, Taizhou, China[J]. J Clin Lab Anal, 2020, 34(2): e23072.

[21] HU H, ZHOU Y, SHI L, et al. High prevalence of Chlamydia trachomatis infection among women attending STD and gynecology clinics in Jiangsu province, China: A cross-sectional survey[J]. Medicine (Baltimore), 2021, 100(46): e27599.

[22] LI T, LIU Z, ZHANG D, et al. Prevalence of and risk factors for chlamydia in female outpatients with genital tract infections: a nationwide multi-center, cross-sectional study in China[J]. Front Public Health,

2023(11): 1182108.

[23] 高云. 600 例不孕女性生殖病原体感染分析 [J]. 世界最新医学信息文摘, 2018, 18(57): 79.

[24] CHEN H, LUO L, WEN Y, et al. Chlamydia trachomatis and human papillomavirus infection in women from southern Hunan Province in China: A large observational study[J]. Front Microbiol, 2020(11): 827.

[25] LIU J, WANG Q, JI X, et al. Prevalence of Ureaplasma urealyticum, Mycoplasma hominis, Chlamydia trachomatis infections, and semen quality in infertile and fertile men in China[J]. Urology, 2014, 83(4): 795-799.

[26] ZUO Y, JIANG T T, TENG Y, et al. Associations of Chlamydia trachomatis serology with fertility-related and pregnancy adverse outcomes in women: a systematic review and meta-analysis of observational studies[J]. EbioMedicine, 2023(94): 104696.

[27] YANG L G, ZHANG X H, ZHAO P Z, et al. Gonorrhea and chlamydia prevalence in different anatomical sites among men who have sex with men: a cross-sectional study in Guangzhou, China[J]. BMC Infect Dis, 2018, 18(1): 675.

[28] 苏兴芳, 刘春桃, 张小斌, 等. 云南省 MSM 人群生殖道沙眼衣原体和淋球菌感染调查 [J]. 皮肤病与性病, 2022, 44(5): 369-362.

[29] 郭艳, 张肖, 杨朝军, 等. 云南省男男性行为人群沙眼衣原体、淋球菌和梅毒感染现状及影响因素分析 [J]. 中国公共卫生, 2023, 39(3): 379-383.

[30] HU H, CHEN Y, SHI L, et al. Prevalence of syphilis and chlamydia trachomatis infection among men who have sex with men in Jiangsu province, China: A cross-sectional survey[J]. Front Public Health, 2022(10): 1006254.

[31] ZHOU Y, CAI Y M, LI S L, et al. Anatomical site prevalence and genotypes of Chlamydia trachomatis infections among men who have sex with men: a multi-site study in China[J]. BMC Infect Dis, 2019, 19(1): 1041.

[32] JIANG T T, CAO N X, ZHANG W Y, et al. High prevalence of Chlamydia trachomatis infections but rare lymphogranuloma venereum cases found among men who have sex with men: A nationwide study in China[J]. PLoS Med, 2024 (submitted).

[33] WIJERS J N A P, DUKERS-MUIJRERS NHTM, VAN KIERE G A F S, et al. Men and women have an equal oropharyngeal and anorectal Chlamydia trachomatis bacterial load: A comparison of 3 anatomic sites[J]. J Infect Dis, 2021, 223(9): 1582-1589.

[34] VAN ROOIJEN M S, VAN DER LOEFF M F, MORRÉ S A, et al. Spontaneous pharyngeal Chlamydia trachomatis RNA clearance. A cross-sectional study followed by a cohort study of untreated STI clinic patients in Amsterdam, The Netherlands[J]. Sex Transm Infect, 2015, 91(3): 157-164.

[35] 岳晓丽, 李婧, 门佩璇, 等. 中国女性性工作者生殖道沙眼衣原体感染率的 Meta 分析 [J]. 中国艾滋病性病, 2017, 23(4): 318-321.

[36] 戚志东, 赵培祯, 何世英, 等. 250 例农村地区女性性工作者生殖道沙眼衣原体感染现状和相关因素分析 [J]. 皮肤性病诊疗学杂志. 2022, 29(5): 457-461.

[37] SHI L, LUO J, CHEN Y, et al. Prevalence of syphilis and chlamydia trachomatis infection among female sex workers in Jiangsu, China: Results from a multicenter cross-sectional and venue-based study[J]. Front

Public Health, 2022(10): 1018724.

[38] 沈鸿程, 黄澍杰, 覃晓琳, 等. 广东省 9 个城市性病门诊男性就诊者生殖道沙眼衣原体感染危险因素分析 [J]. 中华流行病学杂志, 2017, 38(3): 364-368.

[39] 宁宁, 蔡于茂, 翁榕星, 等. 深圳市性病门诊男性患者生殖道沙眼衣原体感染现状及影响因素分析 [J]. 中国艾滋病性病, 2022, 28(5): 565-568.

[40] 叶健滨, 王洪琳, 蔡于茂, 等. 性病相关门诊女性就诊者生殖道沙眼衣原体感染危险因素分析 [J]. 国际流行病学传染病学杂志, 2020, 47(5): 410-414.

[41] HAN Y, CHEN K, LIU J W, et al. High prevalence of rectal Chlamydia trachomatis infection with the same genotype as urogenital infection in female outpatients in sexually transmitted disease clinics in China[J]. Open Forum Infect Dis, 2021, 9(3): ofab569.

[42] TU W, LI Y Y, KUANG Y Q, et al. High prevalence of sexually transmitted infections and risk factors among HIV-positive individuals in Yunnan, China[J]. Eur J Med Res, 2022, 27(1): 9.

第三节　生殖道沙眼衣原体感染的分子流行病学

沙眼衣原体（CT）是一类严格胞内寄生的微生物, 基因组全长 1042kbp（约大肠杆菌基因长度的 1/4）, 包含一个隐匿性质粒, 基因长度 7.5kbp。主要外膜蛋白（MOMP）由 *ompA* 基因编码, 该基因长度 1.2kbp, 由 4 个可变区 1 ～ 4 和 5 个保守区组成[1]。分子流行病学是通过应用先进的技术测量生物学标志并结合流行病学现场研究方法, 研究疾病分子生物学标志物的分布特征, 为防治疾病和促进健康的策略与措施提供科学依据。应用在 CT 分子流行病学的技术包括: 基于 *ompA* 基因限制性片段长度多态性分型法、使用荧光染料改良的 PCR 技术（如高分辨率熔点曲线分析）、利用测序技术检测靶基因的变异（如 *ompA* 基因的分型、多位点序列分型和多位点可变数目串联重复序列分析）、杂交技术（如反向线性杂交技术、反向点杂交技术以及微球悬浮芯片杂交技术）、DNA 微芯片、全基因组测序等[2]。

一、分子流行病学特征

（一）我国分子流行病学特征

我国生殖道沙眼衣原体感染分子流行病学调查主要是集中在医院就诊者（如性病门诊、妇产科、泌尿科等）和社区高危人群（如男男性行为者、暗娼）中开展。表 3-3-1 列出了我国不同人群中的生殖道沙眼衣原体感染分子流行病学调查结果。从这些调查结果可见, D、E、F、J 和 G 型等是我国明确比较流行的基因型, 但在不同人群和不同地区可能有所不同。

表 3-3-1　我国部分人群 CT 分子流行学特征

地区，发表年份	性别	样本来源	样本量	累计占 70% 的基因型别分布
性病门诊就诊者				
广东，2007[3]	男	尿道	18	E (27.8%)，F (22.2%)，D (16.7%)，G (11.1%)
广东，2016[4]	男	尿道	94	D (24.0%)，E(21.9%)，J(20.8%)，F (16.7%)
江苏、广东、广西、海南，2013[5]	男	尿道	129	F (25.6%)，E (17.1%)，J/Ja (16.3%)，D (15.5%)
广东，2017[6]	男	尿道	130	D (20.8%)，E(20.0%)，F(17.7%)，J(16.9%)
台湾，2007[7]	男	尿道	64	E (25%)，D (22%)，F (17%)，K (12%)
广东，2010[8]	男、女	泌尿生殖道	189	E (26%)，F (24%)，J/Ja (19%)，D (13%)
广东，2012[9]	男、女	泌尿生殖道	377	F (22.3%)，E (22%)，D/Da (12.7%)，G/Ga (8.0%)，J/Ja (7.3%)
台湾，2006[10]	男、女	泌尿生殖道	102	E (22%)，D (19%)，F (16%)，J (15%)
广东、江苏、上海、广西、四川，2007[11]	女	生殖道	154	E (27.9%)，F (23.5%)，G/Ga (12.4%)，D (11.1%)
广东，2007[3]	女	生殖道	41	E (21.9%)，F (17.1%)，H (14.6%)，D (12.2%)，G (7.3%)
天津、广西，2021[12]	女	生殖道	137	E (29.9%)，J (19.7%)，D (15.3%)，F(15.3%)
	女	直肠	47	J (23.4%)，E (21.3%)，D (19.2%)
男男性行为者				
广东，2011[13]	男	直肠	31	G(38.7%)，D(35.5%)
广东，2016[4]	男	直肠	50	G (41.2%)，D(31.4%)
江苏、湖北、广东，2019[14]	男	直肠	59	D (50.8%)，G (22.0%)
台湾，2023[15]	男	直肠	19	Da(26.3%)，L2b(26.3%)，B(21.1%)
暗娼				
广东、江苏、上海、广西、四川，2007[11]	女	生殖道	72	E (32.0%)，F (22.0%)，D (10.0%)，G (10.0%)
艾滋病咨询门诊患者				
台湾，2014[16]	男	尿道	68	G(32.4%)，Da (29.4%)，J (14.7%)
台湾，2014[12]	女	生殖道	22	E(27.7%)，J(27.7%)，F(18.2%)
其他门诊就诊者 *				
广东，2006[17]	男、女	泌尿生殖道	191	E (39%)，F (24%)，D (15%)
湖北，2022[18]	女	生殖道	273	J(28.6%)，E(23.1%)，F(17.6%)，D (13.9%)
湖南，2022[19]	女	生殖道	303	E (27.4%)，F (21.5%)，J (18.2%)，D (13.2%)
社区人群				
广西，2017[20]	女	生殖道	128	D(29.7%)，E(21.9%)，G (16.4%)，F (12.5%)
广东，2022[21]	女	生殖道	375	E(25.2%)，J (22.6%)，F (17%)，D (14.4%)

注：* 包括性病门诊、妇科门诊和泌尿外科门诊患者。

我国在性病门诊就诊人群中开展了相对较多的 CT 分子流行病学调查。从不同地区的调查结果来看,性病门诊就诊者中,无论男性还是女性,泌尿生殖道 CT 感染基因型主要以 E、F、D 和 J 型为主[4-6,8,12],在广东地区出现 G/Ga 型[3,9,11],台湾地区出现 K 型[7]。此外,B/Ba 和 I 型在我国南方地区有散发流行[3,4,6,8,9,],但其他地区基本罕见报道。

我国在暗娼人群中开展的分子流行病学调查相对较少。2007 年,高省等在我国华南、华东和西南 6 个城市的暗娼人群中 CT 基因分型调查发现了 9 个基因型,其中以 E、F、G、D 型最为流行[11]。

我国男男性行为者(MSM)的 CT 感染分子流行病学研究显示,该人群主要流行的菌株与异性恋人群有较大区别。李建红等首次在广东深圳于 2008—2009 年在该人群开展了 CT 感染分子流行病学研究[13]。结果表明,MSM 人群直肠和尿道 CT 感染的基因型分布相对比较集中,70% 以上是 D 和 G 型。覃晓琳等在广东性病门诊招募的 MSM 人群中,直肠感染的 CT 基因型 G 型占 41.2%,D 型占 31.4%[4]。周英等在江苏、湖北、广东等招募该人群,研究显示直肠、尿道及口咽部位主要感染的菌株型别亦为 D 和 G 型[14]。与部分欧洲国家不同,我国 MSM 人群中发现与性病性淋巴肉芽肿(LGV)相关的 L 型感染相对较少。然而,2020—2022 年在中国台湾地区开展的一项调查发现,在 MSM 直肠感染中出现了 1/4 以上的感染是 L2b 型所致,表明了 LGV 在该人群中的暴发流行[18]。我国大陆地区一次 MSM 人群调查中首次发现了直肠 L2f 型 CT 感染者,同时也是亚洲地区首次发现的 L2f 型感染病例,提示 L 型菌株在我国 MSM 人群中有进一步传播的可能性。此外,在 MSM 人群中双性性行为者直肠 CT 感染的 E 和 F 型比例(12.5%)明显高于同性性行为者(1.8%),这一现象是否说明在 MSM 异性性行为中女性发挥了重要传染源作用还有待进一步研究。

韩燕等在性病门诊就诊者中开展了异性恋人群直肠 CT 感染分子流行病学的研究,研究发现直肠 CT 感染主要基因型为 E(29.9%)、J(19.7%)和 D(15.3%)型,该分布与该人群生殖道感染主要流行的菌株类似,但与 MSM 人群直肠感染优势基因型不同[12],男女直肠感染基因型分布差异的原因有待进一步研究[22]。

其他门诊(如妇科、泌尿外科、生殖门诊)就诊者及常规体检就诊者的 CT 感染基因型仍然以异性传播的 D、E 和 F 型为主,但我国台湾地区艾滋病咨询检测门诊的男性就诊者中出现了尿道 CT 感染以 G 和 Da 型为主(61.8%)的现象[16]。

我国开展基因型与感染后症状关联性的研究较少,高省等研究还发现基因型分布在地区间和临床表现不同的患者间有显著性差异,表现为 E 型主要分布在华南和华东地区,F 型主要分布在西南地区;G 型与下腹痛相关,E 型与无症状感染相关[11]。广州地区的研究显示,G 型感染与阴道分泌物异常有关[18],D 型感染与白细胞计数高有关。广东深圳的一项研究显示,F 型和 G 型感染都与阴道分泌物异常有关[9]。另一项来自广西地区的研究显示,G 型与黏液化脓性宫颈炎和宫颈上皮内瘤变有关,E 型感染者常同时感染高危型的 HPV[20]。

(二)其他部分国家分子流行病学特征

全球部分国家在不同人群中开展的 CT 感染分子流行病学调查结果见表 3-3-2。从不同国家及人群的结果可见,绝大多数泌尿生殖道的 CT 感染还是以 E、D 和 F 型为主,特别是在社区人群、妇科就诊者和性病门诊就诊者中,E 型比例占 25% ～ 70%。然而,在欧洲国家出现一定比例的 I 型[23,34],在多个国家出现 K 型[29,30,35]。在亚洲地区(日本、韩国和印度)的性病门诊就诊者中出现 5% ～ 10% 的 H 型[41,42]和 I 型[40]。除了在我国广东报告过较高的 H 型(14.6%)外[3],其他地区的性病门诊就诊者或异性感染人群中这些基因型报告非常少见,但我国该人群的 J 型 CT 感染较亚洲其他国家流行广,而且在部分地区所占的比例较高(≥15%)[4,6,8,10,12]。欧洲地区 MSM 人群直肠感染的 CT 以 G 型最为流行,G 和 D 型占比(30% ～ 60%)明显低于我国,而 L 型的比例相对较高[35,37,39,43]。在荷兰 2013 年和英国 2016 年发表的调查中,L2/L2b 基因型分别占 13%,说明了 LGV 在欧洲 MSM 人群中流行的现状。泰国地区的 MSM 人群直肠 D 型和 G 型感染不明显,而且直肠感染的型别分布与该人群的尿道感染相似[49,50]。

表 3-3-2 部分国家和地区 CT 分子流行病学特征

国家,发表年份	性别	标本来源	样本量	报告的主要基因型别
社区人群				
荷兰,2007[23]	女	生殖道	806	E (30.4%), F (20.5%), D (20.1%), I (15.0%)
荷兰,2015[24]	男、女	泌尿生殖道	439	E (40.5%), F (20.7%), D (12.3%)
挪威,2012[25]	男、女	泌尿生殖道	248	E (46.4%), G (19%), F (17.7%)
意大利,2016[26]	女	生殖道	37	E (46%), F (18.9%), G (18.9%), D (13.5%)
巴西,2011[27]	男、女	泌尿生殖道	187	E (39.3%), F (16.6%), D (15.9%)
突尼斯,2012[28]	男、女	泌尿生殖道	137	E (70.7), E 与其他型混合感染 (19.9%)
妇科就诊者				
墨西哥,2011[29]	女	妇科门诊	24	F (54.2%), E (8.7%), G (8.7%), K (8.7%)
伊朗,2022[30]	女	孕妇	9	E(44.4%), D(22.2%), F(22.2%), K (11.2%)
印度,2003[31]	女	妇产科	78	D(48%), E (34%), F (12%)
印度,2016[32]	女	妇产科	90	E(47.8%), D (32.2), F (20.0%)
日本,2020[33]	女	妇产科	61	F (40.9%), E (19.6%), D (14.7%)
性病门诊就诊者				
荷兰,2013[34]	男、女	泌尿生殖道	256	E (39%), F (20%), D (11%), I (12%), G (6%)
瑞士,2001[35]	男	尿道	138	E (51.4%), F (17.4%), D (14.5%), K (5.1%)
	女	生殖道	99	E (41.4%), F (17.2%), D (12.1%), K (14.1%)
意大利,2016[36]	男、女	泌尿生殖道	563	E (42.6%), F (14.7%), G (14%), D (11.7%).
美国,2002[37]	男、女	泌尿生殖道	11 454	E (31.8%), F (18.2%), D/Da (15.7%), J (11.4)
阿根廷,2010[38]	男、女	泌尿生殖道	81	E (46.9%), D (21%), F (16.1%), I (4.9%), K (4.9%)
智利,2016[39]	男、女	泌尿生殖道	181	E (50.3%), D/Da (13.3%), F (11.6%), G (9.4%)
印度,2019[40]	男、女	泌尿生殖道	64	D(48.4%), E (32.8%), F (7.8%), I (9.4%)
韩国,2020[41]	女	生殖道	106	E (26.2%), F (18.9%), D (15.1%), J (15.1%), G (8.5%), H (7.5%)
日本,2014[42]	男、女	泌尿生殖道	44	E (25%), F (20.4%), G (18.2%), D (15.9%), B (6.8%), H (6.8%)

国家，发表年份	性别	标本来源	样本量	报告的主要基因型别
女性性工作者				
匈牙利，2009[43]	女	生殖道	32	D (34.4%)，E (21.9%)，F (18.8%)
泰国，2005[44]	女	生殖道	71	F (35.2%)，E (18.3%)，K (15.5%)，D (11.3%)
韩国，2006[45]	女	生殖道	40	E (45%)，F (20%)，G (15%)
男男性行为者				
荷兰，2013[34]	男	直肠	270	D (32%)，G (32%)，J (16%)，L2b (13%)
西班牙，2013[46]	男	直肠	40	E (37.5%)，G/Ga (25.0%)，D (12.5%)，J (10%)，L2b (5%)
瑞士，2017[47]	男	直肠	168	G (30 %)，D (29 %)，J (18 %)，E (14 %)，L2/L2b (8%)
英国，2016[48]	男	直肠	85	G (25.9%)，E (23.5%)，D (20%)，L2/L2b (12.9%)，J (8.2%)
泰国，2018[49]	男	直肠	25	D(28%)，F(20%)，G(16%)，J(16%)，E (12%)
		尿道	13	D(38.5%)，J(23.0%)，E(15.4%)，F(15.4%)

虽然在不同国家、不同时间和不同人群中 CT 感染的流行菌株不完全相同，但在异性恋人群中泌尿生殖道感染的流行株主要是 E、F、D、G、J 型，I 型在多数国家和地区相对少见，K 型在许多国家的异性感染人群已经出现，H 型在亚洲的日本和韩国性病门诊人群中已经有一定比例。少量研究显示，在异性恋人群中直肠感染的菌株主要为 D、E 和 F 型，而在男男性行为者中主要流行的菌株为 D 和 G 型。

二、耐药与基因型的关联

有研究显示，CT23S rRNA、rplD、rplV 基因突变与大环内酯类药物耐药性产生有关，rpoB 基因突变与利福霉素和四环素耐药性产生有关，gyrA、parC 和 ygeD 基因突变与氟喹诺酮类药物耐药性产生有关，murA 基因突变与磷霉素耐药性产生有关。但临床上生殖道 CT 感染治疗失败的病例较少，且利用细胞培养进行耐药表型研究的机构也较少，现有研究只能表明基因型的改变与耐药表型间的相关性，还没有发现两者的因果关系，需要进一步的大样本研究验证耐药表型与基因型的关联及耐药基因型在不同时间、地区和人群的分布特征[51]。

三、分子流行病学研究展望

CT 感染的分子流行病学研究为我们提供了更加精准的流行病学研究手段，为进一步了解不同人群或不同地区之间形成的 CT 传播网络、研究传播动力学等提供重要信息。然而，目前的研究尚处于初级阶段，是少量的、零散的、间断的，且主要关注基因型在人群及地区间的分布，没有利用分子流行病学方法系统地进行 CT 感染的集群（cluster）与传播网络、基因多态性与疾病之间关系等研究。此外,目前的研究主要是基于商品化试剂盒发现的CT阳性标本再进一步进行分型分析,可能会遗漏试剂盒无法检测到的其他变异菌株。因此,有必要将目前零散的分子流行病学调查拓展到连续性的分子流行病学监测,选择哨点地区,开展不同人群不同部位的连续性监测,并将分子流行病学与感染的症状、结局等相关联,使得分子流行病学监测成为CT感染综合监测的重要组成部分,通过常规的病例报告和患病率监测为分子流行病学提供方向,而分子流行病学监测为CT感染传播溯源和流行趋势估计提供更加精准的线索和依据。

(韩燕　陈祥生　尹跃平)

参考文献

[1] TAYLOR-ROBINSON D. The discovery of Chlamydia trachomatis[J]. Sex Transm Infect, 2017, 93(1): 10.

[2] 刘兰兰,李武,孙思,等. 生殖道沙眼衣原体分子流行病学研究进展[J]. 中华皮肤科杂志, 2019, 52(8): 582-585.

[3] ZHENG H P, JIANG L F, FANG D Y, et al. Application of an oligonucleotide array assay for rapid detecting and genotyping of Chlamydia trachomatis from urogenital specimens[J]. Diagn Microbiol Infect Dis, 2007, 57(1): 1-6.

[4] QIN X, ZHENG H, XUE Y, et al. Prevalence of Chlamydia trachomatis genotypes in men who have sex with men and men who have sex with women using multilocus VNTR analysis-ompA typing in Guangzhou, China[J]. PLoS One, 2016, 11(7): e0159658.

[5] HAN Y, YIN YP, SHI MQ, et al. Difference in distribution of Chlamydia trachomatis genotypes among different provinces: a pilot study from four provinces in China[J]. Jpn J Infect Dis, 2013, 66(1): 69-71.

[6] XUE Y, ZHENG H, TANG W, et al. Prevalence and genotype distribution of Chlamydia trachomatis in urine among men attending sexually transmitted disease clinics in Guangdong Province, China, in 2016[J]. Jpn J Infect Dis, 2018, 71(2): 104-108.

[7] YU M C, LI L H, LI S Y, et al. Molecular epidemiology of genital chlamydial infection among male patients attending an STD clinic in Taipei, Taiwan[J]. Sex Transm Dis, 2007, 34(8): 570-573.

[8] YANG B, ZHENG H P, FENG Z Q, et al. The prevalence and distribution of Chlamydia trachomatis genotypes among sexually transmitted disease clinic patients in Guangzhou, China, 2005-2008[J]. Jpn J Infect Dis, 2010, 63(5): 342-345.

[9] ZHANG J J, ZHAO G L, WANG F, et al. Molecular epidemiology of genital Chlamydia trachomatis infection in Shenzhen, China[J]. Sex Transm Infect, 2012, 88(4): 272-277.

[10] HSU M C, TSAI P Y, CHEN K T, et al. Genotyping of Chlamydia trachomatis from clinical specimens in Taiwan[J]. J Med Microbiol, 2006, 55(Pt 3):301-308.

[11] GAO X, CHEN X S, YIN Y P, et al. Distribution study of Chlamydia trachomatis serovars among high-risk women in China performed using PCR-restriction fragment length polymorphism genotyping[J]. J Clin Microbiol, 2007, 45(4): 1185-1189.

[12] HAN Y, CHEN K, LIU J W, et al. High prevalence of rectal Chlamydia trachomatis infection with the same genotype as urogenital infection in female outpatients in sexually transmitted disease clinics in China[J]. Open Forum Infect Dis, 2021, 9(3): ofab569.

[13] LI J H, CAI Y M, YIN Y P, et al. Prevalence of anorectal Chlamydia trachomatis infection and its genotype distribution among men who have sex with men in Shenzhen, China[J]. Jpn J Infect Dis, 2011, 64(2): 143-146.

[14] ZHOU Y, CAI Y M, LI S L, et al. Anatomical site prevalence and genotypes of Chlamydia trachomatis infections among men who have sex with men: a multi-site study in China[J]. BMC Infect Dis, 2019, 19(1): 1041.

[15] TSAI C S, CHEN P L, LEE N Y, et al. Characteristics of rectal chlamydia among men who have sex with men in southern Taiwan, 2020-2022: An emerging threat of rectal lymphogranuloma venereum L2b[J]. J Microbiol Immunol Infect, 2023, 56(2): 408-415.

[16] YANG C J, LI S Y, CHANG S Y, et al. Associated factors with and genotypes of Chlamydia trachomatis infection among clients seeking voluntary counseling and testing for HIV infection in Taiwan[J]. J Microbiol Immunol Infect, 2014, 47(6): 526-532.

[17] XIONG L, KONG F, ZHOU H, et al. Use of PCR and reverse line blot hybridization assay for rapid simultaneous detection and serovar identification of Chlamydia trachomatis[J]. J Clin Microbiol, 2006, 44(4): 1413-1418.

[18] TANG Y, YANG X, DUAN L, et al. Genetic and clinical characteristics of genital Chlamydia trachomatis infection in Guangzhou, China[J]. Infect Genet Evol, 2022(101): 105285.

[19] ZHAO J, SHUI J, LUO L, et al. Identification and characterization of mixed infections of Chlamydia trachomatis via high-throughput sequencing[J]. Front Microbiol, 2022(13): 1041789.

[20] CHEN Y, CHEN J, YANG L, et al. Distribution of Chlamydia trachomatis genotypes in infective diseases of the female lower genital tract[J]. Med Sci Monit, 2017(23): 4477-4481.

[21] LIU L L, SUN S, ZHANG L, et al. Distribution of Chlamydia trachomatis ompA genotypes and its association with abnormal cervical cytology among women of reproductive age in Shenzhen, China[J]. Front Public Health, 2022(10): 1036264.

[22] DUKERS-MUIJRERS N H, SCHACHTER J, van LIERE G A, et al. What is needed to guide testing for anorectal and pharyngeal Chlamydia trachomatis and Neisseria gonorrhoeae in women and men? Evidence and opinion[J]. BMC Infect Dis, 2015(15): 533.

[23] QUINT K, PORRAS C, SAFAEIAN M, et al. Evaluation of a novel PCR-based assay for detection and identification of Chlamydia trachomatis serovars in cervical specimens[J]. J Clin Microbiol, 2007, 45(12): 3986-3991.

[24] VERSTEEG B, HIMSCHOOT M, van den BROEK I V, et al. Urogenital Chlamydia trachomatis strain types, defined by high-resolution multilocus sequence typing, in relation to ethnicity and urogenital symptoms among a young screening population in Amsterdam, The Netherlands[J]. Sex Transm Infect, 2015, 91(6): 415-422.

[25] GRAVNINGEN K, CHRISTERSON L, FURBERG A S, et al. Multilocus sequence typing of genital Chlamydia trachomatis in Norway reveals multiple new sequence types and a large genetic diversity[J].

PLoS One, 2012, 7(3): e34452.

[26] BIANCHI S, FRATI E R, CANUTI M, et al. Molecular epidemiology and genotyping of Chlamydia trachomatis infection in a cohort of young asymptomatic sexually active women (18-25 years) in Milan, Italy[J]. J Prev Med Hyg, 2016, 57(3): E128-E134.

[27] MACHADO A C S, BANDEA C I, ALVES M F C, et al. Distribution of Chlamydia trachomatis genovars among youths and adults in Brazil[J]. J Med Microbiol, 2011, 60(Pt 4): 472-476.

[28] GHARSALLAH H, FRIKHA-GARGOURI O, SELLAMI H, et al. Chlamydia trachomatis genovar distribution in clinical urogenital specimens from Tunisian patients: high prevalence of C. trachomatisgenovar E and mixed infections[J]. BMC Infect Dis, 2012(12): 333.

[29] DE JESÚS DE HARO-CRUZ M, DELEÓN-RODRIGUEZ I, ESCOBEDO-GUERRA M R, et al. Genotyping of Chlamydia trachomatis from endocervical specimens of infertile Mexican women[J]. Enferm Infecc Microbiol Clin, 2011, 29(2): 102-108.

[30] ESTEGHAMATI A, SAYYAHFAR S, KHANALIHA K, et al. Prevalence of Chlamydia trachomatis infection and evaluation of its genotypes among pregnant women in Tehran, Iran[J]. Iran J Microbiol, 2022, 14(6): 820-824.

[31] SINGH V, SALHAN S, DAS B C, et al. Predominance of Chlamydia trachomatis serovars associated with urogenital infections in females in New Delhi, India[J]. J Clin Microbiol, 2003, 41(6): 2700-2702.

[32] RAWRE J, DHAWAN B, MALHOTRA N, et al. Prevalence and distribution of Chlamydia trachomatis genovars in Indian infertile patients: a pilot study[J]. APMIS, 2016, 124(12): 1109-1115.

[33] THAPA J, WATANABE T, ISOBA M, et al. Chlamydia trachomatis isolated from cervicovaginal samples in Sapporo, Japan, reveals the circulation of genetically diverse strains[J]. BMC Infect Dis, 2020, 20(1): 53.

[34] BOM R J, VAN DER HELM J J, VAN DER LOEFF M F, et al. Distinct transmission networks of Chlamydia trachomatis in men who have sex with men and heterosexual adults in Amsterdam, The Netherlands[J]. PLoS One, 2013, 8(1): e53869.

[35] JURSTRANS M, FALK L, FREDLUND H, et al. Characterization of Chlamydia trachomatis omp1 genotypes among sexually transmitted disease patients in Sweden[J]. J Clin Microbiol, 2001, 39(11): 3915-3919.

[36] FOSCHI C, NARDINI P, BANZOLA N, et al. Chlamydia trachomatis infection prevalence and serovar distribution in a high-density urban area in the north of Italy[J]. J Med Microbiol, 2016, 65(6): 510-520.

[37] SUCHLAND R J, ECKERT L O, HAWES S E, et al. Longitudinal assessment of infecting serovars of Chlamydia trachomatis in Seattle public health clinics: 1988-1996[J]. Sex Transm Dis, 2003, 30(4): 357-361.

[38] GALLO VAULET L, ENTROCASSI C, COROMINAS A I, et al. Distribution study of Chlamydia trachomatis genotypes in symptomatic patients in Buenos Aires, Argentina: association between genotype E and neonatal conjunctivitis[J]. BMC Res Notes, 2010(3): 34.

[39] GALLO VAULET L, ENTROCASSI C, PORTU A I, et al. High frequency of Chlamydia trachomatis mixed infections detected by microarray assay in south American samples[J]. PLoS One, 2016, 11(4): e0153511.

[40] RAWRE J, DHAWAN B, KHANNA N, et al. Distribution of Chlamydia trachomatis ompA genotypes in patients attending a sexually transmitted disease outpatient clinic in New Delhi, India[J]. Indian J Med Res, 2019, 149(5): 662-670.

[41] CHUNG Y, HAN M, PARK J Y, et al. Characterization of Chlamydia trachomatis ompA genotypes among sexually transmitted disease patients in Korea[J]. Clin Lab, 2020, 66(5): 887-891.

[42] SATOH M, OGAWA M, SAIJO M, et al. Multilocus VNTR analysis-ompA typing of venereal isolates of Chlamydia trachomatis in Japan[J]. J Infect Chemother, 2014, 20(10): 656-659.

[43] PETROVAY F, BALLA E, NÉMETH I, et al. Genotyping of Chlamydia trachomatis from the endocervical specimens of high-risk women in Hungary[J]. J Med Microbiol, 2009, 58(Pt 6): 760-764.

[44] YAMAZAKI T, HAGIWARA T, KISHIMOTO T, et al. Distribution of Chlamydia trachomatis serovars among female prostitutes and non-prostitutes in Thailand, and non-prostitutes in Japan during the mid-90s[J]. Jpn J Infect Dis, 2005, 58(4): 211-213.

[45] LEE G, PARK J, KIM B, et al. OmpA genotyping of Chlamydia trachomatis from Korean female sex workers[J]. J Infect, 2006, 52(6): 451-454.

[46] MEJUTO P, BOGA J A, JUNQUERA M, et al. Genotyping Chlamydia trachomatis strains among men who have sex with men from a Northern Spain region: a cohort study[J]. BMJ Open, 2013, 3(6): e002330.

[47] ISAKSSON J, CARLSSON O, AIRELL Å, et al. Lymphogranuloma venereum rates increased and Chlamydia trachomatis genotypes changed among men who have sex with men in Sweden 2004-2016[J]. J Med Microbiol, 2017, 66(11): 1684-1687.

[48] LABIRAN C, MARSH P, ZHOU J, et al. Highly diverse MLVA-ompA genotypes of rectal Chlamydia trachomatis among men who have sex with men in Brighton, UK and evidence for an HIV-related sexual network[J]. Sex Transm Infect, 2016, 92(4): 299-304.

[49] HINKAN S, CHUERDUANGPHUI J, EKALAKSANANAN T, et al. Anatomical site distribution and genotypes of Chlamydia trachomatis infecting asymptomatic men who have sex with men in northeast Thailand[J]. Int J STD AIDS, 2018, 29(9): 842-850.

[50] DE VRIES H J C. Lymphoganuloma venereum in the Western world, 15 years after its re-emergence: new perspectives and research priorities[J]. Curr Opin Infect Dis, 2019, 32(1): 43-50.

[51] MITCHELL A, PATEL M, MANNING C, et al. Reducing suspicion of sexual abuse in paediatric chlamydial conjunctivitis using ompA genotyping[J]. BMJ Case Rep, 2021,14(3): e238871.

第四章

生殖道沙眼衣原体感染健康危害

近年来,生殖道沙眼衣原体感染逐渐成为全球公共卫生问题。作为最常见的生殖道感染病原体之一,生殖道 CT 感染可以导致一系列生殖系统危害和不良妊娠结局,成为生殖健康和妇幼保健关注的重要问题。对全球 105 个国家发表的 107 项观察性研究进行系统性综述和荟萃分析发现 [1],生殖道 CT 感染几乎与所有生殖系统危害和不良妊娠结局显著相关,导致这些不良结局的比值比（*OR*）分别为 2.72（不孕）、3.24（异位妊娠）、1.30（自然流产）、2.34（胎膜早破）、1.29（早产）、5.05（死产）、1.86（新生儿死亡）和 1.80（低出生体重儿）。虽然不同研究报告的相关强度有所不同,但总体来说,发展中国家生殖道 CT 感染的不良结局风险较发达国家更高。

第一节　生殖健康危害

生殖道 CT 感染在临床上多呈隐匿进展,约 70% 的女性和 50% 的男性患者无症状或症状轻微,无症状感染可持续 1 年甚至更长,故不被人们所重视,隐匿的无症状感染者可能成为重要的传染源 [2]。生殖道 CT 感染如未得到及时和有效的诊治,在女性和男性中可导致一系列并发症或不良结局（图 4-1-1）。在女性中,由于 CT 只感染柱状上皮而非鳞状上皮,故不造成阴道炎。在没有得到及时控制的情况下,病原体可从下生殖道上行感染至上生殖道,通过宫颈管和宫腔,进入输卵管,引起子宫内膜炎、输卵管炎、输卵管卵巢脓肿等盆腔炎性疾病（pelvic inflammatory disease, PID）及远期并发症,如慢性盆腔痛、输卵管性不孕、异位妊娠等,同时还可以引起尿道炎、前庭大腺炎,在孕妇可引起绒毛膜炎、胎膜早破等,严重影响女性生殖健康 [3]。在男性中,生殖道 CT 感染可引起男性不育、尿道炎和急性附睾炎,少见的如衣原体直肠炎、反应性关节炎或 Reiter 综合征等。研究显示,持续性感染引发的后遗症较初始感染更加严重 [4]。

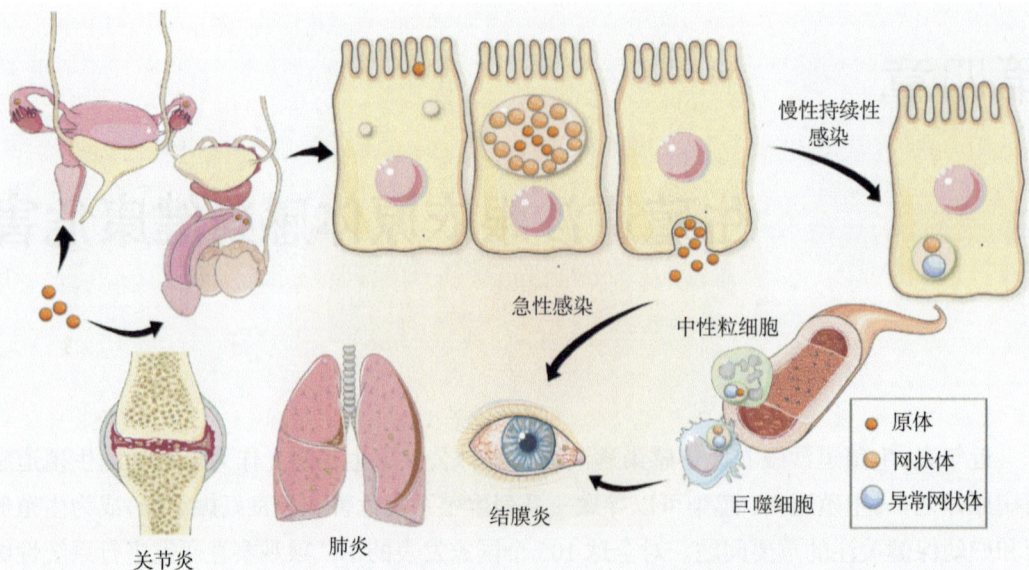

图 4-1-1 沙眼衣原体急性感染及慢性持续性感染过程

（图中标注：慢性持续性感染、急性感染、中性粒细胞、巨噬细胞、结膜炎、关节炎、肺炎；图例：原体、网状体、异常网状体）

一、慢性盆腔痛

慢性盆腔痛是指由各种功能性和／或器质性原因引起的盆腔脏器组织疼痛症状持续超过 6 个月的一组疾病。慢性盆腔痛的病因较多且复杂，常见的慢性盆腔痛与肠易激综合征、重度抑郁障碍或 PID 等有关，在妇科疾病中以子宫内膜异位症及 PID 最常见。估计全球有 26% 的女性曾患慢性盆腔痛，据报道该病在美国的患病率为 15%，女性患病率为男性的两倍[5]。据估计，约 50% 的病例无法确诊病因，故成为育龄期及绝经期前后妇科疑难杂症之一。慢性盆腔痛在全球范围内的发病率近年来每年以 2% ～ 4% 的速度增长，占妇科门诊就诊患者近 40%[5]。慢性盆腔痛是 PID 最主要的表现之一，有关生殖道 CT 感染在慢性盆腔痛中作用的研究目前相对较少，大多数研究聚焦于 PID。PID 多由下生殖道的性传播病原体逆行性感染引起，多侵犯子宫附件及周围结缔组织，以 CT 和淋病奈瑟球菌（NG）为最常见的病原体。生殖道 CT 感染与 PID 存在极强的相关性，该相关性高于生殖支原体。在有症状的 PID 患者中，生殖道 CT 感染占 10% ～ 60% 不等。约 2/3 的 CT 性输卵管炎为亚临床型，多表现为长期轻微下腹痛、低热、久治不愈。生殖道 CT 感染导致的 PID 症状与体征较其他病原体症状轻微，但对输卵管损害非常严重，无症状衣原体性 PID 患者数量约为有症状衣原体性 PID 患者的 3 倍[6]。其中，近 1/3 的 PID 会转变成慢性盆腔痛，一般在急性期后 1 ～ 2 月较常见[7]。急性期治疗不及时或迁延不愈时，CT 能够逃避宿主天然及适应性免疫系统破坏，并可以逐渐迁移到上生殖道（子宫内膜、输卵管、卵巢或盆腔腹膜），形成慢性感染。慢性炎症形成的瘢痕粘连、盆腔充血，常引起慢性盆腔痛，主要表现为下腹部坠胀、疼痛及腰骶部酸痛，常在劳累、性交后及月经前后加剧。国外一项研究表明，CT 感染使慢性盆腔痛综合征患病风险增加到 2.45 倍[8]。采用腹腔镜检查证实,18% 的 CT 感染性 PID 患者会发生慢性盆腔痛[6]。

二、女性不孕

不孕是指在未避孕情况下正常性生活超过 1 年仍未怀孕者,我国发病率为 7% ～ 10%,且有持续上升趋势[9]。导致不孕的因素很多,复杂且多样,其中约有 2/3 不孕原因为输卵管因素。随着对病原菌感染的深入研究,CT 感染致不孕的问题越来越受到重视,已成为当今研究的热点之一。CT 感染导致的宫颈炎上行感染可引起子宫内膜炎、盆腔腹膜炎;腹腔内感染波及上腹部引起肝周围炎;同时引起输卵管炎,使输卵管内膜损害、粘连、僵硬、狭窄和堵塞,最终导致输卵管性不孕和异位妊娠。CT 感染导致的 PID 是输卵管性不孕的重要环节,单次 CT 感染引起的 PID 有 8% ～ 40% 会发生输卵管性不孕[6]。国外研究报道,输卵管性不孕女性中 CT 感染率为 40% ～ 80%[10]。2019 年英国一项针对 85 万年轻女性的回顾性队列研究结果显示,CT 感染的女性患不孕的概率高达 70%,CT 感染人群患盆腔炎、不孕、异位妊娠的风险分别是对照组的 2.36 倍、1.85 倍及 1.85 倍[11]。在欧洲,每年有近 1000 万新发 CT 感染病例,其中,估计有 60 万例同时伴有输卵管炎,12 万例伴有不孕[6]。我国一项研究表明,不孕及人工流产女性中宫颈 CT 感染率高于普通妇女[12,13]。

一项灵长类动物模型研究证实,CT 感染后病程发展过程中一个重要特征是慢性炎症性改变和纤维化形成[14]。不孕的确切致病机制尚未完全明晰,可能包括:① CT 感染导致慢性子宫颈炎,分泌黏液使精子不易穿透,影响受精;②即使部分病例未发生明显器质性病变,但由于 CT 是一种损害输卵管上皮及肌层的细胞内病原体,它可能导致输卵管运动和上皮纤毛功能的改变;③ CT 感染可引起子宫内膜炎,影响孕卵着床;④ CT 可导致精子质量降低,影响受精;⑤ CT 会促进其他病原微生物在输卵管中定植,从而使微生物群发生改变,影响受精卵的形成。该免疫状态的改变可以解释部分 CT 感染者常伴有轻度的子宫内膜异位症,即免疫失调可能导致淋巴细胞无法充分发挥作用,从而使有活性的异位子宫内膜细胞能够在盆腔环境中存活。因此,CT 感染、相关的机械及生化损伤、子宫内膜异位症共同作用,导致女性生殖道整体环境改变、宿主免疫系统排斥精子或卵子以及阻碍精子与卵子结合而致不孕[10]。

既往文献发现 CT 抗体与输卵管性不孕症的相关性,血清中 CT 抗体的检测为诊断该病原体相关的不孕提供了新的检测指标和诊断思路。Rodgers 等[15]筛选出输卵管性不孕症患者发现,4 种抗原(CT110、CT376、CT381 和 CT798)或 2 种抗原(CT381 和 CT443)联合诊断输卵管性不孕症的灵敏度为 67.7%,特异度为 100%[15]。一项对 253 名体外受精患者的回顾性双盲研究证实[16],74.1% 无胚胎着床者卵泡液中发现衣原体热休克蛋白 60(cHSP 60)特异性 IgG 抗体阳性,69.5% 伴输卵管阻塞者卵泡液中可检出 cHSP60 特异性 IgG 抗体,cHSP60 特异性 IgG 抗体或许可作为输卵管阻塞女性不孕结局的预测因子。Tiitinen 等[17]同样认为,血清 cHSP60 特异性抗体是输卵管性不孕最佳预测指标。目前观点认为，cHSP60 抗体的检出提示 CT 暴露的增加，可作为慢性或反复 CT 感染的标志物，此时宿主机体免疫平衡更倾向于 Th2 类免疫反应而非保护性 Th1 类免疫反应。检测 cHSP60 循环抗体是诊断 CT 相关输卵管性不孕最敏感的试验，甚至比子宫输卵管造影更敏感。此外，有研究发现主要外膜蛋白（MOMP）/cHSP60 的比值可能成为体内 CT 持续感染的标志。在大多数 CT 慢性感染模型研究中，MOMP 表达和 *ompA* 转录水平降低，而应激反应基因被上调，包括编码 cHSP60 和蛋白酶/伴侣 HtrA 的基因。血清 CT 的 TroA 和 HtrA 抗体作为持续感染标志物对盆腔粘连和输卵管阻塞可能有预测价值。

三、异位妊娠

异位妊娠是指受精卵在子宫腔外着床发育的异常妊娠过程，其中 90%～95% 异位妊娠发生在输卵管，还有不到 10% 的异位妊娠发生在宫颈、卵巢、腹腔内或剖宫产瘢痕[9]。自 20 世纪 60 年代以来，性传播疾病的流行增加了异位妊娠的发病率，其原因还可能与环境及辅助生殖技术的广泛应用相关。30%～50% 的输卵管妊娠患者存在慢性输卵管炎，20%～40% 的输卵管妊娠患者发现 CT 感染，明显高于正常早孕组（5%～7%），CT 持续感染可导致再次输卵管妊娠[18]。虽然异位妊娠的死亡率在近年来有所下降，但仍有 6% 的孕产妇因异位妊娠输卵管破裂大出血而死亡。我国一项荟萃分析证实[19]，CT 感染是输卵管妊娠的重要危险因素，宫颈和输卵管组织 CT 感染导致输卵管妊娠的危险性分别为正常人群的 7.14 倍和 6.50 倍。CT 感染与输卵管妊娠相关性的机制可能是 CT 侵犯输卵管柱状上皮，引起炎症反应，并导致输卵管周围粘连、僵硬梗阻、蠕动减慢，使受精卵易停留在输卵管腔内，并在输卵管着床，最终导致异位妊娠。该病原体引起的感染，尤其是宫颈炎及盆腔炎，多为无症状或症状轻微的亚临床感染。

四、男性不育

在我国，目前约 10% 的男性不同程度地受到不育的困扰[20]。现在普遍认为，CT 感染可以引起精子生成障碍、运动障碍或堵塞精液输送管道等问题，严重时进一步引起生育问题。CT 的隐蔽感染对男性生育力造成了潜在的威胁。男性生殖系统 CT 感染会引起一系列容易导致男性不育的疾病，如前列腺炎、附睾炎、尿道炎等。男性不育患者中 CT 感染率为 20.6%，显著高于正常男性，CT 感染与男性不育间存在极强的相关性（*OR*=2.28）[21]。

人类精液是尿道球腺液、前列腺液、精囊液、附睾液等混合物。CT 在男性尿道中近一半为无症状感染，故易延迟就医。CT 感染与男性不育关系的研究主要集中在干扰精子运动，影响精子形态、活率、液化、凋亡，及影响生精细胞等几方面。在 CT 感染的早期，当炎症没有影响精囊分泌功能时，精液量可能不受影响，但 CT 感染可延长精液的液化时间、增加精液黏稠度和降低 pH 值。因此，CT 感染后最先发生异常的是精子运动，如直线速度、曲线速度、平均路径速度、平均移动角度均下降，会导致精液参数的下降，降低精子质量。CT

感染能使精子形态异常率增高而影响男性生育力,该病原体进入精子膜或精子内部后可破坏精子膜和顶体导致精子形态异常。此外,CT 感染导致精液白细胞显著增多,使精子中部或尾部异常,有细胞质小滴精子、顶体损坏精子,精子畸形指数明显增高。研究发现,CT 能侵入生精细胞中,主要分布于胞浆与胞核,导致生精细胞从曲细精管脱落,生精细胞结构破坏。CT 还可吸附于精子表面,并侵入精子内部,在精子内大量繁殖,造成精子膜和顶体的破裂,导致精子活率显著降低。CT 感染还会导致附睾管堵塞,破坏血睾屏障,并作为一种免疫佐剂的类似物,诱导细胞干扰素释放,促进抗精子抗体产生,后者可致透明质酸酶的释放并稳定卵细胞透明带以抵抗精子顶体酶的消化,阻止精子穿入卵细胞。目前,有关 CT 感染对精液体积的影响仍存在争议性。有研究发现,不及时治疗的 CT 感染容易造成炎症迁延而导致附属腺体慢性炎症反应,抗原刺激诱导巨噬细胞应答并产生炎症因子,精液中 IL-6、IL-8 水平升高,导致生殖系统管道如附睾管堵塞,从而导致精液数量降低及体积减少,甚至梗阻性无精子症,进而引起不育[22]。然而,国外有研究却认为,CT 感染反而可能引起生殖附属腺体及生殖上皮细胞分泌活动增强,导致精液体积的增加。体外研究也证实,CT 感染可促进精子细胞的凋亡,增加精子中的 DNA 碎片[23]。研究发现,CT 感染的男性出现精液液化时间延长,其原因可能是 CT 感染使得精液中酸性磷酸酶和柠檬酸的含量降低,前列腺分泌功能紊乱,降低以前列腺特异抗原为主要目标的蛋白水解酶分泌量并影响蛋白水解酶作用[24]。

（李婷　刘朝晖　陈祥生）

参考文献

[1] TANG W, MAO J, LI K T, et al. Pregnancy and fertility-related adverse outcomes associated with Chlamydia trachomatis infection: a global systematic review and meta-analysis[J]. Sex Transm Infect, 2020, 96(5): 322-329.

[2] 中国疾病预防控制中心性病控制中心撰写组. 生殖道沙眼衣原体感染检测指南 [J]. 国际流行病学传染病学杂志, 2020, 47(5): 381-386.

[3] 李婷, 刘朝晖. 女性生殖道沙眼衣原体感染的防治 [J]. 国际流行病学传染病学杂志, 2020, 47(5): 398-401.

[4] 韩燕, 尹跃平, 钟铭英. 临床沙眼衣原体持续感染研究进展 [J]. 中华皮肤科杂志, 2015, 48(5): 359-361.

[5] LAMVU G, CARRILLO J, OUYANG C, et al. Chronic pelvic pain in women: A review[J]. JAMA, 2021, 325(23): 2381-2391.

[6] 王千秋. 重视生殖道沙眼衣原体感染的防治 [J]. 中华皮肤科杂志, 2007, 40(5): 257-259.

[7] DAI Y, LENG J H, LANG J H, et al. Anatomical distribution of pelvic deep infiltrating endometriosis and its relationship with pain symptoms[J]. Chin Med J (Engl), 2012, 125(2): 209-213.

[8] PARK H, SIM S M, LEE G. The presence of Chlamydia is associated with increased leukocyte counts and pain severity in men with chronic pelvic pain syndrome[J]. Urology, 2015, 85(3): 574-579.

[9] 谢幸, 孔北华, 段涛. 妇产科学 [M]. 9 版. 北京: 人民卫生出版社, 2018.

[10] PASSOS L G, TERRACIANO P, WOLF N, et al. The Correlation between Chlamydia trachomatis and Female Infertility: A Systematic Review[J]. Rev Bras GinecolObstet, 2022, 44(6): 614-620.

[11] DEN HEIJERC, HOEBEC, DRIESSENJ, et al. Chlamydia trachomatis and the risk of pelvic inflammatory disease, ectopic pregnancy, and female infertility: A retrospective cohort study among primary care patients[J].Clin Infect Dis, 2019, 69(9): 1517-1525.

[12] 尚鹊, 陈磊, 徐阳, 等. 不孕女性的宫颈常见性传播病原体感染及性伴情况调查 [J]. 中国性科学, 2016, 25(10): 107-109.

[13] 陈磊, 于晓兰, 刘朝晖. 人工流产女性的宫颈常见性传播病原体感染及性伴情况调查 [J]. 中国性科学, 2017, 26(11): 66-68.

[14] BELL J D, BERGIN I L, HARRIS L H, et al. The effects of a single cervical inoculation of Chlamydia trachomatis on the female reproductive tract of the baboon (Papio anubis)[J]. J Infect Dis, 2011, 204(9): 1305-1312.

[15] RODGERS A K, BUDRYS N M, GONG S, et al. Genome-wide identification of Chlamydia trachomatis antigens associated with tubal factor infertility[J]. Fertil Steril, 2011, 96(3): 715-721.

[16] JAKUS S, NEUER A, DIETERLE S, et al. Antibody to the Chlamydia trachomatis 60 kDa heat shock protein in follicular fluid and in vitro fertilization outcome[J]. Am J Reprod Immunol, 2008, 59(2): 85-89.

[17] TIITINEN A, SURCEL H M, HALTTUNEN M, et al. Chlamydia trachomatis and chlamydial heat shock protein 60-specific antibody and cell-mediated responses predict tubal factor infertility[J]. Hum Reprod, 2006, 21(6): 1533-1538.

[18] 宋晓翠. 沙眼衣原体感染与异位妊娠关系的探讨 [J]. 中国医师杂志, 2005(S1):321-322.

[19] 朱以军, 徐瑞龙. 沙眼衣原体感染与输卵管妊娠关系的 meta 分析 [J]. 中华临床感染病杂志, 2008, 1(5): 270.

[20] 李宏军, 洪锴, 李铮, 等. 男性不育诊疗指南 [J]. 中华男科学杂志, 2022, 28(1): 66-76.

[21] KEIKHA M, HOSSEININASAB-NODOUSHAN S A, SAHEBKAR A. Association between Chlamydia trachomatis infection and male infertility: A systematic review and meta-analysis[J]. Mini Rev Med Chem, 2023, 23(6): 746-755.

[22] 张玉勤. 沙眼衣原体感染不育男性的精液质量与 IL-6、IL-8 水平的相关性分析 [J]. 中国男科学杂志, 2017, 31(3): 46-51.

[23] KOKAB A, AKHONDI M M, SADEGHI M R, et al. Raised inflammatory markers in semen from men with asymptomatic chlamydial infection[J]. J Androl, 2010, 31(2): 114-120.

[24] 刘睿智, 路英丽, 许宗革, 等. 人精浆抗精子抗体与顶体酶活性关系的探讨 [J]. 中华男科学, 2003, 9(4): 252-253.

第二节　不良妊娠结局

国内外研究结果表明, 孕妇人群 CT 感染率为 2% ～ 37%, 不同地区的报道差异很大 [1]。

妊娠期的 CT 感染没有得到及时发现和有效治疗可以导致一系列不良妊娠结局。

一、胎膜早破及早产

胎膜早破是指产妇在临产前出现胎膜自然破裂的现象,是妊娠晚期常见并发症,易导致早产,还会引起胎儿窘迫、脐带脱落、绒毛膜羊膜炎、新生儿感染等,使母婴围产期病死率增加。2020 年一项系统综述显示,孕妇感染 CT 后胎膜早破、早产、流产及低出生体重儿等不良妊娠结局的风险升高 1.35 倍,降低 CT 感染风险能够显著改善妊娠结局[2]。目前国内外大量临床研究表明,宫内感染可发生于胎膜破裂前,从而致胎膜早破。胎膜早破诊断并不困难,但却缺乏有效治疗方案,尤其是未足月胎膜早破,严重危害母婴生命安全。因此,及时发现胎膜早破诱因(包括 CT 感染)将有助于改善妊娠结局。

胎膜在妊娠 6～12 周时形成,主要由羊膜、蜕膜及绒毛膜组成,对胎儿具有包裹和保护的作用,对胎儿的发育极为重要。胎膜能够转运溶质和水,同时还能参与羊水平衡的维持,能够合成血管活性肽,调节生长因子和细胞因子的分泌,给胎儿在宫腔内营造一个平稳和恒温的环境。另外,胎膜含有甾体类激素代谢所需的活性酶,含有大量花生四烯酸(前列腺素前体)的磷脂,且含能催化磷脂生成游离花生四烯酸的溶酶体,在分娩发动中起一定的作用。由于胎膜具有一定的弹性,但无再生能力,一旦胎膜破裂,羊水就会从破口持续流出,羊水量不断减少,最终可能引起临产或早产的发生。引起胎膜早破的因素很多,如胎膜结构薄弱、宫腔压力突然升高、创伤、生殖道感染、宫颈功能不全、孕妇营养不良等均与胎膜早破的发生密切相关,其中,生殖道感染是导致胎膜早破的最主要原因。

妊娠期孕妇雌激素水平较高,高水平的雌激素会导致生殖道微环境改变,机体免疫力下降,对外来致病微生物的防御能力下降,从而为 CT 感染创造了条件。CT 为一种专性细胞内寄生微生物,寄居于机体黏膜上皮细胞,往往会进至子宫内膜及宫颈管内,其抗原可与宿主细胞膜特异受体结合,引起膜的反应和构型变化,并被吞引入细胞内。CT 诱发炎症并破坏组织的机制尚不清楚,可能的机制包括:①感染后生殖道会分泌大量脓性黏液,致使多形核白细胞数量急剧上升,破坏羊膜上的溶酶体膜,使溶酶体释放,从而对绒毛膜羊膜细胞产生直接的细胞毒性作用,诱发胎膜破裂;②溶酶体膜被破坏后释放出磷脂酶 A_2,促进胎膜上的花生四烯酸转化为前列腺素,进而诱发宫缩,导致胎膜破裂;③ CT 在羊膜细胞上可以增殖,其独特的生活周期使细胞不断被破坏,减弱羊膜的张力,最终导致胎膜破裂;④ CT 还能产生内毒素及毒性代谢物,如基质金属蛋白酶 -2(matrix metalloproteinase, MMP-2)、MMP-9 等降解细胞外基质,使孕妇宫颈软化扩张、胎膜下垂,胎膜脆性增加、坚韧度下降,同时可逆行感染引起绒毛膜羊膜炎,破坏绒毛膜羊膜张力,从而引起胎膜早破,导致早产等不良妊娠结局[3]。CT 感染诱发的体液免疫不持久,常呈亚临床特征,当再次感染时会迅速引发剧烈炎性反应。此外,子宫内膜感染可对血管收缩产生影响,导致血管闭合不全,产后出血风险增加。

目前多数研究认为,宫颈 CT 感染是胎膜早破及早产的独立危险因素。一项荟萃分析结果显示,我国孕妇宫颈 CT 感染者发生胎膜早破的风险是未感染者的 7.38 倍,发生早产的风险未感染者的 4.17 倍,发生产褥病的风险未感染者的 5.58 倍[4]。据报道,在未经治疗的 CT 感染孕妇中发生胎膜早破的危险为 40%。对于寻求辅助生殖技术的不孕患者来说,既往 CT 感染也会导致胎膜早破的风险升高。CT 感染和胚胎移植之间的时间间隔不会影响体外受精 / 卵浆内单精子注射(IVF/ICSI)的妊娠结局,在 IVF/ICSI 周期 CT 感染治愈后,无须推迟胚胎移植的时间[5]。在胎膜早破的孕妇中,20% ~ 40% 宫颈感染 CT,这些感染者中早产、绒毛膜羊膜炎、新生儿肺炎及低出生体重儿发病率均显著升高。多项临床前瞻性研究证实,CT 感染者经及时充分治疗后其胎膜早破的风险显著降低。

早产是指孕妇妊娠达到 28 周但不足 37 周时的分娩,早产发生率为 6.55%,其中 3.4% 为自发性早产,3.2% 为医源性早产。泌尿生殖系统感染可能导致 25% ~ 30% 的早产,约 0.13% 的 CT 感染者会发生早产[6]。CT 感染在早产中的作用尚未明确。Niwa 等对 32 周早产儿进行的研究发现,早产儿在分娩时行人工破膜,随即在出生后一小时出现血清中 CT 特异性 IgM 升高,认为该患儿早产的发生与宫内 CT 感染密切相关[7]。美国一项荟萃分析证实,既往 CT 感染与早产显著相关(OR=2.28)[6]。与持续性 CT 感染的孕妇相比,接受正规治疗的 CT 感染孕妇早产率从 13.9% 显著降低到 2.9%[1]。另一项研究表明,与未经治疗的孕妇相比,接受过正规治疗的 CT 感染孕妇平均孕周显著延长,增加 2 周以上[8]。因此,在孕产妇中开展 CT 的筛查并对感染者进行及时治疗尤为重要,目前在多个国家的指南中得到推荐。另外,美国有研究证实,妊娠期 CT 感染并没有增加自发性早产及低出生体重儿的风险,尚无明确证据表明 CT 感染与死胎之间的关联[9]。

二、流产

自然流产是指未使用人工方法,妊娠不足 28 周、胎儿体重不足 1000g 而终止妊娠者,胚胎着床后 31% 发生自然流产,约 10% 的育龄期女性至少发生过 1 次自然流产,是最常见的不良妊娠结局。复发性流产是指在 28 周前连续 2 次及以上妊娠的胚胎丢失(包括生化妊娠),曾有 3 次以上连续自然流产史的患者再次妊娠后胚胎丢失率为 40% ~ 80%。先兆流产是指妊娠 28 周前出现少量阴道流血和 / 或下腹疼痛,宫口未开,胎膜未破,妊娠物尚未排出。

生殖道感染在自然流产中所起的作用越来越被临床所关注和重视。这类原因引发的流产占妊娠早期流产的 15% 和妊娠晚期流产的 66%。多项对自然流产及人工流产者胚胎组织进行的检测发现,CT 感染是引起自然流产、先兆流产的重要原因,并与反复及多次的自然流产有关。

蜕膜起源于子宫内膜,受精卵着床后子宫内膜启动蜕膜化,形成的蜕膜成为发育胎盘的母体成分,作为营养培养基支持胚胎生长,调节妊娠免疫微环境,对维持妊娠至关重要。越来越多的研究发现,蜕膜细胞的数量和功能状态与自然流产关系密切,蜕膜的凋亡或坏死引起了流产。我国一项队列研究发现,自然流产患者宫颈分泌物及蜕膜中 CT 阳性率分别为 29.20% 和 28.80%,显著高于正常孕妇;复发性自然流产患者的宫颈分泌物及蜕膜中 CT 阳性率分别为 65% 和 60.49%，均显著高于无复发性自然流产患者[10]。在早期先兆流产患者中，宫腔分泌物和蜕膜组织的 CT 感染率均显著高于健康孕妇，且蜕膜组织的病理形态呈现明显的细胞凋亡征象，为早期先兆流产的重要特点，提示蜕膜组织 CT 感染为早期先兆流产的信号之一。此外，多项临床观察性研究发现，稽留流产孕妇 CT 感染阳性率高于对照组。体外研究同样证实，CT 可进入蜕膜基质细胞并造成蜕膜基质细胞感染，随后抑制子宫内膜基质细胞蜕膜化，改变蜕膜基质细胞的趋化因子募集炎性细胞，造成母体蜕膜滋养层侵入缺陷，而感染后蜕膜 TRAIL 等凋亡受体表达增高导致蜕膜凋亡增加。有数据表明，CT 感染的复发性自然流产患者中 Th-1 细胞因子（如 TNF-α、IFN-γ）的表达增加，TNF-α 能诱导 Cox-2 表达，导致自然流产的发生。

孕妇除了有高水平的雌激素状态外，妊娠期机体内免疫微生态环境改变，以及反复流产导致患者免疫力下降等都可导致 CT 等病原体易于增殖，在分解尿素产生氨氮干扰生殖道的酸性环境下上行感染，经胎盘感染胎儿，导致流产[9]。这一过程的可能机制包括：① CT 感染子宫内膜细胞、蜕膜细胞或滋养层细胞引发蜕膜绒毛膜炎，阻碍受精卵着床和早期胚胎发育；② 机体感染 CT 后，免疫细胞激活特异性的 Th1 淋巴细胞，诱发 CD4 介导的迟发型超敏反应细胞应答和Ⅲ型超敏反应，该免疫反应既有助于感染清除，又参与了感染相关免疫病理形成，感染后产生大量的肿瘤坏死因子、干扰素、白介素，这些细胞因子能促进子宫内膜中淋巴细胞及巨噬细胞浸润，释放免疫炎症递质，随后机体出现慢性炎症或免疫亢进性病理反应，溶酶体大量释放以增强对致病菌的清除力度，但 CT 本身具有完整的细胞壁，可抑制溶酶效应，从而能持续增殖，然而激发自身免疫反应能够损害生长中的胚胎或干扰胚胎植入，破坏母体的免疫耐受；③ CT 为细胞内专性病原体，CT 感染后侵入细胞内，被感染的细胞表面出现特异性表面抗原，可诱导机体产生以细胞免疫反应为主的自身免疫反应，从而造成损害；④ 早孕时子宫内膜产生的人 HSP 与 CT 外膜上存在的 cHSP60 表位相似，cHSP60 具有高度免疫原性，故 CT 感染后可模拟机体自身 HSP60 产生抗自身 HSP60 抗体，产生交叉免疫反应，从而引起人体局部免疫应答，改变正常怀孕所必需的母胎耐受机制，对抗胎儿组织，从而导致自然流产；⑤ CT 感染后会导致 MMPs/TIMPs 失调，MMP-2/MMP-9 显著上调（MMP-2/MMP-9 与 CT 拷贝数呈正相关），TIMP-1/TIMP-3 显著降低，促进子宫内膜基质过度降解，进而影响妊娠进展，导致自然流产。国内学者研究证实，CT 感染会导致自然流产发生率及次数的增加，而自然流产的复发风险伴随流产次数的增加而上升[11]，但也有研究认为 CT 感染的不良妊娠风险并不比未感染者高，故与自然流产无直接关系。

三、低出生体重儿

低出生体重儿是指出生体重在 2500g 以下的新生儿。CT 感染对低出生体重儿影响的研究相对较少，且存在争议。孕妇宫颈 CT 上行感染不仅会感染胎膜，还会感染胎盘。该病原体能够损害胎盘正常的物质及代谢循环，导致胎儿宫内生长受限、营养不良，从而出现低出生体重儿。美国一项研究发现，CT感染可显著增加低出生体重儿的风险（OR=2.07），约25%的宫内生长受限新生儿胎盘中能够检测到CT[12]。但也有队列研究发现CT感染与低出生体重并无显著性相关，澳大利亚一项超过10万人的大型队列研究显示，CT感染与宫内生长受限并无显著相关性[13]。我国一项荟萃分析结果显示，我国孕妇宫颈CT感染者发生低出生体重儿的风险较未感染者增加4.12倍[4]。另有研究证实，CT感染的孕妇低出生体重儿、新生儿黄疸和新生儿肺炎发生率分别为9.01%、11.71%和9.01%，均显著高于未感染的正常孕妇，而新生儿畸形、新生儿窒息的发生率并没有显著增加[14]。孕妇感染CT也会增加新生儿低出生体重和围产期死亡的风险。比利时的一项前瞻性研究表明，CT感染和绒毛膜羊膜炎与低出生体重和严重新生儿感染之间存在显著关联[15]。已有多项研究的直接证据提示，CT感染的孕妇经常规治疗后能改善新生儿出生体重，使得新生儿平均出生体重显著增加200g，显著降低了低出生体重儿的发病率。极少数研究评估了新生儿的存活率，初步的结论是妊娠期CT感染得到治疗干预后新生儿死亡率下降或没有显著变化，但有项研究反而出现了新生儿死亡率上升的现象[16]。关于死胎发生率的研究仅有一项，表现为妊娠期CT治疗干预后死胎率下降[17]。

CT不但可以上行性感染子宫内膜及羊膜囊，或者直接通过胎膜微小裂孔进入羊膜腔内引起胎儿感染，还可以通过产道感染胎儿。CT感染累及胎盘后，母体与胎儿之间营养物质与氧气传输障碍，造成胎儿宫内生长受限及低出生体重儿。胎盘是维持胎儿宫内生长发育的重要器官，妊娠期感染CT后，该病原体定位于滋养层细胞内增殖，并可诱发细胞结构变化，干扰胎儿正常发育；CT在细胞内的感染导致胎盘细胞形态学的改变，线粒体功能将出现退化，使胎盘物质交换与转运能力下降，影响胎儿摄取氧与营养物质的正常功能，使胎儿正常发育受到影响。此外，CT感染引发的绒毛膜羊膜炎能够影响胎盘功能，进而影响胎儿宫内生长发育，最终表现为胎儿宫内生长受限等。

（李婷　刘朝晖　陈祥生）

参考文献

[1] COHEN L, VEILE J C, CALKINS B M. Improved pregnancy outcome following successful treatment of chlamydial infection[J]. JAMA, 1990, 263(23): 3160-3613.

[2] TANG W, MAO J, LI K T, et al. Pregnancy and fertility-related adverse outcomes associated with Chlamydia trachomatis infection: a global systematic review and meta-analysis[J]. Sex Transm Infect, 2020, 96(5): 322-329.

[3] SONG J, LU J, WANG E, et al. Short-term effects of ambient temperature on the risk of premature rupture of membranes in Xinxiang, China: A time-series analysis[J]. Sci Total Environ, 2019(689): 1329-1335.

[4] 李蔓. 宫颈沙眼衣原体感染与不良妊娠结局关系的 Meta 分析 [J]. 中国妇幼健康研究, 2018, 29(4): 448-453.

[5] ZHANG D, WANG Z, HU X, et al. Effect of previous Chlamydia trachomatis infection on the outcomes of ivf/icsi treatment: a retrospective study[J]. BMC Pregnancy Childbirth, 2022, 22(1): 305.

[6] AHMADI A, RAMAZANZADEH R, SAYEHMIRI K, et al. Association of Chlamydia trachomatis infections with preterm delivery; a systematic review and meta-analysis[J]. BMC Pregnancy Childbirth, 2018,18(1): 240.

[7] NIWA A, OHTSUKA H, INOUE T, et al. Intrauterine Chlamydia trachomatis infection in a premature infant[J]. Acta PaediatrJpn, 1990, 32(3): 315-318.

[8] RASTOGI S, DAS B, SALHAN S, et al. Effect of treatment for Chlamydia trachomatis during pregnancy[J]. Int J GynaecolObstetr, 2003 , 80(2): 129-137.

[9] REEKIE J, ROBERTS C, PREEN D, et al. Chlamydia and Reproductive Health Outcome Investigators. Chlamydia trachomatis and the risk of spontaneous preterm birth, babies who are born small for gestational age, and stillbirth: a population-based cohort study[J]. Lancet Infect Dis, 2018, 18(4): 452-460.

[10] 邢娴静,陈燕娥,吴学明,等. 探讨解脲支原体或沙眼衣原体感染与复发性自然流产的相关性 [J]. 中华医院感染学杂志, 2018, 28(2): 254-256.

[11] 龚歆,任青玲,张俊俊,等. 女性生殖道解脲支原体、沙眼衣原体感染与自然流产的相关性研究 [J]. 中国临床医生杂志, 2022, 50(8): 965-968.

[12] JOHNSON H L, GHANEM K G, ZENILMAN J M, et al. Sexually transmitted infections and adverse pregnancy outcomes among women attending inner city public sexually transmitted diseases clinics[J]. Sex Transm Dis, 2011 , 38(3): 167-171.

[13] LIU B, ROBERTS C L, CLARKE M, et al. Chlamydia and gonorrhoea infections and the risk of adverse obstetric outcomes: a retrospective cohort study[J]. Sex Transm Infect, 2013 , 89(8): 672-678.

[14] 张秋鸿,徐小红. 妊娠期生殖道解脲支原体和沙眼衣原体感染对胎膜早破的影响研究 [J]. 中国妇幼保健, 2020, 35(17): 3258-3260.

[15] DONDERS G G, MOERMAN P, DE WET G H, et al. The association between Chlamydia cervicitis, chorioamnionitis and neonatal complications[J]. Arch GynecolObstet, 1991, 249(2): 79-85.

[16] FOLGER A T. Maternal Chlamydia trachomatis infections and preterm birth: the impact of early detection and eradication during pregnancy[J]. Matern Child Health J, 2014, 18(8): 1795-1802.

[17] ADACHI K N, NIELSEN-SAINES K, KLAUSNER J D. Chlamydia trachomatis screening and treatment in pregnancy to reduce adverse pregnancy and neonatal outcomes: A review[J]. Front Public Health, 2021(9): 531073.

第三节　新生儿感染

沙眼衣原体（CT）母婴传播有三条途径,即宫内感染、产道感染及产褥期感染。孕妇宫颈分泌物 CT 的上行感染不但会感染胎膜,还会感染羊水、胎盘,从而引起新生儿感染。CT 导致的新生儿感染,常见为新生儿肺炎和结膜炎,约有 50% 的 CT 肺炎新生儿同时伴有结膜炎,另外 CT 还与新生儿中耳炎、外阴炎、直肠炎和心肌炎有关 [1]。孕妇感染 CT 后如不及时治疗,50% ～ 70% 会发生垂直传播,经阴道分娩的 CT 感染率可高达 60% ～ 70%[1]。

在胎膜破裂的情况下,即使是剖宫产分娩新生儿也有感染 CT 的危险,但比较罕见。然而,有研究发现,剖宫产的新生儿出生感染了 CT,而术后检查胎膜完好无损,说明可能在子宫内发生了垂直传播。新生儿常见的感染部位是眼结膜(30% ～ 40%)、鼻咽部(20%)、肺(10% ～ 20%)和消化道及生殖道(15% ～ 20%),发生部位可一个或多个。越来越多研究发现,死于败血症的新生儿和出生第一周即死于感染的新生儿多个部位的组织中可检出 CT 的 DNA。巴西一项研究证实,CT 可能在新生儿重症感染的进展及围生期死亡中发挥重要作用 [2]。

一、沙眼衣原体眼炎

由于暴露于外界,眼球成为最易受到各种微生物感染的靶器官。各种微生物侵袭眼部后可在眼部生长繁殖,导致眼部的慢性炎症过程,造成眼部组织的严重损害。CT 导致的常见眼部疾患是沙眼。我国曾是沙眼的重灾区,沙眼致盲率高达 5%。近 20 年来,我国人群眼部疾病谱已发生重大变化,2014 年数据显示,我国致盲性沙眼、沙眼性倒睫患病率都远低于 WHO 确定的 5% 和 0.1% 标准,沙眼已不再是我国公共卫生问题 [3]。CT 有多种生物变种,其中与眼部相关的 A ～ C 型(即眼型)可引起流行性沙眼,而 D ～ K 型(即眼 - 生殖泌尿型)可引起包涵体结膜炎和生殖系统感染。近年来,CT 感染常见的眼炎主要为沙眼衣原体结膜炎,又称包涵体结膜炎(过去称包涵体脓漏眼),是指 CT 引起的一种急性结膜感染,其特征是眼睑红肿、结膜充血及脓性眼分泌物。近年来,CT 已取代淋球菌已成为全球新生儿结膜炎最常见的病原菌。典型的 CT 结膜炎潜伏期为 5 ～ 14 天,通常无发热,可单侧发病,随后波及对侧,起始症状通常表现为浆液性分泌物增多,很快发展成黏液脓性,以下睑结膜为主,结膜明显充血,眼睑明显浮肿。由于新生儿结膜下淋巴样组织尚未发育,故新生儿 CT 感染无结膜滤泡增生,角膜受累也很罕见。CT 结膜炎在临床上很难与其他病菌引起的结膜炎鉴别,病原学检测是主要的确诊方法。CT 眼炎虽然大多数症状较淋菌性眼炎轻,但病程较长且可形成瘢痕和角膜血管翳,往往因延误治疗而导致慢性持续性病变或反复发作致角膜或结膜永久性瘢痕、眼睑内翻和倒睫,进而损害视力,极少数可造成失明。

2022 年我国一项临床随机对照试验发现 [4],宫颈 CT 阳性孕妇其新生儿脐血均未检出 CT,但以羊水、新生儿眼结膜和鼻咽拭子等标本阳性判断为垂直传播时,新生儿 CT 垂直传播率为 37.0%。羊水 CT 阳性母亲其新生儿眼结膜或鼻咽拭子等标本均可检出 CT 阳性,母婴标本的电泳图谱及 DNA 序列结果完全一致,表明母婴 CT 感染均来自同一型别(E 型)菌株感染。根据这些结果认为,CT 经宫颈上行进入羊膜腔是胎儿宫内感染的重要途径。一项荟萃分析结果显示,宫颈 CT 感染后发生新生儿感染的风险较未感染者增加至 22.58 倍,发生新生儿结膜炎的风险增加至 26.69 倍,发生新生儿肺炎的风险增加至 8.07 倍 [5]。剖宫产能显著降低宫颈 CT 阳性孕妇的垂直传播率,但如果已发生 CT 宫内感染,剖宫产分娩也无法阻止新生儿感染 [4]。此外,CT 通过胎盘的垂直传播尚未得到证实。目前关于 CT 新生儿传播的机制主要有两种假说:一种认为各部位(眼、鼻咽、肺、阴道)分别被感染;另一种认为分泌物感染眼后发生病原体扩散（眼-鼻咽-肺）或进行性感染[1]。目前普遍认为，新生儿感染 CT 后，该病原体即在结膜、鼻咽、气道或生殖道等部位的上皮表面增殖和分裂，但不产生外毒素，也不侵犯深层组织或扩散至全身。在感染初期可见上皮下多形核细胞的浸润，随后结膜增厚，上皮下毛细血管扩张，弥漫性发红，CT 在结膜上皮细胞中广泛增殖导致组织结构损害，中性粒细胞介导的炎症反应刺激分泌物增多并附着在结膜上形成假膜，若在患病初期两周内未经治疗则可能形成肉芽膜。与沙眼不同的是，新生儿 CT 结膜炎未见眼睑病变。

CT 已成为发达国家和发展中国家最常见的可预防致盲病原体。临床研究证实，新生儿眼部预防对避免 CT 结膜炎发生无效。因此，部分发达国家已经放弃在新生儿中开展眼部预防，取而代之的是对孕妇进行常规 CT 产前筛查和治疗。事实上，自北美国家在孕妇中广泛开展常规产前筛查以来，新生儿 CT 和淋球菌感染率已大幅下降，但在不常规开展产前筛查且 CT 流行的国家，CT 眼炎仍然常见。2004—2005 年间，我国香港地区未对孕妇进行常规产前筛查，其活产婴儿中新生儿眼炎发病率为 4/1000[6]。美国作为对孕妇进行常规产前筛查和治疗的国家，2002 年新生儿眼炎发病率为 8.5/10 万[7]。

二、衣原体相关性呼吸道疾病

CT 被认为是 6 月龄（尤其是 3 月龄）以下婴幼儿下呼吸道感染的重要病原体之一。CT 相关性呼吸道疾病主要来自母婴传播，常见疾病包括肺炎、毛细支气管炎、反复呼吸道感染、支气管哮喘（简称哮喘）及阻塞性气道疾病等。CT 相关性呼吸道疾病临床表现缺乏特异性且症状隐匿，病程较长，临床上不易早期诊断，但可自愈。CT 相关性呼吸道疾病可以通过以下一种或多种途径感染：①分娩过程中吸入被 CT 感染的宫颈分泌物或羊水；②感染从邻近部位（结膜、鼻咽）逐渐扩展到下呼吸道；③新生儿出生后呼吸作用吸入鼻腔定植的 CT。有学者认为，分娩时 CT 先感染胎儿眼结膜，然后通过泪管到达鼻咽部，之后进入下呼吸道；少部分病例在阴道分娩时，CT 定植于鼻咽部，下行感染至下呼吸道，随后对新生儿呼吸道纤毛运动产生影响，导致黏膜表面出现大量炎性细胞渗出物，从而引发感染[8]。有研究表示，通常在刚出生 24 小时以内的具有呼吸困难表现的早产儿鼻咽部能检出 CT，提示这种感染来自宫内，引起新生儿早期呼吸道症状。

近年来关于儿童感染 CT 的报道也越来越多，CT 成为 1 岁以内婴儿肺炎及毛细支气管炎的主要病原体之一。早在 1941 年 Botsztejm 等就首先报道了"百日咳样嗜酸细胞增多性肺炎"，直至 1975 年 Schachter 等从这种肺炎患者的呼吸道中分离出 CT 之后才真正确定了主要病原体为 CT。患儿的鼻咽部或咽后壁拭子、气管和支气管吸出物、肺泡灌洗液等能检出 CT。这类肺炎用 β- 内酰胺类抗生素治疗无效，需大环内酯类药物治疗，但该类药物非新生儿常用抗生素，故易延误治疗并导致病程迁延、病情加重。新生儿感染 CT 后 15% ～ 20% 会发生鼻咽部定植，5% ～ 20% 会发生肺炎，常伴随巨细胞病毒感染[1]。由于新生儿的 Th 细胞功能暂时性低下，故易导致持续感染，病程迁延，但及时治疗后预后良好。

由于 CT 必须在宿主细胞内生长繁殖,故起病相对缓慢,潜伏期较长,通常在出生后 6 周～6 个月(多在出生后 2 个月)内发病。我国一项关于儿童 CT 肺炎的临床研究显示,3 月龄以内 CT 肺炎病例占同月龄肺炎病例总数的 10%,占 CT 肺炎的 51.2%[9]。CT 感染可通过诱导 PI3K/AKT/Bcl-2/Bax 通路活化,导致 $CD4^+T$ 细胞凋亡,抑制宿主细胞的免疫应答,降低患儿的免疫功能,导致感染持续存在,进而导致病情进展及迁延不愈。新生儿患 CT 肺炎后,大部分都有非特异性临床症状,一般病情不重,不同血清型的临床表现可能有所不同。多无发热或仅低热,起始症状通常表现为上呼吸道感染,如鼻塞,但鼻分泌物较少,随后发展为频繁阵发性单声咳嗽、呼吸急促(可达 50～70 次/分)、发绀等缺氧表现,类似百日咳样阵咳,但无鸡鸣样回声,严重者可影响进食和睡眠,肺部体征不明显,少数可在肺底闻及细小的湿性啰音和/或肺部实变体征,后者常表现为小片肺泡实质浸润、双肺充气过度,少数可有毛玻璃样表现的典型间质性肺炎改变,提示新生儿肺部气体交换障碍。患儿常伴其他部位 CT 感染的表现,如结膜炎及症状性腹泻等。低出生体重儿及早产儿的 CT 肺炎临床表现会更严重,出现呼吸暂停、呼吸窘迫,以及支气管肺发育不良,甚至死亡,需长期辅以机械通气,且日后易发生慢性肺部疾病,特别是 Wilson-Mikity 综合征。

毛细支气管炎即急性感染性细支气管炎,可累及肺泡,以喘憋、气促、三凹征及肺部哮鸣音为主要临床表现,是造成婴幼儿住院的重要原因之一。部分毛细支气管炎患者能检测出 CT,但其发病仍以呼吸道合胞病毒及鼻病毒等病毒感染为主[10]。

儿童哮喘是以慢性气道炎症和气道高反应性为特征的异质性疾病,主要表现为反复发作的喘息、咳嗽、气促、胸闷等症状,常在夜间及凌晨发作或加重,多数患者可自行缓解或经治疗后缓解。病毒感染是最主要危险因素,但 CT 感染也与哮喘急性发作密切相关。我国兰州地区开展的一项儿童呼吸系统疾病调查发现,呼吸系统疾病患儿的 CT 检出率高达 13.25%,其中反复呼吸道感染患儿的检出率最高(33%),其次是哮喘患儿(25%),多集中于 3 岁以下儿童。其原因可能是 3 岁以前免疫系统发育尚未完善而增加了易感性,也有可能是母婴垂直传播后未能及时发现并清除而造成婴幼儿持续感染[11]。

此外,CT 感染还可以加重其他新生儿呼吸道疾病的症状。婴儿支气管壁缺乏弹性组织且气道狭窄,CT 感染后气道分泌物增多,气道上皮纤毛运动功能变差,导致分泌物不易排出,从而出现不同程度缺氧症状,表现为呼吸困难、皮肤发绀等。有临床报道,在部分呼吸窘迫症状反复发作的新生儿呼吸窘迫综合征患儿气道分泌物中培养出 CT。由于 CT 感染可致鼻阻塞和发绀,可致极少数新生儿发生猝死。

三、其他感染

新生儿感染 CT 后 20% 可在粪便中检测出 CT,10%～20% 女婴阴道拭子可检测出 CT,绝大多数无症状且在婴儿出生后 4 个月内可能自行转阴,但也可发生亚临床肛门阴道感染,持续数年[1]。4～6 周受感染的婴儿其直肠拭子中可分离出 CT,但通常无肠道感染的临床表现。与未感染婴儿相比,曾感染过 CT 的婴儿发生肠胃炎的风险更高。

CT 中耳炎的主要特征为听力下降与中耳积液,但新生儿通常症状不典型,易漏诊、误诊,对新生儿的语言发育有很大影响。目前人们对 CT 中耳炎的致病机制所知甚少。既往曾经感染过 CT 的患儿在出生前 3 个月患中耳炎的概率是未感染者的 2 倍。国外一项对 68 例因严重中耳炎或复发性中耳炎而行鼓膜切开术患儿的研究发现,这些患儿的中耳分泌物中均未检测出 CT,该结果可能不排除由长期使用抗生素治疗所致。有研究报道,部分 CT 肺炎患儿中发现鼓膜外观异常。因此,CT 是否是新生儿中耳炎的主要致病菌目前尚未完全肯定。

(李婷 刘朝晖 陈祥生)

参考文献

[1] 赵乐然,陈丽.婴幼儿的沙眼衣原体感染 [J].中国医学文摘(皮肤科学),2016,33(3): 305-315.

[2] HERNANDEZ-TREJO M, HERRERA-GONZALEZ N E, ESCOBEDO-GUERRA M R, et al. Reporting detection of Chlamydia trachomatis DNA in tissues of neonatal death cases[J]. J Pediatr (Rio J), 2014, 90(2): 182-189.

[3] 胡爱莲,王宁利.中国消灭致盲性沙眼的历程 [J].国际眼科纵览,2020,44(5): 289-295.

[4] 张春平,朱道银,郭晓霞.沙眼衣原体子宫内感染途径的研究 [J].中华妇产科杂志,2002,37(3): 149-151.

[5] 李蔓.宫颈沙眼衣原体感染与不良妊娠结局关系的 Meta 分析 [J].中国妇幼健康研究,2018,29(4): 448-453.

[6] YIP T P, CHAN W H, YIP K T, et al. Incidence of neonatal chlamydial conjunctivitis and its association with nasopharyngeal colonisation in a Hong Kong hospital, assessed by polymerase chain reaction[J]. Hong Kong Med J, 2007, 13(1): 22-26.

[7] WORKOWSKI K, LEVINE W. Sexually transmitted diseases treatment guidelines 2002[J]. MMWR Morb Mortal Wkly Rep, 2002, 51(RR-6): 1-78.

[8] 陈慧中,陈志敏,洪建国,等.儿童常见喘息性疾病抗病原微生物药物合理应用专家共识 [J].中国实用儿科杂志,2020,35(12): 918-926.

[9] 黄志锋,蔡志明,李少澍,等.沙眼衣原体肺炎的临床分析 [J].临床合理用药杂志,2017,10(6): 134-135.

[10] 董皎.沙眼衣原体感染与小儿呼吸道疾病相关性研究 [J].小儿急救医学,2003,10(3): 157-158.

[11] ZAR H J. Neonatal chlamydial infections: prevention and treatment[J]. Paediatr Drugs, 2005, 7(2): 103-110.

第四节　其他危害

CT 在高危人群中隐匿传播,除了能在男性及女性泌尿生殖道感染严重危害生殖健康外,近来研究显示 CT 还可促进其他性传播病原体(如 HPV)的感染。尽管泌尿生殖道的原发感染可以被机体的免疫反应清除或经正规药物治疗后清除,但是在炎性反应过程中，吞噬了衣原体的单核细胞会沿着循环系统进入关节部位，引起少数人一系列骨关节的炎症。

一、促进 HPV 感染及宫颈病变

人乳头瘤病毒（HPV）是一种嗜上皮组织的 DNA 病毒，可引起人类皮肤角质形成细胞或黏膜鳞状上皮细胞增殖。绝大多数 HPV 感染为无症状的一过性感染，而 HPV 持续感染经过 10 ～ 20 年自然演化发展为癌。机体感染 HPV 后，病毒不入血，而是首先侵袭宫颈黏膜上皮细胞，在上皮细胞的细胞核内转录增殖，复制生成的新病毒体会逐步入侵相邻细胞。高危型 HPV 持续性感染是目前公认的宫颈癌前病变与宫颈癌主要因素。目前研究认为，女性生殖道微生态失调、其他生殖道感染引起的炎症过程等是宫颈 HPV 持续感染的重要诱因，其中 CT 感染是与 HPV 持续感染相关性较大的生殖道感染。

关于 CT 与 HPV 共感染的作用及机制，目前不同的研究结果存在争议。较为公认的是 CT 感染可使高危型 HPV 持续感染的风险增加，继而使宫颈癌风险增加。大量流行病学调查显示，慢性 CT 感染是高危型 HPV 持续感染所致宫颈癌的协同因素，但有关 CT 促进 HPV 致癌的机制尚未完全阐明。我国一项临床观察性研究表明，宫颈癌组和宫颈上皮内瘤变（CIN）组患者的 CT 感染率、HPV 和 CT 共感染率均显著高于宫颈炎组 [1]。不同患者阴道菌群的研究中发现，CT 感染在宫颈癌组较对照组明显增加，提示 CT 或许与高危型 HPV 感染，甚至宫颈癌的发生相关 [2]。我国一项荟萃分析发现，CT 感染可使 HPV 感染的风险增加至原来的 4 倍。高危型 HPV 感染（$OR=2.180$）、HPV 和 CT 混合感染（$OR=6.690$）是宫颈病变发生的风险因素，女性生殖道 CT 感染与 HPV 感染密切相关，而 HPV 和 CT 混合感染是宫颈癌前病变和癌变的独立风险因素 [3]。对 CT 感染促进 HPV 感染及其发展机制的研究不多。2022 年我国一项研究发现，CT 感染后显著促进 HPV 感染者的降钙素原、IL-10、核因子 κB（NF-κB）、Toll 样受体 4（TLR4）水平表达，抑制了 CD3+、CD4+ 分化。根据该研究结果推测，CT 感染是通过调控宿主局部免疫细胞因子的分泌，以及通过介导 TLR4/NF-κB 信号通路，使 TLR4 在 HPV 感染进展中负向调控 C 反应蛋白、TNF-α、IL-6 的表达，从而一方面抑制机体对 HPV 的清除作用，另一方面调控上述信号通路而发挥促炎作用，促进 HPV 感染进程 [4]。还有研究认为，CT 感染宫颈柱状上皮后，患者阴道内环境发生显著改变，局部聚集炎症因子，降低机体免疫清除能力。然而，国外的一项大数据荟萃分析则发现，在 HPV 阳性者中，CT 阳性与宫颈鳞状细胞癌或宫颈腺癌无关 [5]。

由于两种病原体生活周期的特殊性，有关宫颈 CT 及 HPV 共感染体外模型的建立一直是目前共感染机制研究的瓶颈。2022 年发表的一篇研究将 HPV16 E6/E7 整合到宫颈类器官中并成功诱导出宫颈上皮瘤变的表型，并在宫颈类器官中建立了 CT 感染模型以研究 CT 和 HPV 共感染对宫颈的影响及相互作用 [6]。研究发现，在转染的 HPV E6/E7 宫颈类器官及模型中 CT 的 EB 显著减少，RB 和 AB 显著增加，提示 HPV E6/E7 基因促进了 AB 的形成并诱导持久性感染；两种病原体均能上调 TNF 介导的免疫应答，但 CT 明显刺激了 IL-17 和

NF-κB 信号炎症反应,显著抑制氧化磷酸化、RNA 调节、RNA 加工和 MAPK 途径。值得注意的是,沙眼衣原体共感染后能显著抑制 HPV E6/E7 引起的宿主基因转录水平变化,28%基因转录本表达量的改变能被 CT 抑制,其中 HPV E6/E7 可以显著上调 E2F、p53 蛋白的表达水平,促进宿主细胞 DNA 碱基错配修复(mismatch repair, MMR)的发生,而与 CT 共感染后抑制 E2F 转录、p53 蛋白及 MMR 蛋白的表达,目前尚不清楚这种 CT 介导的抑制作用将对宿主细胞和病原体产生什么影响[6]。

二、脊柱关节病

脊柱关节病是一组累及中轴、外周关节及关节周围软组织的慢性炎症性疾病,包括强直性脊柱炎、反应性关节炎、Reiter 综合征、银屑病关节炎、肠病性关节炎以及未分化脊柱关节病。在 CT 与关节炎关系中目前研究最多的是与反应性关节炎之间的关系,尚未见 CT 与强直性脊柱炎和银屑病关节炎相关性的报道。反应性关节炎是继身体其他部位 CT 感染后出现的一种免疫介导炎性关节病。近年来发现,CT 感染是与 HLA-B27 相关关节炎的诱发因素。该病原体被认为是引起反应性关节炎最常见的病原体,且主要以泌尿型 CT 感染为主,也有少数文献报道肺炎衣原体可引起反应性关节炎。CT 感染引起的反应性关节炎通常指胃肠道或泌尿生殖道感染后出现的关节炎,既往为 Reiter 综合征,现在被称为性获得反应性关节炎(sexually acquired reactive arthritis, SARA)或衣原体诱导的反应性关节炎(*Chlamydia*-induced reactive arthritis)[7]。据估计,4%~8% 的患者在泌尿生殖道 CT 感染后 1~6 周出现反应性关节炎,30% 病例会持续数年,最终导致关节畸形和强直[8]。据统计,CT 诱导的关节炎 70% 累及膝关节、57% 累及踝关节、35% 累及趾关节、45% 累及腰关节和指关节。美国一项研究报道,42%~69% 的反应性关节炎患者既往有 CT 感染,且往往是泌尿生殖道 CT 感染[8]。

1916 年 Reiter 首次报道了 1 例痢疾发病 8 天后出现的以结膜炎、尿道炎和关节炎为临床表现的病例,并命名为 Reiter 病,具体指以结膜炎、尿道炎和关节炎为临床表现的一类病例。1973 年,Aho 等提出用"反应性关节炎"一词命名这类疾病[9]。典型病例主要表现为非化脓性关节炎(特别是下肢承重关节)、尿道炎及结膜炎三联征。并非所有患者同时具有上述三种临床特征,三种症状同时出现时称为完全综合征,在三联征基础上伴有皮肤黏膜损害,即尿道 - 眼 - 滑膜 - 皮肤综合征时,称为四联征。

CT 诱导的反应性关节炎在男性中多见,约占 90%。Reiter 综合征的临床表现为:①尿道炎、宫颈炎或前列腺炎,80% 以上患者有尿道炎的表现,而且为首发症状;②结膜炎,症状最轻,通常表现为眼睑水肿、结膜充血,有黏液脓性分泌物;③关节炎,较常见,常在尿道炎出现 1~4 周后发生,为非对称性非侵蚀性多关节炎,以负重关节如髋、膝、踝、趾间关节最好发,受累关节肿胀疼痛,如为一个关节,则最可能是膝关节,可反复发作,慢性持久者可导致关节畸形或软组织萎缩性改变;④皮疹,环状龟头炎、角化性红斑和蛎壳状结痂,病变与银屑病类似;⑤黏膜损害,上颚、舌及口腔无痛性浅溃疡或糜烂,常不易发现;⑥全身症状,发热、消瘦、偶有心肌炎等；⑦免疫学检查可发现抗前列腺抗体、循环免疫复合物，IgG、IgM 和补体水平增高；⑧预后良好，可自然痊愈，但也有反复发作达数年者。1999 年，美国风湿病学会（ACR）发布了反应性关节炎的分类和诊断指南，提出了诊断的主要和次要标准[10]。患者必须同时符合两个主要标准和至少一个次要标准，才能明确诊断为反应性关节炎，同时具有两个主要标准或一个主要标准和一个次要标准的患者符合反应性关节炎可能诊断的标准。主要标准为：①关节炎，符合 3 个特征（不对称、单关节和下肢受累）中的 2 个；②既往症状性感染，即既往肠炎（关节炎发作前 3 天～ 6 周至少 1 天腹泻）或尿道炎（关节炎发作前 3 天～ 6 周出现排尿困难或分泌物至少 1 天）。次要标准为：①尿液培养、宫颈 / 尿道拭子或粪便培养呈阳性，证明存在诱发感染；②存在持续的滑膜感染，有诸如免疫组织学或 PCR 阳性依据。

尽管在泌尿生殖道的原发 CT 感染者中，吞噬了 CT 的单核细胞会沿着循环系统进入关节部位，但在滑膜组织中长期持续感染时 CT 主要存在于单核细胞和巨噬细胞中，关节滑膜是 CT 播散感染的终末部位之一。电镜观察证实，CT 可寄生于关节的单核巨噬细胞中。国外有研究在反应性关节炎和 Reiter 综合征患者的关节滑液中检测到 CT 和肺炎衣原体的 DNA，并发现 cHSP60 的表达明显增加，后者是 CT 最重要的致病抗原，主要通过 TLR 通路引起炎性细胞因子的产生而致病。遗憾的是，有关 CT 为什么能够在关节中长期稳定存在、CT 诱导的关节炎的发病机制等目前尚不明确，一般认为与感染、免疫异常和遗传因素等有关。

近年来也有研究显示，CT 诱导的关节炎并非由正常生长发育的 CT 引起，而是由停滞于发育周期的晚期且处于持续性感染状态的变异体（AB）引起，由于该状态的 CT 感染性降低，可能解释了为什么在 CT 诱导的关节炎患者关节液及滑膜组织培养不出 CT。国外一项 CT 诱导的关节炎大鼠模型研究证实，CT 诱导的关节炎能导致大鼠体内的 TNF-α、IFN-γ 及 IL-4 水平降低，提示 Th2 型免疫应答偏倚可降低机体清除 CT 的能力，有利于 CT 发展为持续感染状态，进一步导致关节炎。此外，研究者也发现 Reiter 综合征具有一定的家族遗传性，早在 1973 年有学者发现 60% ～ 90% 的 Reiter 综合征患者 HLA-B27 抗原阳性，从而推测 HLA-B27 抗原可能是病原体的受体，或其基因产物促发了对感染的异常反应。关于 CT 诱导的关节炎与 HLA-B27 相关性的研究结果并不一致。

目前认为，同时具备 C 反应蛋白（CRP）升高、泌尿生殖系统症状、跖趾关节受累和 HLA-B27 阳性在预测反应性关节炎上的灵敏度和特异度分别为 69% 和 93.5%[10,11]。

（李婷　刘朝晖　陈祥生）

参考文献

[1] 周美华, 张莉, 周惠. 女性生殖道沙眼衣原体感染、HPV 感染与宫颈病变的关系研究 [J]. 中国妇幼保健, 2019, 34(13): 3044-3047.

[2] 张展,张岱,肖冰冰,等.高危型 HPV 感染与阴道菌群及子宫颈菌群关系的初步研究 [J]. 中华妇产科杂志,2018,53(7): 471-480.

[3] 张楹,王有萍,黄志兰,等.沙眼衣原体感染与生殖道人乳头瘤病毒感染的关系及其与宫颈病变发生的相关性研究 [J]. 中华生殖与避孕杂志,2017,37(7): 578-581.

[4] 张玮璨,范秀华,豆艳艳,等.Toll 样受体和相关炎症因子在沙眼衣原体感染与人乳头瘤病毒感染中的作用 [J]. 中华医院感染学杂志,2022,32(23): 3628-3632.

[5] SMITH J S, BOSETTI C, MUÑOZ N, et al. Chlamydia trachomatis and invasive cervical cancer: a pooled analysis of the IARC multicentric case-control study[J]. Int J Cancer, 2004, 111(3): 431-439.

[6] KOSTER S, GURUMURTHY R K, KUMAR N, et al. Modelling Chlamydia and HPV co-infection in patient-derived ectocervix organoids reveals distinct cellular reprogramming[J]. Nat Commun, 2022, 13(1): 1030.

[7] 齐蔓莉,刘全忠.衣原体诱导的关节炎研究进展 [J]. 中国麻风皮肤病杂志,2011,27(12): 854-856.

[8] FILARDO S, DI PIETRO M, DIACO F, et al. In vitro modelling of Chlamydia trachomatis infection in the etiopathogenesis of male infertility and reactive arthritis[J]. Front Cell Infect Microbiol, 2022(12): 840802.

[9] AHO K, AHVONEN P, LASSUS A, et al. HL-A27 in reactive arthritis[J]. Lancet, 1973, 2(7821): 157.

[10] SELMI C, GERSHWIN M E. Diagnosis and classification of reactive arthritis[J]. Autoimmun Rev, 2014, 13(4/5): 546-549.

[11] PENNISI M, PERDUE J, ROULSTON T, et al. An overview of reactive arthritis[J]. JAAPA, 2019, 32(7): 25-28.

第五章

生殖道沙眼衣原体感染检测技术

在生殖道沙眼衣原体感染的防治中,早期发现感染者是实施医疗干预(正确诊断、规范治疗和性伴通知等)的第一步。合理选择和规范使用实验室检测技术,确保实验室检测质量和正确解读检测结果,是实现生殖道沙眼衣原体感染诊断的基础。

第一节　核酸检测

随着分子生物学的飞速发展,核酸扩增试验(nucleic acid amplification test, NAAT)等技术已用于 CT 的检测[1]。其中,NAAT 在 CT 感染诊断中表现出高灵敏度和高特异度等特性,且标本具备易于采集和运输等优势,是 CT 感染检测的最佳方法[2]。目前,该方法已成为 CT 感染检测的扩大金标准[3]。

一、检测原理

核酸检测主要通过扩增沙眼衣原体隐蔽性质粒、染色体 DNA、16S/23S rRNA 等靶基因来检测病原体,以下是目前商品化检测试剂常用的方法。

1. 聚合酶链反应(polymerase chain reaction, PCR)　通过变性－退火－延伸三个基本反应扩增靶基因核酸片段[4,5],使其在体外形成大量复制,从而使感染者样本中的病原体核酸得以检测。实时荧光定量 PCR(real-time fluorescent quantitative polymerase chain reaction, RT-qPCR)是在扩增反应中通过 TaqMan 探针等荧光信号来检测靶标基因[6,7]。

2. 连接酶链反应(ligase chain reaction, LCR)　利用 DNA 连接酶特异地将双链 DNA 片段连接,经变性－退火－连接三步骤反复循环,从而大量扩增靶基因序列。LCR 技术使用了 2 对引物进行靶序列扩增[8]。

3. 链置换扩增(strand displacement amplification, SDA)　利用特定的限制性内切酶在其识别位点的一条 DNA 链上产生缺口,紧接着具有强链置换作用的聚合酶在切口处启动合成并且置换下游链。通过重复切割、合成新链和链置换的过程,目标 DNA 呈指数级扩增 [9]。应用于 CT 的 SDA 检测一般是扩增 CT 的隐蔽质粒,然后用荧光标记的探针检测其特异的 DNA 靶序列 [10]。

4. 转录介导扩增(transcription-mediated amplification, TMA) 常以 RNA 为靶标,通过逆转录酶合成双链 cDNA,再利用 RNA 聚合酶大量转录以扩增靶序列的 RNA 拷贝,通过标记的核苷酸探针进行检测和定量。

二、检测流程

通常包括试剂准备、核酸提取、核酸扩增和结果判定等步骤。以实时荧光 PCR 反应为例:①试剂制备室将所有试剂平衡至室温,充分混匀后,通过瞬时离心将管盖的液滴移除至管中;②样本制备室提取并加样到 PCR 反应管;③核酸扩增室将反应管上机进行核酸扩增,RT-qPCR 可实时检测扩增产物的荧光信号;④结果分析室将普通 PCR 扩增产物进行凝胶电泳,确认是否存在 CT 核酸。

三、标本要求

可采用男性尿道拭子和尿液样本,以及女性宫颈拭子、阴道拭子及尿液样本等。不同的商品化 NAAT 检测试剂对样本的要求不同,通常试剂盒均可采用尿道拭子和宫颈拭子作为检测样本,国外试剂盒和国产部分试剂盒可用尿液或阴道拭子等无创性标本进行检测。我国 2024 年指南中优先建议采用男性尿道拭子或首段尿、女性宫颈拭子和阴道拭子等进行检测 [11],而美国指南建议在男性中采用首段尿,在女性中采用阴道拭子进行检测 [12]。此外,女性自采阴道拭子或男性自采尿道拭子与由临床人员采集的拭子在 NAAT 检测的灵敏度和特异度上接近 [13,14]。因此,通过自采拭子进行 CT 检测既可保证结果准确性,又可有效提高检测对象的接受意愿 [15-17]。

在有肛交或口交行为的人群中,需要从直肠和口咽部位采集相应的标本,以免遗漏 CT 感染的诊断 [18]。与培养相比,NAAT 已被证明在检测直肠和咽喉部位的 CT 方面具有更高的灵敏度和特异度 [19-21]。然而,目前多数商品化提供的 NAAT 检测试剂盒并没有针对直肠或咽喉部标本进行过评估,直肠和咽喉部标本尚未列入试剂盒适用的标本范围内。因此,针对这两个部位采集的标本应用于相关试剂盒时,应谨慎考量。不过,一些国外试剂盒已获当地卫生监管部门许可,允许其在临床环境或自采样远程邮寄检测体系中有效处理此类样本 [22]。有数据表明,在采用 NAAT 方法时患者自采的直肠拭子与临床医生采集的直肠拭子检测结果相当 [18,23]。因此,自采直肠拭子可以替代临床采集的直肠拭子,使得这类标本的采集检测在特定人群中(如 MSM 人群)具有高度接受性。

四、临床意义

借助于 CT 核酸检测方法在临床标本中检测到 CT 的 DNA 或 RNA（即核酸检测结果为阳性）可作为 CT 感染的诊断依据，指导临床治疗。依据明确来源（尿道、宫颈、阴道、直肠、咽喉等）临床标本获得的检测结果，能精准定位感染部位，明确诊断为泌尿生殖道、直肠或咽喉感染。

在应用核酸检测试验进行临床判愈时，需要在疗程完成 4 周后进行。目前我国和美国 CDC 诊疗指南中推荐的女性或孕产妇核酸检测试验判愈时间是治疗后的 4 周和 3 ～ 4 周[11,12]，但美国 CDC 指南制定专家组仍然强调，治疗后 CT 完全清除的准确时间尚不明确。

五、评价和展望

CT 核酸检测方法具有较高的灵敏度和特异度，能在较短时间内完成检测，已广泛应用于生殖道沙眼衣原体感染的筛查和检测。其中，实时荧光定量 PCR 技术是目前国内外使用最为广泛的 CT 检测方法。相较于普通 PCR，实时荧光定量 PCR 方法无须 PCR 的后处理步骤，扩增及产物分析全过程均在封闭条件下进行，大大降低了污染导致的假阳性情况，同时其中的内标还可以排除由抑制物造成的假阴性可能，并可进行全程监控，更加直观可靠[7]。基于 TaqMan 探针的 CT DNA 荧光定量 PCR 检测系统，具有高灵敏度和特异度，特别是 TaqMan-MGB 探针的荧光定量 PCR，最低检测限度可达每反应 1 个 DNA 拷贝，适宜作为 CT 的筛选手段[24]。

近年来，分子生物学技术的飞速进步孕育了诸多新型 NAAT 技术，以重组酶聚合酶扩增（recombinase polymerase amplification，RPA）及环介导等温扩增（loop-mediated isothermal amplification，LAMP）为代表的等温核酸扩增技术备受瞩目。RPA 技术巧妙地利用重组酶、重组酶加载因子和单链结合蛋白与引物和靶序列的相互作用，高效完成 CT 核酸靶序列的体外扩增[11]。RPA 研究显示，经过优化的 15 分钟 RPA 方法在检测 CT 和淋病奈瑟球菌（NG）时，除男性尿液标本 CT 特异度为 99.7% 和阳性预测值为 97.1% 之外，其他类型标本 2 种病原体的特异度和阳性预测值均为 100%，因此，RPA 检测方法被公认为与现行NAAT 技术相媲美的高性能检测手段[25]。与此同时，LAMP 技术则凭借其独特的多引物系统——利用 4 ～ 6 条引物，特异性识别靶基因上的 6 个不同区域，在恒定温度（60 ～ 65℃）驱动循环链置换反应的发生，无需传统 PCR 所需的温度循环，实现对靶基因的高效、特异扩增[26,27]。建立的 CT-LAMP 技术，从核酸提取到检测结果全过程仅需一小时左右，且灵敏度可以低至 41.3copy/μL，展现出良好的临床应用前景[28]。更重要的是，这类等温核酸扩增技术摒弃了对昂贵实验室设备的依赖，且对样本预处理要求较低，操作简单，因而更适用于基层单位。此外，微流控技术作为近年来崭露头角的新型检测技术，为核酸检测提供了更高效的自动化解决方案，Turingan 等建立的 13-plex 微流控方法能在大约 22 分钟内快速鉴定临床样本中的 CT 并判断其型别[29]。随着技术的不断改进和创新，未来 CT 核酸检测方法将朝着更加快速、灵敏、方便的方向发展,有望在生殖道 CT 感染的预防和控制中发挥更重要的作用。

NAAT 根据所检测的核酸类型被划分为 DNA 扩增和 RNA 扩增两种[30]。由于核糖体 RNA(rRNA)在细菌基因组中的拷贝数约为 DNA 的 100 ～ 10 000 倍,理论上基于 rRNA 的 NAAT 在灵敏度上较基于 DNA 的方法更具优势[31]。此外,rRNA 的表达水平直接反映了细菌的代谢活性,使得利用此类检测区分新发感染和既往感染残留的死菌核酸成为可能[32]。当前,基于 RNA 检测的 TMA 检测技术,通过整合含 T7 启动子序列的正义引物、反义引物、逆转录酶及 T7 RNA 聚合酶,能够在 42℃恒温条件下约 40 分钟内实现 RNA 的指数式扩增,从而实现对生殖道 CT 感染等性传播疾病病原体的高灵敏度检测。因此,就病原体检测的分析灵敏度而言,基于 RNA 的 NAAT 更适合于感染活动期和判愈期的检测,而基于 DNA 的 NAAT 更适合于感染早期的检测[31]。通过这两种核酸类型检测技术的互补应用,未来的生殖道 CT 感染诊断有望更加精准高效。

CT 的核酸检测不仅能够为生殖道 CT 感染的早期发现和诊断提供精准的手段,而且能够为生殖道 CT 感染的流行病学调查和科学研究提供重要的平台。然而,目前我国在生殖道 CT 感染的临床服务中,核酸检测的推广应用仍有较大提升空间。根据中国疾病预防控制中心性病控制中心 2021 年的一项全国范围内不同类型医疗机构的调查表明,41.6% 的医疗机构实验室提供 CT 检测服务,其中只有 15.5% 的实验室采用 NAAT 方法[33]。随着我国对医疗机构核酸检测平台的持续强化建设,公众对核酸检测在 CT 感染诊断中重要性的认识加深,以及检测试剂的广泛提供等,我国 CT 感染的核酸检测能力势必将显著提高,从而为有效控制 CT 感染的流行发挥重要作用。

(徐文绮、郑和平、尹跃平)

参考文献

[1] 中国疾病预防控制中心性病控制中心,中华医学会皮肤性病学分会性病学组,中国医师协会皮肤科医师分会性病亚专业委员会. 梅毒,淋病和生殖道沙眼衣原体感染诊疗指南 (2020 年)[J]. 中华皮肤科杂志, 2020, 53(3): 168-179.

[2] 曹守勤,杨丽娟,韩磊. 多种不同检验方法检测生殖道沙眼衣原体感染结果准确率比较 [J]. 中国卫生检验杂志,2023, 33(2): 222-227.

[3] UNEMO M, COLE M, LEWIS D, et al. Laboratory and point-of-care diagnostic testing for sexually transmitted infections, including HIV[M]. Geneva: World Health Organization, 2023.

[4] GAYDOS C A, CARTWRIGHT C P, COLANINNO P, et al. Performance of the Abbott RealTime CT/NG for detection of Chlamydia trachomatis and Neisseria gonorrhoeae[J]. J Clin Microbiol, 2010, 48(9): 3236-3243.

[5] HERRMANN B, ISAKSSON J, RYBERG M, et al. Global Multilocus Sequence Type Analysis of Chlamydia trachomatis Strains from 16 Countries[J]. J Clin Microbiol, 2015, 53(7): 2172-2179.

[6] HAUGLAND S, THUNE T, FOSSE B, et al. Comparing urine samples and cervical swabs for Chlamydia

testing in a female population by means of Strand Displacement Assay (SDA)[J]. BMC Womens Health, 2010(10): 9.

[7] ZHU H, ZHANG H, XU Y, et al. PCR past, present and future[J]. Biotechniques, 2020, 69(4): 317-325.

[8] BENJAMIN W H JR, SMITH K R, WAITES K B. Ligase chain reaction[J]. Methods Mol Biol, 2003(226): 135-150.

[9] EHSES S, ACKERMANN J, MCCASKILL J S. Optimization and design of oligonucleotide setup for strand displacement amplification[J]. J BiochemBiophys Methods, 2005, 63(3): 170-186.

[10] VAN DER POL B, FERRERO D V, BUCK-BARRINGTON L, et al. Multicenter evaluation of the BDProbeTec ET System for detection of Chlamydia trachomatis and Neisseria gonorrhoeae in urine specimens, female endocervical swabs, and male urethral swabs[J]. J Clin Microbiol, 2001, 39(3): 1008-1016.

[11] 中华医学会皮肤性病学分会, 中国疾病预防控制中心性病控制中心, 中国医师协会皮肤科医师分会, 等. 中国沙眼衣原体泌尿生殖道感染临床诊疗指南（2024）[J]. 中华皮肤科杂志, 2024, 57(3): 193-200.

[12] WORKOWSKI K A, BACHMANN L H, CHAN P A, et al. Sexually transmitted infections treatment guidelines, 2021[J]. MMWR Recomm Rep, 2021, 23, 70(4): 1-187.

[13] MASEK B J, ARORA N, QUINN N, et al. Performance of three nucleic acid amplification tests for detection of Chlamydia trachomatis and Neisseria gonorrhoeae by use of self-collected vaginal swabs obtained via an Internet-based screening program[J]. J Clin Microbiol, 2009, 47(6): 1663-1667.

[14] BERRY L, STANLEY B. Comparison of self-collected meatal swabs with urine specimens for the diagnosis of Chlamydia trachomatis and Neisseria gonorrhoeae in men[J]. J Med Microbiol, 2017, 66(2): 134-136.

[15] DOSHI J S, POWER J, ALLEN E. Acceptability of chlamydia screening using self-taken vaginal swabs[J]. Int J STD AIDS, 2008, 19(8): 507-509.

[16] JIANG T T, HAN Y, CAO N X, et al. Knowledge on Chlamydia trachomatis and acceptance to testing for it among young students in China[J]. Sex Transm Dis, 2023, 50(4): 236-240.

[17] 宁宁, 蔡于茂, 翁榕星, 等. 深圳市男男性行为者沙眼衣原体自采样接受度及影响因素分析 [J]. 中国艾滋病性病, 2023, 29(1): 78-82.

[18] YU T, MELENDEZ J H, ARMINGTON G S, et al. Added value of extragenital sexually transmitted infection testing in "I Want The Kit" program users[J]. Sex Transm Dis, 2023, 50(3): 138-143.

[19] Centers for Disease Control and Prevention. Recommendations for the laboratory-based detection of Chlamydia trachomatis and Neisseria gonorrhoeae 2014[J]. MMWR Recomm Rep, 2014, 63(RR-02): 1-19.

[20] BACHMANN L H, JOHNSON R E, CHENG H, et al. Nucleic acid amplification tests for diagnosis of Neisseria gonorrhoeae and Chlamydia trachomatis rectal infections[J]. J Clin Microbiol, 2010, 48(5): 1827-1832.

[21] COSENTINO L A, DANBY C S, RABE L K, et al. Use of nucleic acid amplification testing for diagnosis of extragenital sexually transmitted infections[J]. J Clin Microbiol, 2017, 55(9): 280-287.

[22] 邱俊杰, 熊礼宽. 沙眼衣原体分子生物学检测技术进展及应用 [J], 中华检验医学杂志, 2019, 42(12): 1067-1071.

[23] SEXTON M E, BAKER J J, NAKAGAWA K, et al. How reliable is self-testing for gonorrhea and chlamydia among men who have sex with men?[J]. J Fam Pract, 2013, 62(2): 70-78.

[24] 赵锦荣, 白玉杰, 王胜春, 等. 新型 MGB 探针在沙眼衣原体实时 PCR 检测中的应用 [J]. 生物化学与生物物理进展, 2003, 30(3): 466-470.

[25] HARDING-ESCH E M, FULLER S S, CHOW S C, et al. Diagnostic accuracy of a prototype rapid chlamydia and gonorrhoea recombinase polymerase amplification assay: a multicentre cross-sectional preclinical evaluation[J]. Clin Microbiol Infect, 2018, 25(3): 380.e1-380.e7.

[26] NOTOMI T, OKAYAMA H, MASUBUCHI H, et al. Loop-mediated isothermal amplification of DNA[J]. Nucleic Acids Res, 2000, 28(12): E63.

[27] SOMBOONNA N, CHOOPARA I. Point-of-care Chlamydia trachomatis detection using loop-mediated isothermal amplification and hydroxynaphthol blue[J]. Methods Mol Biol, 2019(2042): 11-17.

[28] 李若琳, 曹月, 梁宇晨, 等. 利用环介导等温扩增技术快速检测沙眼衣原体方法的建立 [J]. 中国测试, 2020, 46(4): 65-69.

[29] TURINGAN R S, KAPLUN L, KRAUTZ-PETERSON G, et al. Rapid detection and strain typing of Chlamydia trachomatis using a highly multiplexed microfluidic PCR assay[J]. PLoS One, 2017, 12(5): e0178653.

[30] URSI D, CRUCITTI T, SMET H, et al. Evaluation of the Bio-Rad Dx CT/NG/MG® assay for simultaneous detection of Chlamydia trachomatis, Neisseria gonorrhoeae and Mycoplasma genitalium in urine[J]. Eur J Clin Microbiol Infect Dis, 2016, 35(7): 1159-1163.

[31] MA Y, JIANG J, HAN Y, et al. Comparison of analytical sensitivity of DNA-based and RNA-based nucleic acid amplification tests for reproductive tract infection pathogens: implications for clinical applications[J]. Microbiol Spectr, 2023, 11(5): e0149723.

[32] BURTON M J, HOLLAND M J, JEFFRIES D, et al. Conjunctival chlamydial 16S ribosomal RNA expression in trachoma: is chlamydial metabolic activity required for disease to develop?[J]. Clin Infect Dis, 2006, 42(4): 463-470.

[33] HAN Y, CHEN S, XU W, et al. A nationwide survey on detection of Chlamydia trachomatis in health facilities in China[J]. Sex Transm Dis, 2023, 50(7): 420-424.

第二节　细胞培养

沙眼衣原体（CT）是一种严格细胞内寄生的原核细胞型微生物。在细胞外以原体（EB）形式侵入细胞内并形成包涵体，在包涵体内以网状体（RB）或称始体形式进行二分裂繁殖，RB 发育成 EB，随着包涵体破裂而释放到细胞外。依据 CT 独特生物学特性，可采用肿瘤细胞作为感染细胞，进行 CT 的细胞培养与鉴定。

一、检测原理

CT 为专项细胞内寄生微生物，需依赖宿主细胞提供产生 ATP 等能量物质的酶系统。细胞培养即利用肿瘤细胞作为 CT 感染细胞，经化学物质处理及离心促进 CT 吸附感染细胞。在适宜培养条件下，CT 在感染细胞中由 EB 发育成 RB，二分裂增殖，形成胞浆内包涵体,经染色后显微镜下鉴定。

二、检测流程

检测流程包括以下几个步骤。

(1)冻存细胞复苏:取出冻存的细胞管,立即置于37℃水浴速融;新鲜配制的培养液离心洗涤细胞后,加培养液悬浮细胞并移至细胞培养瓶中,置于5%CO$_2$、37℃培养箱培养。

(2)单层细胞制备:移去培养瓶中细胞培养液,加入胰酶EDTA液消化细胞,用吸管轻轻吹打并收集脱落细胞,用培养液混悬制成均匀的细胞悬液;细胞悬液计数定量,各培养孔加入适量细胞悬液与培养液,置于5%CO$_2$、37℃培养箱中培养至形成完整的单层贴壁细胞层。

(3)CT感染细胞:去除单层细胞培养孔中的培养液,接种现采集或37℃速融冻存的临床样本,每份样本接种2孔,并设阳性和阴性对照孔;接种后的细胞板于35℃、3000rpm条件下离心1小时;每孔换加含放线菌酮的CT分离培养液,置于37℃、5% CO$_2$环境下培养48 ~ 72小时。

(4)染色鉴定:培养孔经甲醇固定感染细胞后,加碘染色液、Giemsa染色液或荧光标记CT单克隆抗体反应,倒置显微镜下观察碘染色呈棕褐色或Giemsa染色呈紫红色的包涵体,以及荧光显微镜下发绿色荧光的EB与包涵体。

三、标本要求

适宜标本一般为宫颈和尿道分泌物标本。为保证分离培养的成功率,标本采集后应立即接种[1],如不能及时接种,标本应保存于-70℃冰箱或液氮中,接种前于37℃水浴中速融,并在振荡器上振荡30秒,或用超声波细胞破碎仪裂解细胞,使衣原体充分释放到细胞外。

四、临床意义

细胞培养法阳性可作为生殖道CT感染诊断依据,其特异度为100%,灵敏度为70% ~ 90%。由于培养法仅检测存活的传染性CT,可作为法医学鉴定的标准,用于如性侵和虐待儿童等刑事案件的检测。美国CDC性传播疾病治疗指南指出,在可能涉及儿童性虐待或侵犯需要检测生物学标本判断CT感染的情况下,首先推荐细胞培养法[2]。

五、评价和展望

细胞培养法的特异度为100%,故一直被认为是实验室检测CT的金标准。然而,CT的活体检测受标本采集、运输、保存、操作技术与实验人员水平等多重因素的影响,灵敏度为70%～90%。该方法对实验室条件与操作技术要求较高,从而限制其在临床实验室的广泛使用。

CT 由我国微生物学家汤飞凡于 1955 年首次在第 8 次鸡胚分离试验中分离出来[3],奠定了该领域科学研究基础。1965 年 Gordon 等开发了用于临床样品的 McCoy(鼠成纤维 L 细胞起源)细胞培养方法[4],开启了临床衣原体细胞培养与研究的时代。之后人们进一步优化了细胞培养技术。Kuo 等比较发现 HeLa 229 细胞比鸡胚卵黄囊培养具有更高 CT 感染敏感性[5];Suchland 等成功使用 Vero(非洲绿猴肾)细胞培养 CT 并进行药敏试验[6];王蕊等利用 HaCaT(人永生化表皮细胞)细胞成功培养 E 型 CT 标准株[7];薛耀华等比较了 McCoy、HeLa、HaCaT 和 Vero 四种细胞系培养 CT 的易感性[8],发现 McCoy 和 HeLa 细胞有较强的易感性,而 Vero 细胞的易感性较低,且在碘染色时,包涵体数量较少且着色较浅,易造成漏检。为增加细胞易感性,Gordon 等探索使用 γ 射线照射 McCoy 细胞[9],使细胞体积变大,增加 CT 的感染性。基于肝素可抑制 CT 的 EB 侵入宿主细胞的研究结果[10],Rota 和 Nichols 证明,通过用 DEAE-D(一种电荷与肝素相反的物质)处理 McCoy 细胞,有效增强 CT 的感染性[11]。此外,Sompolinsky 和 Richmond 使用细胞松弛素 B 处理 McCoy 细胞三天[12],Ripa 和 Mdrdh 在培养液中添加放线菌酮[13],利用其对真核细胞的选择性抑制真核细胞的代谢与分裂,促进 CT 的增殖。近年来,随着 CT 单克隆抗体免疫荧光染色技术的应用,进一步提高了检测的特异度与灵敏度,CT 细胞培养技术日趋完善,并已广泛地应用于 CT 感染的科学研究领域。

（郑和平　尹跃平　王千秋）

参考文献

[1] 钟铭英,尹跃平,魏万惠,等.沙眼衣原体细胞培养的几点体会[J].中国艾滋病性病,2014,20(1):66.

[2] Centers for Disease Control and Prevention. Sexually transmitted diseases treatment guidelines[J]. MMWR, 2010, 59(RR-12): 1-110.

[3] 刘全忠.衣原体与衣原体疾病[M].天津:天津科学技术出版社,2004.

[4] GORDON F B, QUAN A L. Isolation of the trachoma agent in cell culture[J]. Proc Soc Exp Biol Med, 1965(118): 354-359.

[5] KUO C C, WANG S P, GRAYSTON J T. Comparative infectivity of trachoma organisms in HeLa 229 cells and egg cultures[J]. Infect Immun, 1975, 12(5): 1078-1082.

[6] SUCHLAND R J, GEISLER W M, STAMM W E. Methodologies and cell lines used for antimicrobial susceptibility testing of Chlamydia spp[J]. Antimicrob Agents Chemother, 2003, 47(2): 636-642.

[7] 王蕊,王敬,陈立新,等.采用 HaCaT 细胞培养沙眼衣原体[J].中华皮肤科杂志,2013,46(5):355-357.

[8] 薛耀华,麦志达,覃晓琳,等.四种细胞系培养沙眼衣原体易感性的比较[J].皮肤性病诊疗学杂志,2017,24(1):8-13.

[9] GORDON F B, DRESSIER H R, QUAN A L, et al. Effect of ionizing irradiation on susceptibility of McCoy cell cultures to Chlamydia trachomatis[J]. Appl Microbiol, 1972, 23(1): 123-129.

[10] BECKER Y, HOCHBERG E, ZAKAY-RONES Z. Interaction of trachoma elementary bodies with host cells[J]. Isr J Med Sci, 1969, 5(1): 121-124.

[11] ROTA T R, NICHOLS R L. Infection of cell cultures by trachoma agent: Enhancement by DEAE-dextran[J]. J Infect Dis, 124(4): 419-421.

[12] SOMPOLINSKY D, RICHMOND S. Growth of Chlamydia trachomatis in McCoy cells treated with cytochalasin B[J]. Appl Microbiol. 1974, 28(6): 912-914.

[13] RIPA K T, MÅRDH P A. Cultivation of Chlamydia trachomatis in cycloheximide-treated mccoy cells[J]. J Clin Microbiol, 1977, 6(4): 328-331.

第三节　抗原检测

　　随着沙眼衣原体（CT）特异性单克隆抗体的发现，目前已经开发了多种CT抗原检测方法，主要有免疫层析法（immunochromatography, ICT）、酶免疫分析法（enzyme immunoassay, EIA）和直接免疫荧光抗体法（direct immunofluorescence antibody method, DFA）。其中，ICT法因操作简单、省时快捷、对场地和设备要求低，在我国许多医疗机构的临床服务中被广泛使用[1-3]。

一、检测原理

　　常用的检测抗原是CT的外膜蛋白和脂多糖抗原。ICT法是将检测标本中的CT脂多糖抗原与胶体金或乳胶标记的CT单克隆抗体结合形成复合物，复合物再通过毛细作用发生迁移，与固定有抗CT脂多糖的单克隆抗体结合显色。EIA法是采用抗CT脂多糖或主要外膜蛋白抗体包被酶标板微孔，标本中CT抗原与之结合形成复合物，再与酶标记的抗衣原体抗体结合，使底物显色。DFA法是通过荧光标记的抗沙眼衣原体单克隆抗体与标本中的沙眼衣原体结合，在荧光显微镜下可见绿色荧光的衣原体原体或包涵体。

二、检测流程

　　1. ICT法　①试验前将试剂盒、标本置于室温复温30分钟；②在标本管中先后加入数滴标本处理液和细胞裂解液处理样本；③滴加标本提取物于检测窗，静置规定时间后，立即读取结果窗的结果；④结果判读时，质控线处出现条带表明实验有效，无条带出现，说明实验无效，需重复实验[4]。

2. EIA 法　①在标本中加入样本处理液提取抗原;②将标本分别加入酶标板中进行孵育;③加入酶标抗体结合物孵育;④加入底物避光显色;⑤终止反应后酶标仪读取 OD 值;⑥结果判读时,阳性、阴性对照应在规定的数值范围内,根据设定阈值判读待检标本结果[5]。

3. DFA 法　①标本片制备是将采集的拭子标本,均匀地涂布在玻片上,自然干燥后,滴加丙酮固定;②标本、阴性和阳性对照片各滴加荧光标记抗沙眼衣原体抗体进行孵育;③磷酸盐缓冲液洗涤数次,自然干燥后滴加碱性甘油,加盖玻片,荧光显微镜下观察结果;④结果判读:参照阴性、阳性对照片结果,40×10 倍镜下观察实验标本,发现 10 个及以上单一针尖样绿色荧光的颗粒,判为阳性[4]。

三、标本要求

抗原检测标本要求比较严格,对标本采集的要求比较高,适宜标本一般为宫颈和尿道分泌物拭子标本。

四、临床意义

该方法检测宫颈拭子以及男性尿液均具有较高的特异度(97.9%～99.2%,98%),但其灵敏度仅分别为 49.7% 和 63%[6,7]。该试剂盒在临床使用中对标本采集的要求较高,检测女性阴道拭子的灵敏度可能更低(32.8%)。因此,当抗原检测阳性时可作为生殖道 CT 感染的诊断依据,但检测结果为阴性时不能排除 CT 感染。

五、评价和展望

为了扩大性传播疾病等传染病的检测服务覆盖面和可及性,世界卫生组织于 2006 年起一直在倡导即时检测方法(point-of-care test,POCT)的开发和应用,并且提出了 POCT 的 "ASSURED" 研发标准,进一步升级为 "REASSURED" 标准[8],强调 POCT 研发需要围绕 9 个方面,包括检测结果实时信息化、样本采集简单方便、经济负担低、灵敏度高、特异性强、操作方便、报告快速、不需要或只需简单仪器、便于运输配送。对照 REASSURED 标准,目前基于抗原检测的 POCT 尚不能满足部分标准,特别是检测的灵敏度以及基层医疗机构采样的方便性(如需要宫颈采样)。基于免疫层析法的 CT 抗原 POCT 具有操作方便、出结果快、无需仪器设备等优点,目前在我国许多医疗机构广泛应用,但评估结果显示该方法具有特异度高(97%～100%)和灵敏度低的特点,检测阴道拭子的平均灵敏度为 37%(17.1%～74.2%),宫颈拭子为 53%(22.7%～87%),尿液为 63%(49.7%～88.2%)[9,10]。Kelly 等基于对 9 项涉及 8 种抗原 POCT 研究结果进行的荟萃分析发现,这些抗原检测的 POCT 方法对宫颈拭子、阴道拭子和男性尿液的平均灵敏度分别为 53%、37% 和 63%,特异度分别为99%、97%和98%[7]。已经商业化的抗原POCT及英国剑桥大学开发的以CT脂多糖为靶点的免疫分析CRT法、快速色谱免疫分析法等,在现场应用评估时均未达到临床应用需要的灵敏度[11]。此外,目前基于核酸检测的POCT虽然灵敏度和特异度均非常好,但检测时间相对较长[12,13]。因此POCT作为未来CT检测的重要手段之一,应进一步研发以提高检测的灵敏度。

(尹跃平、郑和平、陈祥生)

参考文献

[1] PEARLMAN M D, MCNEELEY S G. A review of the microbiology, immunology, and clinical implications of Chlamydia trachomatis infections[J]. ObstetGynecolSurv, 1992, 47(7): 448-461.

[2] NWOKOLO N C, DRAGOVIC B, PATEL S, et al. 2015 UK national guideline for the management of infection with Chlamydia trachomatis[J]. Int J STD AIDS, 2016, 27(4): 251-267.

[3] 中华人民共和国国家卫生和计划生育委员会. 生殖道沙眼衣原体感染诊断: WS/T 513—2016[S]. 北京: 中国标准出版社, 2016.

[4] 尹跃平. 性传播疾病实验室检测指南 [M]. 北京: 人民卫生出版社, 2019.

[5] 叶顺章. 性传播疾病的实验室诊断: 性病实验室的质量控制 [M]. 北京: 科学出版社, 2001:77-78.

[6] YIN Y P, PEELING R W, CHEN X S, et al. Clinic-based evaluation of Clearview Chlamydia MF for detection of Chlamydia trachomatis in vaginal and cervical specimens from women at high risk in China[J]. Sex Transm Infect, 2006, 82(Suppl 5): v33-v37.

[7] KELLY H, COLTART C E M, PANT PAI N, et al. Systematic reviews of point-of-care tests for the diagnosis of urogenital Chlamydia trachomatis infections[J]. Sex Transm Infect, 2017, 93(S4): S22-S30.

[8] LAND K J, BOERAS D I, CHEN X S, et al. REASSURED diagnostics to inform disease control strategies, strengthen health systems and improve patient outcomes[J]. Nat Microbiol, 2019, 4(1): 46-54.

[9] YOUNG H, MOYES A, LOUGH H, et al. Preliminary evaluation of "Clearview Chlamydia" for the rapid detection of chlamydial antigen in cervical secretions[J].Genitourin Med, 1991, 67(9): 120-123.

[10] SKULNICK M, SMALL G W, SIMOR A E, et al. Comparison of the Clearview Chlamydia test, Chlamydiazyme, and cell culture for detection of Chlamydia trachomatis in women with a low prevalence of infection[J]. J Clin Microbiol, 1991, 29(9): 2086-2088.

[11] ARUMAINAYAGAM J T, MATTHEWS R S, UTHAYAKUMAR S, et al. Evaluation of a novel solid-phase immunoassay, Clearview Chlamydia, for the rapid detection of Chlamydia trachomatis[J]. J Clin Microbiol, 1990, 28(12): 2813-2814.

[12] VAN DOMMELEN L, VAN TIEL FH, OUBURG S, et al. Alarmingly poor performance in Chlamydia trachomatis point-of-care testing[J]. Sex Transm Infect, 2010, 86(5): 355-359.

[13] GAYDOS C A, VAN DER POL B, JETT-GOHENN M, et al. CT/NG Study Group. Performance of the Cephaid CT/NG Xpert rapid test for detection of Chlamydia trachomatis and Neisseria gonorrhoeae[J]. J Clin Microbiol, 2013, 51(6): 1666-1672.

第四节　抗体检测

检测血清中沙眼衣原体（CT）抗体的方法已有数十年历史,曾主要用于性病性淋巴肉芽肿（LGV）等 CT 深部感染的检测。由于其检测特异度较低,尚不能代替核酸检测等直接用于病原体的检测 [1]。近年来随着分子蛋白标志物的发现,抗体检测在反映个体对 CT 暴露情况的流行病学调查中显出一定的优势,此外,也为判断 CT 感染导致的并发症（如关节炎、盆腔炎等）提供了潜在的诊断生物标志 [2-3]。

一、检测原理

利用不同血清学检测方法可检测血清中针对不同 CT 抗原的抗体及其滴度。

1. 酶联免疫吸附试验（enzyme-linked immunosorbent assay, ELISA）　是利用 CT 特异性抗原包被酶标板,与血清中 CT 抗体反应后,再通过与酶标抗人抗体结合,形成抗原 - 抗体 - 酶标抗人抗体复合物,经底物显色证明衣原体抗体的存在。

2. 微量免疫荧光法（micro-immunofluorescence, MIF）　是利用不同血清型 CT 作为抗原,与倍比稀释的血清中抗体反应,通过荧光标记的抗人 IgG 抗体显色,荧光显微镜下检测出荧光反应的最高稀释度,确定抗体滴度。

3. 补体结合试验（complement fixation test, CFT）　是利用抗原抗体复合物同补体结合,然后加入溶血素致敏的绵羊红细胞作为指示系统,观察是否出现溶血现象来判断检测系统内是否有残留的补体,而间接判断特异性抗体是否存在。

二、检测流程

1. ELISA 试验　通过血清稀释处理,在酶标板中加样孵育,加酶标抗体结合物孵育,洗板加入底物并避光显色,加入终止液终止反应,利用酶标仪读取 OD 值,根据设定阈值（cut-off）判读待检标本结果。

2. MIF 试验　将 CT 纯培养物用 PBS 清洗后涂片并干燥,制备成底物玻片,按要求进行血清稀释并滴加至底物玻片后孵育,再利用 PBS 洗涤,滴加荧光抗人 IgG 抗体染色孵育,再利用 PBS 洗涤,最后滴加甘油 -PBS（1∶1）加盖玻片置于荧光显微镜下观察结果。

3. 补体结合试验　分为抗原和抗体滴定、补体滴定、血清标本处理以及样本测定四个步骤。其中,抗原和抗体滴定以 CT 抗原与抗体两者均呈强阳性反应的最高稀释度为抗体的效价（单价）,补体滴定以能产生完全溶血的最少补体量为 1 个单位。

三、标本要求

血清标本。

四、临床意义

单纯性泌尿生殖道 CT 感染者,血清 CT 抗体的检出率高但滴度低。而深部感染或系统感染者,如 LGV、新生儿 CT 性肺炎、CT 性附睾炎或盆腔炎,CT 抗体滴度可高达 1:640 或更高。抗体检测在 LGV 诊断中应用广泛,可通过单次或多次血清测定进行诊断。单次测定时,抗体滴度≥1:64,结合临床症状即可诊断为 LGV;抗体滴度≥1:256,则有力支持 LGV 的诊断;抗体滴度≤1:32 可排除 LGV。连续观察时,如血清抗体滴度上升 4 倍以上,结合临床症状可确诊 LGV 感染。

虽然 CT 抗体检测结果能够反映个体对 CT 的暴露情况,但由于对现症感染诊断的灵敏度和特异度均较低,目前临床通常不用于生殖道 CT 感染的常规检测。鉴于针对 CT 特异性抗原的抗体检测(特别是高滴度抗体水平)在一定程度上能够反映 CT 感染并发症发生的风险,因此抗体检测也许可为早期发现这些并发症或提示开展并发症的进一步检查提供帮助。对全球发表的 87 个病例对照研究、34 个横断面研究和 7 个随访研究结果的荟萃分析显示,CT 特异性 IgG 抗体与输卵管性不育(OR=2.09)及异位妊娠(OR=3.00)显著相关[4],但尚不能单纯依靠抗体检测结果进行这些并发症的推断[5]。然而,在没有分型检测的条件下,CT 抗体的检测可以作为 LGV 推断性诊断方法[6,7],同样在判断 CT 性关节炎上有一定意义[8]。目前,CT 抗体检测更多在公共卫生领域应用[9],已被多个国家用来进行累积发病率的评估和流行病学研究[10-13],此外也用来进行干预措施使用后效果的评价[14,15]。例如,经过大规模的沙眼抗生素预防并取得显著成效后,利用抗体检测开展沙眼消除计划的长期流行病学监测。

五、评价和展望

补体结合试验中需要有高质量的抗原,纯度越高,特异性越强,故检测时通常需要多种对照,以排除非特异性反应。该方法操作烦琐、费时费力,临床上应用较少,逐渐被现代的抗原抗体检测技术所取代[15]。MIF 直接在 CT 涂片上检测抗体,大大简化了操作,并曾经是进行 CT 感染流行病学研究的重要工具之一[16],但该实验的影响因素多,需要有经验的实验人员在显微镜下观察荧光信号,实验室间的结果差异通常较大[17-19]。ELISA 实验较 MIF 操作简单,但合适抗原一直是 CT-ELISA 检测中需要重点攻克的难题。CT 表面的脂多糖(LPS)具有属特异性,无法区分同一属不同种的衣原体感染[20]。目前 CT 抗体检测试剂通常选用 CT 特异性 OmpA 蛋白作为抗原,但仍然会产生交叉反应[21]。严重的交叉反应限制了沙眼衣原体抗体检测的应用,驱使研究者致力于筛选合适的特异性抗原进行抗体检测。Rahman

等从 21 种免疫优势蛋白（OmpA、IncE、IncG、PmpC、PmpD、TarP、LcrE、CT143、CT223、CT442、CT529、CT579、CT618、CT795、CT813、CT875 等）中筛选出 48 个 B 细胞识别 CT 的抗原肽[22]，组合上述抗原的检测性能优于传统的单一抗原检测。该类抗原可避免与衣原体属抗体交叉反应，从而提高了检测的特异度，同时针对多种抗原产生抗体反应，也提高检测的灵敏度[9,20]。虽然近年来 CT 抗体检测已经取得了一些进展，实验室新研发的检测试剂灵敏度和特异度都有所提高，但新研发的试剂尚待市场转化。另外，对 CT 抗体产生和消亡规律的研究仍不足，导致 CT 血清学检测作为流行病学工具在量化评估防治需求、指导筛查策略计划、评估筛查和治疗等干预措施以及评估新的候选疫苗方面尚存较多的挑战[9]。

（韩燕　尹跃平　陈祥生）

参考文献

[1] RABENAU H F, KÖHLER E, PETERS M, et al. Low correlation of serology with detection of Chlamydia trachomatis by ligase chain reaction and antigen EIA[J]. Infection, 2000, 28(2): 97-102.

[2] BAS S, VISCHER T L. Chlamydia trachomatis antibody detection and diagnosis of reactive arthritis[J]. Br J Rheumatol, 1998, 37(10): 1054-1059.

[3] PUOLAKKAINEN M. Laboratory diagnosis of persistent human chlamydial infection[J]. Front Cell Infect Microbiol, 2013(3): 99.

[4] ZUO Y, JIANG T T, TENG Y, et al. Associations of Chlamydia trachomatis serology with fertility-related and pregnancy adverse outcomes in women: a systematic review and meta-analysis of observational studies[J]. EBioMedicine, 2023(94): 104696.

[5] HORNER P J, ANYALECHI G E, GEISLER W M. What can serology tell us about the burden of infertility in women caused by chlamydia?[J]. J Infect Dis, 2021, 224(Suppl 2): S80-S85.

[6] FORRESTER B, PAWADE J, HORNER P. The potential role of serology in diagnosing chronic lymphogranuloma venereum (LGV): a case of LGV mimicking Crohn's disease[J]. Sex Transm Infect, 2006, 82(2): 139-140.

[7] DE VRIES HJ, SMELOV V, OUBURG S, et al. Anal lymphogranuloma venereum infection screening with IgA anti-Chlamydia trachomatis-specific major outer membrane protein serology[J]. Sex Transm Dis, 2010, 37(12): 789-795.

[8] OSTASZEWSKA-PUCHALSKA I, ZDRODOWSKA-STEFANOW B, KURYLISZYN-MOSKAL A, et al. Incidence of Chlamydia trachomatis infection in patients with reactive arthritis[J]. Reumatologia, 2015, 53(2): 69-73.

[9] WOODHALL S C, GORWITZ R J, MIGCHELSEN S J, et al. Advancing the public health applications of Chlamydia trachomatis serology[J]. Lancet Infect Dis, 2018,18(12): e399-e407.

[10] HORNER P J, WILLS G S, RIGHARTS A, et al. Chlamydia trachomatis Pgp3 antibody persists and correlates with self-reported infection and behavioural risks in a blinded cohort study[J]. PLoS One, 2016, 11(3): e0151497.

[11] WOODHALL S C, WILLS G S, HORNER P J, et al. Chlamydia trachomatis Pgp3 antibody population seroprevalence before and during an era of widespread opportunistic chlamydia screening in England (1994-2012)[J]. PLoS One, 2017, 12(1): e0152810.

[12] LYYTIKÄINEN E, KAASILA M, HILTUNEN-BACK E, et al. A discrepancy of Chlamydia trachomatis incidence and prevalence trends in Finland 1983-2003[J]. BMC Infect Dis, 2008(8): 169.

[13] VAN AAR F, DE MORAES M, MORRÉ S A, et al. Chlamydia trachomatis IgG seroprevalence in the general population of the Netherlands in 1996 and in 2007: differential changes by gender and age[J]. Sex Transm Infect, 2014, 90(5): 434-440.

[14] SOLOMON A W, HARDING-ESCH E, ALEXANDER N D, et al. Two doses of azithromycin to eliminate trachoma in a Tanzanian community[J]. N Engl J Med, 2008, 358(17): 1870-1871.

[15] HARDING-ESCH E M, SILLAH A, EDWARDS T, et al. Mass treatment with azithromycin for trachoma: when is one round enough? Results from the PRET Trial in the Gambia[J]. PLoS Negl Trop Dis, 2013, 7(6): e2115.

[16] BLACK C M. Current methods of laboratory diagnosis of Chlamydia trachomatis infections[J]. Clin Microbiol Rev, 1997, 10(1): 160-184.

[17] WANG S P, GRAYSTON J T. Immunologic relationship between genital TRIC, lymphogranuloma venereum, and related organisms in a new microtiter indirect immunofluorescence test[J]. Am J Ophthalmol, 1970, 70(3): 367-374.

[18] WANG SP, KUO CC, GRAYSTON J T. A simplified method for immunological typing of trachoma-inclusion conjunctivitis-lymphogranuloma venereum organisms[J]. Infect Immun, 1973, 7(3): 356-360.

[19] WANG S P, GRAYSTON J T. Human serology in Chlamydia trachomatis infection with microimmunofluorescence[J]. J Infect Dis, 1974, 130(4): 388-397.

[20] HARALAMBIEVA I, IANKOV I, PETROV D, et al. Cross-reaction between the genus-specific lipopolysaccharide antigen of Chlamydia spp. and the lipopolysaccharides of Porphyromonasgingivalis, Escherichia coli O119 and Salmonella newington: implications for diagnosis[J]. Diagn Microbiol Infect Dis, 2001, 41(3): 99-106.

[21] BAS S, MUZZIN P, NINET B, et al. Chlamydial serology: comparative diagnostic value of immunoblotting, microimmunofluorescence test, and immunoassays using different recombinant proteins as antigens[J]. J Clin Microbiol, 2001, 39(4): 1368-1377.

[22] RAHMAN K S, CHOWDHURY E U, POUDEL A, et al. Defining species-specific immunodominant B cell epitopes for molecular serology of Chlamydia species[J]. Clin Vaccine Immunol, 2015, 22(5): 539-552.

第五节 分型检测

沙眼衣原体（CT）分型鉴定可有助于：①确定菌株是否具有器官或组织趋向性，有助于制定更为精准的治疗方案；②区别首次感染、再次感染和持续性感染，指导规范化治疗；

③了解群体间 CT 感染的传播动力学和病理机制,助力于公共卫生干预策略的制定;④监测人群中菌株基因型别和突变的发生情况,并绘制其在性网络中的传播图谱,为防控策略提供科学依据等 [1-3]。

传统的 CT 分型检测是基于主要外膜蛋白(MOMP)的血清分型方法,随着核酸扩增反应和测序的出现,新的高分辨率基因分型方法进一步满足了 CT 分型的需求。

一、检测原理

(一)血清学分型法

血清学分型是经典 CT 菌株分型方法,采用 CT 型特异性抗体直接免疫荧光法检测 CT 上 MOMP 蛋白 [4]。可将 CT 分为 15 个不同的血清型(serovar),即 A、B、Ba、C、D、E、F、G、H、I、J、K、L1、L2 和 L3。

(二)基因分型法

CT 基因分型是基于编码 MOMP 的 *ompA* 基因序列。*ompA* 基因全长 1.2kb,包含四个高度多态的可变区(VD Ⅰ~Ⅳ)[5],同样可根据 VD 区序列的不同将 CT 分为 15 个基因型。目前,常用的方法有 PCR- 限制性片段长度多态性(PCR-restriction fragment length polymorphism, PCR-RFLP)、荧光定量 PCR、PCR- 测序、PCR- 杂交等。

1. PCR- 限制性片段长度多态性(PCR-RFLP) 使用特异性引物进行 *ompA* 基因扩增,扩增产物经限制性内切酶切割成大小不等的 DNA 片段,电泳后可区别 CT 基因型 [6]。

2. 荧光定量 PCR 荧光定量 PCR 已被广泛应用,采用针对 *ompA* 设计的型特异性荧光标记探针,通过对不同荧光信号的辨别来实现 CT 的基因分型 [7]。

3. 高分辨率熔解曲线分析(high resolution melting analysis, HRM) 使用荧光染料将整个双链 DNA 全部进行标记,根据熔解曲线峰图和熔解温度的差异进行 CT 型别鉴定 [8]。

4. PCR- 测序 PCR 扩增 CT 的 *ompA* 基因后,进行 DNA 测序并与标准株比对分型,或将多个基因的序列信息组合在一起进行分析。通过多位点序列分型(multilocus sequence typing, MLST)和多位点可变数目串联重复序列分析(multilocus variable number tandem repeat analysis, MLVA)等进行分型 [9-10]。

5. PCR- 杂交技术 该技术包括反向线 / 斑点印迹杂交(reverse line/dot blot hybridization, RL/DB-H)和微球悬浮阵列杂交(microsphere suspension array hybridization, MSA-H)[11-13]。RL/DB-H 是将扩增后的 CT DNA 与型特异性寡核苷酸探针在尼龙膜上进行杂交,用酶标记后再与化学发光检测试剂发生反应,反应结束时,曝光的检测膜上会出现印迹 [14]。在一个 RLB-H 标记后的膜上,单次分析可以检测高达 45 个泳道的样本,并且每个泳道一次最多可以用 43 种探针进行标记 [15]。因此,利用多种类型的特异性探针即可以正确检测和区分多重感染。MSA-H 是将修饰的探针结合在羧化物微珠上,再将扩增获得的 DNA 序列与探针进行杂交,随后结合链霉亲和素系统进行孵育染色,最后通过检测分析荧光信号来判读结果[13]。

二、检测流程

提取 CT 核酸,用特异性引物 PCR 扩增 *ompA* 基因后,采用上述技术进行分型。

1. PCR- 限制性片段长度多态性　将 PCR 扩增得到的 DNA 片段与特定的限制性内切酶共孵育,经适宜的温度和时间酶切后,通过琼脂糖凝胶电泳分离酶切后的 DNA 片段。依据片段大小差异形成的特有电泳条带模式,比对已知血清型的标准酶切图谱,根据电泳图谱中条带的位置和大小确定 CT 的血清型。

2. 荧光定量 PCR　PCR 扩增 *ompA* 基因,同时通过比较不同型别的荧光信号。

3. 熔解曲线分析　CT 经 PCR 扩增后,进行熔解曲线分析来判断样本中 CT 基因型。

4. PCR- 测序　纯化扩增产物后,通过 Sanger 测序或高通量测序,将测得的 *ompA* 等基因序列与已知 CT 型别的数据库进行比对,识别样本序列与参考基因组间的单核苷酸变异、插入缺失或其他变异位点,据此判定 CT 基因型。

5. PCR- 杂交技术　先通过印迹杂交将型特异性探针点到杂交膜上,随后将 PCR 扩增产物直接与膜上的探针进行碱基配对杂交。通过放射自显影、化学发光、荧光检测等方式显现杂交信号,从而揭示样本的 CT 基因型。

三、标本要求

原则上,能够有效获得 CT DNA 的生物标本都可用于 CT 的分型检测,包括临床服务或流行病学调查中采集的泌尿生殖道分泌物(尿道、宫颈和阴道拭子)标本、直肠拭子和咽喉拭子标本以及尿液样本等。

四、临床意义

分型检测可为临床上由 L1 ～ L3 型 CT 感染引起的 LGV 诊断提供直接的实验室检测依据。此外,分型检测还可以帮助医生确定感染者所携带的具体血清型,为精准诊断和针对性治疗提供依据;可以通过比较感染的 CT 型别为公共卫生干预的感染溯源(是来自新性伴的感染还是原性伴的再次感染),以及临床上判断治疗失败与持续感染提供辅助性佐证[2];可以借助某些血清型与临床症状和治疗效果之间的潜在相关性,为临床 CT 感染的诊断和治疗提供参考依据。

五、评价和展望

血清学分型需要在细胞培养物中繁殖 CT,费时费力,灵敏度较低;而且该方法依赖于有限的单克隆抗体,因此检测和分辨能力较弱,结果易出现假阴性或交叉反应[5],因而在临床实验室和流行病学研究中血清学方法的应用受到局限。

PCR-RFLP 技术以其简便快捷、无须培养和抗体制备的优势,在 20 世纪末广泛应用于全球 CT 的流行病学研究中。然而,PCR-RFLP 作为单基因座分型方法,其区分能力有限,存在诸如酶切结果不规则、批次间酶切差异、内含子多态性以及 ompA 基因重组等因素导致的非典型酶切产物问题,分析结果时往往需要耗费较多时间和精力,且不同实验室间电泳条件的差异加大了结果比较的难度,尤其在面对基因型未知变种时,该方法的实用性受到了限制[16]。

相比之下,荧光定量 PCR 技术能够通过多重检测区分混合感染,利用不同荧光通道进行实时监测,但受限于荧光通道数量,不能在同一检测中完成所有基因的分型[17]。而高分辨率熔解曲线分析(HRM)技术即使面对微小的核酸序列差异也能显示出区别,但其结果的可靠性高度依赖于 PCR 条件和起始 DNA 模板的质量与浓度[8]。

RL/DB-H 和 MSA-H 技术,前者操作耗时但经济有效且可用于其他微生物的基因分型[11],后者则具有高通量、灵敏度高、适用于多重 PCR 检测的优势[18]。然而,PCR- 杂交技术局限性在于依赖固定的探针,难以有效识别新的基因突变。尽管现代分子生物学技术如实时荧光定量 PCR、多重 PCR、微阵列芯片技术逐步取代了部分 PCR- 杂交技术,但在资源有限的环境中,仍有研究和实验室采用此类技术进行 CT 分型检测[13,19]。与此同时,为了避免测序工作的烦琐和高昂成本,DNA 芯片诊断技术逐渐崭露头角,如 Christerson 等开发的多位点分型 DNA(MLT-DNA)芯片技术,不仅分辨率高于 ompA 测序,而且具有高特异性、高通量、快速分析和成本较低的优点[20]。

PCR- 测序分型方法,因能够提供高分辨率的检测结果,在检测 CT 基因微小突变方面具有优势。除 ompA 基因分型外,研究者致力于开发多位点基因分型方法,结合多种基因位点进行分析,以探索 CT 的流行病学、种群遗传结构、物种多样性及基因型与疾病关联性等问题[9,10]。其中,MLST 作为一种操作简单、快速且易于不同实验室间比较的方法,由 Klint 等于 2007 年首次应用于 CT 分型。相较于传统的 ompA 基因分型,MLST 的分辨率显著提升,能更细致地揭示菌株间的差异[21]。后续研究中,通过改良,如巢式 PCR、优化引物设计、增加检测基因位点等措施,不断提升 MLST 的灵敏度和准确性[22-26]。此外,MLVA 同样表现出高于传统 ompA 基因分型的高分辨能力[27, 28]。尽管 MLST 和 MLVA 都展现出了优秀的分辨能力和在流行病学研究中的应用价值,但它们同样面临多重感染时难以区分各菌株、PCR 产物纯度或浓度不足、测序引物与 PCR 产物结合问题等局限性[29-32]。

全基因组测序(whole genome sequencing, WGS)技术因能够提供最高程度的系统发育分辨率,对于深入了解 CT 的进化、多样性、传播动态以及感染模式具有决定性意义[33,34]。尽管长期以来,细胞培养是获取足够用于 WGS 的 CT DNA 的主要途径,但随着非依赖细胞培养技术的突破,这一瓶颈得到了克服,使得直接从临床样本中提取足量 DNA 以进行大规模比较基因组学研究成为可能,也为准确鉴定单一或复合 CT 感染提供了有力工具[1,35-37]。总体来看,各类分子分型技术在 CT 研究中各有优劣,根据实验条件和研究目的选择合适的方法至关重要。

随着基因分型技术的不断发展，其在 CT 分型中应用以指导临床实践和助力流行病学等研究的意义将更加凸显。特别是 WGS 可对 CT 样本的全部基因组进行测序，获取完整的遗传信息。由于 CT 不同血清型之间的差异主要体现在特定基因区域（如 *ompA* 基因编码的主要外膜蛋白等），通过对测序数据中这些关键区域的序列进行比对和分析，可以准确区分不同的 CT 血清型或亚型[33,37]。然而，目前 CT 分型检测技术的普及还相对有限，仍然局限于专题调查和科学研究。因此，有必要加大对简单、方便和高效分型检测技术（包括 POCT 技术）的研究和开发，从而助力 CT 感染诊治的临床实践和开展 CT 感染的分子流行病学调查和监测。

（徐文绮　尹跃平　韩燕）

参考文献

[1] BROWN A C, CHRISTIANSEN M T. Whole-genome sequencing of Chlamydia trachomatis directly from human samples[J]. Methods Mol Biol, 2019(2042): 45-67.

[2] RAWRE J, JUYAL D, DHAWAN B. Molecular typing of Chlamydia trachomatis: An overview[J]. Indian J Med Microbiol, 2017, 35(1): 17-26.

[3] QIN X, ZHENG H, XUE Y, et al. Prevalence of Chlamydia trachomatis genotypes in men who have sex with men and men who have sex with women using multilocus VNTR analysis-ompa typing in guangzhou, China[J]. PLoS One, 2016, 11(7): e0159658.

[4] MUKHERJEE A, SOOD S, BALA M, et al. The role of a commercial enzyme immuno assay antigen detection system for diagnosis of C. trachomatis in genital swab samples[J]. Indian J Med Microbiol, 2011, 29(4): 411-413.

[5] SETH-SMITH H M, HARRIS S R, SKILTON R J, et al. Whole-genome sequences of Chlamydia trachomatis directly from clinical samples without culture[J]. Genome Res, 2013, 23(5): 855-866.

[6] LÓPEZ-HURTADO M, ESCARCEGA-TAME M A, ESCOBEDO-GUERRA M R, et al. Identification of Chlamydia trachomatis genotypes in Mexican men with infertile women as sexual partners[J]. Enferm Infecc Microbiol Clin (Engl Ed), 2022, 40(7): 353-358.

[7] WOODSON E N, KATZ S S, MOSLEY S S, et al. Use of real-time PCR as an alternative to conventional genotyping methods for the laboratory detection of lymphogranuloma venereum (LGV)[J]. Diagn Microbiol Infect Dis, 2021, 101(4): 115532.

[8] XIU L, LI Y, ZHANG C, et al. A molecular screening assay to identify Chlamydia trachomatis and distinguish new variants of C. trachomatis from wild-type[J]. Microb Biotechnol, 2021, 14(2): 668-676.

[9] PATIÑO L H, CAMARGO M, MUÑOZ M, et al. Unveiling the Multilocus Sequence Typing (MLST) Schemes and Core Genome Phylogenies for Genotyping Chlamydia trachomatis[J]. Front Microbiol, 2018(9): 1854.

[10] MANNING C, O'NEILL C, CLARKE I N, et al. High-resolution genotyping of Lymphogranuloma Venereum (LGV) strains of Chlamydia trachomatis in London using multi-locus VNTR analysis-ompA genotyping (MLVA-ompA)[J]. PLoS One, 2021, 16(7): e0254233.

[11] LI Y, XIONG L, HUANG Y, et al. The clinical characteristics and genotype distribution of Chlamydia trachomatis infection in infants less than six months of age hospitalized with pneumonia[J]. Infect Genet Evol, 2015(29): 48-52.

[12] QUINT K, PORRAS C, SAFAEIAN M, et al. Evaluation of a novel PCR-based assay for detection and identification of Chlamydia trachomatis serovars in cervical specimens[J]. J Clin Microbiol, 2007, 45(12): 3986-3991.

[13] ISAKSSON J, GALLO VAULET L, CHRISTERSON L, et al. Comparison of multilocus sequence typing and multilocus typing microarray of Chlamydia trachomatis strains from Argentina and Chile[J]. J Microbiol Methods, 2016(127): 214-218.

[14] XIONG L, KONG F, ZHOU H, et al. Use of PCR and reverse line blot hybridization assay for rapid simultaneous detection and serovar identification of Chlamydia trachomatis[J]. J Clin Microbiol, 2006, 44(4): 1413-1418.

[15] GHARSALLAH H, FRIKHA-GARGOURI O, BESBES F, et al. Development and application of an in-house reverse hybridization method for Chlamydia trachomatis genotyping[J]. J Appl Microbiol, 2012, 113(4): 846-855.

[16] ZAREI A, POURMAND M R, AMINHARATI F, et al. Multilocus VNTR analysis-ompA typing of Chlamydia trachomatis isolates in Tehran, Iran[J]. J Infect Chemother, 2023, 29(8): 759-763.

[17] WANG M, LU X, HU A, et al. Etiological characteristics of Chlamydia trachomatis conjunctivitis of Primary Boarding School students in the Qinghai Tibetan area[J]. Sci China Life Sci, 2016, 59(6): 555-560.

[18] HUANG C T, WONG W W, LI L H, et al. Genotyping of Chlamydia trachomatis by microsphere suspension array[J]. J Clin Microbiol, 2008, 46(3): 1126-1128.

[19] SHITTU A O, ADESOJI T, UDO E E. DNA microarray analysis of Staphylococcus aureus from Nigeria and South Africa[J]. PLoS One, 2021, 16(7): e0237124.

[20] CHRISTERSON L, RUETTGER A, GRAVNINGEN K, et al. High-resolution genotyping of Chlamydia trachomatis by use of a novel multilocus typing DNA microarray[J]. J Clin Microbiol, 2011, 49(8): 2838-2843.

[21] KLINT M, FUXELIUS H H, GOLDKUHL R R, et al. High-resolution genotyping of Chlamydia trachomatis strains by multilocus sequence analysis[J]. J Clin Microbiol, 2007, 45(5): 1410-1414.

[22] BOM R J, CHRISTERSON L, SCHIM VAN DER LOEFF M F, et al. Evaluation of high-resolution typing methods for Chlamydia trachomatis in samples from heterosexual couples[J]. J Clin Microbiol, 2011, 49(8): 2844-2853.

[23] PANNEKOEK Y, MORELLI G, KUSECEK B, et al. Multi locus sequence typing of Chlamydiales: Clonal groupings within the obligate intracellular bacteria Chlamydia trachomatis[J]. BMC Microbiol, 2008(8): 42.

[24] DEAN D, BRUNO W J, WAN R, et al. Predicting phenotype and emerging strains among Chlamydia trachomatis infections[J]. Emerg Infect Dis, 2009, 15(9): 1385-1394.

[25] PILO S, ZIZELSKI VALENCI G, RUBINSTEIN M, et al. High-resolution multilocus sequence typing for Chlamydia trachomatis: improved results for clinical samples with low amounts of C. trachomatis DNA[J]. BMC Microbiol, 2021, 21(1): 28.

[26] SMIT P W, CORNELISSEN A R, BRUISTEN S M. Reduction of non-typeable results using a plasmid oriented Lymfogranuloma venereum PCR for typing of Chlamydia trachomatis positive samples[J]. PLoS

One, 2020, 15(6): e0233990.

[27] PEDERSEN LN, PØDENPHANT L, MØLLER J K. Highly discriminative genotyping of Chlamydia trachomatis using omp1 and a set of variable number tandem repeats[J]. Clin Microbiol Infect, 2008, 14(7): 644-652.

[28] LABIRAN C, MARSH P, ZHOU J, et al. Highly diverse MLVA-ompA genotypes of rectal Chlamydia trachomatis among men who have sex with men in Brighton, UK and evidence for an HIV-related sexual network[J]. Sex Transm Infect, 2016, 92(4): 299-304.

[29] HUNTER P R. Reproducibility and indices of discriminatory power of microbial typing methods[J]. J Clin Microbiol, 1990, 28(9): 1903-1905.

[30] VAN BELKUM A, TASSIOS P T, DIJKSHOORN L, et al. Guidelines for the validation and application of typing methods for use in bacterial epidemiology[J]. Clin Microbiol Infect, 2007, 13(Suppl 3):1-46.

[31] GRAVNINGEN K, CHRISTERSON L, FURBERG A S, et al. Multilocus sequence typing of genital Chlamydia trachomatis in Norway reveals multiple new sequence types and a large genetic diversity[J]. PLoS One, 2012, 7(3): e34452.

[32] LAROUCAU K, VORIMORE F, BERTIN C, et al. Genotyping of Chlamydophila abortus strains by multilocus VNTR analysis[J]. Vet Microbiol, 2009, 137(3/4): 335-344.

[33] MARANGONI A, AMADESI S, DJUSSE M E, et al. Whole genome sequencing of a Chlamydia trachomatis strain responsible for a case of rectal lymphogranuloma venereum in Italy[J]. Curr Issues Mol Biol, 2023, 45(3): 1852-1859.

[34] SUCHLAND R J, DIMOND Z E, PUTMAN T E, et al. Demonstration of persistent infections and genome stability by whole-genome sequencing of repeat-positive, same-serovar Chlamydia trachomatis collected from the female genital tract[J]. J Infect Dis, 2017, 215(11): 1657-1665.

[35] JOSEPH S J, LI B, GHONASGI T, et al. Direct amplification, sequencing and profiling of Chlamydia trachomatis strains in single and mixed infection clinical samples[J]. PLoS One, 2014, 9(6): e99290.

[36] ELWELL C, MIRRASHIDI K, ENGEL J. Chlamydia cell biology and pathogenesis[J]. Nat Rev Microbiol, 2016, 14(6): 385-400.

[37] DE VRIEZE N H, VAN ROOIJEN M, VAN DER LOEFF M F, et al. Anorectal and inguinal lymphogranuloma venereum among men who have sex with men in Amsterdam, the Netherlands: Trends over time, symptomatology and concurrent infections[J]. Sex Transm Infect, 2013, 89(7): 548-552.

第六章

生殖道沙眼衣原体感染
临床表现与诊断

生殖道沙眼衣原体感染是近年来国内外最常见的性传播疾病之一,沙眼衣原体(CT)感染后大约 70% 的女性和 50% 的男性无症状,易被忽视或误诊。有症状的女性患者表现为阴道分泌物异常、排尿困难、性交后和非经期阴道出血,查体发现宫颈充血水肿,易出血和出现异常分泌物;男性患者表现为尿道分泌物和排尿困难,有时还伴有睾丸疼痛。如果不接受治疗,多数感染者的症状会自动消失,但部分女性感染者可能会进一步导致上生殖道感染,引起盆腔炎、异位妊娠、不孕等严重并发症,在部分男性感染者中引起附睾炎、前列腺炎、不育等。反复的 CT 感染可能会增加这些并发症发生的风险。

泌尿生殖道以外部位的 CT 感染很常见,主要为直肠和口咽部感染。直肠 CT 感染表现为直肠分泌物异常、直肠疼痛或便血,但大多数没有症状。口咽部 CT 感染可以表现为咽炎和轻微的咽喉痛,但症状很少见。孕期 CT 感染不仅可以引起相应的临床表现,而且可以由于没有得到及时诊治而导致一系列不良妊娠结局,此外分娩过程中的感染还能导致新生儿结膜炎、鼻咽部或肺部的感染等。性病性淋巴肉芽肿血清型(L1 ~ L3)CT 感染可以引起性病性淋巴肉芽肿(LGV),该疾病影响黏膜下结缔组织,并可扩散到区域淋巴结,导致直肠炎、直肠分泌物增多、直肠疼痛、便秘或直肠内翻等,如果不进行治疗则可导致直肠瘘或狭窄[1]。

第一节 男性泌尿道感染

生殖道 CT 感染好发于青年,25 岁以上患者约占 60%。潜伏期比淋病长,平均为 1 ~ 3 周。男性泌尿道感染 CT 多数无症状或症状不典型,初诊时易被误诊、漏诊,容易发生并发症。在临床上,男性生殖道 CT 感染可表现为尿道炎、附睾炎、前列腺炎等,少数患者还可出现性获得反应性关节炎(SARA),既往称为 "Reiter 综合征"[1,2]。

一、尿道炎

尿道炎是男性泌尿道 CT 感染最常见的疾病,大约 50% 的感染者临床上并没有明显的症状。典型的症状是尿道轻痒、尿道口红肿及尿道分泌物异常,伴有不同程度的尿频、尿急、尿痛及排尿困难 [3]。较长时间不排尿或晨起首次排尿前,尿道外口可溢出少许黏液性分泌物,严重者可有黏液脓性分泌物。大约 10% 的病例症状持续存在或反复发作,往往与治疗不彻底或不适当、尿道结构异常、饮酒过度、性行为频繁以及心理障碍等有关。反复发作的 CT 感染病例通常表现为尿道口周围有一圈隆起,常呈唇样红肿,带有光泽,不易消退。在这些患者中,虽然每次发作的病情往往有所减轻,但给患者造成比较严重的心理负担。部分反复发作的患者,即使在不发作期间也有尿道不适感,而部分临床症状不明显的患者则可能在尿道分泌物涂片中发现较多的脓细胞 [4]。

(一)临床表现

生殖道 CT 感染引起的尿道炎主要表现出以下临床症状 [4-6]。

1. **尿痛** 常表现为尿道口发痒、刺痛或烧灼感和排尿疼痛,时轻时重;疼痛一般比较轻,有时难以描述清楚,多为尿道不适感;有时有尿不尽感,少数有尿频。

2. **排尿困难** 仅有少数(约 15%)患者有排尿困难症状,往往是由排尿疼痛引起,但部分患者并无明显的排尿疼痛及相关症状而出现排尿困难,推测是由炎性刺激引起的神经反射所致。

3. **尿道口红肿** 尿道口可见红肿,严重时尿道口明显充血,因黏膜炎性水肿而突出外翻,被形容为"唇样外翻"。尿道口周围龟头皮肤也可充血水肿,严重时波及多半个龟头,但以尿道口下方、包皮系带处最为严重。在一些包皮过长的患者中,与尿道口相对应的包皮内侧面也可因尿道炎性分泌物的刺激而红肿。炎症轻微时,仅可见到尿道口闭合不严,尿道口轻微红肿,沿尿道口呈带状红斑;更轻微时仅见沿尿道口的一条红线样充血。一些患者患病后经常用抗生素、消毒灭菌溶液清洗外阴,虽然尿道口无任何充血和水肿,但拨开尿道口后可见尿道口内黏膜充血,累及尿道球腺开口,有时可见尿道球腺的开口充血水肿,呈堤样隆起。一些慢性 CT 感染的尿道炎患者其尿道口可无任何红肿,但由于长期轻微的炎性刺激,尿道口及其周围可有色素沉着,尤以尿道口下端及系带处较为明显。

4. **尿道分泌物异常** 常为浆液性,透明,量少时与残余尿液不易区别,尤其在最初发病时。也可为脓性,出现于发病的几天后,但往往比淋菌性尿道炎的脓性分泌物稀薄,量也比淋病时少,自行流出者少见。有时反复从尿道根部向尿道口挤压,才出现少量透明或略带白色的分泌物,这也是在没有尿道分泌物时采集标本所需要的第一步,这样可以减少拭子插入、旋转引起的疼痛。长时间不排尿或早晨首次排尿前才能发现由溢出尿道的分泌物结成的痂膜封住了尿道口,称为"糊口",会粘连在内裤上。

CT 尿道炎与淋菌性尿道炎的临床特征不同,后者表现为尿道分泌物与排尿困难同时发生,溢脓量大,发病急骤;CT 尿道炎常常无症状,有症状时也是轻度的尿道炎症状,尿道分泌物异常占 47%,晨起尿道口有分泌物占 29%,仅有少数排尿困难(15%)。但实际临床有时候并不容易分辨,准确的鉴别诊断依赖实验室检查。

然而,很多无症状的男性尿道 CT 感染者尿道分泌物白细胞增多持续存在(≥ 4 个中性粒细胞 /1000 倍视野),或常常在初尿时感到疼痛,提示即使无症状也一直存在炎症。白细胞计数也可用于无症状男性衣原体尿道炎的筛查。

非淋菌性尿道炎患者是否由 CT 感染引起,从临床症状和体征上无法鉴别。非淋菌性尿道炎的潜伏期通常为 7 ~ 21 天。最初出现尿痛或排尿困难,轻度到中度的白色或透明尿道分泌物,查体除发现分泌物增多、尿道口轻度红肿外,大多无其他异常;偶可发现局限性疼痛、红斑、小水疱等皮损,则是疱疹性尿道炎的表现;前列腺液检查异常与衣原体尿道炎没有确切的联系。

(二)实验室检查

实验室检查是 CT 泌尿道感染诊断的重要依据之一。检测方法可分为细胞培养法和非培养法(包括核酸检测和抗原检测)两类[5,7]。

1. 核酸检测　聚合酶链反应法(PCR)等方法检测临床标本 CT 核酸。
2. 抗原检测　快速免疫层析试验(ICT)等方法检测临床标本 CT 抗原。
3. 培养法　尿道分泌物标本 CT 细胞培养。

(三)诊断

应结合流行病学史、临床表现和实验室检查结果,综合判断而作出诊断。流行病学史为具有不安全性行为,如与临时性伴、多性伴或 CT 感染的性伴发生过性行为等。由于 CT 感染大多无症状,流行病学史有时也较难确定,因此建议采用灵敏度和特异度高的实验室检查(推荐核酸检测法)以明确诊断[1,2,8]。只要尿道生物标本(如尿道拭子或尿液)的实验室检测(核酸检测、抗原检测或细胞培养)结果为阳性即可诊断为 CT 尿道炎(确诊病例),再根据临床上是否有症状分为有症状感染(有临床症状和实验室检测结果阳性)和无症状感染(实验室检测结果阳性,但没有临床症状)。由于抗原检测和细胞培养的灵敏度较低,检测阴性者并不能排除由 CT 感染引起的尿道炎[5,9-10]。

(四)鉴别诊断

尿道炎是尿道对各种因素产生的一种炎性反应,主要表现为尿道出现分泌物、排尿困难伴疼痛或后尿道痒感。非感染因素引起的尿道炎很少见,发病机制还不清楚;感染因素中以 CT、淋球菌(NG)、支原体、单纯疱疹病毒等为主[9,10]。

1. 淋球菌引起的尿道炎　CT 尿道炎的临床症状与 NG 引起的尿道炎有很多相似之处,因此不能单纯根据临床表现作出诊断。然而,两种病原体引起的尿道炎各自具有一些临床特点。

CT 尿道炎与 NG 尿道炎可以从潜伏期长短、有无尿痛及其程度以及尿道分泌物的量和性状上加以区分。生殖道 CT 感染的潜伏期比 NG 长,一般为 7 ～ 21 天,而 NG 感染的潜伏期为 1 ～ 14 天。NG 尿道炎的尿道分泌物量较多,只要挤压尿道就有脓性分泌物流出,甚至不挤压也有分泌物自行流出;而在 CT 尿道炎中,有近 1/5 患者没有尿道分泌物。后者的尿道分泌物常为间断性或仅在早晨才有,分泌物常为浆液性或透明,量少时与残余尿液不易区分,尤其在早期发病时,或需用力挤压才有。少数情况 CT 尿道炎分泌物也可为脓性,可出现于发病的几天后,但比 NG 尿道炎分泌物稀薄,分泌物量也少,自行流出者少见,有时反复从尿道根部向尿道口挤压,才出现少量的透明或略带白色的分泌物。

此外,NG 尿道炎表现为尿道分泌物与排尿困难同时发生,尿痛、排尿困难等尿道刺激症状明显,溢脓量大,发病急骤;CT 尿道炎常表现为尿道口发痒、刺痛或烧灼感和排尿疼痛,时轻时重,疼痛的程度比较轻,有时难以描述清楚,多为尿道不适感,有时有残余尿感,少数有尿频。CT 尿道炎检查时尿道口有红肿、外翻,但不如 NG 尿道炎显著。

然而,上述 CT 尿道炎和 NG 尿道炎的临床表现在实际工作中有时难以准确辨别,准确的鉴别诊断依赖于实验室检查。

2. 支原体引起的尿道炎　生殖支原体(*Mycoplasma genitalium*,MG)与泌尿生殖系统疾病密切相关,MG 可导致急性、持续性或复发性男性尿道炎,在非淋菌性尿道炎病例中 MG 感染占 10% ～ 35%,在持续性或复发性尿道炎病例中 MG 感染占 40%。其潜伏期不明确,临床流行病学证据显示潜伏期可能较长,为 1 ～ 2 个月或更久。患者可出现排尿疼痛、排尿困难,或尿道内不适、刺痒或烧灼感;也可伴有浆液性或黏液脓性尿道分泌物。然而,男性尿道炎的病原体谱分析表明,解脲支原体(UU)是继 CT 之后引起尿道炎的第二常见微生物,但在 UU 中只有 4、5、6 型有致病性,其他 13 个型均不致病。因此,人们对 UU 在男性尿道炎致病病原体中所占比例仍有争议。目前主要依赖病原学的实验室检测进行诊断和鉴别诊断。

3. 单纯疱疹病毒引起的尿道炎　生殖器疱疹在尿道外常表现为小米粒至绿豆大小的炎性丘疹、水疱或糜烂面,但在尿道常见不到典型皮疹。生殖器疱疹引起的尿道炎常有明显的尿痛、黏液性分泌物和局部触痛,并常引起局部淋巴结肿大和全身症状,约 40% 男性患者和 70% 女性患者出现发热、头痛、萎靡不振和肌肉酸痛。而其他原因引起的尿道炎则少有局部淋巴结肿大和全身症状。有资料显示,生殖器疱疹患者约 30% 伴有尿道炎。

4. 其他细菌引起的尿道炎　引起尿道炎的其他细菌包括大肠杆菌、草绿色链球菌、粪链球菌、类白喉杆菌、表皮葡萄球菌、变形杆菌、腐生葡萄球菌、粪肠球菌、阴沟肠杆菌等,常见于卫生习惯不良者或长期使用抗生素者,表现为轻至中度的尿道炎症状,也可无任何症状。有资料统计,其他细菌引起的尿道炎可占 20% ～ 30%。

二、附睾炎

(一)临床表现

附睾炎是阴囊内炎症最常见的原因,是男性 CT 尿道炎较常见的并发症。病原体逆向上行是其常见的感染途径。临床上，根据症状持续时间，分为急性和慢性。急性附睾炎的症状持续不到 6 周，并以疼痛和肿胀为特征。慢性附睾炎的特征是疼痛，通常没有肿胀，持续 3 个月以上。CT 感染的附睾炎可轻可重，可急可缓，但以急性多见，多为单侧，常出现发热和不对称的附睾肿大、疼痛、水肿、硬结，硬结多发生在附睾的头部和尾部，可触及痛性的硬结。有时也可累及睾丸，引起睾丸炎，通常是附睾引起的炎症扩散到邻近的睾丸所致，出现睾丸肿大、疼痛及触痛、阴囊水肿和输精管变粗等。临床上常见附睾炎与 CT 感染的尿道炎同时存在，多为年轻人，尿道炎可以无症状[4,12]。在临床上评估急性睾丸或阴囊疼痛和肿胀（急性阴囊症状）的患者时，应高度警惕是否有睾丸扭转。睾丸扭转最常被误诊为附睾炎。任何急性阴囊症状患者和任何疑似睾丸扭转患者都应紧急转诊到泌尿科进行诊治[11]。

1.急性附睾炎　急性附睾炎患者表现为高热、白细胞突然升高，且病变一侧会出现阴囊肿胀、疼痛、沉坠、下腹部牵扯痛、腹股沟牵扯痛等症状。除此之外，急性附睾炎患者患侧附睾明显肿大，轻轻按压会伴明显的疼痛感。如果急性附睾炎侵袭的范围较大，这时睾丸也会出现肿胀感，在分界不清楚的情况下，可以合称为附睾睾丸炎。也可能存在下尿路感染的症状，如尿频、尿急、血尿和排尿困难。也可出现罕见的睾丸扭转，症状为复发性疼痛。

附睾炎和睾丸炎的患者常伴有心动过速和发热。患者坐时会不舒服，需要与睾丸扭转鉴别。腹股沟区域应检查有无疝气，或淋巴结肿大和压痛，后者提示附睾炎和睾丸炎的炎症或感染过程。

通常情况下，急性症状可在 7 天之内完全消失。急性附睾炎的发病紧急，伴发结核性附睾炎的患者，患侧阴囊会出现坠胀、不适感，用手触及可以发现患者阴囊中存在肿块、增厚症状。通过触诊可以将附睾、睾丸进行有效区分。该病症类型的患者常伴随精索增粗、输精管增大、前列腺纤维化的情况；尿液分析后可以发现患者伴发前列腺感染；局部疼痛明显，且疼痛感会向下腹部、同侧腹股沟放射；并且会出现全身高热、全身不适的症状。

2.慢性附睾炎　慢性附睾炎主要是由急性附睾炎发展而来，多数患者无明显的急性期，炎症反应常由慢性前列腺炎、慢性前列腺损伤引起。慢性附睾炎的症状表现具有多样性，一些患者会出现轻微不适，也有可能出现剧烈、持续性的疼痛感，或者患侧阴囊出现隐痛、坠胀感，疼痛感会逐渐放射到腹股沟、下腹部、大腿内侧处，有时可能与鞘膜积液一同发作。一般情况下，患者不具有特异性的临床症状。通过触诊可以发现患者患侧附睾出现肿大、变硬的情况，有时可以触摸到附睾内存在硬结，但是并无压痛等不适感。

（二）实验室检查及诊断[11-14]

附睾炎的诊断需要经过多方面评估，通过病史询问、临床症状体征及辅助检查共同诊断。

1.病原学检查　检测 CT、NG 及 MG 等病原体，以明确是否为 CT 感染导致的附睾炎[12]。

2.感染指标检查　检查血常规、C- 反应蛋白、红细胞沉降率、降钙素原、血清淀粉样蛋白 A 等。测量急性期蛋白，如 C 反应蛋白（CRP）水平和红细胞沉降率，已被证明有助于鉴别附睾炎和睾丸扭转患者。有研究表明，CRP 在附睾炎诊断中的灵敏度和特异度分别为

96.2% 和 94.2%[13]。

3. 超声检查　几乎所有疑似附睾炎的患者都需要进行彩色多普勒超声检查,通过记录血流来排除睾丸扭转。彩色多普勒超声检查评估睾丸的灌注情况和阴囊内容物的解剖结构。睾丸表现正常、多普勒波搏动明显减少(血流减少)提示扭转;而附睾增大、增厚伴多普勒波搏动增加(血流量增加)提示附睾炎。在儿童中,彩色多普勒超声诊断附睾炎的灵敏度为 70%,特异度为 88%;诊断睾丸扭转的灵敏度为 82%,特异度为 100%[11,14]。

4. 其他辅助检查　尿常规,同位素扫描,性伴 CT、NG 及 MG 检测等[12]。

如果诊断尚不清楚,则需要转诊和手术探查阴囊。如果临床怀疑有睾丸扭转,应立即转诊,不应等待化验结果回报。

(三)鉴别诊断

1. 其他感染因素引起的附睾炎　不同年龄组人群发生急性附睾炎的常见致病病原体及易感因素有所不同(表 6-1-1)。在临床上,附睾炎往往引起单侧阴囊肿胀及疼痛,大多数附睾炎病例为感染性,且多继发于性病性前列腺炎(如 NG 或 CT 前列腺炎)或泌尿生殖道的肠源性革兰氏阴性杆菌及铜绿假单胞菌感染,偶为全身感染的一部分,如结核病等。一般认为,导致附睾炎的病原体进入尿道再进一步蔓延,引起尿道炎、膀胱炎或前列腺炎,由此穿过淋巴系统或输精管侵入附睾[15]。

表 6-1-1　急性附睾炎的病因及易感因素

年龄分组	常见病因	少见病因	易感因素
青春期前男童	大肠杆菌、铜绿假单胞菌	原发病灶血行传播	泌尿生殖道畸形
青春期~35 岁以下男性	沙眼衣原体、淋球菌	大肠杆菌、结核分枝杆菌、铜绿假单胞菌	性病性尿道炎
35 岁及以上男性	大肠杆菌、铜绿假单胞菌	淋球菌、沙眼衣原体、结核分枝杆菌	解剖结构异常或慢性前列腺炎

过去 20 年的研究表明,在 35 岁以下患附睾炎的异性恋男性中,1/2 由 CT 感染引起,1/4 由 NG 感染引起。这些患者年龄均较轻、性活跃且多性伴,可有尿道炎或无异常。而 35 岁及以上男性附睾炎患者中,80% 以上由大肠杆菌或铜绿假单胞菌所致。

细菌性附睾炎患者中,1/3 发病急骤,2/3 发病缓慢,有患侧阴囊胀痛不适、沉坠感,剧烈时可牵扯至腹股沟、耻骨、腰骶部甚至两肋部疼痛,站立或行走时加剧;附睾肿胀进展较快,可在 3~4 小时内使附睾体积成倍增长,此时体温可达 40℃,全身症状明显,可出现寒战,伴有恶心、呕吐、疲惫乏力、周身不适;也可出现膀胱炎和前列腺炎的症状;检查时可见腹股沟处(精索)和下腹部压痛,阴囊红肿,附睾肿大变硬,有压痛,早期与睾丸界限不清楚,后期则融合成一块,称为附睾睾丸炎,并有前列腺炎的征象。继发于大肠杆菌或铜绿假单胞菌的附睾炎患者病史中常提示有尿道异常,如尿流变细、行泌尿系统手术史或曾患泌尿系感染,常有前列腺肥大病史。关于临床症状和体征,尚无与 CT 附睾炎相鉴别的文献。

2. 非感染因素引起的附睾炎　其他需要与 CT 附睾炎鉴别的疾病包括：①精索静脉曲张：该病表现为阴囊胀痛或酸痛，常于午后逐渐加重，症状通常较轻，经夜间睡眠或卧床休息后缓解；检查可见肿胀部位有成团的"蚯蚓"状血管增粗。②精索扭转：该病多见于青春期前儿童，偶尔也见于成人，而附睾炎多发生于青壮年。在精索扭转早期，触诊时可见附睾位于睾丸前方，睾丸向上收缩，后期附睾和睾丸形成一个增大有压痛的团块。Prehn 征有助于对两者鉴别：将阴囊抬高至耻骨联合处，如疼痛减轻多为附睾炎；如疼痛加剧，多为精索扭转。③睾丸肿瘤：该病一般没有疼痛，肿块与正常睾丸易于区别，急性出血时，可突然出现睾丸及附睾疼痛、质地坚硬、沉重感明显，正常睾丸形态消失。彩超及 CT 有助于诊断，血液化验指标中甲胎蛋白或绒毛膜促性腺激素水平升高。而附睾炎患者表现为局部不适，坠胀感或阴囊疼痛，疼痛可放射至下腹部及同侧大腿内侧，可发生于单侧或双侧；查体可见患侧附睾肿大、变硬，无压痛或轻微压痛。

三、前列腺炎

CT 感染引起的急性前列腺炎不多见。部分患者由于诊治不及时或不彻底，病原体长期存在，病情迁延不愈，症状时轻时重，反复发作，可能转变为慢性前列腺炎，使病情更加复杂化。多数患者开始时即为慢性，临床表现复杂，病情迁延难愈。

（一）临床表现

1. 急性前列腺炎　全身症状如畏寒、发热；常表现为疼痛和下尿路症状，会阴部钝痛，阴茎痛，腹股沟、股部、耻骨联合上部或腰背部的轻微疼痛或酸胀感，肛门疼痛、坠胀不适等；检查时前列腺呈不对称肿大、变硬或硬结；排尿不适，出现尿频、尿急、尿痛、肉眼血尿，有时排尿有较剧烈的疼痛感，并向尿道、阴囊和臀部方向放射，直肠有坠胀感，也可合并排尿困难和阴茎痛性勃起；急性尿潴留等；尿中可出现透明丝状物或灰白色块状物。部分患者还伴有焦虑、抑郁、恐惧等精神心理障碍以及勃起功能障碍、早泄等性功能障碍及不育，严重影响患者的身心健康和生活质量，并加重社会经济负担[4,16]。

2. 慢性前列腺炎　慢性前列腺炎可无症状，主要临床表现包括：①疼痛：最主要的临床表现，最常见于会阴部，其次是睾丸、耻骨区及阴茎，还见于尿道、肛周、腹股沟、腰骶部等。疼痛症状对患者生活质量的影响大于排尿症状，发生于盆腔外的疼痛对患者的社会心理健康及生活质量影响更大。射精痛或射精后疼痛不适也是本病常见的临床表现。肌痛是一种经常被忽视的慢性盆腔疼痛形式，51% 的慢性前列腺炎患者存在肌痛。当触诊到盆底肌肉时，患者常出现肌肉痉挛和肌肉张力增加以及疼痛[16]。②下尿路症状：表现为不同程度的下尿路症状，如尿频、尿急、尿痛，尿不尽感，尿道灼热；于晨起、尿末或用力排大便时，尿道有白色分泌物流出（即"尿道滴白"现象）；还可有排尿等待、排尿无力、尿线变细、排尿中断及排尿时间延长等[16]。③精神心理障碍：部分患者存在焦虑、抑郁、失眠、记忆力下降等精神心理障碍。研究显示，躯体形式障碍是本病患者最常见的精神障碍类型（91.7%），其次是情绪障碍（50.6%）和焦虑（32.1%），疼痛与尿路症状评分和抑郁评分之间呈正相关[17]。④性功能障碍：最常见的是勃起功能障碍（ED）和早泄（PE）。国内学者研究显示，在ⅢA型前列腺炎患者中，ED、PE和射精疼痛的患病率分别为19%、30%和30%，而通过自我报告和国际勃起功能指数评估的ED患病率分别为40.5%和35.1%，与年龄显著相关。另一项研究则显示，慢性前列腺炎患者的PE患病率为36.9%。PE和美国国立卫生研究院慢性前列腺炎症状指数总分之间存在显著相关[16]。⑤不育：男性泌尿生殖道感染、细菌毒素、白细胞、氧化应激和炎症因子，都可以改变精浆的环境，从而导致精子死亡。泌尿道感染可引起前列腺炎，有研究发现慢性前列腺炎与男性不育存在很大的关联，其主要的原因可能是感染导致前列腺分泌物量减少，卵磷脂小体减少，成分改变继而影响精液的理化性状，精液黏度增高，氧化应激增加，导致白细胞介素等炎症因子释放。前列腺病原菌感染可以释放毒素和炎症因子，引起自身免疫反应，可能会降低精子活力，导致精液质量严重下降，精液质量差可能是男性不育的最常见原因[18]。

刘全忠等[4]观察到，一半以上CT感染所致的前列腺炎患者诉有射精痛。接受抗CT治疗的患者，由于药物从肾脏排泄，尿液中抗生素的浓度高，较易把尿道的炎症清除干净，但多数抗生素对前列腺的渗入较差，因而经过治疗的患者尿道正常而前列腺、附睾的炎症仍存在。此时，尿道无明显不适，检查化验也可无异常发现，但一旦排精或遗精，患者就会有明显的尿道不适或尿道刺激症状，甚至有明显的疼痛。此时检查也发现尿道口有炎症、红肿及分泌物，这是由排泄的精液中的炎性分泌物刺激尿道所致，炎性分泌物中还可能有病原体，会重新感染尿道，此时可从尿道查到病原体。几天后，由于尿液的冲洗作用或用药对尿道的消炎作用，尿道炎会逐渐减轻或消失，但若再排精，上述症状又重复，使很多患者长时间不敢排精，导致炎性分泌物更长久地滞留在生殖腺内，造成更进一步的损害，病情更加迁延难治。

（二）实验室检查及诊断

前列腺炎的诊断依靠详细询问病史、全面体格检查（包括直肠指检）、尿液和前列腺按摩液常规检查及细菌培养结果进行CT诊断及分型。

辅助检查：精液分析或细菌培养、前列腺特异性抗原（prostate specific antigen，PSA）、尿细胞学、经腹或经直肠B超（包括残余尿测定）、尿流率、尿动力学、计算机断层扫描（CT）、MRI、尿道膀胱镜检查和前列腺穿刺活检等。对患者进行直肠指检是必须的，但禁止进行前列腺按摩。直肠指检前列腺肿大、局部温度升高、明显触痛，脓肿形成者有波动感。化验检查血常规白细胞计数升高，尿常规红细胞、白细胞升高，血PSA升高。在应用抗生素治疗前，应进行中段尿培养或血培养。超声检查可全面评估下尿路病变，前列腺有不同程度增大，血流丰富，脓肿形成者可见液性暗区，尿潴留者膀胱内可见大量残余尿[19]。

前列腺炎的诊断参考相关诊疗指南[16]，并到泌尿科就诊。

（三）鉴别诊断

由于CT前列腺炎常常病程缓慢，临床上需要与细菌性慢性前列腺炎及无菌性前列腺炎相鉴别。

1. **细菌性慢性前列腺炎** 临床症状较复杂,且无任何特异性。无尿路感染时细菌性慢性前列腺炎、非细菌性前列腺炎及前列腺痛三者间的临床症状几乎无任何区别,均表现为尿频、尿痛,有尿不尽感,疼痛常放射到阴茎头及会阴部,尿后有白色分泌物自尿道口排出,常有睾丸、精索、会阴及腰骶部疼痛。性功能障碍者可出现早泄、阳痿、射精疼痛、遗精过频、血精等现象,并可出现神经衰弱症状。患者虽有尿路刺激症状,但尿常规检查多正常或仅少量白细胞。直肠指检可触及稍肿大的前列腺,一般无结节或压痛,质地偏硬,中央沟尚存在,前列腺按摩液可查到脓细胞。最主要的鉴别方法是尿液和前列腺液病原菌检查。

2. **无菌性前列腺炎** 患者平时无症状,因此就诊率较低,诊断多依据前列腺液病原学检查。无症状患者前列腺液中 IL-1β 和 TNF-α 增高,如 IL-1β>42ng/L 或 TNF-α>8ng/L 有诊断意义。另外此类患者往往伴有 PSA 水平的升高,但常在一定范围内波动。

3. **其他** 前列腺癌、前列腺结核、前列腺增生和精囊炎。前列腺癌晚期也表现为排尿不适,可有尿频、尿急、排尿困难,直肠指检发现前列腺质地较硬,可有结节。血清 PSA 明显升高,经直肠 B 超可见前列腺内有不均质光团,前列腺穿刺活检可确诊。前列腺结核同样表现为尿频、尿急、尿痛伴尿道滴白,有下腹及会阴部疼痛。但前列腺结核通常有泌尿生殖系统结核病史,直肠指检可发现前列腺有不规则的结节,前列腺液中可找到抗酸杆菌。前列腺增生也可表现为尿频、排尿不畅,多发生于老年男性,以排尿不畅为主。直肠指检发现前列腺明显增大,而前列腺液常规检查一般无白细胞。精囊炎也会出现尿频、尿急、尿痛伴尿道滴白,有下腹及会阴疼痛,常有血精,且精囊液检查可见红细胞和白细胞。

(邵丽丽　韩旭　刘全忠)

参考文献

[1] World Health Organization. WHO guidelines for the treatment of Chlamydia trachomatis[M]. Geneva: World Health Organization, 2016.

[2] WORKOWSKI K A, BACHMANN L H, CHAN P A, et al. Sexually transmitted infections treatment guidelines, 2021[J]. MMWR Recomm Rep, 2021, 70(4): 1-187.

[3] 刘全忠. 泌尿生殖道沙眼衣原体感染展望 [J]. 中国医学文摘(皮肤科学), 2016, 33(3): 349-354.

[4] 刘全忠. 衣原体与衣原体疾病 [M]. 天津: 天津科学技术出版社, 2003.

[5] 中国疾病预防控制中心性病控制中心, 中华医学会皮肤性病学分会性病学组, 中国医师协会皮肤科医师分会性病亚专业委员会. 梅毒、淋病和生殖道沙眼衣原体感染诊疗指南(2020 年)[J]. 中华皮肤科杂志, 2020, 53(3): 168-179.

[6] 姚蕾, 李珊珊. 成人衣原体感染的临床表现 [J]. 中国医学文摘(皮肤科学), 2016(3):349-354.

[7] MOI H, BLEE K, HORNER P J. Management of non-gonococcal urethritis[J]. BMC Infect Dis, 2015(15): 294.

[8] LEOS-ALVARADO C, LLACA-DÍAZ J, FLORES-ARÉCHIGA A, et al. Male urethritis. A review of the

ideal diagnostic method[J]. ActasUrol Esp (Engl Ed), 2020, 44(8): 523-528.

[9] WORKOWSKI K A, BOLAN G A. Sexually transmitted diseases treatment guidelines, 2015[J]. MMWR Recomm Rep, 2015, 64(RR-03): 1-137.

[10] 王千秋, 刘全忠, 徐金华. 性传播疾病临床诊疗与防治指南 [M]. 上海：上海科学技术出版社, 2014.

[11] TROJIAN T H, LISHINAK T S, HEIMAN D. Epididymitis and orchitis: an overview[J]. Am Fam Physician, 2009, 79(7): 583-587.

[12] 周乐友, 王仁顺. 附睾炎的诊断与治疗进展 [J]. 医学临床研究, 2013, 30(1): 153-155.

[13] DOEHN C, FORNARA P, KAUSCH I, et al. Value of acute-phase proteins in the differential diagnosis of acute scrotum[J]. Eur Urol, 2001, 39(2): 215-221.

[14] 王新汝, 叶青. 高频超声联合血清淀粉样蛋白 A 对急性附睾炎的诊断价值 [J]. 海军医学杂志, 2023, 44(8): 839-843.

[15] 高龙, 陈斌. 慢性附睾炎的研究现状 [J]. 中国男科学杂志, 2009, 23(9): 69-71.

[16] 中国中西医结合学会男科专业委员会. 慢性前列腺炎中西医结合诊疗指南 [J]. 中国男科学杂志, 2023, 37(1): 3-17.

[17] BRTINAHL C, DYBOWSKI C, ALBRECHT R, et al. Mental disorders in patients with chronic pelvic pain syndrome (CPPS)[J]. J Psychosom Res, 2017(98): 19-26.

[18] 孙鹏. Ⅲ A 型慢性前列腺炎患者精液质量与男性不育关系 [J]. 医学与哲学（B）, 2016, 37(10): 51-53.

[19] 管德辉, 杨大祥, 蔡航. 急性前列腺炎 33 例诊治体会 [J]. 医学食疗与健康, 2021, 19(28): 3-4.

第二节　女性泌尿生殖道感染

沙眼衣原体（CT）只侵犯柱状上皮细胞和移行上皮细胞，在女性的初始感染多为宫颈的鳞柱交界部黏膜及尿道的黏膜，从而造成宫颈黏膜炎和尿道炎。多发生在性活跃人群，潜伏期 1 ～ 3 周，症状十分轻微，病程易迁延，导致 CT 上行至子宫、输卵管等盆腔器官，造成组织损伤、粘连以及瘢痕形成 [1,2]，从而影响生殖健康。

一、子宫颈炎

子宫颈炎是指宫颈的炎症，主要累及宫颈内腺体的柱状上皮细胞，也可累及宫颈外鳞状上皮。子宫颈炎可能是感染性或非感染性病因所致，往往可以由诸如 CT、淋病奈瑟球菌（NG）等病原体感染引起，但在很多病例中无法确定具体的病原体 [3]。

由于不同研究中关于子宫颈炎并无标准定义和病例报告标准，所以难以确定其确切的患病情况，并且不同群体的患病率很可能不同。在特殊群体中子宫颈炎占比可能更高，有研究发现女性性工作者的子宫颈炎检出率约 24.9%[4]。性行为是子宫颈炎的主要危险因素。宫颈作为女性下生殖道及上生殖道的连接及交界处，其解剖位置特殊，组织学特点也相对特殊。宫颈处于宫颈阴道部鳞状上皮与宫颈管柱状上皮的交界处,而柱状上皮正是CT容易侵犯的部位。

CT子宫颈炎比NG子宫颈炎更常见,两者都主要累及宫颈黏膜柱状上皮。这些感染在子宫颈炎病例中的总占比约50%[5]。其他感染性病因包括单纯疱疹病毒(HSV)、生殖支原体(MG)和阴道毛滴虫(*Trichomonas vaginalis*,TV),主要累及宫颈阴道部的鳞状上皮[3,6,7]。还有研究表明,细菌性阴道病和A族链球菌也可导致黏液脓性子宫颈炎[8,9]。小部分结核性子宫内膜炎患者也可累及宫颈,也有病例报告显示其他感染性病原体可能与子宫颈炎有关[10,11]。虽然在生殖道中常发现人型支原体、解脲支原体、巨细胞病毒和B族溶血性链球菌,但几乎没有证据证明这些感染可以独立引起子宫颈炎[12,13]。也没有证据表明人乳头瘤病毒(HPV)感染会引起子宫颈炎症,但它可引起其他组织学改变,如宫颈上皮内瘤变。子宫颈炎相关的病原体可能在宫颈肿瘤的发生中具有潜在的辅助作用。

(一)临床表现

大部分CT子宫颈炎患者无典型症状,通常为隐匿感染。一项观察性研究显示,在纳入的59例进行常规宫颈癌筛查的女性中,发现24%有子宫颈炎征象,但仅5%患者有子宫颈炎症状,如阴道分泌物异常[14]。

特征性症状包括以下一种或两种表现[3]:在宫颈管或宫颈拭子上可见脓性或黏液脓性(黄色)宫颈内渗出物;宫颈拭子轻轻通过宫颈口就很容易引起宫颈内出血。这种情况下,女性可能有阴道分泌物增多、颜色发黄,可能呈现为黏液脓性,有时可能伴有月经间期阴道出血、性生活后阴道出血等。

其他症状或体征可能包括[15]:尿痛、尿频、性交痛、外阴阴道刺激感及宫颈柱状上皮异位部位水肿等。泌尿系统的症状通常由同时存在的尿道炎所致,宫颈CT感染女性中尿道炎发生率约15%。如果尚未发生上生殖道感染(如子宫内膜炎等盆腔炎性疾病)或疱疹病毒感染,患者很少出现疼痛和发热。

(二)实验室检查

实验室检查是CT泌尿道感染诊断的重要依据之一。检测方法可分为细胞培养法和非培养法(包括核酸检测和抗原检测)两类。

1. 核酸检测　聚合酶链反应法(PCR)等方法检测临床标本CT核酸。

2. 抗原检测　快速免疫层析试验(ICT)等方法检测临床标本CT抗原。

3. 培养法　宫颈分泌物标本CT细胞培养。

(三)诊断

仔细询问患者的相关病史,并全面评估患者的流行病学危险因素,如与临时性伴、多性伴或CT感染的性伴发生过性行为,以及外阴阴道卫生习惯(如是否经常阴道冲洗、是否常用卫生护垫、内裤质地及清洁方式等),结合临床表现和实验室检查结果,综合判断而作出初步诊断和确诊诊断。

1. 初步诊断　如果出现两个特征性体征之一,且白细胞检查结果为阳性,即可作出子宫颈炎的初步诊断 [2]:①宫颈管或宫颈管棉拭子标本上,肉眼见到脓性或黏液脓性分泌物;②用棉拭子擦拭宫颈管时,容易诱发宫颈管内出血。

2. 确诊诊断　相关生物标本的实验室检测(宫颈拭子的核酸检测、抗原检测或细胞培养,阴道拭子的核酸检测)结果为 CT 阳性即可诊断为 CT 子宫颈炎,根据临床上是否有症状分为有症状感染(有临床症状和实验室检测结果阳性)和无症状感染(实验室检测结果阳性,但没有临床症状)。由于抗原检测和细胞培养的灵敏度较低,检测阴性者并不能排除 CT 感染的子宫颈炎。

(四)鉴别诊断

CT 子宫颈炎与其他泌尿生殖道感染以及非感染性炎症有一定症状上的重叠,同时有混合感染的可能,需要与多种疾病进行详细鉴别。

1. 阴道炎症

(1)细菌性阴道病 [16,17]:有症状者通常表现为阴道分泌物异常和 / 或阴道异味;阴道分泌物呈灰白色,稀薄且均匀,有"鱼腥味",在性交后或经期可能更为明显。单独的细菌性阴道病通常不会导致尿痛、性交痛、瘙痒、烧灼感或阴道黏膜红肿。如有这些症状,则提示混合性阴道炎症可能。部分细菌性阴道病女性可能没有典型症状,此时与 CT 子宫颈炎很难鉴别,确诊需依靠 Nugent 评分。需要行宫颈 CT 等相关病原体检测及阴道微生态检测帮助鉴别诊断。

(2)外阴阴道假丝酵母菌病 [18]:外阴瘙痒是外阴阴道假丝酵母菌病最主要的特点;外阴烧灼感、疼痛及刺激感也很常见,可伴有排尿困难(通常感觉是在外阴而非尿道)或性交痛。典型的患者查体可见阴道内豆渣样分泌物,外阴阴道黏膜充血红肿。确诊需依靠阴道分泌物涂片革兰氏染色,油镜下见假丝酵母菌菌丝或芽孢,与 CT 子宫颈炎相对较容易鉴别。

(3)阴道毛滴虫病 [19]:女性感染滴虫的典型症状包括黄绿色、泡沫状的恶臭阴道分泌物,伴烧灼感、瘙痒、尿痛、尿频、下腹痛和 / 或性交痛。然而,仅 11% ~ 17% 的确诊感染者可能出现典型症状。部分患者查体可见草莓样宫颈。阴道分泌物涂片油镜下见到滴虫虫体可确诊,与 CT 子宫颈炎较容易鉴别。

(4)需氧菌性阴道炎 [20]:是由阴道内乳杆菌减少,需氧菌增多引起的炎症。病原菌以 B 族链球菌、大肠埃希菌、金黄色葡萄球菌、粪肠球菌、咽峡炎链球菌、肺炎克雷伯菌等较常见。主要表现为阴道分泌物黄色、异味,外阴烧灼或刺痛,可伴有性交痛。查体可见阴道黏膜红肿等表现。诊断需结合临床症状体征,同时行阴道微生态检测,需氧菌性阴道炎的 AV 评分 ≥ 3 分。

(5)萎缩性阴道炎 [21]:绝经后女性卵巢功能衰退,雌激素水平降低,阴道萎缩,弹性下降,阴道微环境抵抗力下降,乳杆菌大大减少引起的阴道炎症。可表现为分泌物异常,有时呈黄水样,伴外阴瘙痒、外阴阴道刺激症状及尿频、尿痛等症状,有时临床表现与子宫颈炎相似。需进行 CT 等相关病原体检测及阴道微生态检测帮助鉴别诊断。

2. 其他病原体感染引起的子宫颈炎

（1）生殖支原体性子宫颈炎[22]: 生殖支原体（MG）引起的子宫颈炎往往与 CT 子宫颈炎难以鉴别。MG 和 CT 子宫颈炎患者大多表现为症状隐匿或没有临床症状,仅仅表现为分泌物发黄,查体见宫颈口黄色分泌物或宫颈易出血。MG 和 CT 的核酸检测能够明确判断是MG、CT 或 MG 与 CT 共同感染导致的子宫颈炎。由于其他支原体（解脲支原体和人型支原体）可能在健康人群中存在正常定植状况,所以在检查出这两种病原体时,应注意区分是正常携带还是致病状态。

（2）淋菌性子宫颈炎[23]: 淋菌性（NG）子宫颈炎与 MG 或 CT 子宫颈炎也难以直接鉴别。在出现宫颈口黄色脓性分泌物时,应该考虑到 NG 子宫颈炎的可能性,需要进行宫颈分泌物 NG 培养和革兰氏染色,镜检观察白细胞内是否并列双球形菌体。最好通过 NG、CT和 MG 的核酸检测进行不同病原菌子宫颈炎的鉴别诊断,但在部分女性患者中可能出现两种或多种病原菌的混合感染。

（3）梅毒[24]: 梅毒是由梅毒螺旋体引起的感染性疾病。少数情况下一期梅毒硬下疳可发生于宫颈处,为单个 1 ～ 2cm 圆形或椭圆形无痛性溃疡。梅毒的诊断可以采用梅毒血清学检测（梅毒螺旋体特异性和非特异性抗体检测）,或直接取病灶处渗出物进行暗视野显微镜检查（观察活动性梅毒螺旋体）。

3. 泌尿系感染及直肠感染

（1）泌尿系感染: 泌尿系感染可能导致排尿困难 - 脓尿综合征,部分宫颈感染的女性也会发生尿道衣原体感染。性传播感染诊所对女性宫颈和尿道均取样行 CT 培养以进行筛查,发现两个部位均检出 CT 者约占 50%,仅一个部位检出 CT 者约占 25%。这些女性大多不会报告尿道特异性症状,但有些患者存在泌尿系感染的典型症状,如尿频、尿急和 /或排尿困难,如果不针对性检查可能被误诊为膀胱炎[25,26]。尿液分析显示有脓尿,但革兰氏染色或细菌培养未见微生物。性活跃女性出现脓尿但无细菌尿时,应高度怀疑尿道 CT感染。

（2）直肠炎和直肠感染: 主要为远端直肠黏膜炎症,多见于为肛交被插入方的男男性行为者,症状较明显,包括肛门直肠疼痛、异常分泌物、里急后重、直肠出血和便秘,还可有发热和不适等全身症状[27]。肛门镜检结果包括黏膜脆性、内部损伤、肿块或息肉以及黏液脓性渗出物,但不具有特异性,可被误认为是炎症性肠病。感染女性也可能发生症状性直肠炎[28,29],但概率较男男性行为者低。若未充分治疗直肠感染,来自肛门直肠部位的自体接种可能导致反复发生泌尿生殖道 CT 感染[30]。

4. 非感染性子宫颈炎

部分子宫颈炎并非由感染所致,往往由机械性或化学性刺激引起。机械性刺激来源包括手术器械或异物所致创伤,如子宫托、子宫帽、卫生棉条、宫颈帽或避孕套等。化学刺激可由乳胶制品、阴道洗剂、杀精剂或避孕膏引起。一些市售产品可能也含有刺激性成分,如聚维酮碘、表面活性剂、表面麻醉剂或玉米淀粉等 [31]。

二、尿道炎

在女性人群中，尿道 CT 感染不如宫颈 CT 感染常见，在没有宫颈 CT 感染的情况下也很少单独发生尿道 CT 感染。CT 感染的尿道炎通常是无症状，即没有尿道炎的症状或体征。因此，CT 感染并不是门诊女性患者中尿道炎的主要病因 [32]。应用尿道和宫颈拭子标本进行 CT 培养检测结果显示，115 例 CT 感染女性中，57% 是尿道和宫颈同时感染，38% 是宫颈单独感染，只有 4% 是尿道单独感染 [32]。但也有研究表明女性单纯尿道 CT 感染的比例达到 17% ~ 22%[33]。

（一）临床表现

尽管大多数 CT 感染的尿道炎无症状，但常见的体征和症状包括排尿困难、尿急或尿频，以及阴道灼热和瘙痒、尿道分泌物异常等 [34]。

（二）实验室检查

1. 核酸检测　聚合酶链反应法（PCR）等方法检测临床标本 CT 核酸。
2. 抗原检测　快速免疫层析试验（ICT）等方法检测临床标本 CT 抗原。
3. 培养法　尿道分泌物标本 CT 细胞培养。

（三）诊断

应结合流行病学史、临床表现和实验室检查结果，综合判断后进行诊断。由于 CT 感染大多无症状，流行病学史有时也较难确定，因此建议采用灵敏度和特异度高的实验室检查（推荐核酸检测法）以明确诊断。只要尿道生物标本（如尿道拭子或尿液）的实验室检测（核酸检测或细胞培养）结果为阳性即可诊断，再根据临床上是否有症状分为有症状感染（有临床症状和实验室检测结果阳性）和无症状感染（实验室检测结果阳性，但没有临床症状）。有尿道炎症状感染者的 CT 培养阳性率（79%）明显高于无症状感染者（44%）[32]。然而，尿道拭子或尿液核酸检测结果为阳性时难以区别是否为 CT 感染的宫颈炎或阴道炎。

（四）鉴别诊断

女性 CT 感染尿道炎的特点是症状不明显或无症状。当有症状时，约有一半患者出现尿痛、尿急、尿频，往往合并宫颈炎。查体时可发现尿道口潮红，微肿胀或正常，偶有少许黏液脓性分泌物溢出。而 NG 尿道炎查体可见尿道口红肿，有压痛及脓性分泌物，排尿时可有烧灼感，挤压尿道旁腺，有脓液渗出。无论是 CT 还是 NG 感染的女性尿道炎，症状都比男性感染者轻得多，有时甚至无症状。

三、盆腔炎症性疾病

盆腔炎症性疾病（pelvic inflammatory disease，PID）是女性上生殖道感染引起的一组疾病，可累及子宫、输卵管和卵巢中的任一或所有部位，常伴有邻近盆腔器官受累，简称为盆腔炎[35]。盆腔炎主要包括子宫内膜炎、输卵管炎、输卵管卵巢脓肿和盆腔腹膜炎。子宫颈管具有屏障功能，能防止正常情况下相对无菌的上生殖道被阴道微生态系统中的微生物感染。性传播病原体造成的宫颈感染可破坏此屏障，使得阴道细菌能够侵犯上生殖道器官，感染子宫内膜，进而感染输卵管内膜、卵巢、盆腔腹膜及这些结构下的基质，造成盆腔炎症。

大多数（约85%）的盆腔炎病例是由性传播病原体或细菌性阴道病相关病原体所致，不到15%的盆腔炎病例是由定植在下生殖道的肠道病原体（如大肠埃希菌、脆弱拟杆菌、B族链球菌以及弯曲菌）或呼吸道病原体（如流感嗜血杆菌、肺炎链球菌、A族链球菌及金黄色葡萄球菌）所致[36]。性传播病原体，如CT和NG，是主要的致病微生物，导致CT盆腔炎和NG盆腔炎等。引起盆腔炎的致病微生物多数由阴道上行而来，且多为混合病原体感染。延误对盆腔炎的诊断和有效治疗可导致一系列并发症，如输卵管性不孕、异位妊娠等[36]。

（一）临床表现

1. 临床症状

盆腔炎可能因为炎症轻重及范围大小而有不同的临床表现。下腹部疼痛是盆腔炎最主要的症状。腹部疼痛通常累及双侧[3,37]，可能伴随腰痛。疼痛的特征呈多样性，在部分病例中，可能非常细微。性交或震动时腹痛可能加剧，月经期间或月经刚结束时发作的疼痛尤其具有提示意义。

其他常见症状为发热、阴道分泌物增多[35]。大部分盆腔炎女性的病情为轻度至中度，仅少部分会发展为腹膜炎或盆腔脓肿，而这两种病况通常表现为更剧烈的疼痛，检查时可见更严重的压痛及发热等全身性特征。若病情严重可出现寒战、高热、头痛、食欲不振。若有腹膜炎，则可出现消化系统症状，如恶心、呕吐、腹胀、腹泻等。月经期发病可出现经量增多、经期延长。若有脓肿形成，可有下腹包块及局部压迫刺激症状；包块位于子宫前方可出现膀胱刺激症状，如排尿困难、尿频，若引起膀胱肌炎还可有尿痛等；包块位于子宫后方可有直肠刺激症状；包块若在腹膜外可致腹泻、里急后重感和排便困难。

由于感染的病原体不同，临床表现也有差异[35]。由于CT子宫颈炎常症状隐匿，不易早期发现，因此CT盆腔炎往往感染病程较长，高热不明显，可长期持续低热，主要表现为轻微下腹痛，并久治不愈。NG盆腔炎以年轻女性多见，多于月经期或经后7天内发病，起病急，可有高热，体温在38℃以上，常引起输卵管积脓，出现腹膜刺激征及脓性阴道分泌物。CT盆腔炎的高热和腹膜刺激症状不如NG盆腔炎明显。若为厌氧菌感染的盆腔炎，患者年龄偏大，则容易多次复发，常伴有脓肿形成。

2. 临床体征[35]

（1）阴道及子宫检查：阴道内可有脓性分泌物；子宫颈充血、水肿，将子宫颈表面的分泌物拭净,若见脓性分泌物从子宫颈口流出,说明子宫颈管黏膜或宫腔有急性炎症。

（2）盆腔检查:穹隆触痛明显,须注意是否饱满;子宫颈有举痛;宫体稍大,有压痛,活动受限;子宫两侧压痛明显。若为单纯输卵管炎,可触及增粗的输卵管,压痛明显;若为输卵管积脓或输卵管卵巢脓肿,则可触及包块且压痛明显,不活动;宫旁结缔组织炎时,可扪及宫旁一侧或两侧片状增厚,或两侧宫骶韧带增粗,压痛明显;若有盆腔脓肿形成且位置较低时,可扪及后穹隆或侧穹隆有包块且有波动感。三合诊常能协助进一步了解盆腔情况。

（二）实验室检查[38,39]

1. 病原学检查　开展 CT、NG 及 MG 等病原体的检测,以明确是否为 CT 感染导致的盆腔炎。

2. 感染指标　检查血常规、C- 反应蛋白、红细胞沉降率及降钙素原等。

3. 盆腔器官超声检查

4. 其他辅助检查[35]　尿常规、尿或血 HCG 检测;盆腔计算机断层扫描（CT）或 MRI 检查;子宫内膜活检、盆腔感染部位和 / 或子宫内膜培养;性伴的 CT、NG 及 MG 检测等。

（三）诊断

虽然 CT 感染（特别是上生殖道感染）是引起盆腔炎的重要原因,但盆腔炎的发生与发展是多种因素（包括多种病原体混合感染）导致的结果。因此,在临床上难以将盆腔炎具体诊断为特定病原体导致的盆腔炎,即使在盆腔炎发病过程中出现某种病原体的泌尿生殖道感染,也无法确定该病原体与盆腔炎发病之间的关系。盆腔炎的诊断依据主要是结合病史、临床表现、实验室检测和影像学检查等进行推断性诊断。

1. 病史询问

任何年轻或有性行为的女性在出现下腹痛和盆腔不适时都应怀疑盆腔炎。病史询问应着重于盆腔炎的潜在危险因素,评估患者及其性伴既往生殖道感染史以及危险性行为史,包括是否与临时性伴或多性伴发生过性行为等[35]。

产褥期或流产后女性,近期宫腔操作及阴道流血等一些因素存在时盆腔炎的可能性增加。宫内节育器也可能增加盆腔炎症风险,主要发生在放置节育器后 3 周内,症状较轻的患者治疗结局与是否取出节育器关系不密切,但是反复盆腔炎者,治疗的平稳期可考虑取出节育器[35]。

2. 诊断标准

目前采用的诊断标准包括最低标准、附加标准及特异性标准[35]。盆腔炎的临床诊断准确度不高,然而延迟诊治又可能增加一系列后遗症的风险。因此,目前诊断盆腔炎仍然依靠最低诊断标准。

（1）盆腔炎诊断的最低标准:在性活跃女性及其他性传播感染的高危女性中,如排除其他病因且满足以下条件之一者,应诊断盆腔炎并给予经验性治疗,即:①子宫压痛;②附件压痛;③子宫颈举痛。下腹疼痛同时伴有下生殖道感染征象,诊断盆腔炎的准确性增加。

（2）盆腔炎诊断的附加标准:①口腔温度≥38.3℃;②子宫颈或阴道黏液脓性分泌物;

③阴道分泌物显微镜检查白细胞增多；④红细胞沉降率升高；⑤ C- 反应蛋白水平升高；⑥实验室检查证实有子宫颈 CT、NG 或 MG 感染。

（3）盆腔炎诊断的特异性标准：①子宫内膜活检显示有子宫内膜炎的组织病理学证据；②经阴道超声检查或磁共振检查显示输卵管管壁增厚，管腔积液，可伴有盆腔游离液体或输卵管卵巢包块；③腹腔镜探查见输卵管表面明显充血，输卵管水肿，输卵管伞端或浆膜层有脓性渗出物等。

（四）鉴别诊断

1. 下腹痛的其他疾病

多数盆腔炎患者有子宫颈黏液脓性分泌物或阴道分泌物镜检白细胞增多。如果子宫颈分泌物外观正常并且阴道分泌物镜检无白细胞，则诊断盆腔炎的可能性不大，需要考虑其他可能引起下腹痛的病因。因此，盆腔炎需要与异位妊娠、卵巢囊肿扭转或破裂、黄体破裂、子宫内膜异位症、急性阑尾炎及炎症性肠病等相鉴别。值得注意的是，这些疾病有可能合并盆腔炎症。

（1）异位妊娠[40]：异位妊娠是指受精卵在子宫体腔以外的部位着床，包括输卵管妊娠、宫颈妊娠、卵巢妊娠及腹腔妊娠等。最常见的部位是输卵管妊娠。通常表现为育龄女性停经后阴道出血和 / 或腹痛，血 HCG 升高，超声下宫内未见妊娠囊，附件区探及非均质包块。当包块逐渐增大，部分患者可能出现患侧附件区隐痛，如果异位妊娠包块破裂，腹腔内出血，可能引发剧烈下腹痛，伴随肛门坠胀。出血进一步增多后，逐渐出现失血性休克症状。该病与盆腔炎症相对容易鉴别，盆腔炎患者血 HCG 一般为阴性。值得注意的是，异位妊娠可能是缘于患者既往的盆腔炎，未规范治疗，导致盆腔炎性疾病后遗症，输卵管慢性炎症及粘连，输卵管纤毛功能破坏，从而增加异位妊娠风险。

（2）卵巢囊肿扭转或破裂[41]：可发生于任何年龄段女性，一般发生在未规律体检者或规律体检有卵巢囊肿病史的女性中。在剧烈运动、外力作用或体位突然改变时，出现一侧下腹痛症状，可能伴随恶心、呕吐等不适。查体患侧附件区有压痛及反跳痛，囊肿破裂者囊肿内容物流出可能刺激腹膜引发腹膜刺激征，出现腹肌紧张，疼痛范围可能从一侧附件区扩展为全腹部。如果囊肿破裂后腹腔内出血较多，还可能并发失血性休克等症状。确诊除依靠临床症状体征外，还需进行盆腔超声检查，必要时行血 HCG 检测帮助鉴别诊断。

（3）黄体破裂[42]：一般发生于育龄女性黄体期，在剧烈运动后、性生活后或外力作用下，突发一侧下腹部剧痛，黄体破裂继发腹腔内出血，同样可能导致失血性休克。血 HCG 一般为阴性。确诊需结合患者月经周期、发病诱因，再结合血 HCG 及盆腔超声以明确诊断。黄体破裂与盆腔炎相对容易鉴别。值得注意的是，部分女性可能出现妊娠期黄体破裂，此时血 HCG 阳性，较难与异位妊娠破裂腹腔内出血相鉴别。

（4）子宫内膜异位症性盆腔痛[43]：一般发生于育龄期女性，平时有痛经病史，超声曾提示子宫腺肌瘤和 / 或卵巢子宫内膜异位囊肿可能。部分女性可能合并性交痛、非经期盆腔痛或排便痛等症状，查体阴道后穹窿、阴道直肠隔或骶韧带处有质韧触痛结节。部分女性可能既往已经进行过腹腔镜手术,剔除卵巢子宫内膜异位囊肿,或剔除子宫腺肌瘤,或切除盆腔子宫内膜异位病灶。子宫内膜异位症性盆腔痛与盆腔炎性疾病后遗症引发的慢性盆腔痛有时较难鉴别,需详细询问病史。

(5)急性阑尾炎[44]:急性阑尾炎是外科常见病,发病率居各种急腹症的首位。转移性右下腹痛及阑尾区压痛、反跳痛为常见临床表现。但是急性阑尾炎的病情变化多端,其临床表现为持续伴阵发性加剧的右下腹痛、恶心、呕吐,多数患者白细胞和中性粒细胞计数增高。右下腹阑尾区(麦氏点)压痛,是该病重要体征。急性阑尾炎的典型超声图像可见阑尾充血、水肿、渗出,呈低回声管状结构,较僵硬,其横切面呈同心圆似的靶样显影,直径≥7mm。急性阑尾炎与盆腔炎有时较难鉴别,需妇科医生与外科医生共同诊断及鉴别。

(6)炎症性肠病[45]:炎症性肠病为累及回肠、直肠、结肠的一种特发性肠道炎症性疾病。临床表现为腹泻、腹痛,甚至可有血便。本病包括溃疡性结肠炎和克罗恩病。溃疡性结肠炎是结肠黏膜层和黏膜下层连续性炎症,通常先累及直肠,逐渐向全结肠蔓延。克罗恩病可累及全消化道,为非连续性全层炎症,最常累及部位为末端回肠、结肠和肛周。盆腔炎女性患者一般没有腹泻及血便等症状,而炎症性肠病患者一般也较少出现阴道分泌物白细胞升高、宫颈剧痛及子宫体压痛等表现,较易鉴别。

(7)泌尿系结石[46]:泌尿系结石是泌尿系统的常见病。结石可见于肾、膀胱、输尿管和尿道的任何部位,但以肾与输尿管结石较为常见。临床表现因结石所在部位不同而异。肾与输尿管结石的典型表现为肾绞痛与血尿,在结石引起绞痛发作以前,患者没有任何感觉,由于某种诱因,如剧烈运动、劳动、长途乘车等,突然出现一侧腰部剧烈绞痛,并向下腹及会阴部放射,伴有腹胀、恶心、呕吐、不同程度的血尿。膀胱结石主要表现是排尿困难和排尿疼痛。泌尿系结石的诊断最常用的方法是超声检查,直观、方便、无创伤。X线腹平片可以看到大部分泌尿系结石,但由于X线可穿透结石而在X线下无法显影,可出现阴性结石。

(8)急性膀胱炎[47]:急性膀胱炎是非特异性细菌感染引起的膀胱壁急性炎症性疾病,为泌尿系统常见病。其特点为发病急,伴严重膀胱刺激征而全身反应轻微。正常膀胱具有尿液抗菌、黏膜抗菌、尿液机械冲洗以及膀胱颈括约肌、尿道外括约肌阻菌等防御措施,进入膀胱的细菌能否繁殖,取决于膀胱黏膜的防御能力、病菌数量和毒性以及下尿路排出的通畅性。致病菌以革兰氏阴性杆菌多见,常为大肠埃希菌、铜绿假单胞菌、产气荚膜梭菌、变形杆菌属等;革兰氏阳性球菌(金黄色葡萄球菌、链球菌属为主)少见,可为混合感染。感染途径以上行感染为主,少有下行感染,血行、淋巴感染或邻近组织感染直接蔓延极少见。临床表现为明显尿频、尿急、尿痛,膀胱尿道痉挛,伴随会阴部、耻骨上区疼痛,膀胱区轻压痛,此时与盆腔炎难以鉴别。急性膀胱炎女性往往尿液混浊,尿液中有脓细胞,常见终末血尿,有时为全程血尿,可帮助与盆腔炎鉴别。值得注意的是,有时盆腔炎可能与膀胱炎同时存在,需同时治疗。

2. 特殊类型的盆腔炎或腹腔炎症

(1)Fitz - Hugh - Curtis 综合征[48]:是一种罕见的盆腔炎并发症,指与盆腔炎相关的肝脏包膜的炎症,在盆腔炎患者中发生率约为 4%,常因急性或慢性右上腹疼痛或不适就诊。确诊需依靠腹腔镜探查。腹腔镜下探查上腹部，可见肝脏与前腹壁之间的"竖琴样"粘连带。若有输卵管炎的症状及体征并同时有右上腹疼痛者，应怀疑有肝周围炎。

（2）盆腔放线菌病[49]：指由放线菌属感染引发的慢性脓性肉芽肿性盆腔炎症，可发生于任何年龄，发病率较低。盆腔放线菌病的病因可能是：①植入宫内节育器时接种；②从直肠到阴道、从阴道到盆腔的传播；③口腔与生殖器接触的传播。确诊盆腔放线菌病较困难，一旦诊断需应用大剂量长疗程抗菌药物治疗。

（3）盆腔结核[50]：是由结核分枝杆菌感染盆腔脏器引起的一种炎性疾病。常继发于身体其他部位结核病，如肺结核、肠结核、腹膜结核等。盆腔结核主要影响女性生殖器官，对生育影响很大。常首先侵犯输卵管，然后向下传播至子宫内膜和卵巢。患者往往以发热、盗汗、乏力等结核病中毒症状为主要表现，也可出现月经不调、下腹坠痛等症状。若未及时治疗，病情严重，可引起输卵管黏膜破坏与粘连，导致不孕。确诊盆腔结核需要结合以下几方面：①问诊：询问患者是否有结核病史、结核病接触史等，再询问患者的症状，比如是否出现下腹部疼痛，午后是否常出现低热，是否不孕不育等。如果患者有结核病史或者结核病接触史，并出现了上述症状，则有可能诊断为盆腔结核。②医学影像检查：通过输卵管造影或电子计算机断层扫描（CT）等医学影像检查也可确诊盆腔结核。若在造影下可见输卵管僵硬或出现伞部粘连，通过 CT 可见盆腔包块、钙化，则确诊为盆腔结核的概率比较大。③细菌学检验：主要是取经血或宫腔刮出物做细菌培养，若培养出结核分枝杆菌，则可以确诊盆腔结核。④病理检查：在宫腔镜或腹腔镜下，取病理组织进行活检，帮助确诊。

（张展　刘朝晖　吴敏智）

参考文献

[1] 王洪琳,翁榕星,蔡于茂,等. 生殖道沙眼衣原体感染的不良妊娠及生育结局 [J]. 国际流行病学传染病学杂志, 2020, 47(5): 444-447.

[2] 中华医学会妇产科分会感染协作组. 女性生殖道沙眼衣原体感染诊治共识 [J]. 中国实用妇科与产科杂志, 2015, 31(9): 894-897.

[3] WORKOWSKI K A, BACHMANN L H, CHAN P A, et al. Sexually transmitted infections treatment guidelines, 2021[J]. MMWR Recomm Rep, 2021, 70(4): 1-187.

[4] POLLETT S, CALDERON M, HEITZINGER K, et al. Prevalence and predictors of cervicitis in female sex workers in Peru: an observational study[J]. BMC Infect Dis, 2013(13): 195.

[5] TAYLOR S N, LENSING S, SCHWEBKE J, et al. Prevalence and treatment outcome of cervicitis of unknown etiology[J]. Sex Transm Dis, 2013, 40(5): 379-385.

[6] RODRIGUES M M, FERNANDES P Á, HADDAD J P, et al. Frequency of Chlamydia trachomatis, Neisseria gonorrhoeae, Mycoplasma genitalium, Mycoplasma hominis and Ureaplasma species in cervical samples[J]. J ObstetGynaecol, 2011, 31(3): 237-241.

[7] LIS R, ROWHANI-RAHBAR A, MANHART L E. Mycoplasma genitalium infection and female

reproductive tract disease: a meta-analysis[J]. Clin Infect Dis, 2015, 61(3): 418-426.

[8] PARASKEVAIDES E C, WILSON M C. Fatal disseminated intravascular coagulation secondary to streptococcal cervicitis[J]. Eur J ObstetGynecolReprod Biol, 1988, 29(1): 39-40.

[9] MARRAZZO J M, WIESENFELD H C, MURRAY P J, et al. Risk factors for cervicitis among women with bacterial vaginosis[J]. J Infect Dis, 2006, 193(5): 617-624.

[10] ABOU M, DÄLLENBACH P. Acute cervicitis and vulvovaginitis may be associated with Cytomegalovirus[J]. BMJ Case Rep, 2013(2013): bcr2013008884.

[11] MITCHELL L, KING M, BRILLHART H, et al. Cervical ectropion may be a cause of desquamative inflammatory vaginitis[J]. Sex Med, 2017, 5(3): e212-e214.

[12] KLETZEL H H, ROTEM R, BARG M, et al. Ureaplasma urealyticum: the role as a pathogen in women's health, a systematic review[J]. Curr Infect Dis Rep, 2018, 20(9): 33.

[13] PAAVONEN J, CRITCHLOW C W, DEROUEN T, et al. Etiology of cervical inflammation[J]. Am J Obstet Gynecol, 1986, 154(3): 556-564.

[14] FALK L, FREDLUND H, JENSEN J S. Signs and symptoms of urethritis and cervicitis among women with or without Mycoplasma genitalium or Chlamydia trachomatis infection[J]. Sex Transm Infect, 2005, 81(1):73.

[15] MATTSON S K, POLK J P, NYIRJESY P. Chronic cervicitis: presenting features and response to therapy[J]. J Low Genit Tract Dis, 2016, 20(3): e30-e33.

[16] 中华医学会妇产科学分会感染性疾病协作组. 阴道微生态评价的临床应用专家共识 [J]. 中华妇产科杂志, 2016, 51(10): 721-723.

[17] 中华医学会妇产科学分会感染性疾病协作组. 细菌性阴道病诊治指南（2021 修订版）[J]. 中华妇产科杂志, 2021, 56(1): 3-6.

[18] 刘朝晖, 廖秦平. 外阴阴道假丝酵母菌病 (VVC) 诊治规范修订稿 [J]. 中国实用妇科与产科杂志, 2012, 28(6): 401-402.

[19] 中华医学会妇产科学分会感染性疾病协作组. 阴道毛滴虫病诊治指南（2021 修订版）[J]. 中华妇产科杂志, 2021, 56(1): 7-10.

[20] 中华医学会妇产科学分会感染性疾病协作组. 需氧菌性阴道炎诊治专家共识（2021 版）[J]. 中华妇产科杂志, 2021, 56(1): 11-14.

[21] 廖秦平, 刘朝晖, 薛凤霞, 等. 阴道用乳杆菌活菌胶囊临床应用中国专家共识（2023 年版）[J]. 中国实用妇科与产科杂志, 2023, 39(5): 537-546.

[22] 张岱, 刘朝晖. 生殖道支原体感染诊治专家共识 [J]. 中国性科学, 2016, 25(3): 80-82.

[23] UNEMO M, SEIFERT H S, HOOK E W 3rd, et al. Gonorrhoea[J]. Nat Rev Dis Primers, 2019, 5(1): 79.

[24] HOOK E W 3rd. Syphilis[J]. Lancet, 2017, 389(10078): 1550-1557.

[25] TOMAS M E, GETMAN D, DONSKEY C J, et al. Overdiagnosis of urinary tract infection and underdiagnosis of sexually transmitted infection in adult women presenting to an emergency department[J]. J Clin Microbiol, 2015, 53(8): 2686-2692.

[26] SHIPMAN S B, RISINGER C R, EVANS C M, et al. High prevalence of sterile pyuria in the setting of sexually transmitted infection in women presenting to an emergency department[J]. West J Emerg Med, 2018, 19(2): 282-286.

[27] DE VRIEZE N H, DE VRIES H J. Lymphogranuloma venereum among men who have sex with men. An epidemiological and clinical review[J]. Expert Rev Anti Infect Ther, 2014, 12(6): 697-704.

[28] BAMBERGER D M, GRAHAM G, DENNIS L, et al. Extragenital gonorrhea and chlamydia among men and women according to type of sexual exposure[J]. Sex Transm Dis, 2019, 46(5): 329-334.

[29] CHANDRA N L, BROAD C, FOLKARD K, et al. Detection of Chlamydia trachomatis in rectal specimens in women and its association with anal intercourse: a systematic review and meta-analysis[J]. Sex Transm Infect, 2018, 94(5): 320-326.

[30] DUKERS-MUIJRERS N H, SCHACHTER J, VAN LIERE G A, et al. What is needed to guide testing for anorectal and pharyngeal Chlamydia trachomatis and Neisseria gonorrhoeae in women and men? Evidence and opinion[J]. BMC Infect Dis, 2015(15): 533.

[31] TAYLOR S N. Cervicitis of unknown etiology[J]. Curr Infect Dis Rep, 2014, 16(7): 409.

[32] BRADLEY M G, HOBSON D, LEE N, et al. Chlamydial infections of the urethra in women[J]. Genitourin Med, 1985, 61(6): 371-375.

[33] GOLLOW M M, BUCENS M R, SESNAN K. Chlamydial infections of the urethra in women[J]. Genitourin Med, 1986, 62(4): 283.

[34] ULMER W D, GILBERT J L, DE E J B. Urethritis in women: Considerations beyond urinary tract infection[J]. Curr Bladder Dysfunct Rep, 2014, 9(3): 181-187.

[35] 中华医学会妇产科学分会感染性疾病协作组. 盆腔炎症性疾病诊治规范 (2019 修订版)[J]. 中华妇产科杂志, 2019, 54(7): 433-437.

[36] BRUNHAM R C, GOTTLIEB S L, PAAVONEN J. Pelvic inflammatory disease[J]. N Engl J Med, 2015, 372(21): 2039-2048.

[37] ROSS J, GUASCHINO S, CUSINI M, et al. 2017 European guideline for the management of pelvic inflammatory disease[J]. Int J STD AIDS, 2018, 29(2): 108-114.

[38] YUDIN M H, HILLIER S L, WIESENFELD H C, et al. Vaginal polymorphonuclear leukocytes and bacterial vaginosis as markers for histologic endometritis among women without symptoms of pelvic inflammatory disease[J]. Am J Obstet Gynecol, 2003, 188(2): 318-323.

[39] BRUN J L, GRAESSLIN O, FAUCONNIER A, et al. Updated French guidelines for diagnosis and management of pelvic inflammatory disease[J]. Int J Gynaecol Obstet, 2016, 134(2): 121-125.

[40] COMMITTEE ON PRACTICE BULLETINS-GYNECOLOGY. ACOG practice bulletin No. 191: tubal ectopic pregnancy[J]. Obstet Gynecol, 2018, 131(2): e65-e77.

[41] 袁航, 张师前, 赵霞, 等. 女性附件扭转治疗的中国专家共识(2020 年版)[J]. 实用妇产科杂志, 2020, 36(11): 822-826.

[42] 郎景和. 妇科急腹症 [J]. 中华妇产科杂志, 2022, 57(3): 161-163.

[43] 中国医师协会妇产科医师分会子宫内膜异位症专业委员会, 中华医学会妇产科学分会子宫内膜异位症协作组. 子宫内膜异位症长期管理中国专家共识 [J]. 中华妇产科杂志, 2018, 53(12): 836-841.

[44] 中华医学会外科学分会, 中国研究型医院学会感染性疾病循证与转化专业委员会, 中华外科杂志编辑部. 外科常见腹腔感染多学科诊治专家共识 [J]. 中华外科杂志, 2021, 59(3): 161-178.

[45] 中华医学会消化病学分会炎症性肠病学组儿科协作组. 中国极早发型炎症性肠病外科管理专家共识（ 2023 ）[J]. 中华炎性肠病杂志, 2023, 7(2): 101-113.

[46] 曹炀,陈奇,潘家骅,等.泌尿系结石诊断和治疗的演变与现状 [J].上海医学,2017,40:404-407.

[47] 杨忠.治不好的"膀胱炎":从心身医学角度谈泌尿系统疾病的诊治 [J].中华医学信息导报,2022,37(22):15.

[48] JIA W, FADHLILLAH F. Fitz-Hugh-Curtis syndrome: a diagnostic challenge[J]. Clin Case Rep, 2018, 6(7): 1396-1397.

[49] GARCÍA-GARCÍA A, RAMÍREZ-DURÁN N, SANDOVAL-TRUJILLO H, et al. Pelvic actinomycosis[J]. Can J Infect Dis Med Microbiol, 2017(2017): 9428650.

[50] TZELIOS C, NEUHAUSSER W M, RYLEY D, et al. Female genital tuberculosis[J]. Open Forum Infect Dis, 2022, 9(11): ofac543.

第三节　直肠肛门感染

沙眼衣原体(CT)的直肠肛门感染表现为无症状或直肠炎,近年来由于生殖器肛门性交的增加,直肠肛门的 LGV 感染有所增加,应引起重视。

一、沙眼衣原体直肠炎

CT 直肠炎是直肠肛门部位发生 CT 感染所致,与通过直肠及肛门发生性行为(肛交)有关。然而,在许多从未发生过肛交行为的人群(特别是性病门诊的女性患者)中,同样会发生直肠肛门的 CT 感染。基于发表的文献可见,直肠肛门的 CT 感染在性病门诊女性和男男性行为者(MSM)中同样常见(1% ~ 18%)[1]。一项系统性文献综述表明,MSM 和性病门诊女性的直肠 CT 感染患病率为 9% 左右,而直肠淋球菌(NG)感染率在 MSM 人群中明显高于女性人群[2]。CT 直肠炎在男性中主要发生在被动肛交者,而在女性中除了与肛交行为有关外,也可能由生殖道分泌物扩散(高达 70% 的直肠 CT 感染者同时伴有泌尿生殖道感染[3])导致的自接种以及消化道感染等原因引起[4]。超过 80% 的感染者无症状[5, 6]。

(一)临床表现

CT 直肠肛门感染多数无症状,部分表现为直肠炎。直肠肛门感染出现症状的潜伏期为 7 ~ 10 天。急性直肠炎患者主要临床表现为直肠疼痛、出血,直肠饱胀感或排便不完全感觉,肛门瘙痒,肛门黏液脓性分泌物,里急后重等。轻度直肠炎患者(以及慢性直肠炎患者)主要临床表现为排便不完全感觉,便秘,以及大便有黏液条纹。急性直肠结肠炎(直肠和结肠炎症)患者主要表现为左下腹触痛,轻度腹泻,大便带血,肛门直肠出血,或排便不完全感觉,里急后重,盆腔肠道可触及增粗,肛门指检有肉芽,在肠壁下可触及移动、增大的

淋巴结 [7]。

（二）实验室检查

实验室检查是 CT 直肠感染诊断的重要依据之一。检测方法可分为细胞培养法和非培养法（主要包括核酸检测和抗原检测）两类 [5]。

1. 核酸检测　聚合酶链反应法（PCR）等方法检测临床标本 CT 核酸，有条件的可以做 CT 分型检测。

2. 培养法　直肠拭子标本 CT 细胞培养。

3. 直肠镜检查　在临床上出现前述症状时可进行直肠镜检查，但检测结果缺乏特异性诊断价值 [7]。直肠炎通常局限于直肠远端 12 ～ 15cm。直肠镜检可发现管腔内有黏液，正常血管模式丧失（注意：正常直肠远端 10cm 处血管模式可能不明显），黏膜水肿，接触性出血，有时发生溃疡。疑似慢性炎症性肠病表现时，男男性行为者应考虑性病性淋巴肉芽肿（LGV），因为 LGV 直肠炎的临床表现和组织病理学结果与其他一些炎症性肠病相似。直肠结肠炎表现与直肠炎一样，但炎症变化超出直肠乙状结肠交界处。肠炎表现时直肠黏膜看起来正常，除非同时感染引起直肠炎的微生物。

（三）诊断

应结合流行病学史、临床表现和实验室检查结果，综合判断作出诊断。流行病学史为具有不安全性行为，特别是发生过肛交行为。由于直肠 CT 感染大多无症状，流行病学史有时也较难确定（女性直肠 CT 感染多数没有肛交性行为），因此建议采用灵敏度和特异度高的实验室检查（推荐核酸检测法）以明确诊断 [1,2,8]。只要直肠生物标本（如直肠拭子）的实验室检测（核酸检测或细胞培养）结果为阳性即可诊断 CT 直肠感染（确诊病例），再根据临床上是否有症状分为有症状感染（有临床症状和实验室检测结果阳性）和无症状感染（实验室检测结果阳性，但没有临床症状）。由于细胞培养的灵敏度较低，检测阴性者并不能排除 CT 感染的直肠炎。

（四）鉴别诊断

直肠炎是一种累及肛门和直肠远端部位的炎症，包括非感染性直肠炎和感染性直肠炎两类。非感染性直肠炎病因包括放射治疗、手术、外伤、缺血损伤等。感染性直肠炎病原体主要为淋球菌（NG，30%）、CT（19%）、单纯疱疹病毒（HSV，16%）和梅毒螺旋体（TP，2%）[9]，其他还包括杜克雷嗜血杆菌、巨细胞病毒以及其他扩展的结肠炎病原体，包括空肠弯曲菌、志贺菌、溶组织内阿米巴原虫、蓝氏贾第鞭毛虫等。在男男性行为者中有 10% 的病例同时感染两种或两种以上病原体 [9]。因此，CT 感染直肠炎需要和多种疾病导致的直肠炎进行鉴别。

1. LGV 引起的直肠炎　LGV 感染是一种侵袭性和全身性感染，由 LGV 血清型（L1 ～ L3）CT 感染所致。与非 LGV 血清型的直肠感染相比，LGV 更频繁地产生全身性症状。需要通过对 CT 的 DNA 进行分型检测才能最终区别 LGV 与非 LGV 引起的直肠炎。也有研究认为,在没有分型检测的条件下,特异性 CT 抗体检测(特别是高滴度水平)可以作为 LGV 推断性诊断的方法[10,11],用来初步鉴别 LGV 与非 LGV 引起的直肠炎。

2. NG 直肠炎　NG 是引起感染性直肠炎的最常见病原菌,男性的感染率明显高于女性。最典型的症状发生在潜伏期 5 ~ 7 天后,出现尿急、直肠出血、瘙痒、下腹痛、腹泻和肛门直肠脓性分泌物等症状。根据临床表现不能与其他感染性直肠炎进行鉴别诊断[12]。需要通过 NG 核酸检测或细胞培养方法(Thayer-Martin 琼脂培养基)进行鉴别诊断,后者的灵敏度为 72% ~ 95%,在无症状患者中下降至 65% ~ 85%[12,13]。

3. HSV 直肠炎　HSV 在引起 HIV 感染者的直肠炎中起主导作用[14]。HSV-2 感染与肛门-生殖器周围的病变有关,主要通过肛交传播,感染可能是无症状的,但 40% 的男性和 70% 的女性会出现全身不适、头痛和肌肉疼痛等全身性症状。HSV 直肠炎出现在暴露后 7 ~ 21 天,表现为尿急、肛肠疼痛、直肠出血、肛周溃疡、腹泻或便秘、腹股沟淋巴结病变以及直肠远端 5cm 处弥漫性溃疡或离散性水疱或脓疱病变等症状。随后病变演变为结痂,并在 2 周后愈合。开始产生 HSV-2 抗体后病毒潜伏,但可被重新激活,导致直肠炎复发。复发的直肠炎症状较轻,发病频率随时间减少[15]。大多数 HSV 直肠炎患者在骶神经根的分布中表现为神经系统受累,可引起排尿困难、臀部或会阴区感觉异常,或阳痿[16]。HSV 核酸检测、病毒培养和直接荧光抗体(DFA)检测可以用于鉴别诊断。

4. TP 感染　TP 感染可以在直肠、肛门及其周边皮肤黏膜上引起一期和二期梅毒的皮损。一期梅毒平均在性接触后 3 周内出现,表现为无痛孤立性溃疡(硬下疳),硬化并排出浆液,可累及生殖器、直肠或口腔的局部淋巴结。二期梅毒通常是肛门周围或生殖器上的扁平湿疣或湿丘疹[17]。可以通过采集溃疡渗出液、皮损组织液在暗视野显微镜下观察到活动性 TP 和核酸检测到 TP DNA 方法判断 TP 感染,从而与 CT 直肠炎进行鉴别。然而,TP 核酸检测和暗视野检测均受采样的影响(特别是二期梅毒皮损)而降低其灵敏度。此外,梅毒血清学检测(TP 特异性和非特异性抗体检测)也有助于 TP 感染的诊断。

5. 杜克雷嗜血杆菌感染　杜克雷嗜血杆菌感染导致软下疳,表现为生殖器部位多个痛性溃疡,也可累及会阴部以及肛周等部位,发生脓肿和溃疡。鉴别诊断可采用溃疡基底脓性组织液涂片、选择性培养基培养、组织病理学检查找到杜克雷嗜血杆菌或进行杜克雷嗜血杆菌核酸检测,核酸检测方法的灵敏度和特异度最好。

6. 巨细胞病毒感染　在 HIV 感染免疫功能低下的患者中,报道了一些可以分离到巨细胞病毒(CMV)的直肠炎病例[18]。MSM 人群 CMV 感染的特征是精液中 CMV 的排泄时间延长,与无保护肛交有关。在无保护肛交后不久出现的直肠炎中,组织学检查呈现单核细胞增多症样疾病表现被认为是性传播 CMV 直肠炎的病理特征。CMV 血清学和组织活检(包括巨细胞病毒组织化学检测)可用来确诊。

7. 其他病原菌感染的直肠炎

(1)空肠弯曲菌:感染的特征是炎症性,有时伴有血性腹泻或痢疾,在感染后 1 ~ 3 天出现,并伴有痉挛、发热、肌痛、寒战和腹痛。在 HIV 阳性患者中,经常观察到更严重的菌血症病程。粪便培养是最可靠的诊断工具[19]。

（2）志贺菌：患者的性传播被报道表现为高热、腹部痉挛、呕吐和带血、黏液样或水样腹泻。乙状结肠检查显示直肠炎，但炎症可能靠近直肠。诊断依赖于患者粪便中的红细胞、多形核中性粒细胞和黏液等诊断要素。目前，在大多数实验室中，粪便自动 PCR 是一种常用的检测方法。

（3）溶组织内阿米巴：90% 无症状。通常表现为亚急性发作，在摄入 1 ～ 3 周后出现症状，滋养体损害黏膜，引起炎症浸润和直结肠炎。腹泻可从轻微到严重，伴有便血、腹痛和体重减轻，构成痢疾综合征。结合抗原检测或血清学以及粪便标本显微镜检查中滋养体或包囊的鉴定，可以很好地建立诊断。

（4）蓝氏贾第鞭毛虫：主要通过粪 - 口途径传播（水是主要传播源），但在 MSM 人群中也有性传播的报告。感染的临床表现广泛，从无症状到腹泻、不适、脂肪漏、腹部痉挛、腹胀、胀气和恶心。直接粪便显微镜检查可显示滋养体，特别是在液体粪便中，而在液体或固体粪便中均可看到卵囊[20]。

8. 非感染性直肠炎

（1）放射治疗：放射相关性直肠炎是放射治疗盆腔肿瘤（如前列腺、宫颈、子宫、睾丸、膀胱、直肠、肛门或淋巴增生性恶性肿瘤）时暴露于 X 射线或其他电离辐射后的并发症。由于其所处位置和骨盆的固定位置，直肠极易受到放射治疗的损害。黏膜易碎、狭窄、瘘管、自发性出血、远端扩张和溃疡是内镜下最常见的表现[21]。由于有瘘管形成的风险，针对侧壁和后壁进行活检以避免照射区域，可能有助于鉴别诊断[22]。

（2）手术转移：由于外科手术中粪便流出导致的转移性直肠炎，是广义的辐射性结肠炎的一部分。由细菌过度生长、有害细菌的存在、毒素或肠道细菌与黏膜层之间的共生关系受到干扰以及营养缺乏所致，通常发病时间为粪便转移后 3 ～ 36 个月[23]。

（3）外伤：慢性创伤与长期和重复用物体在肛门进行手淫有关，可导致肛门直肠病变的出现，类似于其他形式的直肠炎[24]。

（4）缺血损伤：5% 的缺血性结肠炎病例发生直肠缺血性受累[25]。

二、性病性淋巴肉芽肿

（一）临床表现

性病性淋巴肉芽肿（LGV）是由 LGV 血清型（L1 ～ L3）CT 感染所致。感染后部分感染者不出现明显的临床症状，典型的临床表现经过 5 ～ 21 天潜伏期后表现为三个临床阶段发展。①早期阶段：出现原发性损害，又称初疮，包括无痛性小丘疹，小的疱疹样皮损，溃疡或糜烂，非特异性尿道炎等，常在 1 周内自行愈合；好发于男性的冠状沟、包皮系带、包皮、阴茎、尿道及阴囊，女性的阴道后壁、阴唇、阴唇系带、宫颈及外阴。②中期阶段：在初疮出现 2 ～ 6 周后发生腹股沟综合征，多为单侧受累，腹股沟和股淋巴结出现肿大和疼痛（腹股沟横痃），少数出现的"沟槽征"是由于腹股沟韧带上方的腹股沟淋巴结和下方的股淋巴结均肿大使皮肤呈现沟槽状；肿大、坏死的淋巴结可发生波动和破溃，出现多个瘘管，似"喷水壶"状，愈后遗留瘢痕；肛门直肠生殖器综合征，多见于女性病例或男男性行为者；全身症状可出现发热、头痛、关节痛等。③晚期阶段：经数年或10余年病程后发生直肠狭窄，是由长期慢性直肠炎或直肠周围炎及瘢痕形成所致，通常发生在肛门上3～5cm处。患者常有腹痛或阵发性腹部绞痛，排出的大便呈铅笔状；长期的淋巴结及淋巴管慢性炎症、淋巴回流障碍、淋巴水肿，最终导致阴囊及外阴象皮肿[26]。

（二）实验室检查

实验室检查是LGV诊断的重要依据之一。检测方法包括核酸检测、细胞培养、分型检测和抗体检测等。

1. 核酸检测　聚合酶链反应法（PCR）等方法检测临床标本CT核酸。

2. 培养法　皮损拭子CT细胞培养[27]。

3. 分型检测　限制性片段长度多态性（PCR-RFLP）和测序等技术对CT进行分型检测，确定是否为LGV血清型（L1～L3）感染。

4. 抗体检测　微量免疫荧光法（MIF）和酶联免疫吸附试验（ELISA）等方法检测血液中的特异性CT抗体及其滴度。

（三）诊断

应结合流行病学史、临床表现和实验室检查结果，综合判断作出诊断。流行病学史为具有不安全性行为（特别是肛交史），LGV在MSM中发病率较高。建议采用灵敏度和特异度高的核酸检测方法进行检测，对检测阳性的标本进一步进行分型检测以明确诊断。生物标本细胞培养分离到或分型方法检测到L1～L3血清型CT则可明确诊断LGV（确诊病例）。由于LGV的危害性较大，治疗上不同于非LGV血清型导致的感染，因此在没有细胞培养和分型检测条件的情况下，CT高滴度特异性抗体可用于LGV的推断性诊断。

（四）鉴别诊断

1. 生殖器溃疡性皮损

（1）性传播感染：需要与其他性传播感染（如一期梅毒、生殖器疱疹、软下疳等）的溃疡进行鉴别（见CT直肠炎的鉴别诊断部分）。

（2）非性传播感染：需要与部分非性传播感染（如创伤、固定性药疹等）的溃疡进行鉴别。创伤往往是与长期使用肛门物体有关，导致局部皮肤黏膜的皮损后形成溃疡；固定性药疹有服用过敏药物史，发病比较急，皮损表现为肛门皮肤黏膜交界部位的水肿性红斑，易出现糜烂或继发感染而引起疼痛，身体的其他部位（如唇、口周、龟头）也有类似的皮损。

2. 腹股沟淋巴结肿大

（1）性传播感染：需要与其他性传播感染（如梅毒、软下疳等）进行鉴别。梅毒性淋巴结肿大发生在感染后的3周左右（外生殖器出现硬下疳后的1周左右），常出现对称性腹股沟淋巴结肿大，质硬、不红不痛、不融合、不粘连，可以通过梅毒的其他皮疹及梅毒血清学检查进行诊断；软下疳性的淋巴结肿大表现为单侧或双侧腹股沟淋巴结肿大明显，疼痛及压痛，易化脓破溃，溃疡基底脓性组织液涂片或发炎淋巴结穿刺脓液涂片中可找到大量杜克雷嗜血杆菌，或者进行杜克雷嗜血杆菌核酸检测可以确诊。

（2）非性传播感染：需要与部分非性传播感染（如结核病、下肢感染等）进行鉴别。结核性淋巴结炎除了腹股沟淋巴结肿大外，还有发热、多汗、乏力、血沉增快等症状；下肢感染引起的腹股沟淋巴结肿大往往有明显的下肢感染病灶，而且发热明显，血常规检测结果明显异常。

（杜方智　王千秋　杨立刚）

参考文献

[1] DUKERS-MUIJRERS NH, SCHACHTER J, VAN LIRER GA, et al. What is needed to guide testing for anorectal and pharyngeal Chlamydia trachomatis and Neisseria gonorrhoeae in women and men? Evidence and opinion[J]. BMC Infect Dis, 2015(15): 533.

[2] DEWART C M, BERNSTEIN K T, DEGROOTE N P, et al. Prevalence of rectal chlamydial and gonococcal infections: A systematic review[J]. Sex Trans Dis, 2018, 45(5): 287-293.

[3] CHANDRA N L, BROAD C, FOLKARD K, et al. Detection of Chlamydia trachomatis in rectal specimens in women and its association with anal intercourse: a systematic review and meta-analysis[J]. Sex Transm Inf, 2018, 94(5): 320-326.

[4] JANSSEN K J H, WOLFFS P F G, HOEBE C, et al. Determinants associated with viable genital or rectal Chlamydia trachomatis bacterial load (FemCure)[J]. Sex Transm Inf, 2022, 98(1): 17-22.

[5] PEIPERT J F. Genital Chlamydial Infections[J]. New Eng J Med, 2003, 349(25): 2424-2430.

[6] SUTTON T, MARTINKO T, HALE S, et al. Prevalence and high rate of asymptomatic infection of Chlamydia trachomatis in male college reserve officer training corps cadets[J]. Sex Trans Dis, 2003, 30(12): 901-904.

[7] DE VRIES H J C, NORI A V, KIELLBERG LARSEN H, et al. 2021 European Guideline on the management of proctitis, proctocolitis and enteritis caused by sexually transmissible pathogens[J]. J EurAcad Dermatol Venereol, 2021, 35(7): 1434-1443.

[8] GOLDENBERG S D, FINN J, SEDUDZI E, et al. Performance of the GeneXpert CT/NG assay compared to that of the Aptima AC2 assay for detection of rectal Chlamydia trachomatis and Neisseria gonorrhoeae by use of residual Aptima Samples[J]. J Clin Microbiol, 2012, 50(12): 3867-3869.

[9] KLAUSNER J D, KOHN R, KENT C. Etiology of clinical proctitis among men who have sex with men[J]. Clin Infect Dis, 2004, 38(2): 300-302.

[10] DE VRIES H J, SMELOV V, OUBURG S. Anal lymphogranuloma venereum infection screening with IgA anti-Chlamydia trachomatis-specific major outer membrane protein serology[J]. Sex Transm Dis, 2010, 37(12): 789-795.

[11] FORRESTER B, PAWADE J, HORNER P. The potential role of serology in diagnosing chronic lymphogranuloma venereum (LGV): a case of LGV mimicking Crohn's disease[J]. Sex Transm Infect, 2006, 82(2): 139-140.

[12] DE VRIES H J, ZINGONI A, WHITE J A, et al. 2013 European Guideline on the management of proctitis, proctocolitis and enteritis caused by sexually transmissible pathogens [J]. Int J STD AIDS, 2014, 25(7): 465.

[13] LAMB C, LAMB E I, MANSFIELD J C, et al. Sexually transmitted infections manifesting as proctitis[J]. Front Gastroenterol, 2013, 4(1): 32-40.

[14] BISSESSOR M, FAIRLEY C K, READ T, et al. The etiology of infectious proctitis in men who have sex with men differs according to HIV status[J]. Sex Transm Dis, 2013, 40(10): 768-770.

[15] WORKOWSKI K A, BOLAN G A, Centers for Disease Conrol and Prevention. Sexually transmitted diseases treatment guidelines, 2015[J]. MMWR Recomm Rep, 2015, 64(RR-03): 1-137.

[16] GOODELL S E, QUINN T C, MKRTICHIAN E, et al. Herpes simplex virus proctitis in homosexual men. Clinical, sigmoidoscopic, and histopathological features[J]. N Engl J Med, 1983, 308(15): 868-871.

[17] HOENTJEN F, RUBIN D T. Infectious proctitis: when to suspect it is not inflammatory bowel disease [J]. Dig Dis Sci, 2012, 57(2): 269-273.

[18] STUDEDMEISTER A. Cytomegalovirus proctitis: a rare and disregarded sexually transmitted disease[J]. Sex Transm Dis, 2011, 38(9): 876-878.

[19] SORVILLO F J, LIEB L E, WATERMAN S H. Incidence of campylobacteriosis among patients with AIDS in Los Angeles County[J]. J Acquir Immune Defic Syndr, 1991, 4(6): 598-602.

[20] DUNN N, JUERGENS A L. Giardiasis[M/OL]. Treasure Island (FL): StatPearls Publishing, 2019. https://www.ncbi.nlm.nih.gov/books/NBK513239/.

[21] BARNETT G C, DE MEERLEER G, GULLIFORD S L, et al. The impact of clinical factors on the development of late radiation toxicity: results from the Medical Research Council RT01 trial (ISRCTN47772397)[J]. Clin Oncol (R Coll Radiol), 2011, 23(9): 613-624.

[22] TABAJA L, SIDANI S M. Management of radiation proctitis[J]. Dig Dis Sci, 2018, 63(9): 2180-2188.

[23] WU X R, LIU X L, KATZ S, et al. Pathogenesis, diagnosis, and management of ulcerative proctitis, chronic radiation proctopathy, and diversion proctitis[J]. Inflamm Bowel Dis, 2015, 21(3): 703-715.

[24] WHITE C. Genital injuries in adults[J]. Best Pract Res Clin ObstetGynaecol, 2013, 27(1): 113-130.

[25] AZIMUDDIN K, RAPHAELI T. Acute ischemic gangrene of the rectum: Report of 3 cases and review of literature[J]. Int J Surg Case Rep, 2013, 4(12): 1120-1123.

[26] 王千秋, 刘全忠, 徐金华, 等. 性传播疾病临床诊疗与防治指南 [M]. 上海: 上海科学技术出版社, 2020.

[27] OTA K V, TAMARI I E, SMIEJA M, et al. Detection of Neisseria gonorrhoeae and Chlamydia trachomatis in pharyngeal and rectal specimens using the BD Probetec ET system, the Gen-Probe Aptima Combo 2 assay and culture[J]. Sex Transm Infect, 2009, 85(3): 182-186.

第四节　口咽部感染

　　目前沙眼衣原体（CT）口咽部感染的研究相对较少，在特定人群（如 MSM）中，口交性行为（口腔－生殖器接触）发生频率的提高明显增加了口咽部感染 CT 风险[1]。美国的一项 MSM 人群队列研究发现，该人群口咽 CT 感染率为 1.4%，发病密度为 11/100 人年[2]。西班牙的一项研究发现，在 CT 感染的 MSM 患者中有口咽部感染的比例高达 14.5%[3]。此外，CT 口咽部感染不仅发生在 MSM 人群，其他高危性行为人群（性病门诊的女性和异性性行为男性）也会感染。一项基于 80 项研究的系统文献综述报道，MSM、性病门诊女性和异性恋男性的口咽 CT 感染率分别为 1.7%、1.7% 和 1.6%[4]。

一、临床表现

　　现有研究表明，口咽部 CT 感染往往无症状，难以观察到明显的临床表现[4-6]。如果有症状，可以表现为轻微的喉咙干燥、瘙痒或疼痛，也可以表现为扁桃体炎症。CT 扁桃体咽炎的特点是广泛性的咽部和扁桃体充血，悬雍垂肿胀和扁桃体上弥漫性脓性渗出物[7]。口咽部 LGV 型 CT 感染的病例已有报道[8,9]，这些病例的临床表现则更加明显。例如，西班牙报道的一例口咽 LGV 型 CT 感染的 MSM 患者，其临床表现为舌头背面有疼痛性的圆形溃疡，边界隆起且清晰，并伴有疼痛的下颌下淋巴结肿大[10]；美国报道的一例口咽 LGV 型 CT 感染的男性患者，其临床表现为一个月前出现过喉咙痛的症状，最近 2 周有发热并有左侧颈部肿块逐渐增大[9]。

二、实验室检查

　　聚合酶链反应法（PCR）等方法检测临床标本 CT 核酸。

三、诊断

　　鉴于口咽部 CT 感染绝大多数没有临床症状，因此对口咽部位感染的诊断依赖于流行病学史（如口交行为）和实验室检测（核酸检测阳性）。即使在没有明确流行病学史的情况下，CT 核酸检测阳性也能明确诊断。如果有口咽 LGV 型 CT 疑似感染的情况，需要在核酸检测的基础上进一步进行分型检测，检测到 L1～L3 血清型 CT 则可明确诊断为口咽 LGV 型 CT 感染（确诊病例）。由于 LGV 的危害性较大，治疗上不同于非 LGV 血清型导致的感染,因此在没有核酸分型检测条件的情况下,CT高滴度特异性抗体可用于LGV的推断性诊断。

四、鉴别诊断

病原学检查是判断口咽部位感染原因的标准。不同病原体造成的口咽部症状可能有所差异,可以作为鉴别诊断的依据之一。

1. 病毒性咽炎　引起咽炎的常见病毒包括鼻病毒(rhinovirus)、腺病毒(adenovirus)、柯萨奇病毒(coxsackievirus)、冠状病毒(coronavirus)、副流感病毒(parainfluenza virus)、EB病毒(Epstein-Barr virus)和正黏病毒(orthomyxovirus)等。病毒感染的咽炎患者一般可能出现咳嗽、流鼻涕、腹泻、疲劳、结膜炎、扁桃体肥大、口咽红斑或水肿以及口咽部常见鹅卵石样凸起[10-12]。

2. 细菌性咽炎　引起咽炎的常见细菌性病原体包括化脓性链球菌、流感嗜血杆菌、肺炎衣原体、肺炎支原体、溶血性阿卡诺杆菌、淋病奈瑟球菌和梅毒螺旋体。感染细菌性病原体造成咽炎的患者可能出现恶心、呕吐、头痛、腹痛等症状。此外,链球菌导致的患者还可能出现猩红热样皮疹、腭瘀点、扁桃体渗出物、关节痛或肌痛以及颈淋巴结肿大等较为独特的临床表现[10,12-14]。

3. 真菌性咽炎　真菌性口腔炎一般是由白念珠菌引起,常表现为味觉丧失、口腔麻木感、口咽白色凝乳状斑块、口咽平滑红色斑块以及口角炎等症状[15]。

4. 细菌性口腔溃疡损害　造成口腔部位溃疡和炎症的原因相对多样,主要包括细菌性感染、病毒性感染、真菌性感染以及一些免疫相关病因。梅毒螺旋体和结核分枝杆菌侵入机体后可以造成口腔部位的溃疡。梅毒感染后通常表现为口腔深部孤立性溃疡,可能有触痛感;嘴唇部位相较于舌头、腭或扁桃体部位更常见溃疡发生,同时患者可能伴有颈部淋巴结肿大[16]。感染结核分枝杆菌后的临床表现与梅毒类似,但在原发性结核中溃疡一般无触痛感[17]。

5. 病毒性口腔溃疡损害　单纯疱疹病毒、水痘-带状疱疹病毒和巨细胞病毒是造成口腔溃疡病变的主要病毒。单纯疱疹病毒感染后出现牙龈炎表现,患者腭、牙龈、颊黏膜、唇黏膜和舌头部位可出现溃疡;溃疡开始为小囊泡,易破裂并融合;疱疹引起的口腔溃疡患者中有40%将出现复发性感染,通常表现为朱红色边缘的唇疱疹,也可能出现附着的牙龈和硬腭部位溃疡[18]。水痘-带状疱疹病毒患者初始表现为小囊泡,迅速破裂形成浅层溃疡,最常见于嘴唇、颊黏膜和腭部位,同时这些部位也是巨细胞病毒感染者口腔易出现溃疡的部位[19]。

6. 真菌性口腔溃疡损害　真菌感染一般以播散形式发生在免疫功能低下的个体中。曲霉菌造成的溃疡表现为黑色或黄色坏死病变,最常累及舌或腭[20]。芽生菌感染可能表现为类似于鳞状细胞癌的口腔溃疡,这些病变呈红斑状、不规则、边界呈滚动状,可能出现在口腔的任何部位[21]。隐球菌造成的溃疡累及腭、牙龈或扁桃体。皮肤副球孢子菌造成的溃疡以小囊泡开始,然后形成溃疡并进展,溃疡边界卷曲,随着时间的推移而出现触痛感[20]。

7. 免疫性口腔溃疡损害　免疫相关病因的口腔溃疡主要包括复发性阿弗他口炎、多形红斑、口腔扁平苔藓以及自身免疫性大疱病等。复发性阿弗他口炎常表现为频繁或持续的口腔病变状态,病变部位有触痛感,表现为一个中央黄色坏死区域,周围环绕着一个独特的红色晕圈[22]。多形红斑是一种免疫介导的异常 T 细胞反应,通常表现为嘴唇特征性结痂性溃疡,溃疡通常累及颊黏膜或其他黏膜表面[23]。口腔扁平苔藓也是一种 T 细胞介导的免疫性疾病,最常见于中年女性,溃疡好发于颊黏膜和舌外侧,病变部位呈现白色、网状或花边形态[24]。口腔自身免疫性大疱病通常表现为复发性一过性大疱形成和溃疡,累及口腔以及其他黏膜部位,如口咽、喉、鼻咽和结膜[25]。

（张栩　王千秋　杨立刚）

参考文献

[1] HAMASUNA R, HOSHINA S, IMAI H, et al. Usefulness of oral wash specimens for detecting Chlamydia trachomatis from high-risk groups in Japan[J]. Int J Urol, 2007, 14(4): 473-475.

[2] KHOSROPOUR C M, SOGE O O, GOLDEN M R, et al. Incidence and duration of pharyngeal Chlamydia among a cohort of men who have sex with men[J]. Clin Infect Dis, 2022, 75(5): 875-881.

[3] LÓPEZ-DE MUNAIN J, CÁMARA-PÉREZ M D M, et al. Clinical and epidemiological characteristics of Chlamydia trachomatis infection among sexually transmitted infection clinics patients[J]. EnfermInfecc Microbiol Clin (Engl Ed), 2022, 40(7): 359-366.

[4] CHAN P A, ROBINETTE A, MONTGOMERY M, et al. Extragenital infections caused by Chlamydia trachomatis and Neisseria gonorrhoeae: A review of the literature[J]. Infect Dis ObstetGynecol, 2016(2016): 5758387.

[5] VAN DAM A P, DE VRIES H J C. Pharyngeal screening for Chlamydia trachomatis, more harm than good?[J]. Lancet Infect Dis, 2022, 22(4): 437-438.

[6] ASSAF R D, CUNNINGHAM N J, ADAMSON P C, et al. High proportions of rectal and pharyngeal chlamydia and gonorrhoea cases among cisgender men are missed using current CDC screening recommendations[J]. Sex Transm Infect, 2022, 98(8): 586-591.

[7] PRABHU S R. Sexually transmissible oral diseases[M]. New York: John Wiley & Sons, 2022:183-186.

[8] RIERA-MONROIG J, FUERTES de VEGA I. Lymphogranuloma venereum presenting as an ulcer on the tongue[J]. Sex Transm Infect, 2019, 95(3): 169-170.

[9] KAPOOR A, PADIVAL S. Oropharyngeal lymphogranuloma venereum[J]. Lancet Infect Dis, 2021, 21(7): 1049.

[10] SHULMAN S T, BISNO A L, CLEGG H W, et al. Clinical practice guideline for the diagnosis and management of group A streptococcal pharyngitis: 2012 update by the Infectious Diseases Society of America[J]. Clin Infect Dis, 2012, 55(10): e86-e102.

[11] YOON Y K, PARK C S, KIM J W, et al. Guidelines for the antibiotic use in adults with acute upper respiratory tract infections[J]. Infect Chemother, 2017, 49(4): 326-352.

[12] CUNHA B A. A positive rapid strep test in a young adult with acute pharyngitis: be careful what you wish for![J]. IDCases, 2017(10): 58-59.

[13] THAI T N, DALE A P, EBELL M H. Signs and symptoms of group A versus non-group A strep throat: a meta-analysis[J]. Fam Pract, 2018, 35(3): 231-238.

[14] EBELL M H, SMITH M A, BARRY H C, et al. The rational clinical examination. Does this patient have strep throat?[J]. JAMA, 2000, 284(22): 2912-2918.

[15] PANKHURST C L. Candidiasis (oropharyngeal)[J]. BMJ Clin Evid, 2013(2013): 1304.

[16] LEÃO J C, GUEIROS L A, PORTER S R. Oral manifestations of syphilis[J]. Clinics, 2006, 61(2): 161-166.

[17] KRAWIECKA E, SZPONAR E. Tuberculosis of the oral cavity: an uncommon but still a live issue[J]. Adv Dermatol Allergol, 2015, 32(4): 302-306.

[18] WHITLEY R J, KIMBERLIN D W, ROIZMAN B. Herpes simplex virus[J]. Clin Infect Dis, 1998, 26(3): 541-553.

[19] KOLOKOTRONIS A, LOULOUDIADIS K, FOTIOU G, et al. Oral manifestations of infections due to varicella zoster virus in otherwise healthy children[J]. J Clin Pediatr Dent, 2001, 25(2): 107-112.

[20] SAMARANAYAKE L P, KEUNG LEUNG W, JIN L. Oral mucosal fungal infections[J]. Periodontol 2000, 2009(49): 39-59.

[21] BELL W A, GAMBLE J, GARRINGTON G E. North American blastomycosis with oral lesions[J]. Oral Surg Oral Med Oral Pathol, 1969, 28(6): 914-923.

[22] SHAH K, GUARDERAS J, KRISHNASWAMY G. Aphthous stomatitis[J]. Ann Allergy Asthma Immunol, 2016, 117(4): e341-e343.

[23] CELENTANO A, TOVARU S, YAP T, et al. Oral erythema multiforme: trends and clinical findings of a large retrospective European case series[J]. Oral Surg Oral Med Oral Pathol Oral Radiol, 2015, 120(6): 707-716.

[24] CHENG Y S, GOULD A, KURAGO Z, et al. Diagnosis of oral lichen planus: a position paper of the American academy of oral and maxillofacial pathology[J]. Oral Surg Oral Med Oral Pathol Oral Radiol, 2016, 122(3): 332-354.

[25] KRIDIN K. Subepidermal autoimmune bullous diseases: overview, epidemiology, and associations[J]. Immunol Res, 2018, 66(1): 6-17.

第五节　其他感染

　　沙眼衣原体（CT）感染可以作为一种性传播感染引发反应性关节炎，以及新生儿经产道感染可引起新生儿结膜炎或肺炎等。

一、反应性关节炎

　　反应性关节炎最早可追溯到公元前 4 世纪，希波克拉底描述"年轻人在性交后才会患痛风"。当时，痛风泛指任何急性关节炎。尽管没有说明关节炎是由性病引起，但是将关节炎与泌尿生殖道感染联系起来。性传播感染引发的反应性关节炎也称性获得反应性关节炎（SARA）[1]。反应性关节炎既往称为 Reiter 综合征，曾被用来指临床三联征，即关节炎、尿道炎和结膜炎 [2,3]，但具备三联征的患者仅代表一部分反应性关节炎患者 [2]。因此，*Journal of Rheumatology* 编辑在 2003 年 10 月 25 日的会议上同意从文献中删除 "Reiter 综合征" 一词，代之以 "反应性关节炎" [4]。此外，由于汉斯·雷特（Hans Reiter）不良的医学研究历史，Panush 和 Engleman 等在 65 年后的 2007 年在 *Arthritis Rheumatism* 杂志发表读者来信，要求撤回他们 1942 年在 *Transactions of the Association of American Physicians* 上提出使用 "Reiter 综合征" 命名该病的建议 [5]。

　　反应性关节炎是一种无菌性炎性关节炎，可由很多病原微生物感染诱发。1999 年，国际反应性关节炎研讨会上确定了有可能引起关节炎的胃肠道和泌尿生殖道病菌谱，包括 CT、耶尔森菌、沙门菌、志贺菌和弯曲杆菌 [6]，之后又增加了大肠杆菌、艰难梭菌和肺炎衣原体 [7-11]。据报道，其他可导致反应性关节炎的性传播病原体包括解脲支原体（*Ureaplasma urealyticum*，UU）和生殖支原体（MG）等。CT 是公认的可导致反应性关节炎的泌尿生殖道病原体。

　　CT 所致反应性关节炎相对少见，多发于 20 ～ 40 岁年轻成人，男女均可受累，男性多见。受队列规模、数据收集、反应性关节炎定义以及病原微生物检测灵敏度等因素的影响，不同研究间的患病率和年发病率差异较大。据估计，CT 诱导的反应性关节炎发生率为 4% ～ 15%，但大多数感染无症状 [12]。2016 年一篇系统评价报告了在 CT 感染者中 SARA 发病率为 3% ～ 8%[13]。日本一项研究报道，123 例衣原体感染者中仅 1 例发生关节炎 [14]。

（一）临床表现

　　反应性关节炎常急性发病，多发生在前驱感染后 1 ～ 4 周 [6,10,15-17]。至少一半患者的症状可在 6 个月内缓解 [18]，大多数患者的症状在 1 年内缓解。反应性关节炎病程超过 6 个月即为慢性，反之则为急性。

　　反应性关节炎的临床表现多样，从无症状到急性不对称性关节炎，有或没有关节外表现。反应性关节炎的临床表现包括：①泌尿生殖道感染症状；②关节受累的症状和体征；③关节外症状和体征。

　　1. 泌尿生殖道感染　CT 相关反应性关节炎的特征性前驱症状是尿道炎。许多患者的泌尿生殖道感染无临床症状 [19]。目前尚未明确前驱感染有无症状对反应性关节炎的病程或预后的影响。

　　2. 关节受累的症状和体征　可有关节炎、附着点炎、指 / 趾炎和骶髂关节炎 [20,21]。

　　（1）单关节或少关节炎：CT 感染引起的反应性关节炎常急性起病，累及下肢远端，为非对称性单关节或少关节炎，其他病原体引起的反应性关节炎也可累及上肢 [22,23]。

　　（2）附着点炎：附着点是指韧带、肌腱、关节囊或筋膜与骨相连的部位。附着点炎在反应性关节炎患者中的发病率为 20% ～ 90%[20,24-27]。足跟受累常见，表现为足跟疼痛、肿胀。

　　（3）指 / 趾关节炎：CT 诱导的反应性关节炎患者中，指 / 趾关节炎的发病率在不同研究间差异较大,可高达 40%[21],也可能未发现指 / 趾关节炎 [23]。表现为腊肠状指 / 趾 [28]。

（4）腰背部疼痛：部分患者出现背痛症状 [21,24],提示脊柱或骶髂关节可能存在炎症 [23,29]。

3. 关节外症状和体征　反应性关节炎的关节外表现多种多样,急性期或慢性期皆可发生 [8,17]。每种表现的相对发生率暂不清楚。欧洲一项纳入 186 例患者的临床试验发现,反应性关节炎中眼部和皮肤受累的发生率分别约为 20% 和 15%[25]。临床表现如下。

（1）眼部结膜炎：少数患者出现前葡萄膜炎、表层巩膜炎和角膜炎。

（2）泌尿生殖道炎症：如盆腔炎、宫颈炎、子宫附件炎、尿道炎、前列腺炎。

（3）皮肤黏膜表现：反应性关节炎无特异的皮肤黏膜表现 [30]。可有以下表现：①口腔溃疡。②银屑病样脓疱性掌跖角化过度和甲改变：脓疱性皮肤角化症状（类似脓疱性银屑病的掌跖皮肤角化过度,最初为红斑基础上清亮的水疱,之后进展为脓疱性角化性皮损,后者可融合形成斑块）和银屑病样甲改变（甲下脓肿、碎片聚集、甲剥离）[31]。③结节性红斑。④环状龟头炎：无痛性红斑伴龟头和尿道口的浅表小溃疡。

（4）心脏受累：不常见,可能发生主动脉瓣关闭不全 [32],罕见心包炎 [33,34]。

（二）实验室检查

1. 病原体检测　聚合酶链反应法（PCR）等方法检测临床标本 CT 核酸。

2. 血清抗体检测　血清学检查在临床上较少使用 [15,35,36],因其在正常人群中抗体阳性率相对较高,且可能与肺炎衣原体的抗体存在交叉反应。部分患者有慢性或重复 CT 感染,原有抗体水平较高,单纯检测 IgG 抗体不能反映感染状态,还应结合 IgM 和 IgA 检测。

3. 急性期炎症因子检测　红细胞沉降率或 C 反应蛋白（CRP）等急性期反应物可能升高,也有部分患者这些炎症指标未出现异常。

4. 遗传易感性检测　反应性关节炎患者中 HLA-B27 阳性率较正常人群高,但也有研究显示撒哈拉以南非洲地区（HLA-B27 阳性率低得多）患者中未发现这种关联 [37,38]。已有文献报道在反应性关节炎患者中 HLA-B27 阳性率为 30% ～ 50%,因研究和人群而异 [10,17]。在纳入更严重患者的研究中,HLA-B27 阳性率高达 60% ～ 80%[39]。

5. 关节滑液检测　滑液检查结果不具特异性,表现出炎性关节炎的特征,白细胞计数升高（以中性粒细胞升高为主）[15]。

6. 影像学异常　CT 诱导的反应性关节炎与其他类型关节炎的影像学检查表现相似,无特异性表现。有炎症性关节炎时,X 线片常仅表现出和关节肿胀有关的改变。慢性关节炎行超声和 MRI 等检查也可表现为外周滑膜炎、附着点炎或骶髂关节炎。

（三）诊断

CT 诱导的反应性关节炎诊断时需排除其他疾病。同时满足下列 3 个条件时,可以诊断 CT 诱导的反应性关节炎。

1. CT 感染证据　尿道炎或疑似无症状性尿道炎患者的核酸扩增试验沙眼衣原体阳性。

2. 特征性关节炎的临床表现　包括以下一种或多种表现：外周关节的单关节或少关节

炎(多为下肢不对称受累)、附着点炎、指/趾关节炎和骶髂关节炎。

3. 排除其他原因引起的单关节炎、少关节炎或附着点炎

(1)关节炎相关疾病诊断:CT诱导的反应性关节炎,需排除其他疾病,包括其他原因引起的关节炎,如创伤性关节炎、痛风性关节炎;其他炎性疾病导致的多关节炎,如银屑病关节炎、类风湿关节炎、系统性红斑狼疮和炎症性肠病相关的关节炎;其他感染引起的关节炎,如大肠杆菌感染后反应性关节炎、链球菌感染后关节炎、病毒性关节炎或莱姆病关节炎;感染性关节炎。可根据病史、体格检查和实验室检查排除。

(2)关节外表现:其他疾病关节外表现(包括结膜炎、银屑病样脓疱性掌跖角化过度和龟头炎)的诊断价值不明,但存在关节外表现增加反应性关节炎的可能性。

(四)鉴别诊断

急性炎性单关节炎或少关节炎可见于多种疾病。需与CT诱导的反应性关节炎鉴别诊断的常见关节炎病因包括:①痛风性关节炎,根据病史和关节液检查发现结晶(常为单钠尿酸盐或焦磷酸钙)来诊断;②细菌感染,如化脓性关节炎(通过关节液检查和培养鉴别)和莱姆病(对有流行区暴露史的患者进行血清学检查确定);③其他原因引起的反应性关节炎,如肠道感染。

在反应性关节炎的鉴别诊断中,与关节炎有关且可能提示感染相关或其他全身性疾病的症状和体征具有一定鉴别意义。鉴别诊断中还应考虑下列情况。

1. 单关节炎　应考虑到急性单关节炎的常见病因,如痛风发作、外伤所致关节炎、感染性关节炎和骨关节炎。

2. 泌尿生殖道症状和关节炎　关节炎患者伴有尿道、子宫、宫颈或输卵管卵巢炎症,有低度发热时,还应考虑播散性淋病。对可能被感染有症状的黏膜部位进行核酸扩增试验或培养可诊断或排除播散性淋病或淋球菌性关节炎。

3. 无前驱感染的关节炎　其他脊柱关节炎,尤其是与银屑病或炎症性肠病相关的外周型脊柱关节炎,也可表现为关节炎和附着点炎,难以与反应性关节炎相区分。可根据近期有无CT感染的病史和实验室检查结果来区分,且CT诱导的反应性关节炎主要累及远端肢体的单关节或少关节。

二、新生儿结膜炎

1911年,Lindner等研究者在新生儿眼炎中发现了典型的胞浆内包涵体,将此类疾病称为新生儿包涵体结膜炎(新生儿结膜炎),由D~K型CT引起。在随后的50余年,细胞学检查(上皮细胞中找到衣原体包涵体)是唯一可用的诊断方法。当衣原体分离培养成功后,研究再次证明CT是结膜炎的病因,并证实了CT可在生殖道长期存在呈现无症状感染状态。新生儿结膜炎的病因主要是生殖道CT感染孕妇在分娩过程中感染新生儿。新生儿CT感染通常是通过产道接触感染。罕见剖宫产后发生感染,通常发生在胎膜早破后。有研

究表明,未经有效治疗的 CT 感染孕妇所生婴儿发生结膜炎的风险约为 50%[40]。

(一)临床表现

新生儿 CT 结膜炎的潜伏期为出生后 5 ～ 14 天。出生后 5 天内发病不常见,但有报道胎膜早破产妇分娩的婴儿发病更早。结膜炎的临床表现轻者可无症状或结膜轻度肿胀伴眼部水样分泌物,进一步进展为黏液脓性分泌物,重则眼睑显著肿胀伴结膜充血增厚(结膜水肿)。渗出物附着在结膜上可形成假膜,也可能产生血性分泌物。超过 2 周未治疗的患者可形成肉芽组织膜(微型血管翳)[41]。结膜炎经过治疗后通常可痊愈。但若未经治疗,感染可迁延数月,并引起角膜和结膜血管翳和瘢痕[42-44]。

(二)实验室检查

1. **核酸检测** 聚合酶链反应法(PCR)等方法检测临床标本 CT 核酸。

2. **细胞培养** 采集临床标本进行 CT 培养,为了提高培养阳性率,临床标本中应尽量包含结膜上皮细胞。

3. **显微镜检查** 采用结膜刮片标本进行碘染色或 Giemsa 染色,可见 CT 包涵体及多核白细胞。

(三)诊断

对于 1 月龄以下的结膜炎婴儿,若其母亲有未经治疗的 CT 感染史或产前检查未进行 CT 检测,应考虑 CT 感染。有结膜炎临床表现且 CT 核酸检测阳性可诊断为 CT 结膜炎。

(四)鉴别诊断

主要是与其他原因导致的结膜炎进行鉴别。

1. **细菌性结膜炎** 若产妇存在淋菌性宫颈炎,则新生儿易出现眼部淋病奈瑟球菌感染,其特征是接触病原体 12 小时内出现大量脓性分泌物[45],伴有眼睛发红、刺激感和触痛。常有结膜显著水肿、眼睑肿胀和耳前淋巴结肿大伴压痛。采集结膜拭子进行革兰氏染色或核酸扩增试验可见淋病奈瑟球菌阳性。淋病奈瑟球菌可致超急性细菌性结膜炎[46]。其他可引起细菌性结膜炎的病原体有金黄色葡萄球菌、肺炎链球菌、流感嗜血杆菌、大肠杆菌和卡他莫拉菌等。金黄色葡萄球菌感染更常见于成人,其他病原体更常见于儿童[47]。常见单眼发红、刺激充血,也可累及双眼;晨起时睑缘分泌物[48],起初可为浆液性分泌物,随病情进展变为黏液脓性分泌物,可呈黄色、白色或绿色,擦拭后数分钟又再次出现。

2. **病毒性结膜炎** 若产妇存在活动性生殖器疱疹,则顺产新生儿有感染疱疹病毒的风险。疱疹性结膜炎的临床表现与其他病毒感染引起的结膜炎类似,通常可通过了解产妇的病史进行鉴别。此外,多种血清型腺病毒和其他病毒也可引起病毒性结膜炎[49]。结膜炎也可能是病毒感染前驱症状的一部分,继之出现发热和上呼吸道感染,或仅出现眼部感染。病毒性结膜炎通常表现为结膜充血、水样或黏液脓性分泌物、耳前淋巴结可肿大等。体格检查泪膜或下拉下眼睑可见黏液脓性分泌物、结膜滤泡,睑缘和眼角不会出现自发性、持续性的黏液脓性分泌物。此外,腺病毒 8 型、19 型和 37 型可引起流行性角结膜炎,角膜和结膜上皮都可被累及[50]。除了病毒性结膜炎的典型症状,还有多发性角膜浸润,通过裂隙灯检查可发现。病毒性结膜炎具有自限性,其临床病程类似普通病毒感染。最初 3 ～ 5 天症状常加重,之后 1 ～ 2 周缓慢减轻,总病程为 2 ～ 3 周。病毒性结膜炎患者可在症状初发后持续 2 周有晨起眼部结痂,但白天眼睛发红、刺激感和流泪在 2 周内会改善。

3. 过敏性结膜炎　过敏性结膜炎是由于结膜对过敏原产生异常和过度的免疫应答,诱发特异性 IgE 介导的 I 型超敏反应,局部肥大细胞脱颗粒释放组胺等化学介质。通常表现为双侧红眼、水样分泌物、流泪和眼痒。眼痒是过敏的主要症状,揉眼可加重症状。过敏性结膜炎患者通常有特应性体质,若为新生儿,其父母常有特应性体质,并可能存在其他过敏症状(如鼻充血、打喷嚏、哮鸣)。过敏性结膜炎也可导致结膜弥漫性充血,睑结膜呈"铺路石"或滤泡样外观。一些过敏性结膜炎可能表现为乳头增大,而不是滤泡反应。眼部有大量水样或黏稠丝状分泌物,晨起眼部结痂。根据眼痒症状、过敏病史、近期暴露史、血清 IgE 水平升高和细菌培养阴性等可鉴别。

其他包括由防腐剂、药物或化学制剂引起的刺激性结膜炎,以及眼内异物引起的结膜炎等,新生儿接触这些物质的可能性较低,可根据病史进行排除。

三、新生儿或婴儿肺炎

20 世纪 70 年代末,Beem 和 Saxon 报道了婴儿呼吸道 CT 感染合并明显肺炎综合征[51]。有关 CT 感染孕妇所生婴儿发生 CT 肺炎的研究并不多,因此分娩过程中 CT 感染新生儿肺部导致肺炎的风险尚不清楚。宫颈 CT 感染产妇所生的婴儿中,5% ～ 30% 发生肺炎[52-56]。

(一)临床表现

婴儿 CT 肺炎大多在 4 ～ 12 周龄被发现,部分可能早至 2 周龄出现上呼吸道症状,大多数 8 周龄前出现症状。临床上常见咳嗽、鼻充血,偶有黏性的鼻腔分泌物[57],不发热或轻微发热。特征性表现是阵发性不连贯咳嗽,以及鼻塞、呼吸过速。肺部听诊常可闻及湿啰音,哮鸣音不常见。可发生轻至中度低氧血症。部分患儿可出现三凹征。

(二)实验室及影像学

1. 核酸检测　聚合酶链反应法(PCR)等方法对鼻咽部拭子标本或插管患儿的气管吸出物标本进行 CT 核酸检测。

2. 细胞培养　肺炎患儿气管分泌物标本 CT 细胞培养[58,59]。

3. 影像学检查　胸部 X 线片常显示过度充气伴双侧对称性肺间质浸润[60]。

4. 血常规检查　外周血嗜酸性粒细胞增多是实验室特征性表现,但总白细胞计数通常正常[60,61]。

（三）诊断

需要结合母亲 CT 感染及治疗情况以及实验室检测结果进行诊断。对于 3 月龄以下的婴儿肺炎,如果母亲没有接受产前 CT 筛查或者筛查发现 CT 感染并未治愈,应考虑对婴儿进行 CT 检测。CT 细胞培养和核酸检测结果为阳性均能明确诊断。CT 细胞培养曾被认为是诊断的金标准,但培养费时费力且阳性率受实验人员技术影响较大,现在几乎已被核酸扩增试验取代。新生儿血清标本检测到高滴度的 CT 特异性抗体具有一定的诊断意义。

（四）鉴别诊断

CT 肺炎应与其他病原体(细菌、真菌或病毒)感染引起的肺炎以及其他可引起新生儿呼吸窘迫的疾病进行鉴别。

1. 其他病原体引起的肺炎

（1）细菌性肺炎:在新生儿中,引起细菌性肺炎的病原体主要是 B 族链球菌和大肠杆菌,其他细菌包括肺炎克雷伯菌、金黄色葡萄球菌、肺炎链球菌等。有些细菌引起的肺炎有典型的临床表现,如金黄色葡萄球菌和肺炎克雷伯菌常诱发广泛的组织损伤和脓胸。可根据细菌培养结果进行鉴别。

（2）病毒性肺炎:若怀疑病毒感染,可进行核酸检测,包括呼吸道合胞病毒、副流感病毒、流感病毒、腺病毒、肠道病毒和新冠病毒检测。如果怀疑存在先天性或围生期获得性感染(如单纯疱疹病毒、先天性巨细胞病毒、风疹病毒等),则应进行相应病毒检测。

（3）真菌性肺炎:真菌亦可导致新生儿肺炎。白念珠菌可引起新生儿全身感染,曲霉菌可致肺曲霉病。对接受广谱抗生素治疗的早产新生儿,怀疑存在侵袭性真菌感染时,除细菌培养外,还需进行真菌培养。

2. 其他原因呼吸系统疾病　新生儿 CT 肺炎的鉴别诊断还应包括其他可能导致新生儿呼吸窘迫的原因,包括新生儿暂时性呼吸过速、呼吸窘迫综合征、持续性肺动脉高压、胎粪吸入、气胸、先天性膈疝和先天性心脏病等,可根据病史、产前检查结果、超声心动图、影像学检查等进行鉴别。

（郑晓丽　王千秋　杨立刚）

参考文献

[1] CARLIN E M, ZIZA J M, KEAT A, et al. 2014 European guideline on the management of sexually acquired reactive arthritis[J]. Int J STD AIDS, 2014, 25(13): 901-912.

[2] KEYNAN Y, RIMAR D. Reactive arthritis--the appropriate name[J]. Isr Med Assoc J, 2008, 10(4): 256-258.

[3] PANUSH R S, PARASCHIV D, DORFF R E. The tainted legacy of Hans Reiter[J]. Semin Arthritis Rheum, 2003, 32(4): 231-236.

[4] PANUSH R S, HADLER N M, HELLMANN D B. Year book of rheumatology, arthritis, and musculoskeletal disease 2004[M]. Philadelphia: Mosby, 2004:331-334.

[5] PANUSH R S, WALLACE D J, DORFF, et al. Retraction of the suggestion to use the term "Reiter's syndrome" sixty-five years later: the legacy of Reiter, a war criminal, should not be eponymic honor but rather condemnation[J]. Arthritis Rheum, 2007, 56(2): 693-694.

[6] BRAUN J, Kingsley G, van der HEIJDE D, et al. On the difficulties of establishing a consensus on the definition of and diagnostic investigations for reactive arthritis. Results and discussion of a questionnaire prepared for the 4th International Workshop on Reactive Arthritis, Berlin, Germany, July 3-6, 1999[J]. J Rheumatol, 2000, 27(9): 2185-2192.

[7] TOWNES J M. Reactive arthritis after enteric infections in the United States: the problem of definition[J]. Clin Infect Dis, 2010, 50(2): 247-254.

[8] ROHEKAR S, Pope J. Epidemiologic approaches to infection and immunity: the case of reactive arthritis[J]. Curr OpinRheumatol, 2009, 21(4): 386-390.

[9] POPE J E, KRIZOVA A, GARG A X, et al. Campylobacter reactive arthritis: a systematic review[J]. Semin Arthritis Rheum, 2007, 37(1): 48-55.

[10] HANNU T. Reactive arthritis[J]. Best Pract Res Clin Rheumatol, 2011, 25(3): 347-357.

[11] MORRIS D, INMAN R D. Reactive arthritis: developments and challenges in diagnosis and treatment[J]. Curr Rheumatol Rep, 2012, 14(5): 390-394.

[12] GRACEY E, INMAN R D. Chlamydia-induced ReA: immune imbalances and persistent pathogens[J]. Nat Rev Rheumatol, 2011, 8(1): 55-59.

[13] DENISON H J, CURTIS E M, CLYNES M A, et al. The incidence of sexually acquired reactive arthritis: a systematic literature review[J]. Clin Rheumatol, 2016, 35(11): 2639-2648.

[14] OKAMOTO H. Prevalence of Chlamydia-associated reactive arthritis[J]. Scand J Rheumatol, 2017, 46(5): 415-416.

[15] HANNU T, INMAN R, GRANFORS K, et al. Reactive arthritis or post-infectious arthritis?[J]. Best Pract Res Clin Rheumatol, 2006, 20(3): 419-433.

[16] JUBBER A, MOORTHY A. Reactive arthritis: a clinical review[J]. J R Coll Physicians Edinb, 2021, 51(3): 288-297.

[17] CARTER J D, HUDSON A P. Reactive arthritis: clinical aspects and medical management[J]. Rheum Dis Clin North Am, 2009, 35(1): 21-44.

[18] GARCIA FERRER H R, AZAN A, IRAHETA I, et al. Potential risk factors for reactive arthritis and persistence of symptoms at 2 years: a case-control study with longitudinal follow-up[J]. Clin Rheumatol, 2018, 37(2): 415-422.

[19] KVIEN T K., GLENNÅS A, MELBY K, et al. Reactive arthritis: incidence, triggering agents and clinical presentation[J]. J Rheumatol, 1994, 21(1): 115-122.

[20] LEIRISALO-REPO M. Reactive arthritis[J]. Scand J Rheumatol, 2005, 34(4): 251-259.

[21] ZEIDLER H, HUDSON A P. New insights into Chlamydia and arthritis. Promise of a cure?[J] Ann Rheum Dis, 2014, 73(4): 637-644.

[22] LAHU A, BACKA T, ISMAILI, et al. Modes of presentation of reactive arthritis based on the affected joints[J]. Med Arch, 2015, 69(1): 42-45.

[23] OZGÜL A, DEDE I, TASKAYNATAN M A, et al. Clinical presentations of chlamydial and non-chlamydial reactive arthritis[J]. Rheumatol Int, 2006, 26(10): 879-885.

[24] TOWNES J M, DEODHAR A A, LAINE E S, et al., Reactive arthritis following culture-confirmed infections with bacterial enteric pathogens in Minnesota and Oregon: a population-based study[J]. Ann Rheum Dis, 2008, 67(12): 1689-1696.

[25] KVIEN T K, GASTON J S, BARDIN T, et al., Three month treatment of reactive arthritis with azithromycin: a EULAR double blind, placebo controlled study[J]. Ann Rheum Dis, 2004, 63(9): 1113-1119.

[26] EHRENFELD M. Spondyloarthropathies[J]. Best Pract Res Clin Rheumatol, 2012, 26(1): 135-145.

[27] LEIRISALO-REPO M, HELENIUS P, HANNU T, et al. Long-term prognosis of reactive salmonella arthritis[J]. Ann Rheum Dis, 1997, 56(9): 516-520.

[28] ROTHSCHILD B M, PINGITORE C, EATON M. Dactylitis: implications for clinical practice[J]. Semin Arthritis Rheum, 1998, 28(1): 41-47.

[29] BANICIOIU-COVEI S, VREJU F A, CIUREA P. Predictive factors for the evolution of reactive arthritis to ankylosing spondylitis[J]. Curr Health Sci J, 2015, 41(2): 104-108.

[30] STAVROPOULOS P G, SOURA E, KANELLEAS A, et al. Reactive arthritis[J]. J EurAcad Dermatol Venereol, 2015, 29(3): 415-424.

[31] VIČIĆ M, PRPIĆ MASSARI L. Reactive Arthritis[J]. N Engl J Med, 2022, 386(21): 2035.

[32] BROWN L E, FORFIA P, FLYNN J A. Aortic insufficiency in a patient with reactive arthritis: case report and review of the literature[J]. HSS J, 2011, 7(2): 187-189.

[33] KANAKOUDI-TSAKALIDOU F, PARDALOS G, PRATSIDOU-GERTSI P, et al., Persistent or severe course of reactive arthritis following Salmonella enteritidis infection. A prospective study of 9 cases[J]. Scand J Rheumatol, 1998, 27(6): 431-434.

[34] COSH J A, GERBER N, BARRITT D W, et al. Proceedings: Cardiac lesions in Reiter's syndrome and ankylosing spondylitis[J]. Ann Rheum Dis, 1975, 34(2): 195.

[35] KIHL M, KLOS A, KÖHLER L, et al. Infection and musculoskeletal conditions: Reactive arthritis[J]. Best Pract Res Clin Rheumatol, 2006, 20(6): 1119-1137.

[36] FENDLER C, LAITKO S, SÖRENSEN H, et al. Frequency of triggering bacteria in patients with reactive arthritis and undifferentiated oligoarthritis and the relative importance of the tests used for diagnosis[J]. Ann Rheum Dis, 2001, 60(4): 337-343.

[37] REVEILLE J D, CONANT M A, DUVIC M. Human immunodeficiency virus-associated psoriasis, psoriatic arthritis, and Reiter's syndrome: a disease continuum?[J]. Arthritis Rheum, 1990, 33(10): 1574-1578.

[38] STEIN C M, DAVIS P. Arthritis associated with HIV infection in Zimbabwe[J]. J Rheumatol, 1996, 23(3): 506-511.

[39] AHO K, AHVONEN P, LASSUS A, et al. HL-A antigen 27 and reactive arthritis[J]. Lancet, 1973, 2(7821): 157.

[40] HAMMERSCHLAG M R., Chlamydial pneumonia in infants[J]. N Engl J Med, 1978, 298(19): 1083-1084.

[41] WEINSTOCK H, DEAN D, BOLAN G. Chlamydia trachomatis infections[J]. Infect Dis Clin North Am, 1994, 8(4): 797-819.

[42] GOSCIENSKI P J, SEXTON R R. Follow-up studies in neonatal inclusion conjunctivitis[J]. Am J Dis Child, 1972, 124(2): 180-182.

[43] FORSTER R K, DAWSON C R, SCHACHTER J. Late follow-up of patients with neonatal inclusion conjunctivitis[J]. Am J Ophthalmol, 1970, 69(3): 467-472.

[44] SHINKWIN C A, GIBBIN K P. Neonatal upper airway obstruction caused by chlamydial rhinitis[J]. J LaryngolOtol, 1995, 109(1): 58-60.

[45] WAN W L, FARKAS G C, MAY W N, et al. The clinical characteristics and course of adult gonococcal conjunctivitis[J]. Am J Ophthalmol, 1986, 102(5): 575-583.

[46] ULLMAN S, ROUSSEL T J, CULBERTSON W W, et al. Neisseria gonorrhoeae keratoconjunctivitis[J]. Ophthalmology, 1987, 94(5): 525-531.

[47] FRIEDLAENDER M H., A review of the causes and treatment of bacterial and allergic conjunctivitis[J]. Clin Ther, 1995, 17(5): 800-810.

[48] RIETVELD R P, ter RIET G, BINDELS P J, et al. Predicting bacterial cause in infectious conjunctivitis: cohort study on informativeness of combinations of signs and symptoms[J]. BMJ, 2004, 329(7459): 206-210.

[49] ROBA L A, KOWALSKI R P, GORDON A T, et al. Adenoviral ocular isolates demonstrate serotype-dependent differences in in vitro infectivity titers and clinical course[J]. Cornea, 1995, 14(4): 388-393.

[50] JERNIGAN J A, LOWRY B S, HAYDEN F G, et al., Adenovirus type 8 epidemic keratoconjunctivitis in an eye clinic: risk factors and control[J]. J Infect Dis, 1993, 167(6): 1307-1313.

[51] BEEM M O, SAXON E M. Respiratory-tract colonization and a distinctive pneumonia syndrome in infants infected with Chlamydia trachomatis[J]. N Engl J Med, 1977, 296(6): 306-310.

[52] SCHACHTER J, GROSSMAN M, SWEET R L, et al. Prospective study of perinatal transmission of Chlamydia trachomatis[J]. JAMA, 1986, 255(24): 3374-3377.

[53] HAMMERSCHLAG M R, CHANDLER J W, ALEXANDER E R, et al. Longitudinal studies on chlamydial infections in the first year of life[J]. Pediatr Infect Dis, 1982, 1(6): 395-401.

[54] FROMMELL G T, ROTHENBERG R, WANG S, et al. Chlamydial infection of mothers and their infants[J]. J Pediatr, 1979, 95(1): 28-32.

[55] HEGGIE A D, LUMICAO G G, STUART L A, et al. Chlamydia trachomatis infection in mothers and infants. A prospective study[J]. Am J Dis Child, 1981, 135(6): 507-511.

[56] ROSENMAN M B, MAHON B E, DOWNS S M, et al. Oral erythromycin prophylaxis vs watchful waiting in caring for newborns exposed to Chlamydia trachomatis[J]. Arch PediatrAdolesc Med, 2003, 157(6): 565-571.

[57] TIPPLE M A, BEEM M O, SAXON E M. Clinical characteristics of the afebrile pneumonia associated with Chlamydia trachomatis infection in infants less than 6 months of age[J]. Pediatrics, 1979, 63(2): 192-197.

[58] SOLLECITO D, MIDULLA M, BAVASTRELLI M, et al. Chlamydia trachomatis in neonatal respiratory distress of very preterm babies: biphasic clinical picture[J]. Acta Paediatr, 1992, 81(10): 788-791.

[59] COLARIZI P, CHIESA C, PACIFICO L, et al. Chlamydia trachomatis-associated respiratory disease in the very early neonatal period[J]. Acta Paediatr, 1996, 85(8): 991-994.

[60] ATTENBURROW A A, BARKER C M. Chlamydial pneumonia in the low birthweight neonate[J]. Arch Dis Child, 1985, 60(12): 1169-1172.

[61] CHEN C J, WU K G, TANG R B, et al. Characteristics of Chlamydia trachomatis infection in hospitalized infants with lower respiratory tract infection[J]. J Microbiol Immunol Infect, 2007, 40(3): 255-259.

第七章

生殖道沙眼衣原体感染的治疗

生殖道沙眼衣原体感染患者的规范治疗（及时、足量和规则用药）可有效防止感染对患者造成进一步危害并降低在人群中继续传播的风险。

沙眼衣原体（CT）对四环素和大环内酯类抗生素普遍敏感，对部分氟喹诺酮类药物也敏感，其中多西环素和阿奇霉素为一线用药。治疗不同解剖部位的 CT 感染或不同血清型的 CT 感染时抗生素使用疗程有差异。抗生素治疗效果的判断标准包括临床治愈（临床症状消失）和微生物治愈（微生物检测结果阴性），后者在判断生殖道 CT 感染治疗效果上更加可靠。除了针对患者的治疗外，提供治疗后的随访，以及开展性伴告知并对性伴给予必要的检测与治疗也非常重要。

第一节　成人及青少年感染

一、无并发症的泌尿生殖道感染

成人及青少年是生殖道 CT 感染的主要人群，基于现有的循证依据，世界卫生组织（WHO）及部分国家和地区开发并定期更新治疗指南 [1-6]，制定了用于成人和青少年无并发症的泌尿生殖道 CT 感染的推荐和替代治疗方案，见表 7-1-1。

在大多数指南中，有关青少年和成人生殖道 CT 感染患者的推荐治疗方案为口服 100mg 多西环素，每天 2 次，连续治疗 7 天 [1-3]，但同时也有推荐单次顿服 1g 阿奇霉素 [4-6]，后者往往是 2016 年之前制定的指南。2024 年由中华医学会皮肤性病学分会、中国疾病预防控制中心性病控制中心、中国医师协会皮肤科医师分会和中国康复医学会皮肤病康复专业委员会组织国内专家编写的《中国沙眼衣原体泌尿生殖道感染临床诊疗指南（2024）》中 [1]，对成人单纯生殖道 CT 感染（即初发生殖道 CT 感染引起男性尿道炎和女性宫颈炎等）的推荐方案为口服 100mg 多西环素，每天 2 次，连续治疗 7 天。替代方案包括：口服阿

172

表 7-1-1 WHO 及部分国家无并发症泌尿生殖道沙眼衣原体感染治疗方案

国家/组织	非孕产妇成人及青少年		孕产妇	
	推荐方案	替代方案	推荐方案	替代方案
中国 2024年	多西环素, 100mg, 每天2次, 口服, 连续7天	阿奇霉素, 第1天1g, 第2天和第3天500mg, 口服, 连续7天; 或 红霉素, 500mg, 每天4次, 口服, 连续7天; 或 氧氟沙星, 200~400mg, 每天2次, 口服, 连续7天	阿奇霉素, 1g 单剂量口服	阿莫西林, 500mg, 每天3次, 口服, 连续7天; 或 红霉素, 500mg, 每天4次, 口服, 连续7天
美国 2021年	多西环素, 100mg, 每天2次, 口服, 连续7天	阿奇霉素, 1g 单剂量口服; 或 左氧氟沙星, 500mg, 每天1次, 口服, 连续7天	阿奇霉素, 1g 单剂量口服	阿莫西林, 500mg, 每天3次, 口服, 连续7天
澳大利亚 2021年	多西环素, 100mg, 每天2次, 口服, 连续7天	阿奇霉素, 1g 单剂量口服	阿奇霉素, 1g 单剂量口服	
加拿大 2023年	多西环素, 100mg, 每天2次, 口服, 连续7天; 阿奇霉素, 1g 单剂量口服	左氧氟沙星, 500mg, 每天1次, 口服, 连续7天	阿奇霉素, 1g 单剂量口服	阿莫西林, 500mg, 每天3次, 口服, 连续7天; 或 红霉素, 每天2g, 分次口服, 连续7天 (或每天1g, 分次口服, 连续14天)
英国 2015年	多西环素, 100mg, 每天2次, 口服, 连续7天; 阿奇霉素, 1g 单剂量口服	红霉素, 500mg, 每天2次, 口服, 连续7天; 或 氧氟沙星, 200mg, 每天2次, 口服 (或400mg, 每天1次, 口服), 连续7天	阿奇霉素, 1g 单剂量口服	阿莫西林, 500mg, 每天3次, 口服, 连续7天; 或 红霉素, 500mg, 每天4次, 口服, 连续7天
世界卫生组织 2016年	阿奇霉素, 1g 单剂量口服; 或 多西环素, 100mg, 每天2次, 口服, 连续7天	红霉素, 500mg, 每天2次, 口服, 连续7天; 或 氧氟沙星, 200mg, 每天2次, 口服, 连续7天	阿奇霉素, 1g 单剂量口服	红霉素, 500mg, 每天2次, 口服, 连续7天; 阿莫西林, 500mg, 每天3次, 口服, 连续7天

奇霉素,第1天1g,第2天和第3天0.5g;或口服500mg四环素,每天4次,连续治疗7天;或口服500mg红霉素,每天4次,连续治疗7天;或口服200～400mg氧氟沙星,每天2次,连续治疗7天。2021版美国疾病预防控制中心性传播感染治疗指南建议的治疗方案包括[2]:青少年和成人口服100mg多西环素,每天2次,连续治疗7天;替代方案为单次顿服1g阿奇霉素,或口服500mg左氧氟沙星,每天3次,连续治疗7天。加拿大指南中,9～18岁儿童及青少年治疗方案与成人治疗方案有所不同,推荐方案的药物相同,但剂量以体重进行推算,最高不能超过成人的剂量[4]。上述指南的制定是基于一系列来自高质量临床试验和长期临床观察的循证依据。多项研究已经表明,多西环素和阿奇霉素口服治疗生殖道CT感染的疗效存在差异。基于多项随机对照试验的荟萃分析和系统性文献综述表明,在治疗男性泌尿生殖道CT感染的疗效方面,阿奇霉素病原学治疗失败率高于多西环素[7,8]。阿奇霉素和多西环素的不良反应无明显差异,最常出现的不良反应是胃肠道反应,包括腹泻、腹痛、恶心、呕吐、消化不良[9]。

此外,口服200mg多西环素缓释片剂、每天1次、连续治疗7天的治疗方案在治疗泌尿生殖道CT感染的疗效等同于口服100mg多西环素、每天2次、连续治疗7天。虽然缓释剂费用相对较高,但胃肠道副作用的发生率较低且耐受性更好[10]。口服左氧氟沙星是一种替代治疗方案,但价格较高,还可能出现严重副作用。当患者使用多西环素方案存在依从性较差的情况时,单次顿服1g或口服3天(第1天1g,第2天和第3天分别0.5g)的阿奇霉素方案可作为一种选择[2]。

二、直肠及口咽部 CT 感染

直肠CT感染不仅在男男性行为(MSM)人群中患病率较高,而且在性病门诊女性就诊者和异性性行为男性中也有一定的患病率。随着直肠CT感染病例的增多,欧洲在治疗指南中针对直肠CT感染提出了治疗方案:首选口服100mg多西环素,每天2次,连续治疗7天;替代方案为单次顿服1g阿奇霉素[11]。我国2024年的指南中对直肠CT感染的推荐方案和替代方案与无并发症的泌尿生殖道感染相同,但由于考虑到证据不足,所以只建议使用单剂量口服1g阿奇霉素作为直肠CT感染的替代方案[1]。美国CDC和WHO在指南中并没有专门对直肠CT感染提出治疗方案,但强调在直肠感染者中多西环素治疗效果优于阿奇霉素[2,6]。在部分国家指南中,将直肠CT感染进一步区分为有无症状或是否LGV血清型感染[3,5],对无症状或非LGV血清型感染者采用与无并发症的泌尿生殖道感染相同的方案[3,5],但对有症状的直肠感染则需要延长多西环素的治疗时间,从7天延长至21天,替代方案则是在1g阿奇霉素单剂量治疗12～24小时后重复一次[3,5]。

直肠CT感染治疗的观察性研究证明,多西环素对男性和女性直肠CT感染的疗效均优于阿奇霉素[8,12]。一项在MSM人群中治疗直肠CT感染的随机试验显示,多西环素的微生物治愈率为100%,而阿奇霉素为74%[13]。

口咽部 CT 感染的病例相对较少,主要发生在有口交行为的 MSM 人群中。目前缺乏在口咽部 CT 感染者中比较多西环素和阿奇霉素疗效的随机对照试验数据 [5],但一项观察性研究表明,多西环素的治疗效果优于阿奇霉素。因此,目前在 WHO 及大多数国家指南中尚未对口咽部 CT 感染提出明确的治疗推荐,通常参考无并发症的泌尿生殖道感染治疗方案 [5,6]。

此外,在多个指南中强调了对 CT 和淋病奈瑟球菌(NG)合并感染(特别是直肠部位的合并感染)的治疗 [3,5],需要按照淋病治疗指南同时进行 NG 感染的治疗。

三、盆腔炎症性疾病

盆腔炎症性疾病(PID)是女性上生殖道感染引起的一组疾病,可累及子宫、输卵管和卵巢中的任意或所有部位,常伴有邻近盆腔器官受累。PID 主要包括子宫内膜炎、输卵管炎、输卵管卵巢脓肿和盆腔腹膜炎。大多数 PID 病例是由性传播病原体或细菌性阴道病相关病原体所致 [14]。由于 PID 的致病微生物多数由阴道上行而来,且多为多种病原体的混合感染,因此目前并没有针对 CT 感染引起的 PID 的治疗方案。但是,推荐用于 PID 治疗的方案往往对 CT 感染有效。多项随机临床试验证明,多种抗生素方案可用于 PID 的治疗 [14-16]。

在中华医学会妇产科学分会感染性疾病协作组制定的《盆腔炎症性疾病诊治规范(2019 修订版)》中 [17],将 PID 的抗菌药物治疗分为静脉给药和非静脉药物治疗。静脉给药提出了 4 种治疗方案:①以 β- 内酰胺类抗菌药物为主,需要时加上抗厌氧菌和非典型病原微生物的药物;②以喹诺酮类抗菌药物为主,需要时加上抗厌氧菌的药物;③以 β- 内酰胺类 + 酶抑制剂类联合抗菌药物为主,需要时加上抗厌氧菌和非典型病原微生物的药物;④克林霉素加庆大霉素。非静脉给药提出两种治疗方案:① β- 内酰胺类抗菌药物的肌内注射,加上抗厌氧菌和非典型病原微生物的口服药物;②喹诺酮类抗菌药物加抗厌氧菌口服药物。

美国 CDC 指南中提出了胃肠外(静脉)给药和肌注 / 口服(非静脉)给药的治疗方案 [2],而欧洲的指南中提出了住院治疗(静脉给药)和门诊治疗(非静脉给药)方案 [18]。在欧洲的指南中提及了治疗方案选择建议,包括:①对于轻中度 PID 可考虑采用口服治疗方案;②采用静脉给药治疗时,应持续到临床症状好转后 24 小时,然后转为口服治疗;③用药剂量可以根据当地规定和药物剂型进行必要的调整;④最佳治疗持续时间尚不清楚,但大多数临床试验显示 10 ~ 14 天治疗有效;⑤推荐治疗方案之间没有疗效差异。

在美国 CDC 的胃肠外给药方案中 [2],首选方案为静脉注射 1g 头孢曲松,每 24 小时 1 次,联合口服或静脉注射 100mg 多西环素,每 12 小时 1 次,联合口服或静脉注射 500mg 甲硝唑,每 12 小时 1 次;或静脉注射 2g 头孢替坦,每 12 小时 1 次,联合口服或静脉注射 100mg 多西环素,每 12 小时 1 次;或静脉注射 2g 头孢西丁,每 6 小时 1 次,联合口服或静脉注射 100mg 多西环素，每 12 小时 1 次。替代方案包括静脉注射 3g 氨苄西林 - 舒巴坦，每 6 小时 1 次，联合口服或静脉注射 100mg 多西环素，每 12 小时 1 次；或静脉注射 900mg 克林霉素，每 8 小时 1 次，联合庆大霉素负荷剂量静脉注射或者肌内注射（2mg/kg），随后每 8 小时给予一个维持剂量（1.5mg/kg）或每日单剂量（3 ～ 5mg/kg）。使用胃肠外治疗方案时，患者临床症状改善后的 24 ～ 48 小时内可以考虑改为口服治疗，并完成 14 天的抗菌治疗。氨苄西林 - 舒巴坦联合多西环素治疗 CT 引起的输卵管卵巢脓肿有效。非静脉给药的推荐治疗方案为单次肌内注射 500mg 头孢曲松（体重大于 150kg 时增加至 1g），联合口服 100mg 多西环素，每天 2 次，连续治疗 14 天，及口服 500mg 甲硝唑，每天 2 次，连续治疗 14 天；或单次肌内注射 2g 头孢西丁及单次顿服 1g 丙磺舒，联合口服 100mg 多西环素，每天 2 次，连续治疗 14 天，及口服 500mg 甲硝唑，每天 2 次，连续治疗 14 天；或其他第三代头孢类抗生素，联合口服 100mg 多西环素，每天 2 次，连续治疗 14 天，及口服 500mg 甲硝唑，每天 2 次，连续治疗 14 天。

由于 NG 和 CT 是导致 PID 的重要致病微生物，而 NG 对喹诺酮类和大环内酯类抗生素耐药率高，一般在 PID 治疗中不推荐使用含喹诺酮类和大环内酯类药物的治疗方案。当患者对头孢类抗生素过敏且社区 NG 感染的患病率和个体 NG 感染风险较低时，可考虑使用这些替代方案治疗 PID，包括：口服 500mg 左氧氟沙星（或口服 400mg 莫西沙星），每天 1 次，联合口服 500mg 甲硝唑，每天 2 次，连续治疗 14 天 [19-21]；或静脉注射 500mg 阿奇霉素 1 ～ 2 次，随后口服 250mg，每天 1 次，联合口服 500mg 甲硝唑，每天 2 次，连续治疗 12 ～ 14 天 [22]。

在使用非静脉给药治疗方案的情况下，若给药 72 小时内临床症状未见明显改善，应重新评估，建议住院静脉给药治疗，必要时行腹腔镜辅助诊断。

四、性病性淋巴肉芽肿

性病性淋巴肉芽肿（LGV）是由 LGV 血清型 CT 感染所致，该病原体致病性强，可以引起组织损害和更加严重的临床症状，包括腹股沟和股淋巴结肿大和疼痛、直肠炎甚至结肠炎等。LGV 作为一种独立的疾病，许多国家或地区制定了专门的 LGV 治疗指南 [23]，也有国家和地区将 LGV 的治疗推荐纳入性传播疾病治疗指南或 CT 感染治疗指南的一部分 [1,2,6]，或者纳入其他病征管理指南，如《2021 年欧洲性传播病原体直肠炎、直肠结肠炎及小肠炎管理指南》的范畴 [24]。WHO 及不同国家和地区推荐用于 LGV 治疗的方案详见表 7-1-2 [2-4,6,23,25]，这些指南均将口服 100mg 多西环素、每天 2 次、连续治疗 21 天作为 LGV 的推荐治疗方案。替代治疗方案主要包括：口服 500mg 红霉素（欧洲指南推荐 400mg，可能与提供的剂型有关），每天 4 次，连续治疗 21 天；或口服 1g 阿奇霉素，每周 1 次，连续治疗 3 周。多西环素在孕妇及哺乳期妇女中禁用。WHO 指南中提出，在多西环素禁用的情况下，使用阿奇霉素作为替代治疗方案，在这两种治疗方案都无法提供时使用红霉素作为替代方案 [2,23]。

表 7-1-2　WHO 及部分国家和地区性病淋巴肉芽肿治疗方案

国家 / 地区 / 组织	推荐方案	替代方案
中国 2020 年	多西环素，100mg，每天 2 次，口服，连续 21 天	红霉素，500mg，每天 4 次，口服，连续 21 天；或米诺环素，100mg，每天 2 次，口服，连续 21 天；或四环素，500mg，每天 4 次，口服，连续 21 天；
美国 2021 年	多西环素，100mg，每天 2 次，口服，连续 21 天	阿奇霉素，1g，每周 1 次，口服，连续 3 周；或红霉素，500mg，每天 4 次，口服，连续 21 天
澳大利亚 2021 年	多西环素，100mg，每天 2 次，口服，连续 21 天	
加拿大 2023 年	多西环素，100mg，每天 2 次，口服，连续 21 天	阿奇霉素，1g，每周 1 次，口服，连续 3 周
欧洲 2019 年	多西环素，100mg，每天 2 次，口服，连续 21 天	红霉素，400mg，每天 4 次，口服，连续 21 天
世界卫生组织 2016 年	多西环素，100mg，每天 2 次，口服，连续 21 天	阿奇霉素，1g，每周 1 次，口服，连续 3 周

　　除了使用抗生素进行治疗外，伴有波动感的淋巴结需针管抽吸引流，不推荐对肿大的淋巴结进行外科切除。残留的纤维化皮损或者窦道不需要使用抗生素进行治疗，可考虑进行外科修复（如生殖器重建术）。

　　在 LGV 患者出现症状前 60 天内与其有过接触的性伴，应根据接触的解剖部位进行 CT 检测与评估。无症状性伴给予经验性治疗（口服 100mg 多西环素，每天 2 次，连续治疗 7 天）[2]。欧洲的 LGV 管理指南提出，针对 LGV 患者既往 3 个月内的性伴，给予多西环素经验性治疗，直至性伴 CT 感染被排除 [23]。

五、附睾炎

　　附睾炎是男性 CT 和 NG 尿道炎较常见的并发症，根据症状持续时间分为急性、慢性。美国 CDC 指南提出 [2]，附睾炎的治疗方案主要根据对 CT、NG 和肠道微生物感染风险的评估进行推断性治疗，治疗的目标包括：①治愈微生物感染；②改善症状和体征；③防止 CT 和 NG 的进一步传播；④减少 CT 或 NG 附睾炎带来的并发症。因此，该指南提出对可能为 CT 或 NG 感染的附睾炎推荐治疗方案为：肌内注射 500mg 头孢曲松（体重 ≥ 150kg 时给予 1g），联合口服 100mg 多西环素，每天 2 次，连续治疗 10 天；对可能为 CT、NG 或肠道微生物感染的附睾炎推荐使用：肌内注射 500mg 头孢曲松（体重 ≥ 150kg 时给予 1g），口服 500mg 左氧氟沙星，每天 1 次，连续治疗 10 天 [2]。

六、前列腺炎

　　对于 CT 感染相关的前列腺炎，《中国沙眼衣原体泌尿生殖道感染临床诊疗指南（2024）》提出的推荐方案为：口服 100mg 多西环素，每天 2 次，连续治疗 4 ～ 6 周。替代方案为：口服阿奇霉素连续治疗 4 周,每周第 1 天 1g,第 2 天和第 3 天 0.5g;或者口服 100mg 米诺环素,每天 2 次,连续治疗 4 ～ 6 周;或者口服 500mg 四环素,每天 4 次,连续治疗 4 ～ 6 周[1]。

第二节 其他人群感染

一、妊娠期或哺乳期妇女感染

对妊娠期或哺乳期妇女的治疗方案普遍推荐单次顿服 1g 阿奇霉素为首选方案,阿莫西林(500mg,每天 3 次,口服,连续 7 天)或红霉素(500mg,每天 4 次或每天 2 次,口服,连续 7 天)作为替代治疗方案。

临床试验研究表明,阿奇霉素在妊娠期间使用是安全有效的[26-28],多西环素由于可能影响骨骼发育及导致牙齿变色,在妊娠期禁用。有数据显示,虽然在妊娠期使用左氧氟沙星对胎儿风险较低,但在哺乳期服用对婴幼儿有潜在的毒性,可能会增加新生儿软骨损伤的风险[29],因此,左氧氟沙星对 CT 感染的妊娠期患者禁用。已有动物和体外研究证实,使用青霉素类抗生素治疗 CT 感染时,可导致 CT 的持续性感染。系统性文献综述和荟萃分析指出,妊娠期间大环内酯类药物的使用与胎儿出生后的某些不良结局有关,并且红霉素有严重胃肠道不适副作用[30,31]。然而,目前多数国家的指南仍然建议阿莫西林为首选治疗药物[1-5],但在 WHO 治疗方案中强调了红霉素疗效优于阿莫西林[6],但红霉素的胃肠道副作用可能是影响治疗依从性的重要因素。

二、合并人类免疫缺陷病毒的感染

目前的治疗指南普遍建议,对存在 HIV 感染的无并发症的泌尿生殖道 CT 感染者采用与非 HIV 感染者相同的治疗方案[2,5,6]。由于 HIV 阳性患者并发 LGV 的风险较高,在未进行 LGV 分型检测的情况下,对直肠 CT 感染的 HIV 阳性患者给予为期 3 周的多西环素治疗[5]。

三、新生儿感染

新生儿 CT 感染主要表现为新生儿眼炎和新生儿肺炎。针对 CT 感染导致的新生儿眼炎,《中国沙眼衣原体泌尿生殖道感染临床诊疗指南(2024)》推荐的方案为:口服阿奇霉素,每天 20mg/kg,连续治疗 3 天;替代方案为:红霉素,每天 50mg/kg 分 4 次口服,连续治疗 14 天。针对 CT 感染导致的新生儿肺炎的推荐方案为:红霉素,每天 50mg/kg 分 4 次口服,连续治疗 14 天;替代方案为:口服阿奇霉素,每天 20mg/kg,连续治疗 3 天[1]。WHO 治疗指南对 CT 结膜炎新生儿的治疗推荐为：口服阿奇霉素，20mg/kg，每天 1 次，连续治疗 3 天，而且认为该方案优于红霉素每天 50mg/kg 分 4 次口服、连续治疗 14 天的方案[6]。美国 CDC 指南提出对 CT 感染的新生儿治疗方案为：红霉素，每天 50mg/kg 分 4 次口服，连续治疗 14 天[2]。此外，WHO 指南对预防新生儿结膜炎提出的方案为：新生儿出生后立即对双眼进行局部用药[6]。推荐的治疗药物包括：1% 盐酸四环素眼膏、0.5% 红霉素眼膏、2.5% 聚维酮碘溶液、1% 硝酸银溶液和 1% 氯霉素眼膏。已有报道证实，在小于 6 周的婴儿中，红霉素和阿奇霉素的使用与婴儿的肥厚性幽门狭窄相关[2]。针对 CT 感染引起的新生儿眼炎，不推荐单独局部使用抗生素进行治疗，在系统使用抗生素治疗的情况下不必同时局部使用抗生素[2]。

第三节　判愈试验

　　判愈试验（test of cure，TOC）是通过实验室检测的方法来判断 CT 感染抗生素治疗的成功或失败，以避免由于治疗失败而造成的感染进一步传播和感染导致的不良结局。一般不推荐对无并发症的泌尿生殖道 CT 感染患者在完成治疗后进行常规的 TOC，以免假阳性结果导致诊疗成本的浪费。普遍建议对孕妇 CT 感染在完成治疗后需要进行 TOC，因为如果感染没有得到治愈可导致严重不良妊娠结局[2,5]。美国 CDC 治疗指南甚至建议除了在孕妇治疗 4 周后进行 TOC 外，在治疗后 3 个月、妊娠晚期和分娩前进行 TOC[2]。其他需要进行 TOC 的情况包括：采用替代方案治疗的 LGV、治疗依从有疑问、症状持续存在、怀疑再感染等[2,5]。有关基于核酸检测的 TOC 最佳时间仍然缺乏一致性的循证依据，但普遍建议在完成治疗后的 3～4 周进行。

（尤聪　刘全忠　王千秋）

参考文献

[1] 中华医学会皮肤性病学分会，中国疾病预防控制中心性病控制中心，中国医师协会皮肤科医师分会，等. 中国沙眼衣原体泌尿生殖道感染临床诊疗指南（2024）[J]. 中华皮肤科杂志，2024，57(3): 193-200.

[2] WORKOWSKI K A, BACHMANN L H, CHAN P A, et al. Sexually transmitted infections treatment guidelines, 2021[J]. MMWR Recomm Rep, 2021, 70(4): 1-187.

[3] ONG J J, BOURNE C, DEAN J A, et al. Australian sexually transmitted infection (STI) management guidelines for use in primary care 2022 update[J]. Sex Health, 2023, 20(1): 1-8.

[4] Public Health Agency of Canada. Sexually transmitted and blood-borne infections: guides for health professionals[S/OL].[2024-06-18]. https://www.canada.ca/en/public-health/services/infectious-diseases/sexual-health-sexually-transmitted-infections/canadian-guidelines.html.

[5] NWOKOLO N C, DRAGOVIC B, PATEL S, et al. 2015 UK national guideline for the management of

infection with Chlamydia trachomatis[J]. Int J STD AIDS, 2016, 27(4): 251-267.

[6] World Health Organization. WHO guidelines for the treatment of Chlamydia trachomatis[M]. Geneva: World Health Organization, 2016.

[7] PAEZ-CANRO C, ALZATE J P, GONZALEZ L M, et al. Antibiotics for treating urogenital Chlamydia trachomatis infection in men and non-pregnant women[J]. Cochrane Database Syst Rev, 2019, 1(1): CD010871.

[8] KONG F Y, TABRIZI S N, LAW M, et al. Azithromycin versus doxycycline for the treatment of genital chlamydia infection: a meta-analysis of randomized controlled trials[J]. Clin Infect Dis, 2014, 59(2): 193-205.

[9] GEISLER W M, UNIYAL A, LEE J Y, et al. Azithromycin versus doxycycline for urogenital Chlamydia trachomatis infection[J]. N Engl J Med, 2015, 373(26): 2512-2521.

[10] GEISLER W M, KOLTUN W D, ABDELSAYED N, et al. Safety and efficacy of WC2031 versus vibramycin for the treatment of uncomplicated urogenital Chlamydia trachomatis infection: a randomized, double-blind, double-dummy, active-controlled, multicenter trial[J]. Clin Infect Dis, 2012, 55(1): 82-88.

[11] LANJOUW E, OUBURG S, de VRIES H J, et al. 2015 European guideline on the management of Chlamydia trachomatis infections[J]. Int J STD AIDS, 2016, 27(5): 333-348.

[12] DUKERS-MUIJRERS N, WOLFFS P F G, de VRIES H, et al. Treatment effectiveness of azithromycin and doxycycline in uncomplicated rectal and vaginal Chlamydia trachomatis infections in women: A multicenter observational study (FemCure)[J]. Clin Infect Dis, 2019, 69(11): 1946-1954.

[13] DOMBROWSKI J C, WIERZBICKI M R, NEWMAN L M, et al. Doxycycline versus azithromycin for the treatment of rectal Chlamydia in men who have sex with men: A randomized controlled trial[J]. Clin Infect Dis, 2021, 73(5):824-831.

[14] PETRINA M A B, COSENTINO L A, WIESENFELD H C, et al. Susceptibility of endometrial isolates recovered from women with clinical pelvic inflammatory disease or histological endometritis to antimicrobial agents[J]. Anaerobe, 2019(56): 61-65.

[15] SWEET R L. Treatment of acute pelvic inflammatory disease[J]. Infect Dis Obstet Gynecol, 2011(2011): 561909.

[16] SMITH K J, NESS R B, ROBERTS M S. Hospitalization for pelvic inflammatory disease: a cost-effectiveness analysis[J]. Sex Transm Dis, 2007, 34(2): 108-112.

[17] 中华医学会妇产科学分会感染性疾病协作组. 盆腔炎症性疾病诊治规范（2019修订版）[J]. 中华妇产科杂志, 2019, 54(7): 433-437.

[18] ROSS J, GUASCHINO S, CUSINI M, et al. 2017 European guideline for the management of pelvic inflammatory disease[J]. Int J STD AIDS, 2018, 29(2): 108-114.

[19] JUDLIN P, LIAO Q, LIU Z, et al. Efficacy and safety of moxifloxacin in uncomplicated pelvic inflammatory disease: the MONALISA study[J]. BJOG, 2010, 117(12): 1475-1484.

[20] BOOTHBY M, PAGE J, PRYOR R, et al. A comparison of treatment outcomes for moxifloxacin versus ofloxacin/metronidazole for first-line treatment of uncomplicated non-gonococcal pelvic inflammatory disease[J]. Int J STD AIDS, 2010, 21(3): 195-197.

[21] HEYSTEK M, ROSS J D, PID STUDY GROUP. A randomized double-blind comparison of moxifloxacin and doxycycline/metronidazole/ciprofloxacin in the treatment of acute, uncomplicated pelvic inflammatory disease[J]. Int J STD AIDS, 2009, 20(10): 690-695.

[22] BEVAN C D, RIDGWAY G L, ROTHERMEL C D. Efficacy and safety of azithromycin as monotherapy or combined with metronidazole compared with two standard multidrug regimens for the treatment of acute pelvic inflammatory disease[J]. J Int Med Res, 2003, 31(1): 45-54.

[23] DE VRIES H J C, DE BARBEYRAC B, DE VRIEZE N H N, et al. 2019 European guideline on the management of lymphogranuloma venereum[J]. J EurAcad Dermatol Venereol, 2019, 33(10): 1821-1828.

[24] DE VRIES H J C, NORI A V, KIELLBERG LARSEN H, et al. 2021 European Guideline on the management of proctitis, proctocolitis and enteritis caused by sexually transmissible pathogens[J]. J Eur Acad Dermatol Venereol, 2021, 35(7): 1434-1443.

[25] 中国疾病预防控制中心性病控制中心,中华医学会皮肤性病学分会性病学组,中国医师协会皮肤科医师分会性病亚专业委员会. 梅毒,淋病和生殖道沙眼衣原体感染诊疗指南（2020 年）[J]. 中华皮肤科杂志, 2020, 53(3): 168-179.

[26] RAHANGDALE L, GUERRY S, BAUER H M, et al. An observational cohort study of Chlamydia trachomatis treatment in pregnancy[J]. Sex Transm Dis, 2006, 33(2): 106-110.

[27] KACMAR J, CHEH E, MONTAGNO A, et al. A randomized trial of azithromycin versus amoxicillin for the treatment of Chlamydia trachomatis in pregnancy[J]. Infect Dis ObstetGynecol, 2001, 9(4): 197-202.

[28] JACOBSON G F, AUTRY A M, KIRBY R S, et al. A randomized controlled trial comparing amoxicillin and azithromycin for the treatment of Chlamydia trachomatis in pregnancy[J]. Am J ObstetGynecol, 2001, 184(7): 1352-1356.

[29] BRIGGS G, FREEMAN R, TOWERS C, et al. Drugs in pregnancy and lactation: A reference guide to fetal and neonatal risk[M]. 11th ed. Philadelphia: Lippincott Williams & Wilkins, 2017: 789.

[30] FAN H, GILBERT R, O'CALLAGHAN F, et al. Associations between macrolide antibiotics prescribing during pregnancy and adverse child outcomes in the UK: population based cohort study[J]. BMJ, 2020(368): m331.

[31] FAN H, LI L, WIJLAARS L, et al. Associations between use of macrolide antibiotics during pregnancy and adverse child outcomes: A systematic review and meta-analysis[J]. PLoS One, 2019, 14(2): e0212212.

第八章

生殖道沙眼衣原体感染防治
策略和措施

生殖道沙眼衣原体感染的传播和流行已经成为我国重要的公共卫生问题和生殖健康问题,需要通过制定并实施一系列防治策略与措施加以应对,从而有效控制生殖道沙眼衣原体感染及其造成的健康危害。

第一节 策略框架

生殖道 CT 感染综合防治的目的主要包括:①有效控制生殖道 CT 感染的流行,以及避免由生殖道 CT 感染造成的生殖健康危害和不良妊娠结局,提高人口素质;②通过控制生殖道 CT 感染助力艾滋病及其他性病的预防和控制;③减少生殖道 CT 感染导致的疾病负担,从而降低医疗支出,减少由生殖道 CT 感染导致的个体、家庭和社会经济损失;④有利于建立和谐的家庭环境和维护社会稳定,促进健康中国 2030 目标的实现和社会经济的发展。

作为传染性疾病之一,生殖道 CT 感染的传播和流行取决于该病的传染源、传播途径及易感人群三个环节,同时还受社会因素等影响。为了有效切断生殖道 CT 感染的传播,有必要及时发现和有效治疗感染者以及对其性伴进行必要的干预。生殖道 CT 感染在高危人群(如MSM、暗娼)中具有较高的感染率,该疾病可以通过桥梁人群(如双性恋人群、嫖客)向一般人群(如配偶、其他固定性伴)传播,造成更加广泛的传播和流行。为了便于对性传播疾病流行与防治对策概念进行理解,Anderson 等提出了有关人类传染性疾病传播与控制的决定因素模式[1],即 $R_0=\beta cD$。针对生殖道 CT 感染,此公式中 R_0 为感染的基本再生数(basic reproductive ratio),代表 1 例感染者通过传播在易感人群中导致续发病例的平均数,如 R_0 大于 1,说明感染在不断扩散,发病率将增加;如 R_0 小于 1,则说明感染得到有效控制,发病率将下降。R_0 受 β、c 和 D 三个决定因素的影响。β 代表感染的传播率;c 代表暴露的性伴数,即在单位时间内暴露的平均新性伴数量;D 代表感染的传染期,即感染者具备感染性的时间。

针对这些决定因素采取相应的措施可以控制生殖道 CT 感染的 R_0，见表 8-1-1。

表 8-1-1　控制生殖道沙眼衣原体感染基本再生数（R_0）的防治对策

针对因素	可能的对策
β	降低性接触过程中的传播概率
	接种预防性疫苗
	使用安全套
	使用暴露前后药物预防
	接受包皮环切
c	减少性暴露的个体数量
	不发生性行为
	唯一固定性伴（减少临时性伴数量）
D	缩短感染的传播时间
	早期发现感染
	及时治疗并治愈感染

疫苗是预防和控制生殖道 CT 感染的最有效方法之一，是有效遏制或降低传播率 β 的重要策略。然而，目前尚没有疫苗可用于生殖道 CT 感染的预防。2019 年发表的在英国一家医院开展的随机安慰剂对照试验是第一个在人体中进行的 CT 疫苗临床试验 [2]，表明重组蛋白亚单位疫苗 CTH522 具有较强的免疫原性和较好的安全性，并在后续的研究中表明高剂量接种时具有更强的免疫原性 [3]，该研究结果为进一步的临床试验奠定了基础。除了将性行为过程中正确使用安全套作为降低 CT 感染性传播概率的重要措施，通过暴露前后有效药物（如多西环素）预防也是降低生殖道 CT 感染传播的手段之一。一项在 HIV 感染者中的随机对照试验显示，多西环素每天 100mg 连续服用 36 周可降低生殖道 CT 感染等性传播疾病的发病率 [4]。然而，在实施基于多西环素的暴露前预防方面仍然存在一系列挑战和推广上的障碍 [5]。基于多西环素的暴露后预防已表现出可以降低生殖道 CT 感染发病率的效果 [6]，但这种预防策略的作用是降低了 CT 感染的性传播效率还是提供了预防性治疗还有待讨论。针对暴露性伴数 c 的策略主要是通过健康教育和行为干预尽量减少性伴数量，确保唯一固定性伴。由于基于疫苗的免疫预防手段尚不能提供，加上基于药物的化学预防和基于安全套使用的行为学预防仍然面临着推广应用和实施上的挑战，针对缩短传播期 D 的策略则显得尤为重要，而且是目前部分国家生殖道 CT 感染防治的主要策略 [7,8]。

为了有效控制我国生殖道 CT 感染的流行，中国疾病预防控制中心性病控制中心提出了"3331 策略框架"，即围绕"结合三个服务、强化三个体系、聚焦三类人群和实施一套措施"的策略方向（图 8-1-1）开展综合防治，期望在重点人群中实现对生殖道 CT 感染的有效控制和对不良结局的有效预防。

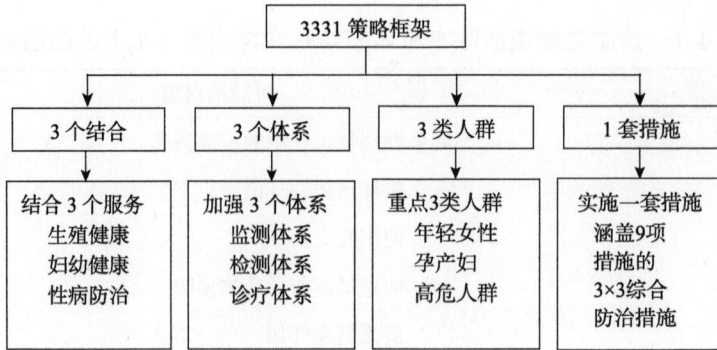

图 8-1-1　生殖道沙眼衣原体感染综合防治的"3331 策略框架"

1 套防治措施包括 3 个领域(健康促进、筛查检测和病例管理),每个领域包括 3 个具体措施,形成了"3×3"的 9 项防治措施,见表 8-1-2。

目前,"3331 策略框架"及其相应的 9 项措施正在我国部分省市(广东、浙江、上海、江苏、云南、安徽)的试点地区实施,及时总结这些策略与措施在实施上的可行性和有效性,以便在全国加以推广应用。

表 8-1-2　生殖道沙眼衣原体感染综合防治的"3×3"措施

领域	措施 1	措施 2	措施 3
1. 健康促进	1.1 大众宣传以提高社区意识	1.2 健康干预以减少危险行为	1.3 健康教育以鼓励寻求检测
2. 筛查检测	2.1 年轻女性衣原体筛查检测:愿检必检	2.2 孕妇人群衣原体筛查检测:应检必检	2.3 高危人群衣原体筛查检测:逢检必检
3. 病例管理	3.1 感染者的规范诊疗	3.2 感染者的性伴管理	3.3 感染者的随访服务

（陈祥生　姜婷婷　羊海涛）

参考文献

[1] ANDERSON R, MAY R. Infectious disease of humans: dynamics and control[M]. Oxford: Oxford University Press, 1991:768.

[2] ABRAHAM S, JUEL H B, BANG P, et al. Safety and immunogenicity of the chlamydia vaccine candidate CTH522 adjuvanted with CAF01 liposomes or aluminium hydroxide: a first-in-human, randomised, double-blind, placebo-controlled, phase 1 trial[J]. Lancet Infect Dis, 2019, 19(10): 1091-1100.

[3] POLLOCK K M, BORGES Á H, CHEESEMAN H M, et al. An investigation of trachoma vaccine regimens by the chlamydia vaccine CTH522 administered with cationic liposomes in healthy adults (CHLM-02): a phase 1, double-blind trial[J]. Lancet Infect Dis, 2024, 24(8):829-844.

[4] BOLAN R K, BEYMER M R, WEISS R E, et all. Doxycycline prophylaxis to reduce incident syphilis

among HIV-infected men who have sex with men who continue to engage in high-risk sex: a randomized, controlled pilot study[J]. Sex Transm Dis, 2015, 42(2): 98-103.

[5] DUBOURG G, RAOULT D. The challenges of preexposure prophylaxis for bacterial sexually transmitted infections[J]. Clin Microbiol Infect, 2016, 22(9): 753-756.

[6] LUETKEMEYER A F, DONNELL D, DOMBROWSKI J C, et al. Postexposure doxycycline to prevent bacterial sexually transmitted infections[J]. N Engl J Med, 2023, 388(14): 1296-1306.

[7] FENTON K A, WARD H. National chlamydia screening programme in England: making progress[J]. Sex Transm Infect, 2004, 80(5): 331-333.

[8] HOCKING J S, TEMPLE-SMITH M, GUY R, et al. Population effectiveness of opportunistic chlamydia testing in primary care in Australia: a cluster-randomised controlled trial[J]. Lancet, 2018, 392(10156): 1413-1422.

第二节　横向结合

生殖健康、妇幼保健和性病艾滋病防治是促进全民健康的三个重要领域。作为最常见的性传播疾病之一,影响妇女及儿童身心健康的生殖道 CT 感染,其防治不仅需要与其他性传播疾病(包括艾滋病)的防治工作相结合,还需要与生殖健康(性与生殖健康)促进和妇幼保健服务等有效结合。因此,在我国生殖道 CT 感染综合防治的策略框架("3331"策略框架)中提出了"结合三个服务"的核心概念。

一、结合的必要性

(一)促进生殖及妇幼健康的需要

1. 有助于提高生殖健康的水平　生殖健康是指在生命每个阶段中个体的生殖系统、生殖过程和生殖功能的状况,包括与生殖相关的身体、心理和社会健康状态。生殖健康主要关注的问题包括生殖系统疾病、青少年早孕、避孕、孕产妇抑郁、性传播疾病防治、辅助生殖等。近 50 年来,我国通过制定和完善法律法规、开展宣传教育、全面提供生殖健康和计划生育优质服务,显著提升了广大群众生殖健康的水平。然而,仍然面临一系列新的挑战,包括未婚人群、流动人口等人群生殖健康问题较为严峻,性病艾滋病感染在部分群体处于上升趋势等 [1]。乔杰等系统总结了中华人民共和国成立 70 年以来在女性生殖、母婴、儿童及青少年健康领域取得的巨大成就,体现为孕产妇死亡率及婴儿死亡率明显下降,产前保健、新生儿筛查和儿童健康管理等基本妇幼卫生服务覆盖率明显提高。然而,妇幼健康领域仍然面临一系列问题和挑战,其中,性传播疾病成为生殖健康领域面临的重点问题之一 [2]。WHO 最新估计,全球终身不孕不育率为 17.5%,我国所处的西太平洋地区不孕不育率最高 [3]。我国育龄人群的不孕不育率呈现明显上升趋势,估计目前全国有超过 3300 万对育龄夫妇面临不孕问题困扰,每年约有 30 万例辅助生殖技术助孕分娩的新生儿出生。然而,从对全球 17 个低或中等收入国家 26 项研究结果的系统分析可见,辅助生殖技术患者直接负担的费用为 2109 ~ 18 592 美元 [4]。

生殖道 CT 感染在育龄人群中的感染率较高,给感染者带来一系列与生殖相关的身体、心理和社会健康危害。一方面,如果没有得到及时发现和有效治疗,可以导致一系列生殖相关的健康危害,包括女性的输卵管不孕和异位妊娠以及男性的不育等,CT 感染已经成为不孕不育率上升的重要因素。另一方面,生殖道 CT 感染还会给感染者造成严重的心理负担(产生焦虑)和社会压力(影响社会适应性)等。因此,加强生殖道 CT 感染的防治不仅有助于减少我国不孕不育的发生,同时还有助于提高与生殖相关的心理和社会健康水平。

2. 有助于避免不良妊娠结局的发生　妇幼保健是全民健康的基础,不仅是衡量一个国家人群健康水平的重要标志,也是关系到种族延续及个人、家庭稳定与幸福的重要基础。妇幼保健涵盖妇女和儿童健康保健,妇女保健主要包括青少年期保健、婚前保健、孕产期保健、妇女常见病的筛查与防治等;儿童保健主要包括新生儿疾病筛查和防治、婴幼儿及学龄前保健等内容。我国历来高度重视妇女与儿童健康,经过多年努力,孕产妇死亡率和儿童死亡率显著下降,妇女和儿童健康状况明显改善,但早产和死胎仍然是母婴健康领域面临的重点问题之一 [2]。我国早产儿发生率呈逐年上升趋势,由 20 世纪 90 年代的 4% ~ 5%,逐渐上升至目前的 7% ~ 10%[5]。虽然我国死胎发生率从 20 世纪 90 年代以来呈现下降趋势,但 2017—2020 年间的发生率仍然为 4‰ ~ 6‰[6]。新生儿感染已经成为全球 80% 新生儿死亡的三个可预防因素之一。2020 年 9 月,WHO 启动了“到 2030 年终结可预防的新生儿死亡和死产”全球行动计划,强调加快走向高质量的全民健康覆盖。为了有效预防和控制性传播疾病造成的新生儿死亡,我国于 2011 年启动了“预防和控制艾滋病、梅毒和乙肝母婴传播”国家规划并于 2022 年升级为消除规划。国务院于 2022 年印发的《中国妇女发展纲要(2021—2030 年)》将减少艾滋病、梅毒和乙肝母婴传播作为妇女与健康的重点目标,《中国儿童发展纲要(2021—2030 年)》将降低新生儿、婴儿和 5 岁以下儿童死亡率作为儿童与健康的重点目标。

通过国家“消除艾滋病、梅毒和乙肝母婴传播”规划的实施,我国孕产妇艾滋病、梅毒和乙肝感染得到了有效控制,从而显著降低了由这些感染导致的死胎/死产、早产以及新生儿感染发生率。例如,通过对孕产妇进行常规梅毒筛查并对感染者给予规范的抗梅毒治疗,胎儿感染梅毒的风险明显下降,先天梅毒报告发病率目前已经下降到 10/10 万活产数,明显低于 WHO 提出的消除标准(50/10 万活产数)。作为最常见的性传播疾病之一,生殖道 CT 感染同样也会造成孕产妇发生流产、死胎、早产等不良结局,增加新生儿感染 CT 引起结膜炎和肺炎等疾病的风险。由此可见,加强孕产妇人群的生殖道 CT 感染防治将有助于消除不良妊娠结局和确保新生儿健康,进一步助力“终结可预防的新生儿死亡和死产”目标的实现。

（二）防治性病传播的需要

性传播疾病是包括一组主要通过性行为传播的疾病，其中艾滋病是我国重点防控的重大传染性疾病。此外，我国《性病防治管理办法》中将梅毒、淋病、生殖道 CT 感染、尖锐湿疣和生殖器疱疹作为重点防治的性传播疾病。由于多数性传播疾病（如淋病和生殖道 CT 感染）主要发生在泌尿生殖系统，因此，这些疾病也成为主要的生殖道感染性疾病。我国性传播疾病（特别是艾滋病）防治通过制定政策规划、加强体系建设、加大财政投入、开展综合防治等措施，有效控制了部分性传播疾病（如艾滋病、梅毒）流行势头，取得了阶段性成就。然而，性传播疾病防治目前仍然存在一些问题和挑战，包括性传播疾病的疾病负担仍然严重，部分性传播疾病（如生殖道 CT 感染）造成的生殖和妇幼健康危害还没有得到足够的重视，目标人群的干预覆盖面还相对有限，干预措施的可及性、可接受性和有效性还有待进一步提高等。

生殖道 CT 感染已经成为全球及我国最常见的性传播疾病之一。根据 WHO 最新估计，在全球每天新发生的 100 万例可治愈性传播疾病（梅毒、淋病、生殖道 CT 感染和滴虫感染）患者中，生殖道 CT 感染占 34.3%，生殖道 CT 感染的人群患病率（3.2%）是梅毒患病率的 5 倍和淋病患病率的 4.6 倍[7]。我国社区人群生殖道 CT 感染患病率为 2% ～ 4%[8,9]，分别是梅毒和淋病患病率的 10 ～ 15 倍。此外，生殖道 CT 感染所导致的尿道炎和宫颈炎等病症可以明显增加艾滋病病毒感染和传播的风险，同时也是其他性传播疾病（如淋病）感染的危险因素。因此，加强生殖道 CT 感染的防治不仅有助于减少我国性传播疾病的疾病负担，而且有助于艾滋病及其他性传播疾病的预防和控制。

（三）整合公共卫生与医疗资源的需要

以"将健康融入所有政策"的理念为指导，从顶层设计重构社区公共卫生防控体系，是有效利用及合理配置社区公共卫生防控资源、推进国家公共服务治理体系与治理能力建设任务的长远之策。医疗资源的整合一直是我国医疗改革实践的重点之一。随着我国城市医联体和县域医共体的建设与完善，以及公共卫生机构（疾病预防控制中心、妇幼保健院等）的加入，将由医联体和医共体统筹负责网格内居民的健康管理、疾病诊治、康复护理等工作。在这样的环境下，生殖道 CT 感染的防治有必要借助医联体和医共体平台，将健康促进、筛查服务和诊治工作等有效地与生殖健康和妇幼保健服务相结合，将针对高危人群的干预服务与性传播疾病（包括艾滋病）防治工作相结合，实现公共卫生资源的最大化利用。

二、主要结合的领域

生殖道 CT 感染防治与性传播疾病防治、生殖健康和妇幼健康服务之间的结合可以体现在多个方面，包括政策与规划的结合、资源的结合、平台的结合和服务的结合等。

1. 政策倡导的结合　政策倡导是动态推进政策制度修改完善、制定出台的过程。政策倡导需要通过建立必要的机制、利用各种活动对各级决策者进行倡导和宣教培训，增强他们对疾病防控工作的责任感和使命感，以便制定出有利于防治工作的政策法规和防治规划，最终为防治工作提供政策保障和营造良好的社会支持环境。在过去的几十年中，我国艾滋病防治的有关法律法规和各种政策规定得到明显重视，但其他性传播疾病（包括生殖道CT感染）防治的相关法规与政策不仅相对较少，而且现有的部分政策和法规存在不能满足防治的需求和/或执行力度不足的问题。同样，近年来我国对妇女和儿童的健康发展非常重视，制定了相应的政策和规划，但是对影响妇女和儿童健康的生殖道感染（包括生殖道CT感染）重视不够。基于这样的现状，有必要充分利用一切机会，抓住关键人物，介绍生殖道CT感染的流行状况以及生殖道CT感染与艾滋病感染和传播、生殖健康和妇幼健康危害之间的关系，以便在制定艾滋病防治和促进生殖健康与妇幼保健相关政策时能够纳入其他性传播疾病和生殖道感染防治的相关内容，从而提供生殖道CT感染防治的政策保障。

2. 宣传工作的结合　在生殖道CT感染的健康促进中，大众宣传和目标人群的健康教育是主要内容之一。性传播疾病的健康教育主要针对高危人群和重点人群（如青年学生），生殖健康和妇幼保健主要针对大众人群和重点人群（如青年学生和孕妇）。生殖道CT感染既是重点防控的性传播疾病，又是与生殖健康和妇幼保健相关的生殖道感染。如果将生殖道CT感染的大众宣传和健康教育的内容和活动与这三方面的内容进行结合，不仅能够节省相应的资源，而且还能有效提高宣传教育的覆盖面、接受性和有效性。生殖健康和妇幼保健是每个人都会面对和感兴趣的主题，而且是不太敏感的内容，如果在生殖健康宣传和妇幼保健宣传的同时能够有效纳入生殖道CT感染防治宣传的内容，可以明显提高人群对后者的接受程度。同样，在针对高危人群（如暗娼）开展的艾滋病健康教育中，纳入生殖健康相关的生殖道CT感染防治将能够更加吸引目标人群的关注点，满足她们对健康知识的需求。

3. 能力建设的结合　能力建设主要指防治服务平台和人员队伍的建设。生殖道CT感染的防治可以利用相对比较健全的性传播疾病（特别是艾滋病）防治网络（社区网络和社会网络）、涉及生殖健康和妇幼保健的医疗服务平台（医疗卫生机构的相关科室），开展"3×3"防治措施。一方面可以通过人员培训，如在举办性传播疾病防治、妇幼保健和妇产科诊疗等领域培训班时，纳入生殖道CT感染防治的内容，加强这些领域的人员在生殖道CT感染预防和诊疗服务方面的能力；另一方面，可以通过资源共享，如疫情监测系统建立与利用、实验室检测平台的共建和共用等方式，在能力建设方面提高生殖道CT感染的防治能力。

4. 疫情监测工作的结合　针对生殖道CT感染的疫情监测旨在及时、有效地了解生殖道CT感染的流行状况（包括重点人群和地区分布等）和流行趋势，从而为制定相应的防治策略、分配防治资源和评估防治效果提供依据。目前我国已经建立了相对比较完善的性传播疾病（艾滋病、梅毒和淋病）的国家级病例报告系统以及覆盖全国105个城市的性传播疾病哨点监测点，开展了对生殖道CT感染的病例报告等监测工作。生殖道CT感染的监测不仅需要在高危人群（如MSM、暗娼及其嫖客）中开展，也需要覆盖性活跃人群等重点人群。生殖道CT感染的监测不仅需要了解感染状况（如发病和患病情况），还需要关注疾病的不良结局（如盆腔炎、早产发生情况）。因此,高危人群生殖道 CT 感染的监测（如 MSM 人群生殖道 CT 感染及其危险行为监测、分子流行病学监测）可以与艾滋病哨点监测相结合。重点人群生殖道 CT 感染的监测可以通过在生殖健康服务或项目（如生殖健康体检、育龄妇女两癌筛查）或者在特定的门诊（如婚前体检门诊、妇幼保健门诊）设立监测哨点,连续收集临床及流行病学信息和开展专项调查,达到生殖道 CT 感染综合监测的目的。此外,生殖道 CT 感染的监测数据能够为解释其他性传播疾病（包括艾滋病）流行、传播现状与趋势提供参考信息。

5. 干预工作的结合　针对危险性行为的干预服务是有效预防性传播疾病和生殖道感染的重要措施之一。目前的行为干预主要通过健康教育来避免危险性行为（如多性伴）和鼓励安全性行为（如安全套使用）。这些干预服务不仅能够有效预防生殖道 CT 感染,而且能够为生殖道 CT 感染的健康教育、筛查服务（如动员筛查、自我采样传递检测等）和性伴追踪等提供平台。既往的经验已表明,由于干预服务的目标人群（如暗娼）可能在日常生活中更加关注和需要解决生殖健康和计划生育问题,因此,将生殖道感染相关健康咨询纳入高危人群干预服务,不仅可以提高服务的可接受性,达到预防性传播疾病的目的,还有利于在干预人员和目标人群之间建立良好的合作关系。

6. 临床服务的结合　传统上将性病门诊作为性传播疾病临床服务的主要场所。随着绝大多数性传播感染转变为无症状感染,生殖道 CT 感染的发现除了性病门诊,还有妇产科、泌尿科、产前门诊、辅助生殖门诊等。因此,生殖道 CT 感染的临床诊疗服务应该纳入这些门诊的常规服务内容。据英国衣原体筛查项目官方网站的报告,2022 年在英国全年 69 万 CT 检测人次中,在性病门诊检测的人次只占 24%,而其他门诊的检测量占 30%,网络服务的检测量占 44%。性病门诊的就诊者多数是具有高危性行为者,在该人群中开展生殖道 CT 感染的诊疗服务可以有效控制传染源,同时可以提供常规艾滋病病毒筛查和其他性传播疾病（如梅毒和淋病）检测。将 CT 筛查和诊疗结合到其他重点门诊（如妇产科、泌尿科、妇幼保健门诊）的临床服务,针对重点人群（如 <35 岁的女性人群）开展常规 CT 筛查以扩大筛查的覆盖面,将有助于及时发现和治疗感染者,避免生殖道 CT 感染造成的不良结局。

7. 工作评估的结合　考核评估是指对疾病防治工作实施过程进行监督和对防治效果进行评估的过程。由于生殖道 CT 感染与生殖健康和妇幼健康不良结局之间的相关性,生殖道 CT 感染的防治效果应该作为生殖健康和妇幼保健工作的评估指标之一。此外,预防性传播的行为学干预措施在艾滋病预防方面的效果可能无法在短时间内通过发病率或患病率指标得到体现。在这样的情况下,生殖道 CT 感染的指标也许能够更加反映干预的效果,作为艾滋病行为干预效果的间接指标。

三、加强部门之间的合作

为了确保生殖道 CT 感染防治工作能够与性传播疾病防治、生殖健康和妇幼保健服务有效地结合,除了政府部门领导外,部门之间的合作尤为重要。

（一）医疗卫生机构间合作

生殖道 CT 感染综合防治工作是一项在卫生行政部门领导、组织和协调下,由各类医疗卫生机构开展实施的工作。因此,医疗卫生机构在分工合作的基础上加强医防协同、医防融合,是确保生殖道 CT 感染防治工作有效推进的基础。

1. 疾病预防控制机构　疾病预防控制机构是性病艾滋病防治工作的业务管理和技术指导机构,在生殖道 CT 感染防治上的主要任务是:在收集来自不同医疗卫生机构数据和信息的基础上,协助卫生健康行政部门制定防治工作计划和方案,并组织实施;组织开展性传播疾病疫情监测和报告的质量评价和疫情分析,定期向社会和医疗机构发布疫情状况;组织开发健康教育材料和干预工具,并对社会或重点人群开展健康教育和干预活动;组织开展对医疗机构人员的培训等。

2. 医疗机构(含妇幼保健机构)　医疗机构是开展性传播疾病防治、生殖健康和妇幼健康服务的主要场所,在生殖道 CT 感染防治上的主要任务是:规范开展检测、诊断、治疗和干预服务,在重点科室(包括皮肤性病科、泌尿科、妇产科、男科、生殖医学科、肛肠科等)针对就诊者开展防治知识宣传、健康教育和咨询,动员接受检测服务;开展病例报告和协助疾病预防控制机构开展疫情监测、实验室和诊疗质量控制活动等。

3. 健康教育机构　健康教育机构是开展健康教育与健康促进的专业机构,在生殖道 CT 感染防治上的主要任务是:制定防治知识宣传和健康教育计划;开展大众人群防治知识宣传和重点人群健康教育,协助和支持疾病预防控制机构、医疗机构和教育部门开展目标人群的健康教育;制作或指导制作宣传及健康教育材料;组织开展相关人员健康教育知识和技能培训等。

4. 卫生监督机构　卫生监督机构是卫生监督管理执行机构,在生殖道 CT 感染防治上的主要任务是:依法组织开展疫情报告、院内感染控制等监督检查,并及时向医疗卫生机构反馈监督检查的结果,严厉打击非法行医活动。

（二）与其他部门合作

生殖道 CT 感染的综合防治涉及整个人群的疾病防治和健康促进,不仅需要全社会的参与,而且需要卫生部门以外的部分部门,包括教育、宣传、妇联、民政、共青团、社会组织等部门的积极支持和合作。

1. 教育部门　青年学生特别是高等院校学生是生殖道 CT 感染的重点人群,在校园开展的健康教育不仅有针对性,而且能够起到良好的教育效果。疾病预防控制机构和医疗机构可以与教育部门合作,开展健康知识进校园活动,利用健康讲座和知识竞赛等形式普及生殖道 CT 感染的相关知识,提高学生防范意识,以及动员学生(特别是有高危性行为的学生)及时接受生殖道 CT 感染及其他性传播疾病的检测。

2. 宣传部门　宣传部门在舆论引导、文化建设、思想教育和大众宣传等方面发挥重要作用。宣传部门与疾病预防控制机构合作,利用传统宣传载体(电视、广播、报纸等)和新媒体平台等宣传媒介开展大众宣传,普及生殖道 CT 感染对生殖健康和妇幼健康危害知识,引导大众提高生殖道 CT 感染的预防和必要时寻求检测和诊疗服务的意识。

3. 民政部门　加强动员婚检人群主动接受 CT 检测,有条件的地区可将 CT 检测纳入免费婚检项目。同时,需要做好检测阳性者(感染者)的咨询服务和转介服务,确保个人隐私的保护。疾病预防控制机构和医疗机构可以为婚检服务中生殖道 CT 感染相关的健康教育和检测服务提供必要的技术支持,医疗机构为感染者提供诊疗服务。

4. 妇联　生殖道 CT 感染是危害妇女生殖健康和妇幼健康的重要感染性疾病,影响妇女人群的健康权益。加强与妇联的合作,充分发挥各级妇联组织在生殖道 CT 感染防治的政策倡导、维护女性健康权益和争取必要资源等方面的重要作用。

5. 共青团　共青团是先进青年的群团组织,参与青少年健康教育等工作。通过与共青团组织的合作,在青少年人群中开展宣传教育和志愿服务活动,可提高青少年健康知识知晓率、防病意识,进一步将健康知识向家庭、社会等传播。

6. 社会组织　在预防和控制艾滋病传播的工作中,社会组织扮演着桥梁和纽带的角色,发挥了重要的作用,成为艾滋病防治的主要力量之一。生殖道 CT 感染防治可以有效结合和利用艾滋病防治社会组织,在高危人群和重点人群中开展同伴教育和行为干预、提供诊疗服务信息和转介等,及时发现并治疗生殖道 CT 感染者。

总体来说,生殖道 CT 感染的防治需要建立和完善政府主导、部门合作、动员社会、全民参与的综合防治机制,整合医防资源、推进医防融合,将生殖道 CT 感染防治工作与性传播疾病防治、生殖健康和妇幼健康服务有机结合,为提高人民健康水平作出贡献。

(陈晓军　傅更锋　陈祥生)

参考文献

[1] 中国计划生育协会,中国人口与发展研究中心.中国生殖健康报告 [M].北京:知识产权出版社,2020.

[2] QIAO J, WANG Y, LI X, et al. A Lancet Commission on 70 years of women's reproductive, maternal, newborn, child, and adolescent health in China[J]. Lancet, 2021, 397(10293): 2497-2536.

[3] World Health Organization. Infertility prevalence estimates, 1990-2021[M]. Geneva: World Health Organization. 2023.

[4] NJAGI P, GROOT W, ARSENIJEVIC J, et al. Financial costs of assisted reproductive technology for patients in low- and middle-income countries: a systematic review[J]. Hum Reprod Open, 2023, 2023(2): hoad007.

[5] 张沂洁,朱燕,陈超.早产儿发生率及变化趋势 [J].中华新生儿科杂志,2021,36(4): 74-77.

[6] 王华平,游顶云.杨雁鸿,等.1994 年至 2020 年我国孕产妇死胎发生率的 Meta 分析 [J].昆明医科大学学报,2023,44(9): 15-24.

[7] World Health Organization. Global progress report on HIV, viral hepatitis and sexually transmitted infections, 2021[M]. Geneva: World Health Organization, 2021.

[8] HUAI P, LI F, LI Z, et al. Prevalence, risk factors, and medical costs of Chlamydia trachomatis infections in Shandong Province, China: a population-based, cross-sectional study[J]. BMC Infect Dis, 2018, 18(1): 534.

[9] LUO Z Z, LI W, WU Q H, et al. Population-based study of chlamydial and gonococcal infections among women in Shenzhen, China: Implications for programme planning[J]. PLoS One, 2018, 13(5): e0196516.

第三节　防治体系

为了加强生殖道 CT 感染的预防和控制,需要建立一个政府领导下的职责明确、防治结合、社会参与以及与卫生健康事业高质量发展相协调的防治体系。在该体系中,卫生行政部门发挥领导协调和规划制定的作用,性病防治业务管理机构发挥业务管理和技术指导作用,各类医疗卫生机构及相关机构(如健康教育机构)发挥健康促进、疾病预防及临床诊疗等作用。为了加强生殖道 CT 感染防治能力,需要重点加强疫情监测、实验室检测、临床诊疗三个体系的建设,全面推进生殖道 CT 感染防治策略与措施的实施。

一、监测体系

传染病监测是用来监测人群健康状况的重要流行病学工具,其目的是描述疾病流行状况和疾病负担、监测疾病流行趋势以及确定疾病暴发和新病原菌流行[1],评估疾病造成的影响,以及干预措施、健康促进、健康政策、规划与实施产生的效果等,具体的任务是对常规数据的持续系统收集,然后对其进行分析、解释和采取行动[2]。全球的性传播疾病监测在国家之间的发展是不平衡的,从建立主动或被动监测系统,到开展哨点监测以及基于实验室和临床的监测工作,各国法定报告的性传播疾病病种不同,监测工作的内容也有所不同[3]。

我国性传播疾病的监测经历了几个发展阶段[4]:20 世纪 80 年代,首先在 16 个重点城市建立监测哨点,开展淋病、梅毒、非淋菌性尿道炎等性传播疾病的病例报告;在开展监测工作的城市数量不断增加的基础上,20 世纪 90 年代初在全国范围内建立了性传播疾病疫情专病报告系统,并将《性病防治管理办法》中的 8 种性传播疾病纳入监测范畴;随着我国传染病网络直报系统的建立,专病报告系统于 2004 年纳入中国疾病预防控制信息系统,并统一使用"中华人民共和国传染病报告卡"进行网络直报;为了进一步加强性传播疾病的监测工作,2007 年卫生部下发《卫生部办公厅关于进一步加强性病监测工作的通知》,提出了在开展病例报告的基础上加强针对各类人群患病率及危险因素调查和病原体耐药监测工作,明确将梅毒、淋病、生殖道 CT 感染、尖锐湿疣和生殖器疱疹纳入监测病种;中国疾病预防控制中心 2007 年印发的《全国性病监测方案(试行)》中进一步明确了性病监测系统的布局、机构的职责、监测的内容与要求等。

（一）监测网络

目前我国性病监测系统主要包括覆盖全国的法定报告性病（梅毒和淋病）病例报告、全国 105 个监测点的加强病例报告（梅毒、淋病、生殖道 CT 感染、生殖器疱疹和尖锐湿疣）和人群性病患病率与危险因素调查等。此外，在部分地区设立了淋球菌耐药监测点和以医院为单位的监测点，开展耐药监测、症状监测和专项监测等工作。

（二）机构职责

1. 卫生行政部门　负责辖区内监测工作，对各类医疗机构、性病防治机构的疫情报告及管理等工作进行监督检查，同时为监测工作的开展提供相关政策和必要的保障。

2. 性病防治业务管理机构　负责制定监测方案、技术文件和管理制度，并且开展人员培训、技术指导和督导、质量控制和疫情分析等。

3. 各类医疗机构　按要求开展病例报告，明确相关工作人员的职责与任务，并且定期开展本单位医务人员的疫情报告相关培训，开展病例报告质量的自评。

（三）工作内容

1. 病例报告　各级各类医疗机构按要求进行生殖道 CT 感染病例的诊断与报告，以便了解当地生殖道 CT 感染的发病状况和趋势。具体的方法包括：由首诊医生根据就诊者的病史、临床表现与实验室检测结果，按照国家卫生健康委员会 2016 年发布的《生殖道沙眼衣原体感染诊断》（WS/T 513—2016）作出诊断并进行病例分类[5]；符合流行病学史、临床表现及实验室检查中任一项阳性即报告为生殖道 CT 感染确诊病例，无临床诊断病例、疑似病例和病原携带者；接诊医生在诊疗过程中应及时将就诊信息记录于门诊日志（包括姓名、年龄、性别、职业、所在地区、临床主要表现、实验室结果、诊断、病例类型等）；首诊医生负责填写"传染病报告卡"，在"其他法定管理以及重点监测传染病"栏目中填写生殖道 CT 感染并在发病日期一栏中填写采样日期，同时需要在传染病疫情登记簿上进行登记；医疗机构疫情管理人员对"传染病报告卡"进行检查与核对，并在确认无误后通过"中国疾病预防控制信息系统"进行网络录入。

2. 人群患病率和危险因素调查　监测点地区严格按照监测方案要求，定期、连续地在重点人群（如育龄期女性、青年学生）和高危人群（如 MSM、暗娼）中开展 CT 感染的患病率及风险行为监测，以便了解不同人群的 CT 感染状况及其相关因素。具体的方法包括：按照抽样调查人群入组要求进行知情同意后的抽样入组，完成规定的样本量要求；对入组的调查对象进行问卷调查和生物样本的采集，根据调查人群类别、调查感染的部位（如 MSM 可能需要调查尿道、直肠和口咽感染，育龄女性可能只需要调查生殖道感染）和采用的检测试剂要求（如只适用于阴道拭子检测，还是可用于阴道拭子或尿液样本检测）等确定标本采集的部位、种类和数量（体积）等，进行样本的采集、保存与运输；按照试剂检测的规范步骤进行标本检测。

3. 其他监测工作　有条件的地区可以考虑在监测系统中增加其他监测内容,主要包括:生殖道 CT 感染所致不良结局(如盆腔炎症性疾病、异位妊娠、早产)的监测;CT 对抗生素耐药的监测;生殖道 CT 感染分子流行病学监测;生殖道 CT 感染疾病负担和不良结局负担的估计等。

(四)质量控制

1. 质量控制指标

(1)病例报告:生殖道 CT 感染病例报告质控的指标分为核心指标、一般指标和辅助指标。①核心指标,即漏报率:指漏报病例占应报告病例的比例。应报告病例指在调查原始登记(包括门诊日志、住院病历和实验室检测记录等)的生殖道 CT 感染病例中,符合我国最新卫生行业标准诊断标准的首诊病例;漏报病例指在调查原始登记的生殖道 CT 感染病例中,应报告而未报告的病例。②一般指标:包括报告及时率、报卡填写完整率和正确率。报告及时率指在核查的报告病例中,诊断后 24 小时内进行网络直报的病例所占的比例(诊断时间以"传染病报告卡"填写的诊断时间为准);报卡填写完整率指在核查的报告病例中,"传染病报告卡"上所有应填写栏目均填写完整的病例所占的比例;报卡填写正确率指在核查的报告病例中,"传染病报告卡"上所有栏目填写正确,且栏目间无逻辑矛盾的病例所占的比例。③辅助指标:包括门诊日志或住院病历登记率、实验室检测结果登记率、培训率和性病诊断标准与报告要求掌握合格率。门诊日志或住院病历登记率指在检查的报告病例中,具有门诊日志或住院病例登记原始资料的病例所占的比例;实验室检测结果登记率指在检查的报告病例中具有实验室记录检测结果者所占的比例;培训率指现场调查的医疗机构相关医务人员(包括防保人员,皮肤性病科、妇产科、泌尿科等有关医生)中,接受过性病诊断标准和病例报告要求培训者所占的比例;性病诊断标准与病例报告要求掌握合格率指现场接受性病诊断标准与病例报告知识试卷考核的医疗机构相关医务人员中考核合格者所占的比例。

(2)人群患病率和危险因素调查:患病率和危险因素调查的质控指标主要包括目标样本量完成率、生物样本采集合格率以及问卷填写完整率与正确率。目标样本量完成率指实际完成信息和样本采集的样本量(调查人数)占目标样本量的比例;生物样本采集合格率指按照相关工作方案及试剂盒说明书的要求,规范采集的合格生物样本数占全部样本的比例;问卷填写完整率指在回收的全部问卷中,所有应填写栏目均填写完整者所占的比例;填写正确率指在回收的全部问卷中,所有栏目均填写正确且栏目间无逻辑矛盾者所占的比例。

(3)其他监测工作:其他监测工作的质量控制将按照相应的实施方案进行,目前尚未制定用于评估的考核指标。

2. 质量控制措施

(1)人员培训:各级性病防治业务管理机构定期组织辖区内承担疫情监测工作的相关人员的培训和复训,医疗机构组织本单位相关人员的常规培训。在开展患病率监测或专项调查工作前,对参与的工作人员针对调查方案进行专门的培训,明确对调查人群抽样、调查样本量、问卷填写、生物样本采集、保存与运输以及时间安排等要求。

（2）医疗机构自查:医疗机构安排专职人员负责病例报告的质量控制,包括对临床诊断的准确性,"传染病报告卡"填报及时性、完整性和正确性,漏报和重报情况,以及门诊日志和传染病疫情登记簿的登记内容完整性和准确性进行检查,发现问题及时纠正。

（3）现场督导:在当地卫生健康行政部门的协调下,由性病防治管理机构组织,对医疗机构性病疫情报告情况开展现场督导检查。县区级至少每半年开展一次,地市级、省级根据需要每年组织一次督导。督导结束后,应及时撰写督导报告,上报卫生健康行政部门,并反馈医疗机构。

（4）网络审核:性病防治业务管理机构定期（如每周或每月）对辖区内医疗机构报告的生殖道 CT 感染病例质量进行网络审核和信息查重,将发现的问题及时反馈医疗机构进行更正或纠错,对重报病例进行删除。

（5）漏报调查:性病防治业务管理机构至少每半年开展一次对辖区内医疗机构生殖道 CT 感染漏报情况的全面调查,地市级、省级每年至少组织一次抽查。对查出的漏报病例及时补报。

（6）激励机制:性病防治业务管理机构采用客观方法（如定量评分方法）对病例报告和综合监测工作质量进行综合考评,考评结果及时上报当地卫生行政部门,必要时予以公布,对工作先进的地区或机构可以给予表扬。

（五）监测系统的评估

对监测系统的评估可以促进监测数据与信息的最佳利用,并确保系统的有效运行[7]。对现有生殖道 CT 感染监测系统进行必要评估可以了解系统是否对特定的公共卫生倡议有用,以及是否能够实现公共卫生总体目标和数据收集的目的。在评估的基础上,提出监测系统质量和效率改进的建议以及在现有资源情况下改进的时间表。

美国 CDC 提出的监测系统评估的主要任务包括:①让利益相关者参与评估工作;②系统描述待评估的监测系统,具体描述目前监测的健康相关问题的公共卫生重要性、监测系统的目的与实施情况和用于该系统的资源;③重点评估监测系统的设计情况;④收集监测系统特性的可靠证据,具体说明该系统的有用程度,描述系统的每个属性情况;⑤作出结论并提出建议;⑥分享经验和教训[6]。

监测系统工作的主要属性包括:①连续性:体现在不间断地开展,但不是一成不变地永远持续下去,一旦发现监测不再有用则需要停止。②系统性和一致性:体现在监测内容和标准等需要保持一致且定期（按照规定的频率）开展,否则对监测的数据无法解释。③及时性:体现在疫情的快速上报,对早期识别新的疫情或暴发尤为重要,以便快速采取应对措施。④代表性:体现在监测结果能够反映疾病对整个人群的影响,但通常很难达到完全代表性,故需要对可能的偏倚及不一致加以解释。⑤完整性:体现在监测系统能够捕获到所有的疾病,其中常见疾病的完整性并不非常重要,而对于少见或病例数不断减少的疾病,完整性则非常重要。⑥准确性:体现在监测收集的资料需要准确可靠,来自临床的数据有时可能不够准确,实验室检测的数据相对更加准确。⑦常规收集:体现在监测的数据来自常规工作,尤其是常规临床服务和实验室检测的数据,不仅可以服务于临床诊治,而且可以对疾病监测作出贡献[2]。

二、检测体系

实验室检测在生殖道 CT 感染的临床诊疗及预防服务中发挥着重要作用,加强实验室能力建设和开展实验室质量管理已经成为生殖道 CT 感染综合防治的重要组成部分。

(一)实验室网络

目前我国已经建成涵盖国家参比实验室、省级中心实验室和医疗卫生机构检测实验室的 CT 检测三级实验室网络。国家参比实验室具备 CT 检测的所有标准方法(核酸检测、细胞培养、抗原检测、抗体检测和分型检测等),承担全国检测技术标准和方法的制定、实验室检测质量控制和管理、诊断试剂评估、病原体耐药监测与菌种保藏、技术指导与人员培训和科学研究与学术交流等任务;省级中心实验室具备部分 CT 检测标准方法,承担辖区内实验室检测质量控制和管理、技术指导与人员培训等任务;医疗卫生机构实验室至少具备一种CT 检测服务(推荐核酸检测服务),自身开展 CT 检测并开展室内质控,在自身不具备检测能力情况下通过医联体或医共体合作机制提供检测服务或委托具有资质的第三方检测机构开展相应检测。国家卫生健康委员会"加快推进检查检验结果互认工作"项目的推进,进一步扩大了检测服务的覆盖面。此外,针对 CT 及其感染的研究,部分科研院所已经建立了相应的实验室并具备开展 CT 研究的实验室检测能力。截至 2024 年底,我国已经有超过 80%的省份建立了省级性病中心实验室,在 CT 实验室检测人员培训、技术指导和质量控制等方面发挥了重要作用。

(二)实验室要求

开展 CT 检测的实验室需要具备一定的要求。

1. 资质要求   涉及细菌学、免疫学和分子生物学等实验室,所有从事 CT 检测的实验室均应符合生物安全二级实验室的要求,并配备相应的仪器设备。根据中国合格评定国家认可委员会 2022 年发布的《医学实验室核酸检测质量和安全指南》[7],所有开展核酸检测的医学实验室应当满足检测质量和能力要求,同时应满足安全要求。

2. 检测方法和试剂   按照《生殖道沙眼衣原体感染诊断》行业标准、指南规定选择合适的检测方法。目前首选分子生物学检测技术(核酸检测方法),并选择经过药监部门批准并临床评估性能较好的试剂,以保证其结果的可靠性。

3. 制度及标准操作程序   制定相关制度及标准操作程序(standard operating procedure, SOP),以确保检测工作规范开展和检测结果质量可靠。这些程序性文件主要包括信息保密程序、仪器设备管理程序、投诉处理程序、内审管理程序、新检验项目管理程序、记录管理程序和纠正措施程序等。检测方法的 SOP 应由各岗位工作人员撰写,如更换检测方法或试剂则应及时修订。

(三)实验室检测能力

具备必要的实验室检测能力是开展 CT 感染临床服务的基础,但目前我国在检测能力的覆盖面和可及性上仍然存在挑战。由韩燕和尹跃平团队于 2021 年在全国 31 个省(自治区、直辖市)的 332 个城市开展的调查发现[8],只有 41.6% 的医疗机构实验室开展 CT 实验室检测,其中大多数实验室(68.3%)开展的是基于 CT 抗原检测的方法,CT 核酸检测能力在地区间和不同级别或类型的医疗机构间存在明显的差异。

(四)质量控制

1. 人员培训 从事 CT 实验室检测的人员上岗前须接受检测技术的培训,培训形式可以多样,包括线上线下参加各级专业培训课程、科室内部的二次培训等,并定期接受复训。从事相关检测的人员不仅能够熟练掌握所开展检测方法的原理和操作技术,并且理解各种方法的结果解释和临床意义。定期复训可使从事性病检测的技术人员掌握新技术与新进展。

2. 室内质量控制 室内质量控制是指在实验室内通过评价实验室检测全过程,监控本实验室常规工作的精密度,评估本实验室常规工作中批内、批间样本检测的一致性,以确定实验结果是否可靠、检测报告是否准确的一项连续性工作。全过程质量控制包括分析前、分析中和分析后三个阶段。

(1)分析前质量控制:临床医生通过患者的流行病学史、临床表现与体征,以及所在机构实验室的技术能力和开展项目,开具合适的检测申请单,以提高检测的灵敏度。目前生殖道 CT 感染推荐的检测项目为 CT 核酸检测。核酸检测所需标本根据试剂盒的要求,可采用可能感染部位的分泌物,也可以采用尿液等。标本接收后,应及时登记或录入详细资料,包括受检者编码、姓名、性别、年龄、送检人、送检日期、备注等。使用的检测试剂必须是经过国家相关机构注册批准、临床评估质量优良并在有效期内的试剂。试剂更换批号时应对不同批号的试剂进行平行检测,以发现试剂的批间差。试剂应根据说明书要求进行保存,以确保试剂的稳定性。应建立所有相关仪器设备定期维护和校准的制度。

(2)分析中质量控制:CT 在进行细胞培养、抗原检测和核酸检测时,每批次检测,应对临床待检样品、对照品同步检测。细胞培养使用 −70℃ 保存的具有活力的 CT 菌株,抗原和核酸检测法使用已知浓度的强阳性和临界阳性 CT 培养物作为外部质控品,其他非衣原体细菌培养物作为阴性对照。检测符合预期定性结果,表明检测系统受控,检测有效。核酸检测原始记录应包括空白对照、阳性和阴性对照及待检样本的结果,同时注明试剂盒厂家、批号、有效期、操作人员和复核人员姓名及检测日期。实验操作严格按照 SOP 进行,以避免操作者不同引起的误差。

(3)分析后质量控制:结果的临床报告一定要注明所采用的具体方法,因为不同的检测方法其结果的解读有所不同,如抗原检测结果阳性可以作为生殖道 CT 感染诊断的依据,但阴性并不能排除生殖道 CT 感染。实验原始记录表应按要求妥善保管,使用计算机保存各种文件和记录时应定期进行数据备份并保证数据安全。

3. 室间质量控制　室间质量评价简称室间质评(external quality control,EQC),是临床实验室质量管理体系的重要组成部分,是通过由多家实验室测定同一个样品并由外部独立机构收集和反馈各参与实验室上报的测定结果,用来评价实验室检测水平的过程。室间质量评价也被称作能力验证,根据中国合格评定国家认可委员会 2022 年《能力验证的选择核查与利用指南》的定义[9],能力验证是利用实验室间比对,按照预先制定的准则评价参加者的能力。参加能力验证是实验室质量保证的重要手段,有助于实验室评价和证明其测量数据可靠性,发现自身存在的问题,改进实验室的技术能力和管理水平。开展 CT 检测的实验室应参加国家与省级专业机构组织的实验室能力验证。室间质评结果可作为实验室质量稳定与否的客观证据。

(1)室间质评工作流程:我国室间质评工作流程由两部分组成,即室间质评组织者内部的工作流程和参评实验室的工作流程,见图 8-3-1。由室间质评组织者进行数据分析,根据所有参加者的汇总结果进行评分。考评单位将考评得分及扣分原因发至各参评实验室,以适当的方式在适当范围内公开发布考评结果。

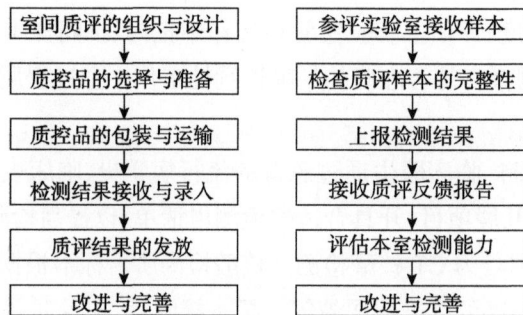

图 8-3-1　室间质评工作流程

注:左侧为室间质评组织工作流程图;右侧为室间质评参评工作流程图。

(2)室间质评结果及应对:实验室室间质评结果分为成绩合格(每次室间质评每一分析项目均高于 80%)和成绩不合格(每次室间质评所有评价项目低于 80%,或在规定的回报时间内,参评实验室未能将室间质评的结果回报给室间质评组织者)。对于成绩不合格的实验室,必须进行适当培训及采取纠正措施并有记录,也可申请上级实验室进行现场指导,必要时由上一级评价部门派专家不定期进行现场检查。

三、诊疗体系

诊疗体系是生殖道 CT 感染综合防治的三大支撑体系之一,而且完善的诊疗体系能够通过早期诊断和及时治疗感染者及其性伴,为有效控制生殖道 CT 感染传染源和预防感染所致不良结局提供保障。

（一）诊疗网络

1. 医疗卫生机构组成诊疗服务网络　医疗卫生机构是 CT 感染诊疗体系的主体,根据 2022 年我国卫生健康事业发展统计公报,2022 年末,全国医疗卫生机构总数 1 032 918 个。其中,医院 36 976 个,基层医疗卫生机构 979 768 个,专业公共卫生机构 12 436 个。在医院中,三级医院 3 523 个,二级医院 11 145 个。这些二级及以上医疗机构的相关科室(如皮肤性病科、妇产科、泌尿科、肛肠科、男科和生殖医学科等)以及部分专业公共卫生机构(如皮肤病防治机构、妇幼保健机构等)组成我国生殖道 CT 感染诊疗服务网络,提供病例发现、规范诊疗和预防服务等。此外,基层医疗卫生机构(如社区卫生服务中心、乡镇卫生院)可以通过医联体或医共体机制纳入生殖道 CT 感染诊疗服务网络,扩大诊疗服务覆盖面,提高诊疗服务可及性。

2. 提供诊疗服务需要具备的条件

（1）空间和设施要求:开展生殖道 CT 感染诊疗服务的科室或诊所在满足医疗机构基本要求和规定(如执业医师上岗要求,消毒与隔离、生物安全规定等)的前提下,需要具备足够的空间以确保患者的候诊(候诊区有生殖道 CT 感染相关的宣传材料),以及医务人员在保护患者隐私的情况下进行问诊和检查(需备有女性检查床)等。

（2）检测要求:开展生殖道 CT 感染诊疗的医疗机构需要能够提供 CT 检测服务。医疗机构能够开展至少一种 CT 检测(推荐核酸检测),或者可以通过医联体 / 医共体机制或委托第三方提供检测服务(推荐核酸检测服务)。

（3）药品要求:开展生殖道 CT 感染诊疗的医疗机构需要配备用于治疗的基本药物,主要是多西环素、阿奇霉素、红霉素和氧氟沙星等。

（二）质量控制

1. 人员培训　性传播疾病防治业务管理机构定期组织辖区内从事临床诊疗服务及管理人员的培训,各医疗卫生机构组织相关科室(临床科室、实验室、疫情管理等科室)人员的培训。从事生殖道 CT 感染诊疗服务和管理的人员应定期接受专业培训,上岗人员近 3 年应接受过至少一次市级或以上的培训和考核,并获得相应的培训证书和考核合格证书,以确保诊疗及管理人员具备诊疗及管理的能力,保证诊疗服务的质量。

2. 质控机构　各类医疗卫生机构是生殖道 CT 感染诊疗质量管理的第一责任单位,在分管领导组织下由相关部门或科室开展机构内的质量控制。卫生监督机构将依法组织对医疗机构诊疗服务的监督检查,各地成立的专科诊疗质控机构(如皮肤病与性传播疾病医疗质量控制中心、性传播疾病诊疗质控中心等)将在提供技术支持、人员培训和诊疗质量控制等方面发挥重要作用。目前我国已经有部分省份、地市和县区成立了相应的质控机构并开展了一系列能力加强和质量控制工作。

3. 质控内容　对医疗卫生机构开展生殖道 CT 感染诊疗服务质量控制的主要内容包括：组织管理、制度执行、人员资质、场地设施、检测能力、诊疗行为、病例报告等。质控的考核可以医疗卫生机构为单位，也可以按行政区域（如省、地市或县区）进行。用于诊疗行为相关质控的具体考评指标可以包括：诊疗人员是否参加培训及合格情况（参与培训率和培训合格率）、CT 检测方法（核酸或抗原检测）室间质评是否参加和是否合格（实验室室间质评参加率和合格率）、生殖道 CT 感染诊断正确率、治疗基本药物（多西环素或阿奇霉素）是否配备（基本药物配备率）、病例报告漏报率等。

（尹跃平　李婧　杜方智）

参考文献

[1] QUAH S R, COCKERHAM W C. International encyclopedia of public health[M]. 2nd ed. Amsterdam: Elsevier Inc, 2017:222-229.

[2] BAMFORD D H. ZUCKERMAN M. Encyclopedia of virology[M]. 4th ed. Amsterdam: Elsevier Ltd, 2021:247-255.

[3] MOHAMMED H, HUGHES G, FENTON K A. Surveillance systems for sexually transmitted infections: a global review[J]. Curr Opin Infect Dis, 2016, 29(1): 64-69.

[4] 龚向东. 性病防治培训手册：疫情监测 [M]. 北京：人民卫生出版社，2011:9-20.

[5] 中华人民共和国国家卫生和计划生育委员会. 生殖道沙眼衣原体感染诊断：WS/T 513—2016 [S]. 北京：中国标准出版社，2016.

[6] Centers for Disease Control and Prevention. Overview of Evaluating Surveillance Systems[M]. Atlanta: Centers for Disease Control and Prevention, 2013.

[7] 中国合格评定国家认可委员会. 医学实验室核酸检测质量和安全指南：CNAS-TRL-018:2022[S]. 北京：中国合格评定国家认可委员会，2022.

[8] HAN Y, CHEN S, XU W, et al. A nationwide survey on detection of Chlamydia trachomatis in health facilities in China[J]. Sex Transm Dis, 2023, 50(7): 420-424.

[9] 中国合格评定国家认可委员会. 能力验证的选择核查与利用指南：CNAS-GL032:2018 [S]. 北京：中国合格评定国家认可委员会，2018.

第四节　目标人群

生殖道 CT 感染在不同人群中有不同的流行状况，对不同人群产生不同的健康危害，确定防治的目标人群有助于指导防治工作和提高防治效果，实现防治目的。生殖道 CT 感染患者不仅是重要的传染源，也是健康危害的受害者。从控制生殖道 CT 感染的传播与流行，以及消除感染造成的健康危害角度考虑,可以将目标人群分为重点人群、高危人群及感染者性伴。我国生殖道 CT 感染综合防治"3331"策略框架聚焦三类人群,主要包括年轻女性、孕产妇和高危人群,前两类是重点人群。此外,"3331"策略框架将感染者性伴纳入病例管理的目标人群范畴。

一、重点人群

重点人群是生殖道 CT 感染防治重点关注的人群。从预防生殖道 CT 感染导致的生殖和妇幼健康危害(如不孕、异位妊娠、早产)角度考虑,年轻女性和孕产妇等是需要重点关注的人群。

(一)年轻女性

年轻女性是生殖道 CT 感染防治的重点人群,在该人群中开展生殖道 CT 感染的防治不仅可以预防感染进一步传播,更重要的是可以避免感染造成的严重不良生殖结局(如不孕、异位妊娠)。关于年轻女性并没有明确的定义,不同国家或地区根据当地人群的感染状况、预防不良结局的成本效益等因素确定生殖道 CT 感染防治重点关注的年轻女性的年龄范畴,例如美国建议筛查的年轻女性年龄为<25 岁、英国为 15～24 岁、加拿大为<30 岁、我国在生殖道 CT 感染综合防治策略框架中定义的年轻女性年龄为<35 岁。虽然将某一年龄段女性定义为防治的重点人群,但对该年龄段以外具有感染风险(如有新性伴、有临床表现)或寻求终止妊娠服务的女性也应考虑为防治的重点人群。针对年轻女性的生殖道 CT 感染防治服务一方面可以通过该人群在寻求医疗服务的过程中获得,另一方面也可以通过社区服务进行。因此,年轻女性主要来自医疗卫生机构服务对象和社区人群。

1. 医疗卫生机构服务对象　在常规医疗卫生服务中加强对门诊就诊的年轻女性开展生殖道 CT 感染干预服务是最方便、经济和有效的措施之一[1]。目前我国可以通过以下几类医疗卫生服务对象为年轻女性提供生殖道 CT 感染干预服务。

(1)妇科门诊就诊者:妇科门诊是性活跃女性人群寻求医疗服务的主要场所,妇科门诊就诊者是发生生殖道 CT 感染及其不良结局的主要人群之一。妇科门诊就诊者 CT 感染患病率在不同的地区有所不同。在广东省 11 个城市妇科门诊 16～44 岁就诊者中的调查发现,该人群的患病率为 8.1%[2]。全国 12 个省 13 家医院的调查发现,在有临床主诉的女性患者中患病率为 6.3%[3]。在妇科门诊就诊者(特别是年轻就诊者)中主动开展 CT 筛查和相应的诊治不仅可以及时发现感染者,而且可以发现感染导致的并发症,如在广东的调查发现该人群中有 6.1% 报告既往曾经患过盆腔炎症性疾病(PID)[2]。

(2)婚前和孕前检查人群:婚前体检是结婚前参加的一套体格检查,而孕前检查则是女性备孕前接受的一个体检项目。抓住这两个人群可使生殖道 CT 感染危害的预防实现关口前移,及时发现生殖道 CT 感染并给予必要的干预。深圳市南山区 3908 名婚前检查人群的生殖道 CT 感染患病率为 2.56%[4];杭州市萧山区 2013—2018 年婚前检查和孕前健康检查人群患病率为 5.73%[5];佛山市某院 3692 例孕前检查人群患病率为 5.15%[6]。随着我国生育政策的逐步放开,在婚前检查人群和孕前检查人群中开展生殖道 CT 感染的筛查和治疗显得尤为重要。

（3）终止妊娠门诊就诊者:由于性观念转变,性成熟年龄普遍提前,年轻女性生殖道 CT 感染患病率明显增高,而无保护性措施所致非意愿性妊娠合并 CT 感染的女性数量相应增加。深圳市宝安区公立医院妇产科门诊 1553 名主动终止妊娠者的 CT 感染患病率为 10.56%[7],<25 岁者为 14.43%[8]。没有及时发现并接受规范治疗的患者,其人工流产术可促进 CT 上行感染及扩散,可能造成这些具有生育能力的女性在术后出现 PID,从而进一步发展为不孕或异位妊娠。因此,在终止妊娠人群中开展 CT 筛查和及时提供规范治疗是有效控制该人群发生 CT 感染生殖健康危害的重要手段。

（4）社区卫生服务中心就诊者:社区卫生服务中心是社区建设的重要组成部分,也是全民医疗服务的重要补充,是以基层卫生机构为主体,以全科医师为骨干,合理使用社区资源和适宜技术,以妇女、儿童、老年人、慢性病患者等为服务重点,以解决社区主要卫生问题、满足基本卫生服务需求为目的的基层卫生服务机构。2022 年我国已有超过 3.6 万家社区卫生服务中心（包括乡镇卫生院）,每年的诊疗人次数超过 20 亿 [9]。在社区卫生服务中心,可以将社区健康宣传和动员与年轻女性人群生殖道 CT 感染干预服务（如医联体或医共体依托的 CT 筛查服务、配合医疗机构开展的生殖道 CT 感染者性伴管理服务）相结合,一方面提高了目标人群寻求服务的可及性,另一方面也可降低其对 CT 感染服务的敏感性。虽然我国尚缺乏针对社区卫生服务中心就诊者开展生殖道 CT 感染干预的经验,但从国外的经验来看,在初级卫生保健门诊就诊者中开展机会性 CT 筛查服务对有效控制感染及其不良结局发挥了重要作用。澳大利亚在初级保健机构中开展的针对 16～29 岁人群机会性 CT 检测的整群随机试验表明,相比于没有开展检测的初级保健机构,开展机会性检测可以将检测率提高 11.9%,发病率从 5.0% 下降到 3.4%,医院诊断的 PID 发生率下降 40%[10]。

2. 社区人群　大多数年轻女性（包括无症状 CT 感染者）较少因为患病到医疗卫生机构主动就诊,可能会失去及时发现和治疗生殖道 CT 感染的机会。因此,有必要通过机构或单位组织的健康体检、在目标人群集中场所及社区进行的健康动员等形式开展生殖道 CT 感染相关知识的宣传教育并提供必要的检测等服务。

（1）健康体检人群:随着健康意识的提高,许多机构或单位越来越重视对工作人员的定期健康体检。健康体检可分为两类:①职业健康体检,即特殊行业从业者健康体检;②福利健康体检,即机构或单位安排的定期健康体检,作为一种福利用于关注工作人员的身体健康。在健康体检人群中对年轻女性提供 CT 检测,可以及时发现感染并给予必要的转诊和治疗。湖南省郴州市 2980 名 16～70 岁体检女性的 CT 感染患病率为 2.78%[11];深圳市宝安区 1265 名年龄<60 岁体检女性患病率为 3.87%[12];广西某地区 955 名健康体检人群患病率高达 8.69%[13];广州市 2016 年出入境健康体检人群患病率为 3.42%,其中女性为 4.07%[14]。

（2）青年学生:青年学生正处于性活跃年龄,部分学生可能有高风险性行为,同时缺乏生殖健康相关知识和自我保护意识,是生殖道 CT 感染等性传播感染的重点人群。研究显示,国内有 38.70% 的大学生没有在每次性行为时都使用安全套 [15]。云南省在青年学生中开展的调查发现，CT 感染患病率高达 8.52%[16]；武汉市一项调查显示，18.1% 的女学生自述有过性行为，其中 17.5% 有过怀孕、22.7% 有过生殖道感染病史[17]；南京市一项调查显示，45.2% 的学生自述有过性行为，只有 5.2% 的学生既往检测过 CT，感染率为 3.3%[18]。青年学生（包括有感染风险的青年学生）中 CT 检测率比较低，主要与检测费用较高、参与检测羞耻感、防治知识不足、对性伴过于信任和风险意识低等因素有关[19]。

（二）孕产妇人群

孕产妇是生殖道 CT 感染综合防治关注的重点人群之一，孕期的感染不仅可以引起子宫内膜炎和自然流产与早产等，还可以通过产道感染导致新生儿结膜炎和肺炎等。早期在福建地区的调查发现该人群的感染率超过 10%[20]，近年来广州地区调查显示孕产妇感染率为 6.7%[21]。

二、高危人群

高危人群（如暗娼、男男性行为者）是生殖道 CT 感染的高风险人群，该人群不仅感染率高，而且普遍存在不安全性行为而导致感染的进一步传播。因此，在高危人群中开展生殖道 CT 感染的综合防治不仅可以减少感染造成的个体危害，而且可以避免感染的进一步传播，在一定程度上起到保护重点人群的作用。

（一）暗娼

暗娼是生殖道 CT 感染等性传播感染异性传播的主要传染源，嫖客人群则是将感染从暗娼传给其性伴的桥梁人群。我国暗娼人群 CT 感染患病率普遍比较高，而且在不同类别场所提供性服务的暗娼患病率有所不同，高档、中档和低档场所暗娼的患病率分别为 15.98%、16.62% 和 20.85%[22]，部分农村地区暗娼的患病率可能更高（22.0%）[23]。暗娼人群生殖道 CT 感染不仅对该人群的个人生殖健康造成危害，而且可作为重要传染源并借助嫖客人群将感染传播到重点人群。

（二）男男性行为者

男男性行为者（MSM）是性传播感染的重点人群，该人群不仅有较高的艾滋病和梅毒患病率，而且其 CT 感染（包括泌尿生殖道及生殖道外感染）患病率比较高。我国多地区的调查发现，该人群的患病率为 18.2%，其中以肛肠部感染率最高（15.6%），其次是尿道（3.2%）和口咽部（1.6%）[24]。MSM 人群中不仅存在双性性行为，而且有一定比例选择与异性结婚，如在深圳年龄 ≥30 岁的 MSM 中已婚比例高达 46.6%[25]。因此，MSM 人群生殖道 CT 感染不仅可以造成在男性性伴间的传播，而且可以感染女性性伴，造成女性的生殖健康危害。

（三）性病门诊就诊者

在性病门诊就诊的患者多数为不安全性行为者，具有感染性传播疾病，包括生殖道

CT 感染的高风险。广东省 2016 年调查数据表明，男性性病门诊就诊者 CT 感染患病率为 8.7%[26]，女性为 8.8%，其中≤25 岁女性就诊者患病率高达 12.5%[27]。深圳市 2018 年调查数据表明，男性性病门诊就诊者患病率为 10.7%，其中＜25 岁男性患病率高达 14.8%[28]；女性患病率为 8.3%，其中＜25 岁女性患病率高达 15.5%[29]。因此，在性病门诊就诊者中开展生殖道 CT 感染的综合防治不仅能够有效控制传染源和阻断感染的进一步传播，而且可以减少该人群（特别是女性患者）由于生殖道 CT 感染造成的生殖健康危害。

（四）其他高危人群

除了暗娼、MSM 和性病门诊就诊者外，其他生殖道 CT 感染的高危人群还包括艾滋病自愿咨询检测（voluntary counseling and testing, VCT）门诊就诊者、羁押人群等。

1. VCT 门诊就诊者　VCT 是为艾滋病病毒感染高风险人群提供的一种综合咨询和检测服务。虽然有关 VCT 门诊就诊者生殖道 CT 感染状况的数据有限，但由于该人群往往具有危险性行为，因此有必要在 VCT 服务中纳入 CT 筛查等干预服务。

2. 羁押人群　羁押人群可能涉及具有卖淫嫖娼、吸毒等高危行为者，是生殖道 CT 感染等性传播疾病的高危人群。在杭州市羁押卖淫人员中的调查表明，2018—2020 年 CT 感染患病率分别为 3.52%、8.15% 和 14.63%，呈现逐年上升的趋势[30]；深圳市南山区羁押人员的患病率为 7.08%[4]。由于该人群在生殖道 CT 感染中的传播作用与暗娼相同，因此应将该人群作为 CT 感染的高危人群。

三、感染者性伴

由于生殖道 CT 感染在性伴间具有较高的传播概率，因此针对感染者性伴开展的干预服务具有更高的防治效益和更好的防治效果。深圳市南山区社区妇女 CT 筛查中，CT 感染者的性伴阳性率为 44%；国外研究报道性伴感染率高达 66%[31]。目前许多国家（如英国）在加强对年轻女性开展 CT 筛查的基础上，已经将感染者性伴的筛查作为对年轻男性生殖道 CT 感染综合防治的重要措施。针对感染者性伴的干预不仅可以减少感染对性伴造成的危害，而且可以避免感染在性伴间的继续传播。

（蔡于茂　吴李梅　陈祥生）

参考文献

[1] SRIPADA S, LOGAN S, MCGILLIVRAY S, et al. Opportunistic screening for Chlamydia trachomatis in men attending three different secondary healthcare settings[J]. Sex Transm Infect, 2007, 83(4): 282-285.

[2] LI C, TANG W, HO H C, et al. Prevalence of Chlamydia trachomatis among pregnant women, gynecology clinic attendees, and subfertile women in Guangdong, China: A cross-sectional survey[J]. Open Forum Infect

Dis, 2021, 8(6): ofab206.

[3] LI T, LIU Z, ZHANG D, et al. Prevalence of and risk factors for chlamydia in female outpatients with genital tract infections: a nationwide multi-center, cross-sectional study in China[J]. Front Public Health, 2023(11): 1182108.

[4] 李武, 孙思, 吴秋红, 等. 深圳市南山区淋球菌和生殖道沙眼衣原体共感染流行情况及危险因素 [J]. 国际流行病学传染病学杂志, 2019, 46(4): 306-309.

[5] 沈春芳. 2013-2018 年杭州市萧山区婚检与孕前优生检查中艾滋病、梅毒、乙型肝炎、沙眼衣原体、淋病检出情况分析 [J]. 中国妇幼保健, 2020, 35(19): 3647-3649.

[6] 邓丽玲. 孕前优生检查中沙眼衣原体检出情况分析 [J]. 实用妇科内分泌电子杂志, 2021, 8(3): 8-10.

[7] 邓宝清, 陈霓璇, 樊庆莹, 等. 主动终止妊娠人群生殖道沙眼衣原体感染流行情况及影响因素 [J]. 中国艾滋病性病, 2021, 27(6): 651-654.

[8] 樊庆莹, 邓宝清, 温桂春, 等. 宝安区 25 岁以下终止妊娠人群生殖道沙眼衣原体感染及影响因素分析 [J]. 预防医学, 2021, 33(10): 1074-1076.

[9] 国家卫生健康委员会. 2022 年卫生健康事业发展统计公报 [EB/OL]. (2023-10-12)[2024-06-18]. https://www.gov.cn/lianbo/bumen/202310/content_6908686.htm.

[10] HOCKING J S, TEMPLE-SMITH M, GUY R, et al. Population effectiveness of opportunistic chlamydia testing in primary care in Australia: a cluster-randomised controlled trial[J]. Lancet, 2018, 392(10156): 1413-1422.

[11] 罗丽裴. 女性生殖道沙眼衣原体感染的分子及血清流行病学研究 [D]. 广东: 南方医科大学, 2022.

[12] 樊庆莹, 邓宝清, 温桂春, 等. 2019 年深圳市宝安区女性健康体检者生殖道沙眼衣原体感染调查 [J]. 预防医学论坛, 2020, 26(4): 245-248.

[13] 彭契六, 关窈, 李园, 等. 泌尿生殖系统解脲支原体、沙眼衣原体和淋球菌 3 种病原体感染情况分析 [J]. 检验医学与临床, 2021, 18(13): 1866-1689.

[14] 陈文韬, 蓝银苑, 黄进梅, 等. 广州地区 2016 年性病门诊就诊者和出入境健康体检人群生殖道沙眼衣原体感染情况分析 [J]. 中国艾滋病性病, 2017, 23(6): 569-570.

[15] RUAN F, FU G, YAN Y, et al. Inequities in consistent condom use among sexually experienced undergraduates in Chinese mainland: implications for planning interventions[J]. BMC Public Health, 2019, 19(1): 1195.

[16] 张小斌, 刘春桃, 郭艳, 等. 云南某地青年学生生殖道沙眼衣原体感染调查 [J]. 中国皮肤性病学杂志, 2022, 36(7): 807-810.

[17] CAO Y, XIAO H, YAN H, et al. Prevalence and sex-related risk factors of premarital pregnancy and reproductive tract infections among female undergraduates in Wuhan, China[J]. Asia Pac J Public Health, 2015, 27(2 Suppl):30S-40S.

[18] JIANG T T, HAN Y, CAO N X, et al. Knowledge on Chlamydia trachomatis and acceptance to testing for it among young students in China[J]. Sex Transm Dis, 2023, 50(4): 236-240.

[19] RICHARDSON D, MAPLE K, PERRY N, et al. A pilot qualitative analysis of the psychosocial factors which drive young people to decline chlamydia testing in the UK: implications for health promotion and screening[J]. Int J STD AIDS, 2010, 21(13): 187-190.

[20] CHEN X S, PEELING R W, YIN Y P, et al. The epidemic of sexually transmitted infections in China: implications for control and future perspectives[J]. BMC Med, 2011(9): 111.

[21] MARCUS U, ORT J, GRENZ M, et al. Risk factors for HIV and STI diagnosis in a community-based

HIV/STI testing and counselling site for men having sex with men (MSM) in a large German city in 2011-2012[J]. BMC Infect Dis, 2015(15): 14.

[22] 岳晓丽,李婧,门佩璇,等. 中国女性性工作者生殖道沙眼衣原体感染率的 Meta 分析 [J]. 中国艾滋病性病,2017,23(4): 318-321.

[23] 戚志东,赵培祯,何世英,等. 250 例农村地区女性性工作者生殖道沙眼衣原体感染现状和相关因素分析 [J]. 皮肤性病诊疗学杂志,2022,29(5): 457-461.

[24] ZHOU Y, CAI Y M, LI S L, et al. Anatomical site prevalence and genotypes of Chlamydia trachomatis infections among men who have sex with men: a multi-site study in China[J]. BMC Infect Dis, 2019, 19(1): 1041.

[25] 周英. 男男性接触人群沙眼衣原体感染分子流行病学研究与及时检测方法的荟萃分析 [D]. 北京:中国医学科学院北京协和医学院,2020.

[26] 陈磊,王成,薛耀华,等. 广东省 2016 年男性性病门诊就诊者淋球菌和生殖道沙眼衣原体感染状况及影响因素 [J]. 中国艾滋病性病,2018,24(6): 589-592.

[27] 王成,林威,赵培祯,等. 广东省性病门诊女性就诊者生殖道沙眼衣原体感染调查 [J]. 中国公共卫生,2018,34(10): 1398-1402.

[28] 宁宁,蔡于茂,翁榕星,等. 深圳市性病门诊男性患者生殖道沙眼衣原体感染现状及影响因素分析 [J]. 中国艾滋病性病,2022,28(5): 565-568.

[29] 叶健滨,王洪琳,蔡于茂,等. 性病相关门诊女性就诊者生殖道沙眼衣原体感染危险因素分析 [J]. 国际流行病学传染病学杂志,2020,47(5): 410-414.

[30] 陈建萍,滕勇,李新征,等. 杭州 889 例卖淫嫖娼人员性传播性疾病病原体检测结果分析 [J]. 中国卫生检验杂志,2022,32(5): 619-621.

[31] ESTCOURT C S, STIRRUP O, COPAS A, et al. Accelerated partner therapy contact tracing for people with chlamydia (LUSTRUM): a crossover cluster-randomised controlled trial[J]. Lancet Public Health, 2022, 7(10): e853-e865.

第五节　防治措施

　　我国在生殖道 CT 感染综合防治的 "3331" 策略框架中提出了围绕健康促进、筛查检测和病例管理制定的一套措施。

一、健康促进

　　健康是一项基本人权,是社会和经济发展的基础。世界卫生组织（WHO）于 20 世纪 80 年代起倡导采用健康促进的策略解决人群健康的问题,并将健康促进定义为 "使人们增强对疾病的控制并改善其健康的过程" [1]。随着人们对健康促进作为健康发展的基本要素的认识日益深入,能够对自身的健康及其决定因素加强控制,从而改善其健康。因此,健康促进不仅是卫生部门的责任,它超出了卫生的范畴,是公共卫生的一项核心职能,开展健康促进工作有助于应对传染病、非传染病及其他健康威胁。1986年第一届全球健康促进大会明确了健康促进的定义，发表了健康促进的《渥太华宪章》，奠定全球健康促进工作的里程碑，该宪章成为健康促进工作的指导依据和精神力量[2]。

加强健康促进，提高人民健康素养，是提高全民健康水平最根本、最经济、最有效的措施之一，也是实施健康中国战略、促进人口长期均衡发展和家庭和谐幸福的必然要求。当前，由于工业化、城镇化、人口老龄化，以及疾病谱、生态环境、生活方式的不断变化，我国仍然面临多重疾病威胁并存、多种健康影响因素交织的局面。因此，我国于2016年11月出台《关于加强健康促进与教育的指导意见》，推进"把健康融入所有政策"、创造健康支持性环境、培养自主自律的健康行为、营造健康社会氛围及加强健康促进与教育体系建设等方面工作。随着2019年第十三届全国人民代表大会常务委员会第十五次会议通过《中华人民共和国基本医疗卫生与健康促进法》，我国健康促进进入有法可依的时代。

（一）健康促进行动内涵

《渥太华宪章》中提出健康促进的5个关键行动领域，包括制定健康的公共政策、创造支持性环境、强化社区行动、发展个人技能、调整卫生服务方向[3]。健康促进的一个重要环节是强化社区行动，也就是通过具体和有效的社区行动，包括确立优先、作出决策、设计策略及其执行，以达到更健康的目标。这一过程中核心问题是赋予社区当家作主、积极参与和掌控自己命运的主动权。

健康促进是通过提供信息、健康教育和提高生活技能以支持个人和社会的发展。这样做的目的是使群众能更有效地维护自身的健康和他们生存的环境并做出有利于健康的选择。卫生部门的作用不仅仅是提供临床诊疗服务，而且必须坚持健康促进的方向。

（二）生殖道沙眼衣原体感染防治的健康促进

生殖道CT感染是最常见的生殖道感染之一，可以导致一系列生殖健康和妇幼健康危害。早在1988年第二届全球健康促进大会上，《阿德莱德宣言》确定了4个关键领域作为健康公共政策行动的优先领域，其中维护妇女健康排在第一位。大会提议各国制定将妇女自身健康作为主要议程的有关妇女健康的公共政策，包括：公平分享社会保健资源；生育应基于妇女的选择和需求之上；为妇女保健工作提供支持性机制[3]。为加强新时期生殖健康服务，满足广大群众生殖健康需求，2023年9月19日国家卫生健康委员会发布了《生殖健康促进行动方案（2023—2025年）》，重点提出了四大行动，包括生殖健康宣传倡导行动、青少年生殖健康促进行动、生殖健康优质服务行动和生殖健康服务能力提升行动。加强生殖道CT感染防治的健康促进是落实生殖健康促进的具体体现。

健康促进行动强调健康教育与支持性环境的整合，重点解决社会动员、社会倡导和相关部门协调问题。健康行为是健康促进的基础，健康行为是连接健康认知和健康状况之间的纽带，健康认知程度越高，越容易采取健康行为，从而提升健康状况。因此，在生殖道CT感染防治的健康促进中，通过健康教育建立健康行为是健康促进的重要措施。生殖道CT感染防治的健康促进行动包括以下方面。

1.加强健康教育,提高防范意识

(1)普及防治知识和提高防范意识:对生殖道 CT 感染及其危害的了解是引导人们建立生殖道 CT 感染防治健康行为的基础。然而,目前我国部分人群对生殖道 CT 感染的知识尚不了解。一项在性病门诊就诊者中开展的调查发现,该人群生殖道 CT 感染的知晓率只有 27%[4]。因此,迫切需要加强 CT 感染相关的健康知识宣传教育,普及生殖道 CT 感染的防治知识,提高风险意识和自我防护能力,避免和减少危险行为,同时提高感染风险者的就医意识。

(2)建立常态化宣传教育机制:宣传教育应该成为生殖道 CT 感染综合防治的重要组成部分,常态化开展生殖道 CT 感染及其健康危害的健康教育,并将生殖道 CT 感染的宣传教育与生殖健康促进、不孕不育防治等健康教育相结合。国家卫生健康委办公厅 2021 年 10 月 29 日印发的《不孕不育防治健康教育核心信息》中,已经将预防生殖道感染和性传播疾病作为"关注青春期,保护生殖健康"的核心信息。此外,生殖道 CT 感染的健康教育还可以利用"进社区、进企业、进医院、进校园、进家庭"活动与性病及艾滋病健康教育相结合。

(3)创新健康教育方法与形式:传统的健康教育方法和形式在很大程度上不能满足目前生殖道 CT 感染防治知识的宣传和普及[5],亟须寻求新的方法来突破传统健康教育的局限性。随着新媒体手段逐渐成为健康教育的重要手段,生殖道 CT 感染的健康教育形式应该注重图片、视频、音频等多种元素的组合使用,从而缓解医学专业壁垒过高的问题。充分利用信息技术丰富健康教育手段、创新健康服务模式、打破宣传教育局限性,集结各方资源并加以整合与利用,从而弥补传统健康教育模式的局限性,扩大受众覆盖面,增强传播内容的针对性、传播方式的可及性,最终达到建立人群健康行为的目的。

2.加强政策倡导,营造支持性环境　政策环境对健康促进的发展至关重要。健康促进的实践和经验表明,维护健康不仅是卫生部门和卫生专业人员的责任,更需要政府及多部门采取必要的措施,从而改善健康状况[6]。健康促进是由政府牵头的生殖道 CT 感染综合防治工作的一个组成部分,当地卫生健康行政部门负责组织管理,并出台相应的政策文件及配套措施,做好顶层设计,构建多层级协同管理体系。

3.依托医疗卫生机构开展健康促进　各级各类医疗卫生机构作为开展生殖道 CT 感染防治健康促进的阵地,利用现有的平台和资源实施健康促进行动。各类医疗卫生机构的相关科室或门诊(如妇科、皮肤性病科、泌尿外科、婚检门诊、产科门诊等)在提供医疗服务的同时将健康教育与咨询作为医疗卫生服务的内容之一,介绍生殖道 CT 感染及其防治的常识,动员性活跃人群和具有感染风险的人群定期接受 CT 检测以及必要情况下接受 HIV 和其他性病检测,对生殖道 CT 感染者进行规范治疗,针对生殖道 CT 感染者及其性伴提供必要的健康促进指导服务。

4.依托社区和家庭开展健康促进　由于大多数生殖道 CT 感染是无症状感染,感染者并没有及时到医疗卫生机构寻求医疗服务,因此,依托社区和家庭开展的健康促进对扩大目标人群健康促进的覆盖面和提高可及性显得尤为重要。

依托社区和家庭的生殖道 CT 感染防治健康促进一方面可以纳入"性病防治主题宣传周"和"世界艾滋病日"宣传活动中,另一方面可以与"健康家庭行动"和"生殖健康行动"等活动相结合。在社区常态开展的健康促进行动中,需要充分发挥社区政府部门(如街道办事处、社区居委会)的领导与协调作用,强化社区卫生机构(如社区健康中心)和家庭医生在生殖道 CT 感染健康教育中应发挥的核心作用,在为居民提供卫生保健服务的同时普及生殖 CT 感染的健康知识。此外,可以利用社区空间(如活动广场、小区楼道、电梯等)设立公益广告、宣传专栏、科普视频等新媒体平台,定期推送生殖道 CT 感染健康教育科普知识,以及利用健康家庭工具包投放等措施,提高社区人群的生殖道 CT 感染防治知识储备和防病意识。

5. 动员社会力量参与健康促进　在开展目标人群生殖道 CT 感染防治健康促进活动时,需要与非政府部门或组织(如学术团体、公益组织、草根组织等)积极开展合作,引导社会力量加入健康促进工作中,精准开展针对重点人群(如女性流动人口)的健康教育,提高人群防病知识储备和防范意识。

(三)试点地区健康促进实践案例

目前,在我国部分地区开展的生殖道 CT 感染综合防治试点项目中,已经将健康促进和健康教育纳入试点项目中并取得阶段性进展,获得实践经验,以下列举部分案例。

1. 纳入当地生殖健康促进的行动计划　珠海市卫生健康局、珠海市教育局和珠海市计划生育协会于 2024 年 3 月 20 日联合印发了《珠海市生殖健康促进行动实施方案(2023—2025 年)》,作为落实国家及广东省生殖健康促进行动工作的具体行动。在珠海市的实施方案中,将生殖道 CT 感染防治的健康促进作为"加强妇女全周期保健"行动内容之一,提出了"通过广东省防治生殖道衣原体感染试点项目,提高衣原体感染筛查率,强化各级各类医疗卫生机构诊疗服务能力,减少因感染衣原体所致盆腔炎症性疾病和流产、异位妊娠、不孕、不育等不良生殖结局,实现优生优育",反映出珠海市首次在全国范围内将生殖道 CT 感染健康促进与生殖健康促进行动相结合。

2. 开发健康教育及其效果评估的知识要点　为了凝练生殖道 CT 感染健康教育的知识要点和提供知晓率评估工具,江苏省宿迁市疾病预防控制中心组织国内部分专家通过两轮德尔菲法专家咨询评议,开发了用于社区人群生殖道 CT 感染相关宣传教育及其效果评估的 8 个核心问题[7]:①生殖道衣原体感染会引起不孕不育吗?②孕产妇感染生殖道衣原体后会影响胎儿(新生儿)健康吗?③感染生殖道衣原体的人一定会有症状吗?④育龄女性需要定期做生殖道衣原体检测吗?⑤生殖道衣原体感染者的配偶/性伴也需要做检测吗?⑥生殖道衣原体感染治好后还会感染吗?⑦生殖道衣原体可以通过性行为传播吗?⑧正确使用安全套可以预防生殖道衣原体感染吗?上述 8 个核心问题有望成为未来全国各地开展社区人群生殖道 CT 感染健康教育的知识要点,以及社区人群知晓率评估调查问卷的标准内容,以便不同地区之间的比较。

3. 以生殖健康宣传为切入点的全方位宣传教育　上海市静安区充分利用当地资源,在卫生行政部门领导下加强疾控机构（静安区疾病预防控制中心）、医疗机构（上海市第一妇婴保健院）、高等院校（上海戏剧学院和上海大学上海电影学院）及宣传部门（上海市静安区融媒体中心）之间的合作，在开发传统的健康教育材料基础上加强健康教育内容和形式的创新。例如，上海市静安区疾病预防控制中心与上海大学上海电影学院合作，开发了以CT感染生殖健康危害为宣传核心的科普三部曲（"相知""相惜""相守"）视频，以故事的形式讲述了有关提高筛查意识、配合规范治疗和预防健康危害的相关知识；与上海市静安区融媒体中心联合拍摄了"大医科普 静享健康——关注衣原体，守护生殖健康"专家科普访谈视频，邀请生殖医学、妇产科、公共卫生专家从不同角度宣传生殖道CT感染危害和防治的知识。上述宣传视频已通过线下（如门诊候诊区、居民楼和商务楼电梯间的电视屏）和线上（如澎湃新闻网）进行播放，并纳入当地高等院校健康教育课程等，从而有效地提高宣传与健康教育的覆盖面和有效性。

深圳市以生殖健康为中心，以生殖道CT感染的实际案例为原型，精心制作了形式多样的科普作品，采用传统媒体和新媒体相结合、重要节点和常态化宣传相结合、健康宣教和互动式科普相结合、线上线下相结合的科普宣教模式，全方位开展健康教育工作。为了扩大宣传覆盖面和增强持续性，持续在深圳晚报、晶报、深圳商报等主流传统媒体发布新闻通讯，在微信公众号和视频号、抖音短视频平台等新媒体平台上投放图文类、视频类科普作品。此外，在"性病防治主题宣传周"等时段在医疗机构、社康中心、机场、工厂等场所精心策划多场线下专题宣传活动，营造全民参与的良好氛围，取得市民良好反馈和显著宣传效果。

二、筛查检测

筛查是发现人群中某种疾病或感染早期患者以及识别可能发生某种疾病或感染高危个体的主要措施。筛查有多种分类形式，按筛查对象的范围可分为整群筛查（对整个目标人群的筛查，即普查）和选择性筛查（在重点人群中筛查）；按筛查组织的方式可分为主动性筛查（组织目标人群集中到筛查服务点的筛查）和机会性筛查（结合到常规医疗卫生服务、健康体检或其他疾病诊疗中的筛查，属于被动筛查）；按筛查项目的数量可分为单项筛查（使用一种检查方法的筛查）和多项筛查（同时使用多种检查方法的筛查）；按筛查的目的可分为治疗性筛查（以早发现、早诊断和早治疗为目的的筛查）和预防性筛查（以发现疾病高危人群，以便进行预防干预为目的的筛查）[8]。按筛查的组织方式，针对CT感染开展的筛查往往属于机会性筛查，即将日常性的医疗服务与选择性人群的CT筛查联合，或者在健康体检或特定人群的预防干预活动中对目标人群进行筛查。此外，基于CT感染诊断与治疗的目的，CT感染的筛查属于治疗性筛查，而基于治疗CT感染以预防不良结局发生的目的，这样的筛查又属于预防性筛查。

生殖道CT感染在人群中具有较高的患病率，而且可以导致一系列健康危害。澳大利亚控制衣原体有效性试点的研究结果提示，加强CT筛查可以降低感染率并能够降低感染者罹患盆腔炎症性疾病（PID）的发病率[9]；伦敦大学的一项PID预防试验结果表明，CT感染的筛查可以显著降低罹患 PID 的风险[10]；在博茨瓦纳开展的一项预防早产和低出生体重儿的整群对照试验可见，孕妇的 CT 筛查可以明显降低这两种不良妊娠结局的发生率[11]。因此，通过对 CT 感染的筛查可以及时发现感染者并给予治疗，一方面可以控制感染，另一方面可以减少 CT 感染带来的健康危害。

（一）筛查人群

1. 一般人群　一般人群中的性活跃人群（特别是年轻女性）是 CT 感染的重点筛查人群，在许多国家规划和推荐中都强调对这一人群定期开展 CT 筛查的重要性。美国 CDC 从2015 年的指南中就一直建议，所有年龄＜25 岁的性活跃女性都需要接受每年一次的 CT 筛查；对于年龄≥25 岁的高风险女性，即有新性伴或多性伴，或者其性伴有多性伴或有性病感染的女性也需要接受每年一次的筛查；只有在资源允许且高流行率情况下才考虑对性活跃男性进行常规 CT 筛查，而且这种筛查不会影响对女性的筛查工作[12]。2015 年欧洲 CT 感染管理指南中推荐所有在性病门诊或性健康门诊就诊的＜25 岁性活跃人群接受每年一次的 CT 检测[13]。加拿大公共卫生署 2020 年的推荐同样要求＜25 岁性活跃人群每年接受一次 CT 筛查[14]，而加拿大预防保健工作组在 2021 年的指南中推荐在初级保健中对所有 30岁以下性活跃人群提供机会性 CT 感染筛查[15]。加拿大的最新推荐中将接受检测的年龄增加到 30 岁是因为 25 ～ 29 岁年龄组 CT 感染率仍然有所上升，而 30 ～ 39 岁年龄组的感染率明显下降，另外将＜30 岁的性活跃男性纳入常规筛查对象是考虑到该人群在 CT 感染传播中的作用[15]。目前澳大利亚的推荐与加拿大类似，即推荐＜30 岁的性活跃人群接受CT 感染筛查[16]。对于≥30 岁的性活跃人群，加拿大和澳大利亚的推荐都提出在出现 CT感染疑似症状或感染风险的情况下需要接受 CT 感染的筛查。英国自 2003 年启动了全国衣原体筛查项目（National Chlamydia Screening Programme，NCSP），旨在通过早期发现和治疗 CT 感染来实现预防感染的继续传播和减少健康危害的目的，提出在初级卫生保健中为＜25 岁的性活跃人群提供机会性 CT 筛查。然而，2021 年在广泛咨询国内外专家以及对现有依据进行系统复习的基础上，英国公共卫生署对 NCSP 的目标做了调整，重点聚焦在减少由于没有得到及时治疗的 CT 感染所导致的健康危害，而这种危害主要发生在女性当中[17]。因此，NCSP 建议所有年龄＜25 岁的性活跃女性和其他有子宫或卵巢者（包括变性男、双性人等）在寻求性与生殖健康服务（包括线上服务）、避孕与终止妊娠服务、全科医生或药房服务时都应该进行 CT 检测[18]。

在一般人群中开展 CT 检测具有较好的接受性。澳大利亚一项调查表明，在 13 225 人次的筛查中 19.2% 既往未接受检测，未检测的相关因素包括男性、16 ～ 19 岁年龄组、居住在社会经济状况不好的地区，以及诊所的现场采样条件不好等[19]。

越来越多的证据表明，性活跃女性的 CT 筛查可以减少 PID 发病的风险，但性活跃男女人群筛查能够有效降低人群 CT 感染患病率的证据非常有限。2008 年前开展的研究并没有获得能够支持在＜25 岁性活跃一般人群中开展机会性 CT 筛查的高质量证据[20]，主要结果指标评估的时间相对比较短。但研究表明，在性活跃男性人群开展筛查的费用效益明显不如性活跃女性人群[21]，CT筛查策略从卫生经济学的角度来看是有价值的[22]。美国CDC指南的制定是基于4项有关开展无症状CT筛查可以降低年轻女性PID发病风险的随机对照试验结果[23]。英国基于全国PID诊断资料分析，在NCSP的CT筛查达到高峰后，CT感染相关的PID诊断率在2009—2019年间下降58%，而淋病相关的PID诊断率上升34%，CT感染相关的PID诊断率下降主要发生在15～19岁年龄组（71%），进一步说明CT筛查在减少年轻女性PID发生上发挥作用[24]。

早期的数学模型预测结果显示[25]，在年龄＜25岁性活跃人群实现中等程度的筛查率也会导致CT感染率快速下降，推进每年一次的筛查可以在10年内显著降低人群感染率。然而，在荷兰和澳大利亚开展的两项随机对照试验并没有发现在达到一定筛查率的情况下CT感染的估计患病率有所下降[9,26]。此外，NCSP中的CT筛查率高于这两项研究的筛查率（16%～20%），英国的调查结果也没有发现在人群水平上CT感染率随时间呈现下降的趋势[27]。为此，部分国家将生殖道CT感染的防治重点转移到对感染者的治疗，或者建议对所有年龄＜30岁的性活跃人群提供所有性病检测，并不一定每年一次[27]。

2. 孕妇人群　2015—2016年在全球57个国家的调查发现，只有14个国家制定了孕妇CT筛查的国家政策或指南，其中7个国家（包括澳大利亚、美国、新西兰和拉脱维亚等）将筛查的目标人群局限于具有高风险的孕妇[28]。美国CDC 2021年的指南将孕妇人群的CT筛查作为预防新生儿眼病的措施之一，要求所有具备高风险的孕妇，即年龄＜25岁或年龄≥25岁且有新性伴或多性伴的孕妇，或者在性伴有多性伴或有性病感染情况下的孕妇，需要在首次产前保健时接受CT筛查检测，在妊娠期间仍然维持高风险的孕妇需要在妊娠晚期再次接受CT检测。

有关孕妇对CT筛查的可接受性和可行性的调查主要来源于低收入或中收入国家。从部分国家开展的调查可见[29]，孕妇对产前CT筛查的接受率为85%～99%，治疗的实施率为91%～100%。此外，在荷兰的一个生殖道CT感染知晓率很高（92.8%）孕妇人群中，CT筛查的接受性也非常高，而且没有出现歧视现象[30]；而在澳大利亚的一个知晓率较低（2/3的人不晓）年轻孕妇人群中，CT筛查的接受性依然非常高，参与筛查的意愿来自对胎儿健康的关注[31]。美国的调查表明，孕妇CT筛查的成本和效益取决于该人群的CT感染率，当感染率＞16.9%时则可以节省净成本，而随着感染率下降人均筛查费用有所增加[32]。荷兰的研究表明，检测1000名孕妇CT的费用估计为527 900欧元，而预防不良妊娠结局可避免626 800欧元的医疗费用，可以节省净成本，即使在测试成本高达22欧元（试剂价格为19欧元）的情况下仍然可以节省净成本。因此认为，在荷兰对所有孕妇进行产前CT筛查是一种节省成本的干预措施[33]。

3. 高危人群

（1）男男性行为者：多个国家的指南都建议男男性行为者（MSM）接受CT筛查[12,14,34]。加拿大的指南中提出包括男性同性恋、双性恋和其他MSM及跨性别人群应接受筛查的建议[14]。欧洲2015年的指南并没有直接推荐MSM接受CT检测[13]。

（2）女性性工作者：目前尚没有针对女性性工作者的CT筛查指南或推荐，一般将该人群纳入具有高风险的性活跃女性人群中。例如,荷兰指南建议从事性工作的女性需要接受口咽 CT 筛查 [35];美国 CDC 指南将该人群归类为曾经有以性换取金钱的女性,需要接受 CT 筛查 [12]。

(3)其他人群:美国 CDC 指南指出 [12],尽管由于某些原因(如可行性、有效性和成本效益)而缺乏足够证据推荐在性活跃男性中进行 CT 常规筛查,但在 CT 感染率高的医疗机构或场所(如青少年诊所、教养所或性病门诊)应考虑对性活跃男性进行筛查。

(4)感染者性伴:由于生殖道 CT 感染者的性伴具有非常高的 CT 感染率,所有感染者都需要通过及时的性伴通知等方式,确保其性伴能够获得 CT 检测。

(二)筛查部位

生殖道 CT 感染的主要发生部位是泌尿生殖道,但由于性行为的多样化(包括阴道交、肛交、口交等)以及其他原因(如自接种、污染物接触),在部分人群(如 MSM)中可能会发生泌尿生殖道以外部位(如直肠、口咽)的感染,甚至有眼部的感染等。泌尿生殖道 CT 筛查是普遍推荐的筛查部位,一方面是由于这些部位的 CT 感染率相对比较高,另一方面是因为这些部位的感染所导致的健康危害(特别是在女性感染者中)更加严重。

在一些高收入国家,特别是那些推广 HIV 暴露前预防的国家,在 CT 筛查相关的指南中仍然建议对 MSM 开展泌尿生殖道和泌尿生殖道以外部位的常规 CT 筛查,这主要是考虑到泌尿生殖道以外部位 HIV 感染与传播的风险以及性病感染率高 [23]。

女性人群(特别是性病门诊就诊的女性患者)的直肠 CT 感染率相对较高,但目前尚没有明确的有关女性直肠 CT 筛查的指南或推荐。系统文献综述结果显示,70% 的直肠 CT 感染者同时患有生殖道感染,提示直肠的感染可能是由于生殖道感染的污染(自接种)所致 [36]。尽管有学者呼吁在女性中开展直肠 CT 筛查,但直肠感染在女性人群中的自然史和临床意义仍然不明确。因此,目前包括美国预防服务工作组在内的许多机构并不建议在女性人群中进行定期的直肠 CT 筛查 [37],但可以通过医患之间的沟通判断是否需要检测 [12]。

目前还没有针对咽部 CT 筛查的最佳建议。荷兰的前瞻性队列研究表明,对具有高危行为的女性进行检测可发现大多数感染者,在咽部 CT 感染率特别低的情况下并不支持开展咽部的常规筛查 [38]。荷兰指南建议,在报告有任何性病感染、从事性工作以及发生无保护性口交和肛交情况的女性需要接受口咽 CT 筛查 [35]。然而,目前美国 CDC 的指南中尚未推荐在人群中进行口咽 CT 的筛查 [39]。

(三)检测方法

虽然用于 CT 检测的方法有多种,但是核酸检测方法是目前普遍推荐用于筛查的方法,美国 CDC 在 2010 年之后的指南中已经不再推荐细胞培养法和抗原检测法。由于核酸检测方法具有高敏感性的特点,对筛查标本的选择可以多样化,包括非侵入式标本的使用。

基于核酸检测的即时检测(POCT)方法可以更加方便地使用和提供更加快速的结果反馈,目前商业化提供的核酸 POCT 均具有良好的性能 [40],但在推广应用的可负担性上仍然存在挑战。

为了节省核酸检测方法的成本,混合不同个体样本及混合不同解剖部位样本已经作为一种检测策略加以应用,而且这两种检测策略具有较高的检测特性[41,42],可以分别替代单一个体或单一部位标本的检测。

(四)检测标本

根据不同人群中 CT 筛查部位和采用检测方法的不同选择采集相应的标本。基于核酸检测方法的筛查,男性尿道 CT 检测的合适标本为首段尿、尿道和阴茎顶端拭子,女性生殖道 CT 检测的合适标本包括宫颈拭子、阴道拭子、尿道拭子和首段尿;直肠和口咽部位 CT 检测的合适标本分别为直肠拭子和口咽拭子。女性宫颈拭子和男性尿道拭子是 CT 检测的最佳标本,但是这两种拭子在采集过程中相对比较复杂或接受性较低。因此,随着核酸检测技术在 CT 检测中普遍使用,其他类型的标本逐渐替代上述两类标本。

根据既往评估研究结果,女性宫颈拭子标本检测 CT 的灵敏度和特异度范围分别为 89% ~ 100% 和 99% ~ 100%,阴道拭子分别为 90% ~ 100% 和 95% ~ 100%,尿液标本分别为 44% ~ 100% 和 96% ~ 100%;男性尿液标本的灵敏度为 89% ~ 100%,尿道外口拭子为 92%,尿道拭子为 99%,直肠拭子为 92%[23]。一项基于女性人群评估结果的荟萃分析显示,阴道拭子和尿液标本的灵敏度分别为 94.1% 和 86.9%[43]。

传统拭子标本的采集往往依赖于临床专业人员,而由患者自我采集标本的方式则给筛查工作(包括线上筛查服务)带来很大的方便,而且能够保护筛查对象的隐私,提高了筛查的接受性。多项研究显示,患者自我采集的标本与临床专业人员采集的标本在进行核酸检测时灵敏度和特异度相当[44,45]。在 MSM 及女性人群中,患者自我采集的直肠拭子标本与医务人员采集标本在核酸检测时结果一致率为 98%[46]。一项男性自我采集阴茎拭子与医生采集尿道拭子的比较性研究表明,自我采样检测 CT 感染的灵敏度为 96.8%,特异度为 98.8%,说明自我采集的阴茎拭子可以替代尿道拭子[47],甚至有研究表明其灵敏度优于尿液标本[48]。

(五)筛查频次

针对性活跃人群的 CT 筛查,多数指南推荐每年检测一次[12,15,49],如果更换性伴则需要重新检测。

各国指南对 MSM 的 CT 筛查频次的推荐不尽相同。澳大利亚 2019 年的性病艾滋病检测指南建议,在过去 3 个月内与其他男性发生过任何性行为的 MSM 每 3 个月做一次包括 CT 在内的性病检测,非性活跃或单一性伴的 MSM 至少每年一次 CT 检测[36];加拿大指南推荐男性同性恋、双性恋和其他 MSM 及跨性别人群每年一次 CT 检测[14];美国 CDC 指南建议 MSM 在无论是否使用安全套的情况每年都需要接受一次性接触部位(尿道和直肠)的 CT 检测,如果存在感染高风险(暴露前化学预防使用者、HIV 感染者、有多性伴或自己的性伴有多性伴等情况)则需要 3 ~ 6 个月检测一次[12];欧洲指南要求有症状或既往 6 个月有过直肠暴露史才做检测[50]。女性人群的直肠 CT 筛查没有明确的推荐。

针对孕妇人群,目前的指南建议在妊娠早期或首次产前检查时接受 CT 筛查[12,14]。加拿大要求孕妇在妊娠晚期接受检测并在下列情况下分娩前需再次检测:妊娠期没有接受过 CT 检测;没有接受过妊娠晚期检测;CT 或淋球菌(NG)检测阳性但没有接受过治疗和判愈试验(TOC)[14]。而美国则要求年龄＜25 岁或有高风险(新性伴或多性伴、性伴有多性伴、性伴有性病、婚外性行为未用安全套)的孕妇在妊娠晚期再做一次检测[12]。

三、病例管理

病例管理为计划、协调、管理和评估个人医疗服务的过程,总体目标是建立具有成本效益和高效的医疗服务,以提高生活质量[51]。病例管理的基本特征包括确定服务对象、提供评估与诊断、制定治疗计划、提供患者与服务间衔接、实施治疗服务、监测服务过程和评估服务结果等。在以生殖道 CT 感染者作为服务对象的医疗服务中,将通过规范诊疗、性伴管理和随访服务等实现生殖道 CT 感染者的病例管理。

(一)规范诊疗

1.流行病学与临床评估　医务人员通过采集流行病学和临床病史、风险评估、体格检查和实验室检测等方式对就诊者进行系统评估,为后续的诊断、治疗、性伴通知和随访服务等提供必要的信息。

(1)病史采集:主要包括一般情况(包括年龄、婚姻状况等)、主诉(主要疾病诉求)、现患疾病及既往疾病史、性行为与吸毒史、药物过敏与疫苗注射史等。现患或既往患有性病(包括 HIV 感染)、性行为与吸毒状况是指导生殖道 CT 感染诊治与预防的重要流行病学信息,有时由于患者对这些信息比较敏感而不愿意如实提供,需要医护人员在病史采集过程中通过提供必要的解释和心理支持来耐心询问。医务人员在病史(特别是敏感信息)采集过程中需要持有尊重和不带偏见的态度。

(2)风险评估:在病史采集过程中收集的流行病学信息为风险评估提供了基础。指导生殖道 CT 感染规范诊疗的风险评估包括:感染风险(包括年龄、性取向、性伴数量、使用安全套情况、目前不适症状、既往性病或生殖道感染情况、毒品及新型毒品使用情况、性伴感染状况等)、感染部位风险(性取向、性行为方式、性行为中的角色和性伴感染状况等)和再感染风险(治疗依从状况、性伴感染状况和性伴治疗情况等)。个体风险评估结果有助于指导医务人员采取有针对性的诊疗服务。

(3)体格检查:可以发现疾病相关的体征(如尿道黏液性分泌物、淋巴结肿大),为生殖道 CT 感染的诊断和治疗提供线索。

(4)筛查检测:由于大多数生殖道 CT 感染者没有明确的主诉和明显的症状,因此基于敏感性检测方法的筛查检测为生殖道 CT 感染的诊疗提供了重要依据。部分医疗卫生机构在没有检测条件(特别是核酸检测条件)的情况下,可以通过医联体或医共体合作机制以及委托第三方机构检测的方法提供筛查检测服务。WHO 和许多国家都有相应的筛查指南和检测指南,详细介绍了筛查策略和检测方法等。

2. 诊断   结合患者流行病学史、临床表现和实验室检查结果,综合判断而作出诊断。由于大多数生殖道 CT 感染者没有明显临床症状,以及流行病学史不明确或标本采集困难,因此灵敏度和特异度高的实验室检测结果对 CT 感染的诊断尤其重要,明确诊断需要以实验室检测结果阳性为标准。

3. 治疗   按照我国最新发布的治疗指南,应该为生殖道 CT 感染者提供及时、足量、全程、规则的治疗。WHO 和许多国家都有相应的治疗指南,详细介绍了不同部位 CT 感染治疗的首选方案和替代方案。

4. 转诊与会诊   在有诊疗资质的医疗卫生机构内,生殖道 CT 感染的诊断和治疗可以在相关科室(如皮肤性病科、泌尿外科、妇科、产科、肛肠科等)内开展。如出现某些需要技术支持的情况(如诊断不明确、治疗效果差等),可以借助院内或院外转诊或会诊机制,提供必要的服务。

5. 疫情管理   《性病防治管理办法》将生殖道 CT 感染作为我国重点防治的性病之一,部分省市及全国性病监测点地区已经将生殖道 CT 感染纳入常规传染病病例报告。这些地区提供生殖道 CT 感染诊断和治疗的各级各类医疗机构为病例责任报告单位,首诊医生为责任报告人,按照要求开展病例登记和报告。

(1)病例登记:首诊医生负责生殖道 CT 感染患者门诊日志、传染病登记簿相关信息的收集和登记。

(2)病例报告:对临床首诊的生殖道 CT 感染病例,由首诊医生根据《传染病信息报告管理规范》的要求,使用"传染病报告卡"填报病例报告信息(在"□"中打"√"),应在"传染病报告卡"上"其他法定管理以及重点监测传染病"栏目中填写。临床上判断为再次感染的病例需要重新报告。

(3)质量控制:配合做好规范化诊疗服务(诊疗行为和病例报告等)的质量控制,包括医疗机构内部的自查,以及卫生监督机构和性病业务管理机构等组织的各种现场调查等。

(二)性伴管理

性伴管理也称性伴通知、性伴追踪或性伴转介,是确定性病感染者的性接触者并将他们转介到医疗卫生机构接受病例管理的过程。性伴管理是一种公共卫生活动,使得性病感染者的性伴能够在获得告知并接受治疗上受益[52]。性伴管理的主要目的包括:切断疾病传输链;预防再次感染;及时发现感染者并给予治疗;促进风险人群的安全性行为。

1. 性伴的界定   性伴是指发生各种性行为的对象,如果在一个时间段内与多个性伴发生过性行为称为"多性伴"行为。在联合国艾滋病规划署的调查指标中把多性伴定义为过去 12 个月内与多于 1 人发生过性行为的情况[53]。对于性伴通知的性伴范围并没有统一规定,我国最新指南要求对出现症状或确诊前 2 个月内的所有性伴开展检查并在必要时治疗[54];美国 CDC 指南指出最近的性伴应该接受评估和治疗,即使这些性伴性接触发生在症状出现或诊断时间前 60 天以上[55];2015 年欧洲性传播疾病性伴管理指南要求将生殖道

CT 感染者需要追踪的性伴定义为症状出现前 6 个月内的性伴[52]。

2. 通知的方式　生殖道 CT 感染等性病患者的性伴通知方式有多种,既往在临床实践中推荐和使用的方式主要包括患者通知、医务人员通知或约定通知等。

（1）患者通知:是指鼓励指示患者追踪或通知所有性伴并劝告他们到医疗机构接受筛查和治疗。在采用患者通知的方式时,主诊医生需要给指示患者提供关于性伴通知重要性的健康教育,同时提供性伴通知卡以及医疗机构的名称和地址、接诊时间和电话号码等信息。

（2）医务人员通知:是指首诊医务人员在获取指示患者所有性伴的姓名和联系方式等信息后,由医务人员通知这些性伴并劝告他们到医疗机构接受适当的筛查和治疗。性伴就诊时不一定需要与指示患者相关联,以便保护指示患者的隐私。

（3）约定通知:上述两种方式的联合使用,是指在指示患者向首诊医务人员提供所有性伴的姓名和联系方式后,首先由指示患者通知所有性伴并劝告他们到医疗机构接受筛查和治疗,如果在一定时间内指示患者不能成功通知,则由医务人员通知没有成功通知到的性伴。

无论使用哪种方式的性伴通知,都需要确保指示患者及其性伴所有信息保密,而且性伴通知是在与患者沟通基础上自愿和非强制性完成的。

（三）随访服务

1. 跟踪随访　随访是临床工作的重要组成部分,通过对生殖道 CT 感染者进行医疗追踪,及时了解患者对治疗的依从性、治疗效果和性伴通知等情况,以便及时提供必要的建议,同时能够通过随访服务给患者提供进一步的健康咨询服务等。生殖道 CT 感染的随访服务不仅仅是患者完成治疗后的医疗追踪,而且也包括 CT 检测后的医疗追踪。随访的方式有多种,但为了确保个人隐私,主要是通过电话或短信的方式。美国一项随访研究表明,在推断性治疗后对治疗不足的 CT/NG 感染者进行随访的成功率为 93.2%,既往有性病史的感染者随访成功率更高,电话随访的成功率（98.6%）高于短信随访（51.6%）[56]。

2. 判愈随访　生殖道 CT 感染的判愈主要是临床判愈和微生物判愈。前者主要依赖于临床症状的消失,后者是基于实验室检测的判愈试验（TOC）。多个国家的指南都建议非孕妇人群在使用推荐或替代方案完成治疗后一般无须进行微生物学随访[13,39,54],有下列情况时考虑进行微生物学随访:①症状持续存在;②怀疑再感染;③怀疑治疗未依从;④无症状感染;⑤红霉素治疗后。普遍推荐孕妇在按照推荐或替代方案治疗后需要进行 TOC。2019年欧洲性病性淋巴肉芽肿（LGV）管理指南中提出阿奇霉素方案治疗的 LGV 患者需要进行TOC[57]。根据采用的检测方法确定 TOC 的时间,核酸检测为疗程结束后的 3～4 周,抗原检测为疗程结束后的 2 周。有关 TOC 开展的最佳时间,有研究表明可能比当前指南建议的更早,并且感染的解剖部位可能影响感染清除的时间[58]。

（葛凤琴　韩燕　张栩）

[1] NUTBEAM D. Health promotion glossary[J]. Health Promot Int, 1986, 1(1): 113-127.

[2] Canadian Public Health Association, Health and Welfare Canada, World Health Organization. Ottawa Charter for health promotion: the first international conference on health promotion[R/OL]. (1986-11-21) [2024-06-18]. https://www.afro.who.int/sites/default/files/2017-06/hpr%20ottawa_charter.pdf

[3] 李长宁. 第九届全球健康促进大会重要文献及国际案例汇编 [M]. 北京: 人民卫生出版社, 2017.

[4] 徐辰, 韩燕, 朱邦勇, 等. 南宁市某性病门诊就诊者沙眼衣原体感染认知及样本采集接受度调查 [J]. 国际流行病学传染病学杂志, 2020, 47(5): 415-418.

[5] 葛凤琴, 许丹丹, 诸萍, 等. 性病健康教育新媒体平台 "携手医访" 的创建与推广 [J]. 中国艾滋病性病, 2022, 28(10): 1213-1214.

[6] SCRIVEN A, SPELLER V. Global issues and challenges beyond Ottawa: the way forward[J]. Promot Educ, 2007, 14(4): 194-198.

[7] 孙香香, 陈晓军, 单成超, 等. 基于德尔菲法的生殖道沙眼衣原体感染防治知识核心问题的筛选 [J]. 中国艾滋病性病, 2024, 30(6): 649-651.

[8] 刘宝花. 筛查在健康管理研究中的应用 [J]. 中华健康管理学杂志, 2020, 14(1): 95-102.

[9] HOCKING J S, TEMPLE-SMITH M, GUY R, et al. Population effectiveness of opportunistic chlamydia testing in primary care in Australia: a cluster-randomised controlled trial[J]. Lancet, 2018, 392(10156): 1413-1422.

[10] OAKESHOTT P, KERRY S, AGHAIZU A, et al. Randomised controlled trial of screening for Chlamydia trachomatis to prevent pelvic inflammatory disease: the POPI (Prevention Of Pelvic Infection) trial[J]. BMJ, 2010(340): c1642.

[11] WYNN A, MUSSA A, RYAN R, et al. Evaluating Chlamydia trachomatis and Neisseria gonorrhoeae screening and treatment among asymptomatic pregnant women to prevent preterm birth and low birthweight in Gaborone, Botswana: A secondary analysis from a non-randomised, cluster-controlled trial[J]. BJOG, 2024, 131(9): 1259-1269.

[12] WORKOWSKI K A, BOLAN G A, Centers for Disease Control and Prevention. Sexually transmitted diseases treatment guidelines, 2015[J]. MMWR Recomm Rep, 2015, 64(RR-03): 1-137.

[13] LANJOUW E, OUBURG S, de VRIES H J, et al. 2015 European guideline on the management of Chlamydia trachomatis infections[J]. Int J STD AIDS, 2016, 27(5): 333-348.

[14] Public Health Agency of Canada. Chlamydia and LGV guide: Screening and diagnostic testing[EB/OL]. [2024-06-18]. https://www.canada.ca/en/public-health/services/infectious-diseases/sexual-health-sexually-transmitted-infections/canadian-guidelines/chlamydia-lgv/screening-diagnostic-testing.html.

[15] MOORE A, TRACERSY G, REYNOLDS D L, et al. Recommendation on screening for chlamydia and gonorrhea in primary care for individuals not known to be at high risk[J]. CMAJ, 2021, 193(16): E549-E559.

[16] MUNARI S C, GOLLER J L, HELLARD M E, et al. Chlamydia prevention and management in Australia: reducing the burden of disease[J]. Med J Aust, 2022, 217(10): 499-501.

[17] Public Health England. Changes to the National Chlamydia Screening Programme (NCSP)[M]. London:

Public Health England, 2021.

[18] Public Health England. Information to inform the commissioning of chlamydia screening in general practice and community pharmacies[M]. London: Public Health England, 2014.

[19] LAU A, SPARK S, TOMNAY J, et al. Socio-demographic and structural barriers to being tested for chlamydia in general practice[J]. Med J Aust, 2016, 204(8): 303.

[20] LOW N, BENDER N, NARTEY L, et al. Effectiveness of chlamydia screening: systematic review[J]. Int J Epidemiol, 2009, 38(2): 435-448.

[21] GIFT T L, BLAKE D R, GAYDOS C A, et al. The cost-effectiveness of screening men for Chlamydia trachomatis: a review of the literature[J]. Sex Transm Dis, 2008, 35(11 Suppl): S51-S60.

[22] YAO H, LI C, TIAN F, et al. Evaluation of Chlamydia trachomatis screening from the perspective of health economics: a systematic review[J]. Front Public Health, 2023(11): 1212890.

[23] CANTOR A, DANA T, GRIFFIN J C, et al. Screening for chlamydial and gonococcal infections: Updated evidence report and systematic review for the US Preventive Services Task Force[J]. JAMA, 2021, 326(10): 957-966.

[24] DAVIS G S, HORNER P J, PRICE M J, et al. What do diagnoses of pelvic inflammatory disease in specialist sexual health services in England tell us about Chlamydia control?[J]. J Infect Dis, 2021, 224(12 Suppl 2):S113-S120.

[25] REGAN D, WILSON D, HOCKING J. Coverage is the key for effective screening of Chlamydia trachomatis in Australia[J]. J Infect Dis, 2008, 198(3): 349-358.

[26] van den BROEK I V F, van BERGEN J E A M, BROUWERS E E H G, et al. Effectiveness of yearly, register based screening for chlamydia in the Netherlands: controlled trial with randomised stepped wedge implementation[J]. BMJ, 2012(345): e4316.

[27] LOW N, HOCKING J S, van BERGEN J. The changing landscape of chlamydia control strategies[J]. Lancet, 2021, 398(10309): 1386-1388.

[28] MEDLINE A, JOSEPH DAVEY D, KLAUSNER J D. Lost opportunity to save newborn lives: variable national antenatal screening policies for Neisseria gonorrhoeae and Chlamydia trachomatis[J]. Int J STD AIDS, 2017, 28(7): 660-666.

[29] SHANNON C L, BRISTOW C, HOFF N, et al. Acceptability and feasibility of rapid chlamydial, gonococcal, and trichomonal screening and treatment in pregnant women in 6 low- to middle-income countries[J]. Sex Transm Dis, 2018, 45(10): 673-676.

[30] PEREBOOM M T, SPELTEN E R, MANNIËN J, et al. Knowledge and acceptability of Chlamydia trachomatis screening among pregnant women and their partners; a cross-sectional study[J]. BMC Public Health, 2014(14): 704.

[31] BILARDI J E, De GUINGAND D L, TEMPLE-SMITH M J, et al. Young pregnant women's views on the acceptability of screening for chlamydia as part of routine antenatal care[J]. BMC Public Health, 2010(10): 505.

[32] DITKOWSKY J, SHAH K H, HAMMERSCHLAG M R, et al. Cost-benefit analysis of Chlamydia trachomatis screening in pregnant women in a high burden setting in the United States[J]. BMC Infect Dis, 2017, 17(1): 155.

[33] ROURS G I, SMITH-BOROWITZ T A, DITKOWSKY J, et al. Cost-effectiveness analysis of Chlamydia trachomatis screening in Dutch pregnant women[J]. Pathog Glob Health, 2016, 110(7/8): 292-302.

[34] ASRHA, ASHM. Australian sexually transmitted infection & HIV testing guidelines for use in primary care - men who have sex with men[A/OL]. [2024-06-18]. https://sti.guidelines.org.au/populations-and-situations/men-who-have-sex-with-men/.

[35] VAN DAM A P, DE VRIES H J C. Pharyngeal screening for Chlamydia trachomatis, more harm than good?[J]. Lancet Infect Dis, 2022, 22(4): 437-438.

[36] CHANDRA N L, BROAD C, FOLKARD K, et al. Detection of Chlamydia trachomatis in rectal specimens in women and its association with anal intercourse: a systematic review and meta-analysis[J]. Sex Transm Infect, 2018, 94(5): 320-326.

[37] HOCKING J S, GEISLER W M, KONG F Y S. Update on the epidemiology, screening, and management of Chlamydia trachomatis infection[J]. Infect Dis Clin North Am, 2023, 37(2): 267-288.

[38] EVERS Y J, van LIERE G A F S, DUKERS-MUIJRERS N H T M, et al. Routine universal testing versus selective or incidental testing for oropharyngeal Chlamydia trachomatis in women in the Netherlands: a retrospective cohort study[J]. Lancet Infect Dis, 2022, 22(4): 552-561.

[39] WORKOWSKI K A, BACHMANN L H, CHAN P A, et al. Sexually transmitted infections treatment guidelines, 2021[J]. MMWR Recomm Rep, 2021, 70(4): 1-187.

[40] HAN Y, SHI MQ, JIANG QP, et al. Clinical performance of the Xpert® CT/NG test for detection of Chlamydia trachomatis and Neisseria gonorrhoeae: A multicenter evaluation in Chinese urban hospitals[J]. Front Cell Infect Microbiol, 2022(11): 784610.

[41] 姜婷婷, 陈祥生. 混合不同个体的样本检测生殖道沙眼衣原体感染准确性的 Meta 分析 [J]. 中华流行病学杂志, 2022, 43(12): 1995-2001.

[42] ABOUD L, XU Y, CHOW E P F, et al. Diagnostic accuracy of pooling urine, anorectal, and oropharyngeal specimens for the detection of Chlamydia trachomatis and Neisseria gonorrhoeae: a systematic review and meta-analysis[J]. BMC Med, 2021, 19(1): 285.

[43] AARON K J, GRINER S, FOOTMAN A, et al. Vaginal swab vs urine for detection of Chlamydia trachomatis, Neisseria gonorrhoeae, and Trichomonas vaginalis: A meta-analysis[J]. Ann Fam Med, 2023, 21(2): 172-179.

[44] MASEK B J, ARORA N, QUINN N, et al. Performance of three nucleic acid amplification tests for detection of Chlamydia trachomatis and Neisseria gonorrhoeae by use of self-collected vaginal swabs obtained via an Internet-based screening program[J]. J Clin Microbiol, 2009, 47(6): 1663–1667.

[45] KNOX J, TABRIZI S N, MILLER P, et al. Evaluation of self-collected samples in contrast to practitioner-collected samples for detection of Chlamydia trachomatis, Neisseria gonorrhoeae, and Trichomonas vaginalis by polymerase chain reaction among women living in remote areas[J]. Sex Transm Dis, 2002, 29(11): 647-654.

[46] VAN DER HELM J J, HOEBE C J, VAN ROOIJEN M S, et al. High performance and acceptability of self-collected rectal swabs for diagnosis of Chlamydia trachomatis and Neisseria gonorrhoeae in men who have sex with men and women[J]. Sex Transm Dis, 2009, 36(8): 493-497.

[47] DIZE L, BARNES P, BARNES M, et al. Performance of self-collected penile-meatal swabs compared

to clinician-collected urethral swabs for the detection of Chlamydia trachomatis, Neisseria gonorrhoeae, Trichomonas vaginalis, and Mycoplasma genitalium by nucleic acid amplification assays[J]. Diagn Microbiol Infect Dis, 2016, 86(2): 131-135.

[48] DIZE L, AGREDA P, QUINN N, et al. Comparison of self-obtained penile-meatal swabs to urine for the detection of C. trachomatis, N. gonorrhoeae and T. vaginalis[J]. Sex Transm Infect, 2013, 89(4): 305-307.

[49] UK Health Security Agency. Standards: English national chlamydia screening programme[M]. 8th ed. London: UK Health Security Agency, 2022.

[50] LAU A, HOCKING J S, KONG F Y S. Rectal chlamydia infections: implications for reinfection risk, screening, and treatment guidelines[J]. Curr Opin Infect Dis, 2022, 35(1): 42-48.

[51] OFFREDY M, BUNN F, MORGAN J. Case management in long term conditions: an inconsistent journey?[J]. Br J Community Nurs, 2009, 14(6): 252-257.

[52] TIPLICA G S, RADCLIFFE K, EVANS C, et al. 2015 European guidelines for the management of partners of persons with sexually transmitted infections[J]. J EurAcad Dermatol Venereol, 2015, 29(7): 1251-1257.

[53] DIMBUENE Z T, EMINA J B, SANKOH O. UNAIDS 'multiple sexual partners' core indicator: promoting sexual networks to reduce potential biases[J]. Glob Health Action, 2014(7): 23103.

[54] 王千秋, 刘全忠, 徐金华, 等. 性传播疾病临床诊疗与防治指南 [M]. 2 版. 上海: 上海科学技术出版社, 2020.

[55] BARROW R Y, AHMED F, BOLAN G A, et al. Recommendations for providing quality sexually transmitted diseases clinical services, 2020[J]. MMWR Recomm Rep, 2020, 68(5): 1-20.

[56] BURKINS J, DEMOTT J M, SLOCUM G W, et al. Factors associated with unsuccessful follow-up in patients undertreated for gonorrhea and chlamydia infections[J]. Am J Emerg Med, 2020, 38(4): 715-719.

[57] DE VRIES H J C, DE BARBEYRAC B, DE VRIEZE N H N, et al. 2019 European guideline on the management of lymphogranuloma venereum[J]. J EurAcad Dermatol Venereol, 2019, 33(10): 1821-1828.

[58] SULTAN B, BENN P, SCHEMBRI G, et al. Test of cure study: a feasibility study to estimate the time to test of cure (TOC) for Neisseria gonorrhoeae and Chlamydia trachomatis infections[J]. Sex Transm Infect, 2020, 96(6): 402-407.

第九章

生殖道沙眼衣原体感染防治实践

生殖道沙眼衣原体感染的预防与控制不仅作为一项常规的临床医疗服务,而且在许多国家已经作为一项重要的公共卫生或生殖健康促进项目进行推广,或作为一项研究性或试点性工作进行实施。对这些工作的了解将有助于提高对生殖道沙眼衣原体感染防治目的、防治策略与措施实施可行性和有效性的认识,为进一步完善生殖道沙眼衣原体感染防治工作提供信息。

第一节　国外生殖道沙眼衣原体感染防治项目

生殖道 CT 感染是全球广泛流行的性传播疾病,在许多国家成为最主要的生殖健康问题之一。作为促进生殖健康和减少生殖道 CT 感染造成的不良生殖和妊娠结局的重要公共卫生和医疗服务举措,部分国家开展了针对生殖道 CT 感染的防治项目和试点研究。

一、防治项目与试点研究

(一)英国沙眼衣原体筛查项目

1996 年,为了应对各界对生殖道 CT 感染的不断关注,英国首席医疗官(chief medical officer,CMO)组建了一个专家咨询小组,正式考虑在英国制定 CT 筛查规划。当时支持 CT 筛查有效性的科学证据包括一项来自美国的筛查研究:随访 12 个月发现,CT 筛查组盆腔炎症性疾病(PID)的发病率比未筛查组低 56%[1]。英国各地泌尿生殖医学(genitourinary medicine,GUM)诊所的数据显示,尽管并没有基于人群的 CT 感染率估计数,但年轻人的 CT 感染诊断病例持续增加[2]。1998 年,CMO 发表了一份有关在英国开展 CT 筛查项目的报告,建议在全科诊所和社区性健康及生殖健康服务中推广针对年轻女性的机会性筛查(指因任何原因到医疗机构就诊的符合条件的个体接受筛查),同时呼吁开展一项研究计划,包括在英国进行有关筛查的随机对照试验。英国国家医疗服务体系(National Health Service, NHS)健康技术评估计划随后进行了可行性和可接受性现况调查[3]。1998年,卫生部资助在两个地区进行机会性筛查试点。这些试点项目(全科诊所提供付费检测服务)显示,初级保健机构的筛查实施率很高(>50%),并发现超过10%的年轻人CT检测阳性[4,5]。2001年,英国"2001—2011年性健康十年战略"出台,强调了性健康服务方面的严重问题,提出要将性健康服务扩大到初级保健机构。2002年,作为这一战略的一部分,在CMO于1998年提出CT筛查建议报告的基础上,英国启动了全国CT筛查项目(NCSP),为25岁以下的性活跃者提供CT机会性筛查,旨在早期发现和治疗无症状感染者,减少生殖道CT感染传播的风险,同时确保25岁以下性活跃者对CT有一定的了解并及时获得性健康医疗服务[6]。NCSP项目为分阶段实施,包括第一阶段的2003—2004年,第二阶段的2004—2006年和第三阶段的2006—2008年,预计到2008年在英国全面推行。NCSP的实施模式随着项目的扩大不断改变,包括2003年将男性也纳入筛查的目标人群,2004年除诊所和性健康服务机构之外,在酒吧、俱乐部、体育赛事和节日等场景中也进行CT筛查。但是,NCSP的实施并没有达到预期的目标,接受检测的人数仍然比较低,特别是在初级保健方面,2007—2008年只有4.9%的25岁以下年轻人接受了CT检测,明显低于15%的目标,但之后在卫生部将该规划列为初级保健信托基金的优先事项后筛查率有所上升,2008—2009年底时上升到15.9%,仍然低于17%的目标[7]。从2013年起,地方政府将生殖道CT感染诊断率纳入公共卫生考核指标,使得2013年英国15~24岁人群CT筛查率达到25%,检测阳性率为8.1%。NCSP项目在2013年也新增了部分内容,包括建议对CT检测阳性者进行统一的病例管理(抗生素治疗、性伴通知和提供安全性行为教育),以及在治疗后3个月左右进行复查[8]。

从2006年起,一系列文献综述开始对登记性筛查(指从人口登记册中确定符合条件的个体,并邀请他们进行筛查)或机会性筛查的价值质疑[9],支持筛查的证据仍然模棱两可,例如2010年在英国进行的一项针对CT筛查的随机对照试验结果显示,筛查对减少PID并没有显著收益[10]。此时,英国国家筛查委员会对该规划进行了审查,同意CMO咨询小组的初步建议,即不支持登记性筛查,但对目前的机会性筛查没有发表评论。然而,在2009年的英国国家审计署和英国议会公共账户委员会项目审查报告中指出,投入NCSP项目的资源使用不当,部分原因是将国家规划经费并入地方管理的NHS中。在英国,NHS的结构正在被分解,一个新的执行机构,即英国公共卫生署(Public Health England, PHE)负责疫情监测。大多数性健康服务移交给了地方政府,包括CT筛查在内的很多医疗保健服务项目由NHS专员负责,在很多情况下他们是从许多之前在医疗保健方面几乎没有经验的私营机构购买服务,这给NCSP项目的实施带来了巨大挑战[11]。有关NCSP项目是否能够达到所要求的临床和成本效益、能否以可持续的方式维持大规模筛查、能否控制生殖道CT感染的继续传播以及广泛筛查是否会导致危险性行为增加等一系列问题还在进一步研究中。2017年,由国家及国际专家组成的外部专家同行评议组(External Expert Peer Review Group, EPRG)成立。EPRG在大量可提供的依据基础上,提出NCSP的重点应该聚焦在预防未治疗的CT感染导致的不良结局和降低危害,而不是降低CT感染的患病率。因此,

NCSP 的目标应该转变为减少年轻女性未治疗生殖道 CT 感染导致的生殖健康危害,强调加强年轻女性的机会性筛查,以及缩短获取检测结果和治疗的时间、加强性伴通知和治疗后的复查[12]。NCSP 证据审查委员会对现有最佳证据评估后认为,生殖道 CT 感染对生殖健康造成重大危害,对女性进行机会性筛查可有效减少这些危害的证据是充分的[13]。2021 年起,NCSP 将规划目标转变到这方面符合 NCSP 证据审查委员会评估的结果,意味着 NCSP 能够实现健康收益的最大化。

(二)美国沙眼衣原体筛查指南

1989 年,美国预防服务特别工作组(U.S. Preventive Services Task Force, USPSTF)建议对性活跃年轻女性进行 CT 常规筛查[14]。美国 CDC 对 2000—2007 年筛查结果的分析显示,美国性活跃年轻女性的 CT 筛查率由 2000 年的 25.3% 上升到 2006 年的 43.6%,2007 年筛查率略有下降,为 41.6%[15]。2007 年上报到美国 CDC 的生殖道 CT 感染病例达 110 万例,其中 15 ~ 25 岁的女性超过一半[15]。USPSTF 于 2007 年发布了 CT 筛查指南[16],强烈推荐以下人群进行 CT 筛查:①未孕女性,包括年龄≤24 岁且有性能力的女性,年龄 >25 岁且有性能力和存在性病感染风险的女性(即有生殖道 CT 感染史或其他性病史的女性、有新性伴或多性伴的女性、未坚持采取防护措施的性工作者);②孕妇,包括年龄≤24 岁或年龄 >25 岁且有性病感染风险的孕妇;③男性,尽管该人群的 CT 感染率与女性相似,但因证据不足未给出具体建议。2011—2014 年,美国 16 ~ 24 岁性活跃女性 CT 筛查率已经上升到 47% ~ 48%[17]。2014 年,USPSTF 发布 CT/NG 筛查指南,建议 24 岁以下性活跃女性及存在感染风险(即有新性伴或多性伴、性伴与其他人存在性关系等)的年长女性接受 CT/NG 检测,并指出目前的证据不足以评估在男性人群中开展 CT/NG 筛查的利弊[18]。2021 年,USPSTF 委托对 CT 筛查的净效益进行评估,得出的结论是在 24 岁及以下性活跃女性和 25 岁及以上有感染风险的女性中进行 CT/NG 筛查具有中等的净收益,且目前的证据不足以评估在男性中提供筛查的利弊[19]。2021 年,USPSTF 基于现有的证据再次对 CT/NG 筛查指南进行了更新,明确建议所有 24 岁以下性活跃女性及 25 岁以上存在感染风险的女性需要接受 CT/NG 检测[20]。

从 2000 年起,美国 CDC 开始通过健康计划雇主数据信息集(Health Plan Employer Data and Information Set, HEDIS)监测 16 ~ 24 岁性活跃女性 CT 筛查数据[17]。在参与商业保险的 16 ~ 24 岁性活跃女性中,CT 筛查率从 2001 年的 23.1% 增加到 2014 年的 47.0%,而参与政府补助医疗保险的 16 ~ 24 岁性活跃女性的筛查率从 2001 年的 40.4% 上升到 2014 年的 54.6%。可以看出,尽管近年来 CT 筛查的范围有所扩大,但许多处于感染风险中的女性仍未接受检测,这在一定程度上反映了一些卫生保健提供者缺乏意识,以及支持这些筛查的可用资源有限。美国 CDC 在 2002 年性病治疗指南中首次提出,性活跃的青春期女性即使在没有症状情况下也应至少每年参加一次 CT 筛查,同时建议所有 20 ~ 25 岁性活跃女性进行年度筛查,有风险因素(如有新性伴或多性伴)的年长女性也应该接受筛查,需通过适当的风险评估来确定某些女性是否需要更频繁的筛查[21]。在制定 2007 年指南时,USPSTF 决定改变用于证明疾病发病率的年龄组,即从≤25 岁改为≤24 岁,但美国 CDC 在 2010 年的指南中仍然保持接受 CT 筛查的女性年龄为≤25 岁[22]。在 2015 年的指南中，美国 CDC 建议对所有年龄≤25 岁的性活跃女性进行年度筛查，对高感染风险（如有新性伴或多性伴、伴侣同时有性伴或有性病感染性伴侣）的年长女性进行筛查，同时建议在 CT 感染率高的临床环境（如青少年诊所、教养所和性病诊所）或感染率高的人群（如 MSM）中，应考虑对性活跃的年轻男性进行筛查[23]。

（三）澳大利亚沙眼衣原体干预试点

在 2005 年澳大利亚发布的第一个国家传播性感染战略规划中，联邦政府提出针对 25 岁以下性活跃年轻人的 CT 筛查试点项目是一项优先行动[24]。同年，澳大利亚宣布将在 4 年内提供 1250 万美元，用于提高生殖道 CT 感染认知、改善生殖道 CT 感染监测和试点 CT 检测的项目，随后承诺为针对高风险人群的生殖道 CT 感染防治项目提供 350 万美元资助，要求就试点项目的设计、建模和评估进行招标[25]。2010 年，澳大利亚在政府健康部门的委托下启动了澳大利亚衣原体防治效果试点研究（Australian Chlamydia Control Effectiveness Pilot, ACCEPt）。该项目在 4 个州的 54 个农村城镇共 150 家全科诊所进行，干预措施包括在 16 ～ 29 岁男性和女性人群中提供年度检测，以及实施提高检测率的措施（包括电脑提示全科医生开展检测；给全科医生提供检测激励和支付实习护士雇用经费；鼓励年度检测的提示系统；性伴通知和定期反馈检测实施情况）；对照组继续常规的做法。旨在评估每年对 16 ～ 29 岁人群进行 CT 筛查的可行性、有效性和成本效益，并评估多方面的干预措施是否可以提高检测率，以降低 16 ～ 29 岁男性和女性的 CT 感染率，从而帮助政府决定是否实施全国范围的筛查计划[26]。该项目招募了维多利亚州、新南威尔士州、昆士兰州和南澳大利亚州 54 个城镇的医疗机构，在完成基线调查后，将参与调查的城镇随机分为干预组或对照组。干预组诊所接受旨在提高 CT 检测率的多项干预措施，对照组诊所继续常规的 CT 检测服务。在项目实施的 3 年期间，16 ～ 29 岁男性和女性的年度检测率在干预组从 8% 上升到 20%，在对照组从 8% 增长到 13%。然而，2015 年试点研究结束后干预组患者的 CT 感染率从 5.0% 下降到 3.4%，对照组从 4.6% 降至 3.4%，说明干预措施对该人群 CT 感染率的影响较小且低于预期，CT 感染率的大幅下降可能无法实现[27]。虽然医院报告的 PID 发病率有明显下降，但整个人群的发病率在干预组和对照组之间没有差异。同时，ACCEPt 项目组对医生进行了定性访谈，发现电脑提醒、金钱激励、视觉媒体、审计 / 反馈等干预措施可以在一定程度上提高 CT 检测率，促使医生从以症状作为检测标准向以年龄作为检测标准转换，从而规范医生的 CT 检测行为[28]。2016 年，对澳大利亚 4 个州 60 个全科诊所的随访研究显示，取消金钱激励的医疗机构 CT 检测率较保留金钱激励的医疗机构低 0.9%，而取消审计 / 反馈的医疗机构 CT 检测率较保留审计 / 反馈的医疗机构低 2.6%。由此可见，审计 / 反馈比每次 CT 检测 5 ～ 8 澳元的金钱激励更能有效维持医生在常规诊疗过程中提供 CT 检测服务[29]。

（四）欧洲部分国家的沙眼衣原体防治实践

2006 年 11 月—2008 年 1 月，欧洲部分国家在欧洲疾病控制中心（ECDC）的主导下开展了欧洲 CT 筛查现状调查（Screening for Chlamydia Review in Europe, SCREen）项目，旨在了解欧洲当时的生殖道 CT 感染以及控制情况。项目主要通过向公共卫生和临床专家发放调查问卷询问生殖道 CT 感染疫情以及防治情况，将生殖道 CT 感染控制程度分为五个类别：有组织的生殖道 CT 感染控制计划、有生殖道 CT 感染确诊病例的病例管理、对生殖道 CT 感染确诊病例的性伴通知、对某些无症状个体的机会性筛查、有组织的 CT 筛查计划。随后根据对问卷的答复，将每个国家 / 地区进行归类。结果显示，29 个回复的国家中有 13 个（45%）目前没有生殖道 CT 感染防治的相关应对计划，仅有 5 个（17%）国家制定了防治指南。该项目的调查结果反映了 2007 年欧洲国家生殖道 CT 感染防治的基本信息，并发现国家整体经济状况与相关部门是否优先考虑生殖道 CT 感染防治之间无关。调查结果表明，欧洲地区的大多数生殖道 CT 感染可能仍未被检测发现并得到及时治疗，存在继续传播的风险[30]。

2009 年 6 月，ECDC 发布了欧洲生殖道 CT 感染控制指南[31]，旨在指导欧盟成员国制定和改进国家生殖道 CT 感染预防和控制的战略。这种战略不仅需要考虑临床和流行病学因素（如人群生殖道 CT 感染的流行状况），还需要考虑卫生保健系统、基础设施和资源情况。ECDC 在生殖道 CT 感染控制指南中提出了一种循序渐进的方法，即在考虑筛查等基于人群的复杂干预措施之前，应确保有完善的性病防治体系和患者管理系统。针对指南的评价以及后续活动包括加强生殖道 CT 感染监测工作和在欧盟（EU）、欧洲经济区（EEA）及欧洲自由贸易联盟（European Free Trade Association, EFTA）的成员国开展有关生殖道 CT 感染防治工作的重复调查。在欧洲层面，第一个目标是没有尚未开展生殖道 CT 感染防治工作的国家或减少尚未开展工作的国家比例（当时在 EU、EEA 及 EFTA 成员国中有 45% 尚未开展）。第二个目标是增加筛查建议所需要的证据，因为当时的证据不够充分。为了能够收集在国际上用于比较的生殖道 CT 感染病例报告数据，欧洲地区需要加强生殖道 CT 感染的监测。为了更好地解释整个欧洲的数据，生殖道 CT 感染方面的专家建议同时需要收集各国 CT 检测量信息。这些活动将有助于评价生殖道 CT 感染控制规划的产出和影响[32]。

2012 年，ECDC 通过调查表的方式在 EU/EEA 成员国再次进行了调查，旨在评估生殖道 CT 感染防治活动的组织和实施状况，以及 2007—2012 年之间的变化情况。调查表涵盖 6 个方面的 63 个问题，包括：①生殖道 CT 感染管理与检测指南；②实验室诊断；③性病医疗保健服务的策略、计划和组织；④一级预防的策略与活动；⑤监测；⑥机会性检测与筛查规划。与 2007 年相比，2012 年有更多的国家制定了国家生殖道 CT 感染病例管理指南（80%：68%）、机会性检测（68%：44%）和持续使用核酸检测（64%：36%），而报告制定了国家性病控制战略或建立了生殖道 CT 感染监测系统的国家数量没有显著变化。在 25 个国家中，大多数（72%）在 2012 年实施了涉及性伴管理的一级预防活动并在病例管理指南中强调了性伴管理（2007 年为 44%）[33]。由此可见，2007—2012 年期间，EU/EEA 成员国的生殖道 CT 感染防治活动得到了加强，但一些国家仍未启动生殖道 CT 感染的防治工作，其他国家需要对现有工作加强实施和评估。

荷兰是最早启动国家生殖道 CT 感染控制规划的欧洲国家之一。为了考虑是否可以常规实施 CT 筛查，荷兰在 2002—2003 年间对 21 000 名 15 ～ 29 岁一般人群采用自采样试剂盒的方法进行了 CT 感染率的调查，在 41% 返回样本中的感染率为 2.0%[34]。在此基础上，荷兰卫生部决定如果有证据能够表明可行、有效并具有成本效益，则可考虑实施国家 CT 筛查计划。为此，荷兰于 2008—2011 年在三个地区启动了一项衣原体筛查实施项目（Chlamydia Screening Implementation Programme, CSI）。由公共卫生服务机构（PHS）通过给登记注册的家庭邮寄信件的方式邀请 16 ～ 29 岁性活跃年轻人在指定网站上匿名获取自采样包，然后在家里进行自采样（男性采集尿液，女性采集阴道拭子或尿液）并将采集的样本邮寄至指定实验室，两周后可在网页上查看检测结果。对生殖道 CT 感染者由全科医生或当地性病诊所的医务人员提供治疗和性伴通知。治疗 6 个月后，患者还会再次收到一份自采样包进行复测。尽管这样的筛查方法相对简单且成本较低，但筛查参与率低于预期，并且呈现下降趋势（第一轮、第二轮和第三轮分别为 16.1%、10.8% 和 9.5%），因此认为该规划的实施并不具有成本效益 [35]。由于生殖道 CT 感染的临床病程因人而异，取决于病原体、环境和宿主等因素，因此，对具有严重并发症风险的女性进行针对性的筛查可能更有效。为此，荷兰于 2015 年启动了生殖道 CT 感染队列研究（Netherlands Chlamydia Cohort Study, NECCST）项目，旨在确定最有可能发生并发症的女性，以便在高风险女性人群中采取针对性的预防生殖道 CT 感染或再感染的策略与措施。NECCST 是在既往参加 CSI 研究项目的育龄女性中开展的一项队列研究，预计随访到 2022 年以评估生殖道 CT 感染晚期并发症的发生情况及其危险因素。该研究将有助于开发一种预后工具，在早期可以估计生殖道 CT 感染相关并发症发生的风险，从而开展针对性的预防和干预 [36]。

二、针对筛查策略实施的启示

针对目标人群开展 CT 筛查已经成为许多国家生殖道 CT 感染防治的关键策略。基于这些国家的防治实践，对筛查策略的实施产生了一些经验和启发。

（一）筛查策略的确定

从部分国家的生殖道 CT 感染防治项目和试点研究中可以看出，各国筛查策略存在差异。在筛查策略上，英国和美国推荐机会性筛查，荷兰尝试登记性筛查。在筛查人群上，英国建议筛查≤25 岁的性活跃者，之后重点是筛查该年龄段的女性；美国筛查≤24 岁的性活跃女性及≥25 岁存在感染风险的女性；澳大利亚建议筛查 15 ～ 29 岁的性活跃者和≤25 岁的孕妇；荷兰建议筛查 16 ～ 29 岁的性活跃人群。目标人群的确定可能与这些国家不同年龄段人群 CT 感染率、政府资源投入情况以及费用效益依据等有关。

（二）筛查项目的实施

从部分国家生殖道 CT 感染防治项目的实施过程可以看出，项目的实施是由政府、卫生主管部门、专业机构、医务人员、就诊者等不同利益相关者共同参与的过程，因此需要当地政府、卫生主管部门、专业机构和医疗机构之间通力合作，加强沟通协调，以确保筛查和干预项目的有效实施。同时,需要加强目标人群的性健康教育以及医务人员的培训,不仅提高目标人群 CT 筛查的接受率,而且强化医务人员对 CT 筛查的认识和提供率,发挥 CT 筛查在控制生殖道 CT 感染与传播中的作用。

(三)筛查项目的评价

虽然各国在倡导 CT 筛查项目的同时都强调要对项目的可行性、可接受性和有效性进行评估,但目前缺乏高质量的随机对照试验研究,尚未有关于机会性筛查或登记性筛查对生殖道 CT 感染人群患病率影响的长期趋势研究。因此,在加强生殖道 CT 感染病例监测的同时,应该在人群中通过定期调查或设立监测点的方式开展患病率调查和监测,从而了解筛查等干预措施的中长期或长期效果。

(四)卫生经济学评估

目前,很多研究对 CT 筛查项目的成本效益进行了评估,但结论不一致,可能的原因包括测量的指标、采用的方法、数据的来源等方面都存在差异。成本效益评估是政府投入公共卫生规划的重要依据之一,需要提供更多的高质量流行病学数据,结合动态数学模型进行成本效益分析和成本效果分析,从而评估不同的筛查策略对生殖道 CT 感染传播和并发症发生率的影响,确定最有成本效益的筛查策略。

(五)证据对政策的影响

科学研究为政策制定提供重要的依据,但有时可能又受到研究证据的束缚。从澳大利亚 ACCEPt 项目和荷兰 CSI 项目可见,这些研究项目在设计和实施上可能存在一些不足,部分是出于伦理方面的考虑(对照组也可能接受了 CT 筛查),有些是实施时间有限导致了参与率不高等(可能会随着时间延长而提高参与率,导致研究结果完全不同)。目前的研究结果并没有足够的证据支持政府启动全国性的 CT 筛查规划。

(姜婷婷　王成　陈祥生)

参考文献

[1] SCHOLES D, STERGACHIS A, HEIDRICH F E, et al. Prevention of pelvic inflammatory disease by screening for cervical chlamydial infection[J]. N Engl J Med, 1996, 334(21): 1362-1366.

[2] HUGHES G, SIMMS I, ROGERS P A, et al. New cases seen at genitourinary medicine clinics: England 1997[J]. Commun Dis Rep CDR Suppl, 1998, 8(7): S1-S11.

[3] SHERINGHAM J, BARAITSER P, SIMMS I, et al.Chlamydia screening in England: a qualitative study of the narrative behind the policy[J]. BMC Public Health, 2012, 12:317.

[4] PIMENTA J M, CATCHPOLE M, ROGERS P A, et al. Opportunistic screening for genital chlamydial

infection. I: acceptability of urine testing in primary and secondary healthcare settings[J]. Sex Transm Infect, 2003, 79(1): 16-21.

[5] PIMENTA J M, CATCHPOLE M, ROGERS P A, et al. Opportunistic screening for genital chlamydial infection. II: prevalence among healthcare attenders, outcome, and evaluation of positive cases[J]. Sex Transm Infect, 2003, 79(1): 22-27.

[6] FENTON K A, LAMONTAGNE D S, RANDALL S. National screening programme for chlamydia exists in England[J]. BMJ, 2004, 329(7458): 172.

[7] MAYOR S. Chlamydia screening in young people fails to reduce prevalence[J]. BMJ, 2009, 339:b4736.

[8] ANGEL G, HORNER P J, O'BRIEN N, et al. An observational study to evaluate three pilot programmes of retesting chlamydia-positive individuals within 6 months in the South West of England [J]. BMJ Open, 2015, 5(10): e007455.

[9] LOW N, BENDER N, NARTEY L, et al. Effectiveness of chlamydia screening: systematic review[J]. Int J Epidemiol, 2009, 38(2): 435-448.

[10] OAKESHOTT P, KERRY S, AGHAIZU A, et al. Randomised controlled trial of screening for Chlamydia trachomatis to prevent pelvic inflammatory disease: the POPI (prevention of pelvic infection) trial[J]. BMJ, 2010, 340:c1642.

[11] MACINTOSH M, MCKEE M. The English National Chlamydia Screening Programme: where next?[J]. Public Health, 2013, 127(7): 681-683.

[12] Public Health England. Changes to the National Chlamydia Screening Programme (NCSP) [M]. London: Public Health England, 2021.

[13] DAVIS G S, HORNER P J, PRICE M J, et al. What do diagnoses of pelvic inflammatory disease in specialist sexual health services in England tell us about Chlamydia control?[J]. J Infect Dis, 2021, 224(12 Suppl 2):S113-S120.

[14] FISHER M. Guide to clinical preventive services: An assessment of the effectiveness of 169 interventions, report of the U.S. Preventive Services Task Force[M]. Baltimore: Williams & Wilkins, 1989.

[15] Centers for Disease Conrtol and Prevention. Chlamydia screening among sexually active young female enrollees of health plans-United States, 2000-2007[J]. MMWR Morb Mortal Wkly Rep, 2009, 58(14): 362-365.

[16] U.S. Preventive Services Task Force. Screening for chlamydial infection: U.S. Preventive Services Task Force recommendation statement[J]. Ann Intern Med, 2007, 147(2): 128-134.

[17] HE L, PATEL C, TAO G.National chlamydia screening rate in young sexually active women using HEDIS measures in the United States, 2011 to 2020 [J].Sex Transm Dis, 2023, 50(7): 415-419.

[18] LEFEVRE M L, U.S. Preventive Services Task Force. Screening for Chlamydia and gonorrhea: U.S. Preventive Services Task Force recommendation statement[J]. Ann Intern Med, 2014, 161(12):902-910.

[19] CANTOR A, DANA T, GRRIFFIN J C, et al. Screening for chlamydial and gonococcal infections: Updated evidence report and systematic review for the US Preventive Services Task Force[J]. JAMA, 2021, 326(10): 957-966.

[20] US Preventive Services Task Force, DAVIDSON K W, BARRY M J, et al. Screening for chlamydia and gonorrhea: US Preventive Services Task Force Recommendation Statement[J]. JAMA, 2021, 326(10): 949-956.

[21] Centers for Disease Control and Prevention. Sexually transmitted diseases treatment guidelines 2002[J]. MMWR Recomm Rep, 2002, 51(RR-6):1-78.

[22] WORKOWSKI K A, BERMAN S, Centers for Disease Control and Prevention. Sexually transmitted diseases treatment guidelines, 2010[J]. MMWR Recomm Rep, 2010, 59(RR-12):1-110.

[23] WORKOWSKI K A, BOLAN G A, Centers for Disease Control and Prevention. Sexually transmitted diseases treatment guidelines, 2015[J]. MMWR Recomm Rep, 2015, 64(RR-03):1-137.

[24] YOUNG M K, MCCALL B J, JARDINE D. Two years of enhanced surveillance of sexually-transmitted chlamydia in South East Queensland[J]. Commun Dis Intell Q Rep, 2006, 30(4): 456-461.

[25] HOCKING J S, WALKER J, REGAN D, et al. Chlamydia screening-Australia should strive to achieve what others have not[J]. Med J Aust, 2008, 188(2): 106-108.

[26] LORCH R, HOCKING J, TEMPLE-SMITH M, et al. The chlamydia knowledge, awareness and testing practices of Australian general practitioners and practice nurses: survey findings from the Australian chlamydia control effectiveness pilot (ACCEPt)[J]. BMC Fam Pract, 2013, 14:169.

[27] HOCKING J S, TEMPLE-SMITH M, GUY R, et al. Population effectiveness of opportunistic chlamydia testing in primary care in Australia: a cluster-randomised controlled trial[J]. Lancet, 2018, 392(10156): 1413-1422.

[28] YEUNG A, HOCKING J, GUY R, et al. 'It Opened My Eyes'-examining the impact of a multifaceted chlamydia testing intervention on general practitioners using Normalization Process Theory[J]. Fam Pract, 2018, 35(5): 626-632.

[29] KCKING J S, WOOD A, TEMPLE-SMITH M, et al. The impact of removing financial incentives and/or audit and feedback on chlamydia testing in general practice: A cluster randomised controlled trial (ACCEPt-able)[J]. PLoS Med, 2022, 19(1): e1003858.

[30] LOW N, CASSEL J A, SPENCER B, et al. Chlamydia control activities in Europe: cross-sectional survey[J]. Eur J Public Health, 2012, 22(4): 556-561.

[31] European Centre for Disease Prevention and Control. Chlamydia control in Europe – Qualitative evaluation of the impact of the 2009 ECDC guidance document Chlamydia control in Europe[M]. Stockholm: European Centre for Disease Prevention and Control, 2015.

[32] VAN DE LAAR M J, FONTAINE J. ECDC guidance on chlamydia control in Europe: next steps[J]. Euro Surveill, 2009, 14(26): 19260.

[33] VAN DEN BROEK I V, SFETCU O, VAN DER SANDE M A, et al. Changes in chlamydia control activities in Europe between 2007 and 2012: a cross-national survey[J]. Eur J Public Health, 2016, 26(2): 382-388.

[34] VAN BERGEN J, GÖTZ H M, RICHARDUS J H, et al. Prevalence of urogenital Chlamydia trachomatis increases significantly with level of urbanisation and suggests targeted screening approaches: results from the first national population based study in the Netherlands[J]. Sex Transm Infect, 2005, 81(1): 17-23.

[35] VAN DEN BROEK I V, VAN BERGEN J E, BROUWERS E E, et al. Effectiveness of yearly, register based screening for chlamydia in the Netherlands: controlled trial with randomised stepped wedge implementation[J]. BMJ, 2012, 345:e4316.

[36] HOENDERBOOM B M, VAN OEFFELEN A A, VAN BENTHEM B H, et al. The Netherlands Chlamydia cohort study (NECCST) protocol to assess the risk of late complications following Chlamydia trachomatis infection in women[J]. BMC Infect Dis, 2017,17(1): 264.

第二节 我国生殖道沙眼衣原体感染综合防治试点

我国性病监测点的报告资料表明,生殖道沙眼衣原体感染报告发病率呈现上升趋势。但由于大多数沙眼衣原体(CT)感染者没有明显的临床症状而缺乏主动就诊,加上对CT感染的检测意识普遍较低和检测条件相对有限等因素的影响,目前的报告发病率远低于其他发达国家[1-3]。从部分地区的调查发现,育龄女性人群的CT感染率在4%以上,在部分高危人群,如男男性行为者(MSM)或暗娼人群的感染率更高。为了探索我国生殖道CT感染防治策略措施及其实施效果,中国疾病预防控制中心性病控制中心(以下简称"性病控制中心")于2016年在全国部分地区开展调研并提出在部分地区开展中国生殖道衣原体感染综合防治(China Chlamydia Intervention Program, CCiP)的试点工作。在2017年启动试点工作的基础上,性病控制中心组织专家开发《生殖道沙眼衣原体感染综合防治试点工作实施方案(2018年版)》,为部分试点地区开发本地的实施方案提供了参考,于2021年对2018年版的实施方案进行修订并更新为《全国生殖道衣原体感染综合防治试点项目实施方案(2021年版)》,供各地参考使用。在2021年版实施方案中,性病控制中心提出我国生殖道沙眼衣原体感染综合防治的"3331"策略框架,即结合三个服务(生殖健康、妇幼保健、性病防治),强化三个体系(监测体系、检测体系、诊疗服务体系),聚焦三类人群(年轻女性、孕产妇、高危人群)和实施一套措施(涵盖健康促进、筛查检测、病例管理方面的9项具体措施),形成了"三个结合、三个体系、三类人群和一套措施"的策略框架。

一、广东试点

2016年,性病控制中心首先在深圳市开展现场调研,初步了解当地的生殖道CT感染流行状况和CT检测能力等,确定开展生殖道CT感染综合防治试点工作的必要性和可行性。试点项目的主要目的是确定"3331"策略框架在现场实施的可行性以及对控制生殖道CT感染流行和/或降低生殖道CT感染健康危害的作用,探索不同实施模式和创新策略与措施。通过试点工作进一步推动当地的性病防治、惠及百姓健康和锻炼基层防治队伍。因此,性病控制中心2016年12月通过《关于开展生殖道沙眼衣原体感染综合防治试点项目的函》(中疾控性控便函〔2016〕35号)的形式,将深圳市纳入生殖道CT感染综合防治首批试点地区,建议在南山区和宝安区先行开展试点工作。作为试点项目的首要工作之一,深圳市南山区卫生和计划生育局于2017年3月印发《关于南山区开展生殖道沙眼衣原体感染患病率调查项目的通知》(深南卫计发〔2017〕64号),在南山区利用妇女病普查普治及"两癌"筛查平台开展CT筛查与治疗,初步摸清当地育龄女性的CT感染率情况并为当地试点项目的立项提供依据。筛查结果显示,南山区20～60岁女性的CT感染患病率为4.12%,20～24岁年轻女性的患病率最高,达到 6.59%。

在性病控制中心确定在深圳市南山区和宝安区开展试点工作的基础上,深圳市卫生和计划生育委员会于 2017 年 10 月印发《关于印发深圳市淋病和生殖道沙眼衣原体感染综合防治项目实施方案的通知》(深卫计公卫〔2017〕84 号)并于 2018 年 1 月 17 日正式启动试点项目,将试点地区增加到三个区(南山、宝安和福田),提出在三个区试点工作取得经验后在全市范围内推广。2018 年 3 月起,深圳市全面开展生殖道 CT 感染和淋病防治的基线调查工作,以了解当地生殖道 CT 感染的防治能力、疫情状况及工作水平等,作为生殖道 CT 感染综合防治项目的基线数据。基线调查结果显示,不到一半的医疗机构(45.6%)具备 CT 核酸检测能力,医务人员对 CT 感染认识明显不足,门诊就诊者 CT 感染率高达 9.02%。

2019 年起,深圳市针对生殖道 CT 感染防治的目标人群采用了"1+X"模式在全市实施综合防治项目,开展筛查、治疗、随访、性伴通知等工作,其中"1"是建议每个区需要覆盖的筛查人群(包括婚检人群、孕检人群和性病就诊者),"X"则是每个区根据当地的人群感染情况、资源提供情况等选择筛查的其他人群(如健康体检人群、艾滋病咨询检测门诊就诊者、暗娼、MSM、羁押人群、终止妊娠人群等)。为了促进生殖道 CT 感染综合防治试点工作的实施,将项目工作相关指标分解后纳入 2019 年深圳市医疗机构公共卫生服务责任清单和区级慢性病防治体系运行绩效评价标准。在健康促进方面,通过多种形式加大宣传力度,强化宣传发动,充分发挥新闻媒体的导向作用,以新媒体与传统媒体相结合的模式,引导社会大众正确认识生殖道 CT 感染的危害,积极参与筛查项目。在筛查工作推进方面,深圳市 2019 年在"1"人群中开展 CT 检测达 51.5 万人次,在"X"人群中开展 CT 检测 5 万人次。2020 年以来,在"1+X"模式的基础上,深圳市各级各类医疗机构继续推进综合防治项目,并且该项目于 2021 年被纳入《深圳市卫生健康事业发展"十四五"规划》重点工程和深圳市"健康中国行动－重点慢性病防治项目",实现生殖道 CT 感染防治工作的高质量发展和里程碑式跨越。

基于深圳市试点工作的经验,广东省皮肤性病防治中心于 2021 年组织专家起草广东省生殖道 CT 感染防治试点项目方案,提出"防治衣原体感染、促进生殖健康"的项目宗旨。经过对试点方案的多次专家讨论和论证,广东省卫生健康委于 2022 年 6 月印发《广东省防治生殖道衣原体感染试点项目(2022—2025 年)方案的通知》(粤卫疾控函〔2022〕27 号),选择深圳南山区、珠海香洲区、茂名信宜市、揭阳普宁市和云浮新兴县作为省级试点地区开展试点工作。试点工作分为两个阶段并提出了相应的工作重点:第一阶段(2022—2023 年),重点是从监测、检测、诊疗与知识技能四个方面加强能力的建设;第二阶段(2024—2025 年),重点是强化预防及医疗服务的实施,提高 CT 核酸检测率和规范治疗率,降低因感染导致的盆腔炎症性疾病(PID)病例数。基线调查发现,试点地区的防治工作存在监测体系不完善、核酸检测能力不足(40% 医疗机构开展)、规范化治疗率低(54.8%)等问题;各人群 CT 感染率普遍较高,婚前孕前保健者、终止妊娠者、不孕人群感染率分别为 3.7%、4.8%、3.1%,泌尿生殖道门诊就诊者、男男性行为人群、暗娼感染率分别为 6.9%、14.3%、10.3%,35 岁以下育龄女性 PID 患者的感染率为 9.8%（其中 25 岁以下高达 28.9%）。然而,各人群对生殖道 CT 感染的知晓率普遍不足,特别是医务人员的知识技能合格率只有 30.65%。项目实施以来,围绕性病控制中心提出的"3331"策略,通过建立联防联控机制、强化体系能力、健康教育与行为干预、扩大筛查检测、规范诊断与治疗,以及破解防治难点和探索创新技术等防治措施,初步达到"策略探索、推动工作、惠及百姓、培养队伍"的目的。项目实施过程中,得到省卫生健康委和各试点地区政府的大力支持,2023 年,该项目被列入《广东卫生健康委推进卫生健康高质量发展工作计划表（2023—2025 年）》（粤卫函〔2023〕8 号）督导内容。同时,省项目办充分重视科研防治相结合,联合部分高校和科研机构,共同搭建了多学科、多层次的科研合作平台,开展了生殖道 CT 感染的流行病学、临床诊疗、基础研究以及卫生政策等研究,建立了定期学术交流机制,与各试点共享发展机会和成果,激发创新动力。

二、浙江试点

为了扩大试点地区范围,性病控制中心在前期调研的基础上于 2021 年增加了两个试点地区,将浙江省绍兴市作为新一轮试点地区之一。同年 8 月,浙江省卫生健康委下发《关于做好生殖道沙眼衣原体感染综合防治项目工作的函》,正式启动绍兴市生殖道 CT 感染综合防治试点工作。2022 年 3 月,绍兴市卫生健康委下发《关于开展绍兴市生殖道沙眼衣原体感染综合防治项目基线调查的通知》,在全市范围内开展基线调查。基线调查结果显示,全市仅 17.2% 的医疗机构具备开展 CT 核酸检测的能力,大众人群生殖道 CT 感染知识知晓率比较低（59.2%）。在基线调查的基础上,绍兴市卫生健康委于 2022 年 6 月下发《关于印发绍兴市生殖道沙眼衣原体感染综合防治试点项目实施方案的通知》（绍卫发函〔2022〕74 号）,在绍兴市市直医疗机构及越城区相关医疗机构开展生殖道 CT 感染综合防治试点工作。绍兴市围绕"3331"策略框架,积极部署、有序推进生殖道 CT 感染综合防治试点工作,加强疫情监测、实验室检测和诊疗服务体系的建立,积极动员目标人群接受 CT 筛查检测并为感染者提供规范治疗等。同年 9 月,绍兴市卫生健康委召开生殖道 CT 感染综合防治试点项目启动会,对基线调查进展情况进行通报和反馈,明确项目领导小组和技术指导小组成员,全面启动生殖道 CT 感染综合防治试点工作。同时,为进一步推动试点地区的工作实施,浙江省卫生健康委于 10 月印发《浙江省生殖道沙眼衣原体感染综合防治试点项目方案》（浙卫办疾控〔2022〕11 号）。经过前期的工作推动,目前试点地区性病诊疗机构、妇计中心 CT 核酸检测服务覆盖率达 100%,医疗机构筛查比例显著上升。2023 年,婚前保健门诊筛查 1266 人次,阳性率 2.37%;终止妊娠及妇科就诊者筛查 12 528 人次,阳性率 5.20%;孕期保健人群筛查 6497 人次,阳性率 2.99%;性病就诊者筛查 3027 人次,阳性率 4.56%;MSM 人群筛查 404 人次,阳性率 14.60%;娱乐场所从业人员筛查 1400 人次,阳性率 1.56%。产科门诊、计划生育门诊、妇科门诊和孕前保健门诊的筛查人次数分别较项目实施前提高 95.99%、56.11%、43.41% 和 7.04%,发现阳性数提升 36.85%。此外,绍兴市围绕"生育友好型"城市创建,以"筛查衣原体、助力优生育"为宣传核心,将生殖道 CT 感染防治知识融入健康知识普及行动(健康场所创建、"名师讲堂平台"、网络直播平台、健康科普讲座等);利用映前广告、公交视频、地铁视频、商场及社区视频联播网等新媒体,广泛开展大众人群宣传教育。2023 年,生殖道 CT 感染综合防治试点项目被纳入绍兴市卫生健康委目标责任制考核、市直医疗卫生单位疾控工作计划、市直医疗卫生机构特色创新工作清单,进一步推动试点项目的实施。同年 9 月,浙江省卫生健康委、省委宣传部、省教育厅等七部门联合下发《浙江省卫生健康委办公室等关于印发浙江省预防与控制性病传播行动计划(2023—2027 年)的通知》(浙卫办〔2023〕15 号)。绍兴市卫生健康委联合相应部门下发《关于印发绍兴市预防与控制性病传播行动计划(2023—2027 年)的通知》(绍卫发〔2023〕94 号),提出在生殖道 CT 感染综合防治试点工作的基础上,实现生殖道 CT 感染综合防治工作全覆盖。

三、江苏试点

2022 年 7 月,江苏省卫生健康委印发《关于印发江苏省防治生殖道衣原体感染试点项目(2022—2030 年)方案的通知》(苏卫办疾控〔2022〕22 号),明确在宿迁市开展试点工作,提出探索生殖道 CT 感染综合防治的江苏模式。试点工作分为三个阶段实施:第一阶段重点加强能力建设,第二阶段强化预防及医疗服务实施,第三阶段进一步巩固相关的防治工作。2022 年 9 月,宿迁市卫生健康委正式印发《关于印发宿迁市防治生殖道衣原体感染试点项目(2022—2030 年)方案的通知》(宿卫疾控〔2022〕24 号),首先启动了基线调查。调查结果表明,大众人群生殖道 CT 感染防治知识知晓率较低(54.7%),MSM 和暗娼人群的 CT 感染率分别为 3% 和 4%。目前宿迁市各级疾控机构、妇幼机构 CT 核酸检测服务覆盖率达 100%,医疗机构提供 CT 核酸检测服务覆盖率不断上升。针对目前大众人群生殖道 CT 感染知晓率评估方法不完善的问题,宿迁市卫生健康委组织相关机构开展了基于德尔菲法制定核心知识要点的专家咨询,最终确定 8 个核心知识要点[4]。2022 年,宿迁市生殖道 CT 感染试点项目被纳入支持宿迁"四化"同步集成改革示范区建设的 2023 年度任务清单,形成"政府组织、卫健牵头、部门参与"的工作模式。此外,宿迁市不断扩大宣传阵地,在宿迁市疾病预防控制中心和宿迁市广播电视总台联合打造的健康科普栏目《疾控在线》中,推出生殖道 CT 感染防治专题内容,累计点击量超过 40 万。

四、上海试点

上海市是我国开展生殖道 CT 感染综合防治试点工作的第四个省份。性病控制中心于 2023 年 7 月通过《关于开展生殖道沙眼衣原体感染综合防治试点项目的函》(中疾控性控便函〔2023〕36 号)的形式,将上海市静安区纳入全国试点地区。上海市静安区人民政府于 2023 年 9 月 28 日正式印发《上海市静安区人民政府办公室关于转发区卫生健康委〈静安区加强公共卫生体系建设三年行动计划（2023—2025 年）〉的通知》（静府办发〔2023〕10 号），将上海市静安区生殖道 CT 感染综合防治试点项目纳入静安区加强公共卫生体系建设三年行动计划重点项目之一。上海市静安区卫生健康委于 2023 年 11 月 13 日正式印发《关于印发〈上海市静安区生殖道衣原体感染综合防治试点项目方案〉的通知》（静卫健发〔2023〕36 号），建立了上海市静安区生殖道 CT 感染综合防治试点项目组织框架，并成立了上海市静安区生殖道 CT 感染综合防治试点项目办公室和专家组，构建了上海市静安区生殖道 CT 感染综合防治的"三个结合、三个体系、三类人群和一套防治措施"（"3331"）策略框架。2023 年 12 月 1 日正式启动试点项目，全面加强生殖道 CT 感染的综合防治，同时探索防治模式和创新策略，以便在全市其他地区推广实施。2023 年 12 月—2024 年 1 月，静安区开展了基线调查工作。调查结果显示，试点地区的 9 家医疗卫生机构中仅 2 家具备开展 CT 核酸检测的能力，人群生殖道 CT 感染知识知晓率比较低，其中年龄小于 35 岁的女性就诊者生殖道 CT 感染防治知识知晓率为 10.34%；社区育龄女性知晓率为 0.52%；孕产妇知晓率为 0。目前通过强化防治结合体系和推进能力建设，实现医疗机构 CT 核酸检测能力全覆盖。为进一步推动试点项目工作，提高目标人群的防护意识，促进筛查行为，静安区在卫生健康行政部门的领导下，加强与其他政府部门和机构合作，探索创新工作模式，以一套防治措施中"健康促进"为抓手，围绕"关注衣原体，守护生殖健康"开展了一系列宣传干预活动。同时，以"三类人群"的年轻女性为重点和一套防治措施中"筛查检测"为切入点，为婚检和孕检女性人群提供免费的检测和咨询服务，及时发现和治疗感染者，避免并发症的发生。

五、云南试点

根据《全国生殖道衣原体感染综合防治试点项目实施方案》，云南省于 2024 年 5 月在文山市启动了生殖道 CT 感染综合防治试点，同时整合云南省第五轮全国艾滋病综合防治示范区，探索建立多病共防模式。试点分为两个阶段：第一阶段（至 2024 年底）重点开展基线调查和能力建设，第二阶段（至 2025 年底）有序实施各项防治工作。试点工作将生殖道 CT 感染防治与生殖健康、妇幼保健、艾滋病及其他性病防治工作有机整合，强化生殖道 CT 感染监测、实验室检测和诊疗服务体系建设，促进高危人群、重点人群筛查，规范服务流程。文山市防治艾滋病局于 2024 年 5 月 14 日印发《文山市防治艾滋病局关于印发文山市生殖道衣原体感染综合防治试点项目实施方案（2024—2025 年）的通知》，建立了试点项目组织机构，并组建省、州、市三级专家组。目前在组织完成两轮医务人员培训的基础上，已完成超过 2600 人次重点人群（婚检、妇科门诊就诊者）和超过 700 人次高危人群（性病门诊男性就诊者、暗娼、MSM 和 HIV 感染者）的筛查，同时在感染者中开展诊疗意愿及行为的调查。目前文山市已有 3 家医疗机构具备 CT 核酸检测能力，为 199 例生殖道 CT 感染者提供规范治疗。今后将继续开展形式多样的生殖道 CT 感染及其危害的健康宣传活动，全面开展高危人群及重点人群 CT 动员检测及规范治疗，强化性伴管理，探索边疆民族地区生殖道 CT 感染防治模式。

六、安徽试点

在长江三角洲地区的浙江省、上海市和江苏省先后启动生殖道 CT 感染综合防治试点项目的基础上,安徽省阜阳市卫生健康委员会于 2024 年 12 月印发《关于印发阜阳市生殖道沙眼衣原体感染综合防治试点项目实施方案的通知》,正式启动安徽省试点工作,成为安徽省唯一的试点地区。在通知的基础上,试点地区成立试点工作领导小组,以及由省级和市级疾病预防控制中心、相关医疗卫生机构专业人员组成的试点工作技术指导小组,安排专项经费,确保试点项目的实施。试点项目计划分三个阶段实施:第一阶段 (2024 年 12 月—2025 年 8 月) 为基线调查阶段,旨在全面了解试点地区生殖道 CT 感染的流行状况和综合防治的重点人群、开展生殖道 CT 感染综合防治的工作基础和目前具备的能力及存在的问题;第二阶段 (2025 年 9 月—2027 年 6 月) 为能力建设和策略实施阶段,重点围绕生殖道 CT 感染综合防治的“3331”策略,促进三个结合和完善三个平台,针对重点人群开展“健康促进、筛查检测和病例管理”措施的推进,达到有效遏制生殖道 CT 感染传播及其危害的目的;第三阶段 (2027 年 7 月—2028 年 12 月) 为总结与推广阶段,在总结试点工作成效和经验的基础上,探索生殖道 CT 感染综合防治的“阜阳模式”,以便在全省或全国其他地区加以推广,为制定安徽省性病艾滋病多病共防规划提供科学依据。目前,试点工作正在按照实施方案有序推进。

（姜婷婷　王成　沈云良　羊海涛　宁镇　郭艳　王冠群）

───────── 参考文献 ─────────

[1] ROWLEY J, VENDERHOORN S, KORENROMP E, et al. Chlamydia, gonorrhoea, trichomoniasis and syphilis: global prevalence and incidence estimates, 2016[J]. Bull World Health Organ, 2019, 97(8): 548-562P.

[2] 岳晓丽,龚向东,滕菲,等 . 2008—2015 年中国性病监测点生殖道沙眼衣原体感染流行特征分析 [J]. 中华皮肤科杂志, 2016, 49:(5) 308-313.

[3] 岳晓丽,龚向东,李婧,等 . 2015—2019 年中国性病监测点生殖道沙眼衣原体感染流行病学特征 [J]. 中华皮肤科杂志, 2020, 53(8): 596-601.

[4] 孙香香,陈晓军,单成超,等 . 基于德尔菲法的生殖道沙眼衣原体感染防治知识核心问题的筛选 [J]. 中国艾滋病性病, 2024, 30(6): 649-651.

第十章

创新技术与策略的研究和应用

为了加速全球预防与控制性传播疾病的进程,世界卫生组织(WHO)分别于2006年、2016年和2022年制定了全球战略以达到阻断性传播疾病传播链、终结性传播疾病流行和整合性传播疾病多病共防的目的 [1-3]。鉴于全球在性传播疾病防治上取得的进展有限 [4,5],WHO在《艾滋病毒、病毒性肝炎和性传播感染2022—2030年全球卫生部门战略》中特别强调了"促进创新以产生影响"的战略方向 [3],提出了开发新的预防手段、疫苗技术、诊断技术与策略以及治疗药物与方案等行动计划,以应对性传播疾病在全球范围内的流行。

生殖道沙眼衣原体感染是全球范围内最常见的性传播感染之一,加强针对生殖道沙眼衣原体感染防治开展的创新技术和策略的研究与推广应用不仅对有效控制生殖道沙眼衣原体感染,而且对遏制整体性传播疾病流行将发挥重要作用。

第一节 应用性研究倡议

作为一种性传播疾病,生殖道CT感染的防治策略与措施和其他性传播疾病类似。防治策略包括控制传染源及缩短传染期、阻断传播途径、保护易感人群和减少生殖道CT感染带来的进一步健康危害等,具体措施是避免或改变危险行为而避免感染,以及实现感染的早期发现、及时诊断和有效治疗。基于这样的策略思路,近年来在部分国家实施了针对CT感染筛查和治疗的国家规划(如英国)或制定了国家指南推荐(如美国),但是全球多数国家尚缺乏适合本国开展生殖道CT感染综合防治的具体措施以及相应的国家规划或指南推荐。我国目前虽然在部分地区开展试点工作,但在国家层面上尚没有相应的防治规划或项目。

科学研究与科技创新是全面提高我国生殖道CT感染预防效果和诊治水平、减少CT感染及其疾病负担的重要手段,同时也是提升我国在生殖道CT感染防治领域学术地位的重要方面,从而为我国制定有效的防治规划及相应的防治策略与措施提供科学依据。针对生殖道CT感染的研究主要包括基础研究、流行病学研究、应用性研究和推广性研究,以及这些研究成果的转化与应用。近年来,我国科研人员在基础研究和流行病学调查与监测等方面开展了一系列研究工作,这些研究为进一步揭示 CT 的病原学特征和 CT 感染的宿主免疫学反应与发病机制,以及了解我国生殖道 CT 感染的流行状况与趋势等提供了重要的实验依据和数据资料,这些实验依据和数据资料为设计相应的技术措施奠定了重要基础。然而,在既往的研究中针对生殖道 CT 感染防治技术措施的应用性研究相对较少,使得我国在制定综合防治措施(特别是创新措施)时缺乏来自我国研究的相应科学依据,比如我国生殖道 CT 感染筛查及治疗的指南往往是参照 WHO 或部分发达国家的相关指南进行开发。因此,有必要结合我国生殖道 CT 感染防治的需求和情况针对不同的防治环节开展相关的应用性研究,以提升我国生殖道 CT 感染的防治水平和防治效果。为此,我国学者于 2020 年提出了加强我国生殖道 CT 感染防治的应用性研究计划[6]。

一、生殖道沙眼衣原体感染防治应用性研究计划

为了进一步加强我国在生殖道 CT 感染方面开展防治策略的应用性研究,我国学者针对防治的重点环节提出了"遏制衣原体研究计划(a research plan to stop *Chlamydia trachomatis*)",称为 StopCT 研究计划。该研究计划围绕 StopCT 的 6 个字母,提出需要加强应用性研究的 6 个优先领域,即 S,基于筛查的病例发现;T,基于治疗的病例管理;O,基于不良结局预防的措施;P,基于化学预防的干预措施;C,基于费用 - 效果分析的效果评估;T,基于电子健康技术的创新措施。

1. 基于筛查的病例发现(screening-initiated case-finding,S) 由于 CT 感染者大多数是无症状感染者,因此,针对重点人群和高危人群的 CT 筛查显得尤为重要。有关 CT 筛查的研究主要涉及筛查工具(检测手段)和筛查策略两个方面。目前针对 CT 感染的检测方法主要包括抗原检测和核酸检测两类,检测平台有基于实验室的检测和可以在床边或诊室开展的即时检测(point-of-care test,POCT)。与核酸检测相比,基于抗原的 POCT 方法敏感性明显较低。随着不同原理与平台的 CT 检测方法的出现[7],对这些不同方法开展多个层面(实验室、门诊、社区)与"真实世界"的评估,以及对不同临床标本及标本处理方法(如混合标本检测)的评估,将对临床及防治项目中正确选择最合适的检测方法具有重要的指导意义。在检测策略上,不仅需要研究针对哪些人群以及这些人群中的哪些重点人群(如年龄段、性行为状况)开展什么频次的筛查,同时也需要了解这些人群对 CT 筛查的认识与意愿、可接受性和可负担性情况。由于相关调查往往涉及个人隐私,筛查服务的不同切入点(如筛查标本采集是在门诊、活动场所还是在居住地)都可能对筛查服务的接受性、有效性产生重要的影响。此外,在传统的筛查策略基础上,还有必要探讨和研究更加可行和有效的创新方法和模式。

2. 基于治疗的病例管理(treatment-based case management,T) 虽然,目前在生殖道 CT 感染治疗上尚未面临严重的抗生素耐药挑战,WHO 及包括美国在内的许多国家在生殖道 CT 感染治疗指南中普遍推荐,在男性和非妊娠女性成年感染者中使用阿奇霉素(1g,单剂)或多西环素(0.1g,每天 2 次,共 10 天)的治疗[8,9],然而,在这两种药物的优先选择以

及治疗的疗程上仍然有争议。目前我国最新指南推荐阿奇霉素（第 1 天 1g，以后 2 天每天 0.5g，共 3 天）或多西环素（0.1g，每天 2 次，共 7 天）[10]。由于生殖道 CT 感染在男女感染者中存在不同的感染状况，包括感染的不同部位（如泌尿生殖道、直肠和咽部）和不同血清型（如 L1～L3 型 CT 感染导致的 LGV）等，可能在抗生素选择及疗程上有所不同。因此，有必要通过系列的临床观察或随机对照临床试验在不同性别患者中针对不同的感染状况收集相应的临床资料，开展多中心临床试验以及其他治疗药物（如喹诺酮类）及不同治疗方案（如不同疗程方案）的评估，从而为我国制定更加精准的治疗方案和开发临床治疗指南提供循证依据。此外，虽然目前尚未出现针对阿奇霉素或多西环素的 CT 耐药菌株的流行，开展相关抗生素药物敏感性检测和建立相应的临床和流行病学监测也是非常必要的。

3. 基于不良结局预防的措施（outcome-oriented prevention，O） 许多研究已经表明，没有得到及时发现和干预的生殖道 CT 感染可以导致一系列严重的生殖健康、妊娠及围产期不良结局。生殖道 CT 感染的早期发现和及时治疗是预防不良结局发生的关键措施，但由于部分患者的生殖道 CT 感染没有得到及时干预，上述不良结局仍然时常发生。因此，有必要在群体或个体层面上研究何种筛查策略和治疗方法能够有效预防这些不良结局的发生。此外，在临床实践中往往由于人们对不良结局认识上的不足和发现手段的缺乏，从而错过了有效预防或阻断不良结局的最佳时机。已有研究表明，血清中的抗 CT 循环抗体水平与不良妊娠结局、盆腔炎症性疾病（PID）和不孕不育之间有显著的相关性 [11,12]。因此，有必要研究是否可以在这些免疫学指标的基础上结合其他相关的人口行为学和生物学指标 [13]，在生殖道 CT 感染者中建立和评估 CT 上生殖道感染、CT 相关 PID 的风险评估体系，并将风险评估应用到不良结局的早期预测，从而指导临床干预。此外，有必要通过研究建立有效预防和阻断不良结局的干预手段，并且通过队列人群的干预试验或随机对照临床试验来评估这些干预措施的效果。

4. 基于化学预防的干预措施（prophylaxis-based intervention，P） 暴露前（PrEP）和暴露后（PEP）的化学预防分别是在暴露于病原体之前和暴露于病原体之后一定时间内实施的药物预防措施。PrEP 和 PEP 已经作为预防 HIV 感染的手段之一，并且 WHO 及部分国家已经发布了相应的技术指南。近年来，有关针对生殖道 CT 感染等性传播疾病的 PrEP 或 PEP，特别是基于多西环素的化学预防方法得到一定的关注并开展了部分研究 [14,15]。然而，这样的预防手段是否能够成为生殖道 CT 感染综合防治的重要手段之一，以及如何推广应用，仍然需要开展一系列研究，从而不仅了解这种预防方法的有效性，而且需要评估其在不同人群中的接受性和可能的副作用，以及对抗生素耐药可能带来的影响。

5. 基于费用－效果分析的效果评估（cost-effectiveness analysis and evaluation，C） 卫生经济学评价的目的是实现单位成本的收益最大化。卫生经济学评价可以对卫生经济决策进行合理的定量评估，进而为卫生决策提供更加科学的依据，确保社会卫生资源的优化利用。费用－效果分析是卫生经济学评价的主要方法之一，已经在临床医学方案的设计和公共卫生规划的制定等方面得到广泛应用。数学模型及其相关计算机软件的开发与应用为费用－效果分析提供了手段。生殖道 CT 感染作为一种常见的临床疾病，同时也是重要的公共卫生问题,需要从临床个体的角度和公共卫生群体的角度开展费用-效果的分析,这样可以了解开展生殖道 CT 感染防治所需的经费投入,以及经费投入可带来的社会经济回报,从而有利于公共卫生资源分配的决策。由于不同国家或地区的经济水平、卫生资源、医疗费用和劳动成本等有所不同,同样一个策略在不同国家或地区的费用-效果分析结果有所不同。因此,针对不同社会经济和医疗服务状况开展相应的费用-效果分析将有利于推荐更加经济有效的防治策略和制定更加合适的防治规划。目前,在部分国家已经针对生殖道 CT 感染防治的不同环节(如孕妇人群的 CT 筛查、泌尿生殖门诊的 POCT 方法应用)开展了相关研究 [16,17],我国在生殖道 CT 感染防治策略上的费用-效果研究仍然相对较少。

6. 基于电子健康技术的创新措施(telehealth-enhanced services,T) 新技术的出现和应用必将为疾病的预防和医疗服务提供更加方便、快捷、价廉和有效的手段。通信技术的发展为远程健康(telehealth)或远程医疗(telemedicine)奠定了基础。远程健康是指通过远程通信手段提供的医疗咨询、检测、诊断、干预和随访等健康服务。随着移动通信工具的普遍使用,借助于移动手机平台开展的移动医疗(mHealth)服务可以随时随地提供医疗保健服务,不仅克服了距离和时间上的障碍,而且降低了门诊就医的成本,必将成为传统门诊医疗服务的重要补充。WHO 于 2011 年强调了移动技术在改善健康服务中的作用 [18]。生殖道 CT 感染是一种与性传播相关的疾病,感染者及其性伴不仅会顾忌自己的个人隐私暴露,而且在一定程度上还会受到社会的歧视,往往会影响他们的求医行为等。我国在新技术及其在预防和医疗服务中的应用方面具有明显的优势。比如,我国是手机拥有量全球第一的国家,如何充分利用移动医疗为这个"特殊"人群提供健康咨询、行为干预、筛查指导、治疗提示、随访服务、性伴管理等服务是值得研究的课题。

二、应用性研究计划的阶段进展

针对 StopCT 研究计划,目前已经成立了相应的研究团队并开展或完成多个研究方向的研究和合作研究,包括针对"S"的即时检测(POCT)方法的现场评估、自采样标本接受性与可靠性的评估、不同部位样本的"混采混检(采样后立即混合)"和"单采混检(到实验室后混合)"策略的评估等;针对"T"的长疗程阿奇霉素治疗方案的临床试验、性伴快速治疗可行性和有效性评估等;针对"O"的孕产妇人群队列的建立和随访研究、PID 临床监测哨点的建立与病例报告等;针对"P"的高危人群(MSM)多西环素化学预防意愿性调查和现场随机对照试验等;针对"C"的不同人群和不同筛查策略的成本效果评估等;针对"T"的电子健康服务,包括互联网技术在自我采样传递检测策略、医疗服务、性伴通知等方面应用的研究。

三、应用性研究计划的展望

StopCT 研究计划将为我国针对生殖道 CT 感染防治开展应用性研究提供一个合作平

台。然而,应用性研究只是应对生殖道 CT 感染综合防治研究需求的一部分。为此,近年来提出了一些与 StopCT 研究计划平行的研究计划,包括加强生殖道 CT 感染基础研究及其转化的 VED(vaccine, eHealth, diagnostics;疫苗、电子健康和诊断技术)研究设想、加强生殖道 CT 感染流行病学监测研究的 DBSIC(disease burden surveillance on infections of chlamydia,生殖道衣原体感染疾病负担监测)研究计划、加强生殖道 CT 感染防治健康促进的 HPCC(health promotion to control chlamydia,衣原体防控健康促进)研究计划等。希望通过这些研究计划和设想,能够全方位提高我国应对生殖道 CT 感染流行与传播的能力,加强我国在该领域的学科建设,最终为我国制定相应的防治策略与措施提供科学依据,为有效控制生殖道 CT 感染的传播流行及其造成的生殖健康危害作出贡献。

(陈祥生 姜婷婷 尹跃平)

参考文献

[1] World Health Organization. Global strategy for the prevention and control of sexually transmitted infections 2006-2015: breaking the chain of transmission[M]. Geneva: World Health Organization, 2007.

[2] World Health Organization. Global strategy on sexually transmitted infection 2016-2021: towards ending STIs[M]. Geneva: World Health Organization, 2016.

[3] World Health Organization. Global health sector strategies on, respectively, HIV, viral hepatitis and sexually transmitted infections for the period 2022-2030[M]. Geneva: World Health Organization, 2022.

[4] World Health Organization. Progress report of the implementation of the global strategy for prevention and control of sexually transmitted infections: 2006-2015[M]. Geneva: World Health Organization, 2015.

[5] World Health Organization. Global progress report on HIV, viral hepatitis and sexually transmitted infections, 2021. Accountability for the global health sector strategies 2016–2021: actions for impact[M]. Geneva: World Health Organization, 2021.

[6] 陈祥生,姜婷婷,尹跃平,等. 加强生殖道沙眼衣原体感染应用性研究:StopCT 研究计划 [J]. 国际流行病学传染病学杂志, 2020, 47(5): 387-391.

[7] TAYLOR-ROBINSON D, HORNER P, PALLECAROS A. Diagnosis of some genital-tract infections: Part 2. molecular tests and the new challenges[J]. Int J STD AIDS, 2020, 31(3): 198-207.

[8] World Health Organization. WHO guidelines for the treatment of Chlamydia trachomatis[M]. Geneva: World Health Organization, 2016.

[9] WORKOWSKI K A, BOLAN G A. Sexually transmitted diseases treatment guidelines, 2015[J]. MMWR Recomm Rep, 2015, 64(RR-03): 1-137.

[10] 中华医学会皮肤性病学分会,中国疾病预防控制中心性病控制中心,中国医师协会皮肤科医师分会等. 中国沙眼衣原体泌尿生殖道感染临床诊疗指南(2024)[J]. 中华皮肤科杂志, 2024, 57(3): 193-200.

[11] RANTSI T, JOKI-KORPELA P, WIKSTRÖM E, et al. Population-based study of prediagnostic antibodies to Chlamydia trachomatis in relation to adverse pregnancy outcome[J]. Sex Transm Dis, 2016, 43(6): 382-387.

[12] NESS R B, SOPER D E, RICHTER H E, et al. Chlamydia antibodies, chlamydia heat shock protein,

and adverse sequelae after pelvic inflammatory disease: the PID Evaluation and Clinical Health (PEACH) Study[J]. Sex Transm Dis, 2008, 35(2): 129-135.

[13] DEN HEIJER C D J, HOEBE C J P A, DRIESSEN J H M, et al. Chlamydia trachomatis and the risk of pelvic inflammatory disease, ectopic pregnancy, and female infertility: a retrospective cohort study among primary care patients[J]. Clin Infect Dis, 2019, 69(9): 1517-1525.

[14] GRANT J S, STAFYLIS C, CELUM C, et al. Doxycycline prophylaxis for bacterial sexually transmitted infections[J]. Clin Infect Dis, 2020, 70(6): 1247-1253.

[15] MOLINA J M, CHARREAU I, CHIDIAC C, et al. Post-exposure prophylaxis with doxycycline to prevent sexually transmitted infections in men who have sex with men: an open-label randomised substudy of the ANRS IPERGAY trial[J]. Lancet Infect Dis, 2018, 18(3): 308-317.

[16] ROURS G I, SMITH-NOROWITZ T A, DITKOWSKY J, et al. Cost-effectiveness analysis of Chlamydia trachomatis screening in Dutch pregnant women[J]. Pathog Glob Health, 2016, 110(7/8): 292-302.

[17] HUNTINGTON S E, BURNS R M, HARDING-ESCH E, et al. Modelling-based evaluation of the costs, benefits and cost-effectiveness of multipathogen point-of-care tests for sexually transmitted infections in symptomatic genitourinary medicine clinic attendees[J]. BMJ Open, 2018, 8(9): e020394.

[18] World Health Organization. mHealth: New horizons for health through mobile technologies: second global survey on eHealth[M]. Geneva: World Health Organization, 2011.

第二节　沙眼衣原体疫苗

　　沙眼衣原体（CT）是严格细胞内寄生微生物，感染后可激活体液免疫和细胞免疫，但产生的抗体不足以诱导出长效的免疫效应，对再感染只起到部分的保护作用，无法达到控制感染扩散及防止并发症发生的目的[1]。无症状感染者的筛查是有效控制生殖道 CT 感染传播的重要手段，但在实施上仍然存在一系列挑战，包括经济及人力成本过高等。疫苗接种作为一种预防 CT 感染的措施，可以在有效预防和控制生殖道 CT 感染的传播和流行上发挥重要作用[2]。长期以来，众多学者已从多种技术路径方面开展了 CT 疫苗的研发，但至今仍无商品化提供的疫苗问世。

一、CT 疫苗设计要求

　　疫苗是一类能够使机体产生特异性免疫的生物制剂，通过疫苗接种使接种者获得免疫力，从而降低患病的风险。为了促进和指导疫苗的研发，WHO 针对不同疾病的疫苗开发提出了疫苗价值概况（vaccine value profile, VVP），全面总结疫苗研发的关键证据，对疫苗研发的基金资助、研究的倡议以及临床和政策开发战略等具有重要的指导意义。虽然目前尚没有针对 CT 疫苗的 VVP，但在疫苗研发时需要满足一些原则和要求。

（一）总体要求

CT疫苗的总体要求包括：①安全,不良反应少,接种方便;②能够预防CT感染及再感染;③对感染有相对持久的保护作用,无血清型特异性;④修改疾病进程,防止上生殖道并发症;⑤减少感染持续时间及降低感染后局部病原体载量;⑥成本低,便于生产。

（二）制备要求

CT疫苗在制备上需要满足的要求包括：①合适的疫苗类型,以确保疫苗在提供最佳保护的同时不含有潜在的致病成分;②含有型别特异性的保护性抗原,但与免疫病理性抗原不应有交叉反应,能覆盖多个主要致病血清型;③具有有效的抗原表位和较强的免疫原性,以确保诱导一个良好的细胞因子和共刺激环境,诱导强大的细胞免疫反应及体液免疫反应;④合理设计,注意尽可能保持正确的空间构象,减少逃逸现象,并使所选T、B表位能发挥协同作用;⑤选择有效的佐剂和适当的载体呈递抗原,或将多个表位连接于骨架分子,增强效应器的功能,诱导充分而持久的免疫保护,预防或解决感染导致的严重并发症;⑥选择适当的疫苗接种途径,能够在黏膜和全身引起免疫反应,对黏膜免疫系统的刺激须保持一定的持续时间。

二、疫苗研发进展

（一）疫苗研发的历程

1.**菌体疫苗**　菌体疫苗是最早的CT疫苗,是将整个活的全菌或经过紫外线或热处理灭活的CT进行肠道免疫。这种疫苗能产生局部、短期的保护性免疫,但在某些接种者中会出现过敏反应,而且当病原体再次感染时,可能由于机体对某种CT抗原发生了病理反应而增强其在感染时的致病性,出现更严重的疾病过程,瘢痕增生更加明显[3],故这种疫苗后来被禁用。

2.**减毒活疫苗**　该疫苗是通过野毒株在不同类型细胞中传代或应用不同化学诱变剂传代而获得减毒株,有活性的CT远比灭活CT更能有效地诱导保护性免疫。质粒是CT的毒力因子之一,质粒缺陷株可作为减毒活疫苗的选择之一[4]。减毒活疫苗减毒突变或复制限制是没有毒性的,包括多种潜在抗原,可以产生对抗多种抗原的保护性免疫。目前已经研制出减毒的鹦鹉热衣原体活疫苗,免疫母羊后,可保护妊娠母羊免受鹦鹉热衣原体感染引起的流产[5]。活性疫苗复制方式与目标病原体相似,并且复制过程中可表达全部或大部分重要的目标免疫原性,除了刺激黏膜免疫反应,也能引起系统的细胞免疫和体液免疫。但当时对CT的基因组成还不明确,阻碍了有针对性地去除CT毒力基因,造成该疫苗不稳定,可能会重新恢复成为有毒力的野毒株,引起致病性和免疫病理反应。此外,该疫苗大规模生产极其困难,活性CT也有可能蔓延到环境中,造成安全性问题。

3. 蛋白或多肽疫苗　该类疫苗是用一种蛋白质或一段多肽链作为疫苗免疫人体,使人体获得针对 CT 感染的免疫力,主要包括亚单位疫苗、重组亚单位疫苗及合成肽疫苗。

（1）亚单位疫苗是选用纯化的 CT 外膜蛋白或肽链（不含有核酸）作为抗原进行黏膜或全身免疫,可以应用基因工程和免疫学技术,剔除病理及感染性组分,不会引起感染。研究较多的为主要外膜蛋白（major outer membrane protein, MOMP）,MOMP 占外膜蛋白 60% 以上,是诱导体液免疫的决定性抗原。MOMP 基因编码 9 个截然不同的区域,其中 5 个区域为高度保守区,剩余 4 个区域为可变区（variable domain, VD）。VD 决定了 CT 的血清型及 MOMP 抗原的多型性,不同型别有部分交叉保护性,一旦表位改变,则中和作用不复存在[6]。所以很难找到一种亚单位疫苗对各种型别都具有保护性,从而增加了 MOMP 作为亚单位疫苗的难度。MOMP 需要保持固有的天然空间构象才能保持抗原性,且这种疫苗免疫原性弱,需配合使用佐剂才能诱发细胞免疫及体液免疫[7],而且保护效果不够理想。多价联合的亚单位疫苗的免疫原性和保护作用均明显优于单一表位的亚单位疫苗。其他候选的 CT 抗原包括易位性肌动蛋白募集磷酸化蛋白（translocated actin-recruiting phosphoprotein, Tarp）[8]、衣原体蛋白酶样活性因子（chlamydial protease-like activity factor, CPAF）、多形态膜蛋白（polymorphic membrane proteins, Pmp）等。这种纯化的亚单位疫苗制备成本高,不容易标准化及商业化,未得到广泛推广应用。

（2）重组亚单位疫苗是通过基因工程将保护性抗原编码基因在原核或真核细胞中高效表达,产生预期的重组蛋白,经分离纯化后免疫动物。与亚单位疫苗相比,重组亚单位疫苗更接近天然的 CT 表位,疫苗效果更优,成本低,可大规模生产,主要包括重组 MOMP、CPAF[9]、Pmp[10]、OmcB-CT521 等。原核生物系统表达的全长度 MOMP 即使低水平表达也具有一定的毒性,大量生产天然形式的、完整无损且表位结构恰当的重组 MOMP 作为商品疫苗难度很大。不同形式的重组 MOMP 都能提供一定的保护作用,但效果不一,尚未发现具有激发机体针对所有血清型 CT 定植、黏附和侵袭全过程产生免疫保护效能的适宜抗原蛋白[11]。

（3）合成肽疫苗主要取自 MOMP 免疫原性较强同时又具有较高安全性的肽段,与钥孔戚血蓝蛋白交联,免疫动物产生一定的保护性细胞和体液免疫[12]。但这种疫苗从肠道免疫,不能预防 CT 生殖道感染,目前尚无其他途径给药的相关报道。合成肽的肽段需要模拟天然抗原的高度主体折叠结构和个体多态性,若不能恢复抗原的立体结构则会失效。目前的合成肽疫苗也因不能重构抗原的立体结构而无法取得成功。

（4）其他与疫苗研发相关的研究主要是基于热休克蛋白（heat shock protein, HSP）。HSP 分为 HSP60 和 HSP70 家族,其在病原体和宿主之间具有高度保守性,与人的相应 HSP 有近 50% 的同源性。HSP 作为自身抗原,并不产生自身免疫应答,能诱导 IFN-γ 介导的 CD8+T 细胞应答及抗体应答,适合与多种抗原结合,其交叉诱导能力是作为抗细胞内感染疫苗的显著优点[13]。HSP60 与免疫病理学有关,可引起 CT 生殖道并发症。最新研究表明,HSP 在再感染中所引起的宫颈黏膜部位的阳性淋巴增殖反应显著高于初次感染,且针对 HSP 的 IgG 和 IgA 抗体在再感染时显著高于初次感染[14],但目前这方面的研究尚不成熟。

4. 树突状细胞疫苗 树突状细胞(dendritic cell, DC)是目前发现的机体内最强的抗原呈递细胞,可有效地将抗原呈递给 CD4$^+$ 及 CD8$^+$T 细胞,诱导免疫应答。DC 疫苗制备方法主要包括使用特异性抗原蛋白、抗原肽、病原体、肿瘤细胞等冲击致敏 DC 或采用细胞融合技术制备 DC 疫苗,还可利用重组腺病毒、脂质体或裸 DNA 转染 DC 等,将编码特定抗原的基因导入 DC 制备疫苗。DC 可以在体内大量繁殖。DC 不仅可以高效地呈递抗原,同时还产生大量的 IL-12 促进 Th1 免疫反应。抗原冲击性 DC 具有浸润到局部或黏膜淋巴组织的能力,这一点对启动并促进定位于生殖道黏膜的特异性 Th1 细胞分化非常关键[15]。DC 疫苗能有效解决 CT 逃避与宿主细胞溶酶体融合以及宿主细胞对 CT 抗原呈递较弱的问题[16]。在增强保护性免疫应答的同时,通过 DC1/DC2 对 Th1/Th2 平衡的恰当调节来解决 CT 诱发机体产生免疫防御反应的同时造成免疫损伤的难题。但 DC 疫苗仍有许多问题亟待解决,如 DC2 诱导 Th2 细胞分化的确切机制;如何通过 DC1/DC2 恰当调控 Th1/Th2 型免疫反应的强度,使之达到最佳平衡状态等。DC 的回输途径、防止副作用等方面还存在技术上的困难。用何种 CT 成分进行体外活化 DC 使之产生有效的 CD4$^+$Th1 型免疫应答,也有待于进一步研究。

5. 抗独特型抗体疫苗 病原微生物在感染机体的同时其抗原刺激机体产生特异性抗体,这些抗体的独特型抗原决定簇可刺激机体产生抗独特型抗体,后者抗体中有部分与病原微生物抗原相似,可作为微生物抗原的模拟疫苗,进行人工自动免疫。MOMP 单克隆抗体可诱导具有中和活性的抗 - 抗独特型抗体应答,并可刺激 T 细胞的增殖[17]。CT 表面糖酯类抗独特型抗体在口腔感染 CT 模型测试中,可产生保护性免疫,对抗人类血清型 CT 对鼠口腔的攻击[18]。这类疫苗的优点在于不含有传染性物质,虽不能用 DNA 重组技术获得,但可利用单克隆抗体技术大量制备,某些保护性抗原决定簇为碳水化合物,可通过抗独特型抗体来模拟。

6. DNA 疫苗 DNA 疫苗是目前研究最多的疫苗。该类疫苗是运用基因工程技术将编码蛋白的基因克隆到质粒上形成疫苗,接种宿主后,由宿主细胞内源性表达抗原蛋白,从而提供保护性免疫。这样就允许抗原在免疫系统中以一种更接近于天然 CT 感染的方式表达抗原蛋白,同时诱导体液免疫和细胞免疫反应,对诱导细胞毒性 T 细胞非常有效。这类疫苗的显著优点包括易于调控、制备纯化快速、成本低、不具有毒力、储存稳定、可以植入多种抗原基因等[19]。DNA 疫苗技术在病毒感染性疾病中的应用非常广泛,是最具有潜力的疫苗,但对于非病毒病原体的推广应用尚没有成功。目前研究 CT 的 DNA 疫苗主要应用鼠肺炎株感染小鼠呼吸道构建动物模型,选用编码 MOMP 的基因、编码 MOMP 上某些肽链的基因片段及 HSP60 基因。大量试验表明,单纯用编码 CT 抗原蛋白的 DNA 进行免疫不能够产生长期稳定的、令人满意的免疫效果,它刺激机体产生的免疫反应不如 CT 感染引发的自然免疫反应强[20]。DNA 疫苗还有许多问题亟待解决,需要建立更接近人类 CT 生殖道感染的动物模型才能最真实地反映疫苗能否预防生殖道、眼等部位的 CT 感染。MOMP 有多个血清型,激发的保护性免疫反应也是血清型特异性的,如果多个 CT 抗原的基因片段一起接种,可能会产生更持久强效的免疫力[21]。DNA 疫苗接种后有整合到宿主基因组的风险,造成基因突变或自身免疫性疾病。接种后可能出现细胞摄取率低、诱导抗 DNA 抗体等情况造成免疫效果不佳。因此，迫切需要对 DNA 疫苗进行合理改造或修饰，需要寻找合适的佐剂或者调整免疫途径和免疫策略来增强其免疫效应。

7. CTH522   CTH522 是一种重组蛋白疫苗，目前是第一个进入 I 期临床试验的 CT 疫苗。2019 年，丹麦和英国的研究团队首次报道了 CT 疫苗在人体试验中的研究结果[22]。CTH522 是将 CT MOMP 中的所有半胱氨酸以丝氨酸替代，并与四种血清型（D、E、F、G）的 VD4 肽段基因融合重组而成，在大肠杆菌中表达产生重组 MOMP 亚单位疫苗。CTH522 在 35 名未感染 CT 的健康女性中进行接种，试验分为三组。第一组和第二组分别为结合佐剂阳离子佐剂配方 01（cationic adjuvant formulation, CAF01）和氢氧化铝的疫苗干预组。两个干预组受试者于第 0、1 和 4 个月肌内接种 3 次结合佐剂（分别为 CAF01 或氢氧化铝）的 85μg CTH522 疫苗，随后于第 4.5 月和 5 月鼻内接种 2 次 30μg 未结合佐剂的疫苗；安慰剂组受试者接种生理盐水。研究结果显示，安慰剂组所有人均未产生免疫应答，而结合不同佐剂的疫苗干预组受试者全部产生了免疫应答（血液、黏液分泌物等多种样本检测结果），其中结合 CAF01 佐剂的疫苗干预组产生的免疫应答效果更加显著，所有受试者均未出现严重不良反应。本研究结果为该疫苗的进一步临床试验提供了基础，目前该研究团队正在开展 II 期临床试验，为最终确定疫苗的有效性以及合适剂量提供证据。

8. mRNA 疫苗   mRNA 疫苗是疫苗领域的最新研究热点，核心原理是将编码蛋白抗原的 mRNA 序列递送到宿主细胞中，并通过宿主细胞的表达系统合成相应蛋白，可在动物及人类感染中诱导出安全且持久的免疫应答[23]。与其他疫苗相比，mRNA 疫苗的优点主要包括[24]：① mRNA 在细胞质中转录，通过正常的细胞代谢过程降解，可避免因感染及插入诱变等因素引起的潜在基因整合风险；②部分 mRNA 本身具有佐剂特性，可促进免疫系统对特定抗原的免疫应答；③ mRNA 疫苗经酶促体外转录反应生产，无细胞扩增依赖性，具有快速、低成本以及可大量生产的潜力；④ mRNA 疫苗可通过激活 MHC I 和 MHC II 两种途径来诱导 CD4+ 以及 CD8+T 细胞应答。因此，CT 的 mRNA 疫苗研发具有极大的可行性。正在研究的 mRNA 疫苗主要分为两类，即传统的非扩增 mRNA 疫苗以及自扩增 mRNA 疫苗。自扩增 mRNA 疫苗以较低剂量接种后可在稍长的时间里产生更高的抗原表达水平，并在体内持续数天。虽然，目前尚无 CT 的 mRNA 疫苗相关文献报道，但从其他传染疾病的 mRNA 疫苗方面研发与应用，可以提示 CT 的 mRNA 疫苗研发具有很大的潜力。在设计 CT 疫苗的过程中，目标抗原的选择、抗原递送策略、佐剂的选择及免疫途径的选择均可能对 mRNA 的表达以及疫苗保护效力产生重要影响[25]，还有待进一步加强该领域的探索研究。

（二）CT 疫苗载体和佐剂

为了提高疫苗的免疫原性，通常要与载体偶联，或连接于骨架分子以维持空间构象，或以融合的形式进行免疫。还可以与佐剂一起作用，增进抗原与黏膜之间的传递以及免疫接触，优化免疫应答。有些载体同时具有佐剂活性。

1. 常用载体   目前研究较多的载体是以基因工程方法构建的活重组细菌和病毒载体。

菌影（bacterial ghosts, BGs）是一种不含胞浆成分而仍保留的外部形态学特征结构及能够用肽类、药物或 DNA 进行装载的细菌空壳。作为一种靶向性的载体,其优点是能表达目的抗原,一个载体可以同时呈递多种抗原,无毒或减毒但仍能增殖和入侵黏膜表面。一次免疫可在体内复制并引起长久的免疫应答,兼具免疫调节功能[26]。有效的载体包括重组霍乱弧菌[27]、鼠伤寒沙门菌、重组 A 型流感病毒[28]、非传染性重组减毒腺病毒载体、痘病毒、聚丙交酯－乙交酯、壳聚糖及伪空胞等[29]。

2. 常用佐剂　佐剂能够增强对疫苗组分抗原特异性免疫应答或改变免疫反应。佐剂通常可分为传递系统佐剂和免疫增强佐剂。传递系统佐剂可以稳定抗原并使抗原缓慢释放,从而有助于免疫细胞的共刺激及可能通过抗原呈递细胞摄取,包括铝盐佐剂（氢氧化铝、磷酸铝）、弗氏佐剂、酪氨酸、脂质体、病毒体、乳状剂、纳米颗粒、免疫刺激复合物（immune stimulating complex, ISCOM）、病毒样颗粒等。免疫增强佐剂是通过直接激活免疫细胞影响免疫应答,随后细胞因子分泌、内化,抗原呈递至 CD4$^+$T 淋巴细胞激活 T 细胞,从而启动适应性免疫应答,包括单磷酰脂质 A、胞壁酰二肽、微生物提取物 CpG、细菌或病毒组分以及双链 RNA 等[30]。目前 CT 疫苗中使用较多的佐剂主要包括以下几种。

（1）ISCOM[31] 属于颗粒型佐剂,可以将抗原输送系统与疫苗抗原配制或融合后形成颗粒状物质,诱导出针对该抗原蛋白更强烈的细胞毒性 T 淋巴细胞反应和体液免疫反应,IFN-γ 和 sIgA 产生水平更高,有利于细胞内感染病原体的清除,提高保护性免疫反应,应用前景广阔。

（2）大肠埃希菌不耐热肠毒素（heat labile enterotoxin, LT）可提高特异性体液免疫和细胞免疫功能,增强黏膜免疫。

（3）微生物衍生物型佐剂主要包括 CpG 寡聚脱氧核苷酸[32] 和单磷酰脂质 A,具有激活抗原呈递细胞、活化自然杀伤细胞、优势诱导 Th1 型免疫应答、诱导干扰素的产生、促进 B 细胞增殖和免疫球蛋白的分泌等多种作用,毒性和副作用少。

（4）皂角苷类（如 QS21）可刺激 IL-2、IFN-γ 及 IgG 产生,诱导 Th1、Th2 和细胞毒性 T 细胞的免疫应答。

（5）纳米粒子（nanoparticle, NP）作为新型佐剂,不仅能有效增强免疫原诱导的体液免疫及细胞免疫应答,还能抑制抗原降解、增强抗原和佐剂共递送、维持抗原在黏膜部位释放,从而有效激发机体的黏膜免疫应答[33]。主要有脂质体和多聚体微粒。脂质体根据所带电荷不同分为中性脂质体、阴离子脂质体及阳离子脂质体具有免疫刺激作用,可有效地被浸润在注射位点或淋巴结中的抗原呈递细胞摄取,诱导以 B 细胞为主的免疫应答,产生高水平IgG,也可促进淋巴细胞增殖,常用于衣原体疫苗的为 CAF。其他脂类佐剂包括二缩甘露醇单油酸酯、Lipid C 等。多聚体微粒由可降解的多聚物构成,抗原通过包覆在微粒中而进行递送,主要有壳聚糖、六聚体、聚 DL- 乳酸－羟基乙酸及穹隆纳米胶囊等[34]。

（6）霍乱毒素是最强大的黏膜佐剂之一,可提高抗原呈递细胞呈递抗原的能力,能诱导细胞免疫功能,并能刺激黏膜分泌 IgA 抗体[35]。

（7）其他佐剂:其他可能有效的佐剂还包括粒细胞巨噬细胞集落刺激因子（GM-CSF）、

IL-12、TLR2/TLR6、AIl-35 等。

（三）免疫途径的选择

疫苗的接种途径影响免疫反应的强度和性质，保护性疫苗的使用途径包括系统性使用和局部使用两种。目前 CT 疫苗研究的接种途径主要包括肌内注射、黏膜接种、皮内注射、皮下注射、淋巴结内注射、静脉注射及口服等 [36]。其中，肌内注射及皮下注射为常用的免疫接种方式。由于肌肉组织血流丰富，皮肤组织富含抗原呈递细胞，抗原呈递及传递能力可能刺激机体产生全身系统的免疫反应，能够产生更好的免疫效果。一般来说，系统免疫很难产生有意义的抗原特异性抗体、分泌性 IgA 和黏膜的保护性免疫。口服免疫刺激性最小，无致病性减毒 CT 可长期定植于消化道内，不会引起肠黏膜组织炎症和其他病理改变 [37]，但其免疫效果容易受到肠上皮细胞膜、胃酸和各种消化酶的影响。可使用海藻酸钠壳聚糖微球作为载体，这种黏附性微球通过黏附于胃肠道黏膜表面来延长在消化道停留的时间，使药物作用时间延长从而提高生物利用度。它还可以定位于结肠来释放疫苗，避免疫苗过早被破坏，还能增强免疫应答，起到良好的免疫效应，有效提高免疫水平 [38]。CT 感染涉及结膜、呼吸系统、胃肠道和泌尿生殖道，在各种黏膜引起强烈的免疫反应至关重要。目前已清楚黏膜免疫最佳的诱导方式要求靶抗原必须经过专职性抗原呈递细胞传送到相关的淋巴结组织或黏膜诱导部位，所以黏膜可以作为 CT 疫苗有效的免疫途径之一。目前对 CT 疫苗的研究已证明，鼻内接种 [39] 在诱导对抗 CT 感染的长期免疫方面优于阴道、皮下及口服。鼻部免疫可以在远离部位产生对 CT 的保护性反应。舌下和直肠黏膜等其他途径也正在研究之中，经直肠黏膜给药相对经口途径更能刺激阴道和直肠黏膜的 IgA 和 IgG 分泌，可能是性病疫苗的适当免疫途径 [40]。多种途径联合接种或许比单独接种保护性更高 [41]。

三、疫苗研发与临床试验的难点

1. 研究模型的选择是 CT 疫苗研发的重要难点之一 [42]。目前针对 CT 的动物研究模型主要为小鼠，其成本低且易繁殖饲养，但小鼠的生殖道 CT 感染在感染动力学和病理性免疫应答方面与猿类动物模型之间存在相当大的差别，小鼠模型更适合基础研究。生殖道感染的豚鼠动物模型在感染的进程和病理结果方面与人类和猿之间相对比较接近，但采用这些动物研究可能费用相对昂贵。无论哪种动物模型，可能与人类的感染及免疫进程之间都存在一定的差异性，安全性和免疫效果可能有所不同。

2. 疫苗研发要考虑到生殖道的独特性能，黏膜位点在黏膜效应组织是独特的，因其缺乏组织淋巴管，从而导致较迟的全身应答。如何诱导较强的免疫应答是首要难题。

3. 雌性生殖道中大多数免疫成分都受到性激素水平的调控，如 T 淋巴细胞活性、子宫和阴道分泌物中 IgA 和 IgG 的水平等在整个月经期间都会发生变化 [43]。此现象造成的结果是免疫保护效果在不同时段有所差异，在排卵前后最强。这也是研制 CT 疫苗必须面对的难题。

4. 雄性生殖道中也存在免疫力形成抑制因子，进而影响疫苗诱导的保护效果。由于血

液与睾丸 / 附睾屏障的存在,系统和黏膜免疫后可进入大鼠、小鼠和兔附睾的 IgA 和 IgG 仅是血清抗体水平的 0.5% ~ 4%,且大大低于其他黏膜分泌物中测定的水平[44]。这对研制同样适用男性的 CT 疫苗可能是一个难题。

5. 由于 CT 结合蛋白的复杂性和多样性,需要进一步研究鉴定具有广谱中和活性的抗体,这给疫苗研究带来挑战[45]。

四、疫苗研发的展望

目前研究表明,使用体外被病原体刺激成熟后的 DC 和 DNA 疫苗联合免疫可以作为抗 CT 生殖道免疫的有效方案。此外,用 DNA 疫苗与编码细胞因子的重组质粒同时接种,之后再用该 DNA 疫苗编码的抗原蛋白进行后继免疫,三者相结合可以发挥更强的免疫效应[36],但实际免疫效果还需进一步研究。尽管目前对 CT 疫苗的探索已有初步的成果,但疫苗的研制还有待进一步成熟,在疫苗问世之前还需要大量的试验对其有效性、安全性等问题进行深入研究。至今已经有第一个重组蛋白疫苗(CTH522)完成了 I 期临床试验并获得初步有效的结果,目前正在开展 II 期临床试验。随着对 CT 认识的不断深入以及科学技术的不断进步,疫苗设计、免疫途径不断改进及佐剂的合理应用,更多安全有效的 CT 疫苗必将应用于临床。

（郭媛丽　齐蔓莉）

━━━━ **参考文献** ━━━━

[1] VASILEVSKY S, GREUB G, NARDELLI-HAEFLIGER D, et al. Genital Chlamydia trachomatis: understanding the roles of innate and adaptive immunity in vaccine research[J]. Clin Microbiol Rev, 2014, 27(2): 346-370.

[2] POSTON T B, DARVILLE T. Chlamydia trachomatis: Protective adaptive responses and prospects for a vaccine[J]. Curr Top Microbiol Immunol, 2018, 412: 217-237.

[3] GRAYSTON J T, WANG S P, YEH L J, et al. Importance of reinfection in the pathogenesis of trachoma[J]. Rev Infect Dis, 1985, 7(6): 717-725.

[4] QU Y, FRAZER L C, O'CONNELL C M, et al. Comparable genital tract infection, pathology, and immunity in rhesus macaques inoculated with wild-type or plasmid-deficient Chlamydia trachomatis serovar D[J]. Infect Immun, 2015, 83(10): 4056-4067.

[5] DESTREZ A, BOISSY A, GUILLOTEAU L, et al. Effects of a chronic stress treatment on vaccinal response in lambs[J]. Animal, 2017, 11(5): 872-880.

[6] OLSEN A W, FOLLMANN F, ERNEHOLM K, et al. Protection against Chlamydia trachomatis infection and upper genital tract pathological changes by vaccine-promoted neutralizing antibodies directed to the VD4 of the major outer membrane protein[J]. J Infect Dis, 2015, 212(6): 978-989.

[7] GILMORE S F, HE W, EVANS A C, et al. Cell-free scaled production and adjuvant addition to a

recombinant major outer membrane protein from Chlamydia muridarum for vaccine development[J]. J Vis Exp, 2022, 181: e63028.

[8] ZHU S, FENG Y, CHEN J, et al. Identification of linear B-cell epitopes within Tarp of Chlamydia trachomatis[J]. J Pept Sci, 2014, 20(12): 916-922.

[9] LI W, GUDIPATY P, LI C, et al. Intranasal immunization with recombinant chlamydial protease-like activity factor attenuates atherosclerotic pathology following Chlamydia pneumoniae infection in mice[J]. Immunol Cell Biol, 2019, 97(1): 85-91.

[10] VASILEVSKY S, STOJANOV M, GREUB G, et al. Chlamydial polymorphic membrane proteins: regulation, function and potential vaccine candidates[J]. Virulence, 2016, 7(1): 11-22.

[11] KALBINA I, WALLIN A, LINDH I, et al. A novel chimeric MOMP antigen expressed in Escherichia coli, Arabidopsis thaliana, and Daucus carota as a potential Chlamydia trachomatis vaccine candidate[J]. Protein Expr Purif, 2011, 80(2): 194-202.

[12] KNIGHT S C, IQBALL S, WOODS C, et al. A peptide of Chlamydia trachomatis shown to be a primary T-cell epitope in vitro induces cell-mediated immunity in vivo[J]. Immunology, 1995, 85(1): 8-15.

[13] CERRONE M C, MA J J, STEPHENS R S. Cloning and sequence of the gene for heat shock protein 60 from Chlamydia trachomatis and immunological reactivity of the protein[J]. Infect Immun, 1991, 59(1): 79-90.

[14] AGRAWAL T, VATS V, SALHAN S, et al. Mucosal and peripheral immune responses to chlamydial heat shock proteins in women infected with Chlamydia trachomatis[J]. Clin Exp Immunol, 2007, 148(3): 461-468.

[15] KARUNAKARAN K P, YU H, FOSTER L J, et al. Development of a Chlamydia trachomatis T cell vaccine[J]. Hum Vaccin, 2010, 6(8): 676-680.

[16] SU H, MESSER R, WHITMIRE W, et al. Vaccination against chlamydial genital tract infection after immunization with dendritic cells pulsed ex vivo with nonviable Chlamydiae[J]. J Exp Med, 1998, 188(5): 809-818.

[17] KOROLEVA E A, GORYAINOVA O S, IVANOVA T I, et al. Anti-idiotypic nanobodies mimicking an epitope of the needle protein of the chlamydial Type III secretion system for targeted immune stimulation[J]. Int J Mol Sci, 2024, 25(4): 2047.

[18] WHITTUM-HUDSON J A, AN L L, SALTZMAN W M, et al. Oral immunization with an anti-idiotypic antibody to the exoglycolipid antigen protects against experimental Chlamydia trachomatis infection[J]. Nat Med, 1996, 2(10): 1116-1121.

[19] BORGES Á H, FOLLMANN F, DIETRICH J. Chlamydia trachomatis vaccine development - a view on the current challenges and how to move forward[J]. Expert Rev Vaccines, 2022, 21(11): 1555-1567.

[20] SCHAUTTEET K, STUYVEN E, BEECKMAN D S, et al. Protection of pigs against Chlamydia trachomatis challenge by administration of a MOMP-based DNA vaccine in the vaginal mucosa[J]. Vaccine, 2011, 29(7): 1399-1407.

[21] WANG L, CAI Y, XIONG Y, et al. DNA plasmid vaccine carrying Chlamydia trachomatis (Ct) major outer membrane and human papillomavirus 16L2 proteins for anti-Ct infection[J]. Oncotarget, 2017, 8(20): 33241-33251.

[22] ABRAHAM S, JUEL H B, BANG P, et al. Safety and immunogenicity of the chlamydia vaccine candidate CTH522 adjuvanted with CAF01 liposomes or aluminium hydroxide: a first-in-human, randomised, double-blind, placebo-controlled, phase 1 trial[J]. Lancet Infect Dis, 2019, 19(10): 1091-1100.

[23] PARDI N, HOGAN M J, PORTER F W, et al. mRNA vaccines - a new era in vaccinology[J]. Nat Rev Drug Discov, 2018, 17(4): 261-279.

[24] ZHANG C, MARUGGI G, SHAN H, et al. Advances in mRNA vaccines for infectious diseases[J]. Front Immunol, 2019, 10: 594.

[25] 金盈圻, 王宗保, 王川. 衣原体 mRNA 疫苗的研发对策与展望 [J]. 中国人兽共患病学报, 2022, 38(4): 349-358.

[26] ZHOU P, WU H, CHEN S, et al. MOMP and MIP DNA-loaded bacterial ghosts reduce the severity of lung lesions in mice after Chlamydia psittaci respiratory tract infection[J]. Immunobiology, 2019, 224(6): 739-746.

[27] ZUO Z, ZOU Y, LI Q, et al. Intranasal immunization with inactivated chlamydial elementary bodies formulated in VCG-chitosan nanoparticles induces robust immunity against intranasal Chlamydia psittaci challenge[J]. Sci Rep, 2021, 11(1): 10389.

[28] HE Q, MARTINEZ-SOBRIDO L, EKO F O, et al. Live-attenuated influenza viruses as delivery vectors for Chlamydia vaccines[J]. Immunology, 2007, 122(1): 28-37.

[29] GRUNWALD T, ULBERT S. Improvement of DNA vaccination by adjuvants and sophisticated delivery devices: vaccine-platforms for the battle against infectious diseases[J]. Clin Exp Vaccine Res, 2015, 4(1): 1-10.

[30] YU H, KARUNAKARAN K P, JIANG X, et al. Subunit vaccines for the prevention of mucosal infection with Chlamydia trachomatis[J]. Expert Rev Vaccines, 2016, 15(8): 977-988.

[31] ZHANG D J, YANG X, SHEN C, et al. Priming with Chlamydia trachomatis major outer membrane protein (MOMP) DNA followed by MOMP ISCOM boosting enhances protection and is associated with increased immunoglobulin A and Th1 cellular immune responses[J]. Infect Immun, 2000, 68(6): 3074-3078.

[32] TIFREA D F, PAL S, le BON C, et al. Improved protection against Chlamydia muridarum using the native major outer membrane protein trapped in Resiquimod-carrying amphipols and effects in protection with addition of a Th1 (CpG-1826) and a Th2 (Montanide ISA 720) adjuvant[J]. Vaccine, 2020, 38(28): 4412-4422.

[33] ZARIWALA M G, BENDRE H, MARKIV A, et al. Hydrophobically modified chitosan nanoliposomes for intestinal drug delivery[J]. Int J Nanomedicine, 2018, 13: 5837-5848.

[34] 谢丽娟, 谢小平, 孙珍洁, 等. 衣原体纳米疫苗的研究进展 [J]. 中国人兽共患病学报, 2022, 38(1): 48-54,61.

[35] ANDREW D W, HAFNER L M, BEAGLEY K W, et al. Partial protection against chlamydial reproductive tract infection by a recombinant major outer membrane protein/CpG/cholera toxin intranasal vaccine in the guinea pig Chlamydia caviae model[J]. J Reprod Immunol, 2011, 91(1/2): 9-16.

[36] POSTON T B, GOTTLIEB S L, DARVILLE T. Status of vaccine research and development of vaccines for Chlamydia trachomatis infection[J]. Vaccine, 2019, 37(50): 7289-7294.

[37] WANG L, ZHU C, ZHANG T, et al. Nonpathogenic colonization with Chlamydia in the gastrointestinal tract as oral vaccination for inducing transmucosal protection[J]. Infect Immun, 2018, 86(2): e00630-17.

[38] 汪程, 汪令伟, 史晓宇, 等. 海藻酸钠壳聚糖微球作为药物载体的研究进展 [J]. 现代生物医学进展, 2014, 14(16): 3174-3176.

[39] WAUGH C A, TIMMS P, ANDREW D, et al. Comparison of subcutaneous versus intranasal immunization of male koalas (Phascolarctos cinereus) for induction of mucosal and systemic immunity against Chlamydia pecorum[J]. Vaccine, 2015, 33(7): 855-860.

[40] PAIS R, OMOSUN Y, HE Q, et al. Rectal administration of a chlamydial subunit vaccine protects against genital infection and upper reproductive tract pathology in mice[J]. PLoS One, 2017, 12(6): e0178537.

[41] RALLI-JAIN P, TIFREA D, CHENG C, et al. Enhancement of the protective efficacy of a Chlamydia trachomatis recombinant vaccine by combining systemic and mucosal routes for immunization[J]. Vaccine, 2010, 28(48): 7659-7666.

[42] TIAN Q, ZHANG T, SHU C, et al. Diverse animal models for Chlamydia infections: unraveling pathogenesis through the genital and gastrointestinal tracts[J]. Front Microbiol, 2024, 15:1386343.

[43] YÜZEN D, ARCK P C, THIELE K. Tissue-resident immunity in the female and male reproductive tract[J]. Semin Immunopathol, 2022, 44(6): 785-799.

[44] GUITON R, VOISIN A, HENRY-BERGER J, et al. Of vessels and cells: the spatial organization of the epididymal immune system[J]. Andrology, 2019, 7(5): 712-718.

[45] HAFNER L M, TIMMS P. Development of a Chlamydia trachomatis vaccine for urogenital infections: novel tools and new strategies point to bright future prospects[J]. Expert Rev Vaccines, 2018, 17(1): 57-69.

第三节　即时检测技术

由于大多数生殖道沙眼衣原体感染患者并无明显的症状,沙眼衣原体(CT)感染的发现主要依赖实验室检测[1]。虽然,像核酸检测(NAAT)这样的检测技术能够明显改进 CT 感染的诊断准确性,但检测的成本相对较高,而且需要实验室基础设施和实验室技术人员,从而限制了这些方法在许多国家,尤其是在中低收入国家的可及性。此外,许多 NAAT 检测的结果报告周期较长,可能导致治疗的延迟并进一步造成感染的传播[2]。即时检测(point-of-care test, POCT)可以增加 CT 检测的覆盖面和方便性,并有助于缩短检测与治疗之间的时间,不仅能够有效提高临床服务能力,而且可以通过控制 CT 感染及阻断感染的进一步流行而带来重要的公共卫生受益[3]。

WHO 在《艾滋病毒、病毒性肝炎和性传播感染 2022—2030 年全球卫生部门战略》中,将新的性病诊断技术和检测策略作为"促进创新以产生影响"的行动之一,迫切需要可负担检测平台,以及适合在没有实验室或实验室条件有限情况下可以在初级卫生保健环境中推广使用的方法,包括 POCT[4]。

一、即时检测技术的研发标准与建议

WHO 将 POCT 定义为可在就诊点或附近使用的检测技术[5],并于 2006 年提出了指导 POCT 研发的 ASSURED 标准[6],该标准涵盖了可负担性、灵敏度、特异度、用户友好性、快捷性、无需设备和方便运输 7 个方面的要求。ASSURED 标准主要是针对基于血清学检测技术的 POCT,而更多的性病往往通过对病原体的检测进行诊断,特别是病原体的 NAAT。为此,2019 年陈祥生等在 ASSURED 标准的基础上提出了 REASSURED 标准,增加了两个标准内容,即实时数据的连接和标本采集方便且环保,同时将 ASSURED 中的无需设备调整

为无需设备或只需电池或太阳能供电的简单装备[7]。

为了进一步指导具体性病检测技术的研发和评估，WHO 组织专家制定了性病 POCT 的目标产品概况（target product profile, TPP）并于 2023 年正式出版[8]，提出 CT 单检测或联合其他病原体检测的 POCT 产品特征建议。最基本的特征要求包括：与实验室 NAAT 方法比较的灵敏度＞90%，特异度＞95%；可适用于医务人员采集的阴道或尿液标本；样本采集步骤不能超过 1 步，检测操作不能超过 3 步；60 分钟内出结果且出结果后 30 分钟内结果保持稳定，肉眼可以判读结果；在一定温度和湿度的保存和运输环境下具有 12 个月的稳定性；费用不超过 5 美元。符合这些要求的 POCT 可以用于性活跃人群，包括高危人群及性病门诊就诊者的疾病检测和临床服务，以及高危人群的筛查与定期检测等。

二、即时检测方法的研发和应用

（一）基于抗原检测的方法

既往已经开展过多项以 NAAT 作为参考标准评估 CT 抗原 POCT 检测性能的研究。基于 19 项美洲、亚洲、非洲、欧洲和大洋洲研究结果的系统性文献综述显示，基于抗原的 POCT 检测泌尿生殖道 CT 感染的平均灵敏度为 48%（95% 置信区间为 39% ～ 58%），平均特异度为 98%（95% 置信区间为 97% ～ 99%）。通过研究不同样本（宫颈与尿液或阴道）、参与者之间的不同症状（有症状与无症状）和不同环境（低 / 中等收入与高收入国家）的诊断准确性差异，探讨异质性的来源。不同标本类型和场所种类评估获得的灵敏度或特异度之间没有显著差异。因此认为，基于抗原的 POCT 可能会导致 52% 的 CT 感染漏诊。鉴于生殖道 CT 感染可以造成严重的生殖健康危害，不建议在生殖道 CT 感染的 POCT 检测策略中纳入抗原检测方法[9]。

（二）基于核酸检测的方法

近年来，基于 NAAT 检测的 POCT 研发进展很快。WHO 于 2023 年系统梳理了目前基于 NAAT 的 POCT 产品及其注册及商品化提供情况[10]。周英等对 24 项基于 NAAT 的 CT 检测 POCT 评估结果的荟萃分析表明，这些方法在宫颈拭子检测的平均灵敏度为 94%（95% 置信区间为 90% ～ 96%），阴道拭子为 94%（95% 置信区间为 86% ～ 98%），尿液标本为 95%（95% 置信区间为 91% ～ 97%），肛门直肠拭子为 93%（95% 置信区间为 87% ～ 96%）[11]。虽然这些试剂具有较高的灵敏度和特异度，但至今还没有任何一种基于 NAAT 的 POCT 能够满足 REASSURED 的所有标准。随着分子检测技术的发展，这些技术将不断应用于 CT 的 POCT 方法研发。

1. 基于聚合酶链反应技术的方法　聚合酶链反应（PCR）是开发基于 NAAT 的性病检测的基本方法，但由于其过程中包含热循环，导致反应时间较长，不利于 POCT 检测应用，因此研究者不断研发新型的小型化或超快速 PCR 技术来弥补这一缺点。

（1）基于极端 PCR（Extreme PCR）的 POCT：极端 PCR 概念是 2015 年由 Farrar 和 Wittwer 提出，该方法可在 62～76℃的退火/延伸温度和 85～92℃的变性温度下，通过 0.4～2.0 秒的温度循环将引物和聚合酶浓度增加 10～20 倍，实现在 15～60 秒内高效和特异的 DNA 扩增[12]。研究者利用极端 PCR 概念开发一款成本＜200 美元的"Thermos 热循环仪"，可在不到 12 分钟（40 个循环）内检测提取的 CT DNA，且该装置可以与侧流试纸条或基于手机的荧光检测器结合使用，增强结果的直接判断性[13]。然而，这些检测的灵敏度尚未得到充分评估。

（2）基于对流 PCR 的 POCT：由 Krishnan 等于 2002 年研发了可避免热循环的对流 PCR 之后[14]，已有研究者开发出一种集成了磁性样品处理、基于激光的光热裂解和闭环对流实时 PCR 的手掌大小的仪器，可在 28 分钟内检测 10copy/μL 的金黄色葡萄球菌 DNA[15]。Khodakov 等将对流 PCR 再升级，与微阵列芯片相结合后，可在 30 分钟内检测出多达 15 种致病菌[16]。此类不受环境温度波动影响，能实现快速集成检测的方法为开发基于 NAAT 的性传播感染 POCT 提供了颇具吸引力的思路。

（3）热循环仪的小型化：热循环仪的小型化为 PCR 提速提供了有效的改善方案，如在手掌大小的实时 PCR 设备中引入微机械硅加热器，或将独特的加热块小型化处理，以集成于便携式平台内实现超快 PCR[17-19]。Trick 等开发的一款咖啡杯大小的 PROMPT 检测平台，通过自动磁流体样品制备和快速 PCR 的组合，可在 15 分钟内直接从临床样本中检测 CT 及与其常并发的淋球菌（NG），并对部分耐药基因型别进行鉴定[20]。

2. 基于环介导等温扩增技术的方法　环介导等温扩增（loop-mediated isothermal amplification, LAMP）技术通常在 60～65℃之间运行，运行时间≤60 分钟，是最成熟的等温 NAAT 之一，已用于检测性传播感染（STI）病原体，如与抗菌肽裂解相结合从尿液样本中检测多型别 CT，靶向 NG 并检测与 NG 头孢曲松耐药相关的 *penA* 耐药等位基因[21-23]。已开发的实时多重 LAMP 检测能同时检测包括 HIV、TP 在内的多种 STI 病原体[24]。

LAMP 可以通过多种检测方法进行检测判断，如比色、基于羟基萘酚蓝等特异显色或与金纳米颗粒等相结合，实现在 45 分钟左右通过肉眼读取 CT 检测结果[25-27]。此外 LAMP 也已在微流体设备中实施，如 Xu 等开发的一种微流控芯片，通过结合多重 LAMP 和熔解曲线分析来检测 CT 和 NG[28]。

尽管 LAMP 具有诸多优势，但在实际应用中也面临一些挑战。当 LAMP 产物浓度较低时，检测结果可能出现模糊不清的情况，难以在单次检测中同时准确检测两个靶基因。为解决这一问题，Eboigbodin 等将 LAMP 与荧光阅读器相结合，成功实现了 CT/NG 双重检测[29]。然而，这种方法需要使用昂贵的设备，一定程度上限制了其在资源有限环境中的应用。针对上述局限性，研究者设计了一种新型分子诊断测定法，将多重 LAMP（mLAMP）与基于金纳米颗粒的侧向层析生物传感器（AuNPs-LFB）相结合，针对 CT *ompA* 基因和 NG *orf1* 基因，实现了总耗时仅需约 45 分钟的 CT/NG 高特异度、高灵敏度、快速、直观读取的联合检测[30]。

3. 基于重组酶聚合酶扩增技术的方法　重组酶聚合酶扩增（recombinase polymerase

amplification, RPA）的运行温度约为 37℃，时长≤60 分钟，已成为 PCR 和 LAMP 的可靠替代品，用于开发基于 NAAT 的 STI POCT[31]。特别是其约 37℃的反应温度降低了加热限制，并为非常规热源（如体温）打开了大门[32]。在一项多中心横断面临床前评估中，研究者与某具有 RPA 专利技术公司的工作人员合作，评估了利用 RPA 在 15 分钟完成的 CT/NG 检测。基于 RPA 的检测技术用于男性 / 女性尿液 NG 检测的灵敏度和特异度均为 100%；男性尿液 CT 检测特异度为 99.7%；女性尿液 CT 检测的灵敏度（100%）略高于阴道拭子（96.4%）。虽然检测部分可以在 15 分钟内完成，但尿液样本须使用层析装置脱盐预处理[33]，因而延长了整个检测的时间。

RPA 已在微流体设备中小型化，并用于检测 STI 和其他病原体。Ereku 及其同事在鞋盒大小的定制多室微流体盒中运行 RPA，可在 25 分钟内检测出 CT DNA，检测限可低至 1copy/μL[34]。此外，研究者陆续将 RPA 和基于 CRISPR 的检测相结合，以开发新型检测方法，如开发的将 RPA 与 CRISPR-Cas13a 偶联的 SHERLOCK 测定法检测寨卡病毒和登革病毒[35]，随后这一方法也被改进用于 STI 病原体如梅毒螺旋体的检测[36]；将 RPA 与 CRISPR-Cas12a 偶联用于检测 HPV、MH 等[37,38]。在此基础上，研究者进一步构建了一种基于等温 CRISPR 的 CT/NG 双靶点检测系统，结合 RPA 与 CRISPR-Cas12a/13a。该多重 RPA 可在 75 分钟内同时扩增 NG 和 CT，其准确率分别为 100%（NG）和 94.32%（CT），合并感染检测准确率达 97.73%，展现出良好的性能，具有发展为大规模筛查及即时检测（POCT）的巨大潜力[39]。

4. 基于交叉引物等温扩增技术的方法　交叉引物等温扩增（cross priming amplification，CPA）使用 5 个引物和链置换 DNA 聚合酶，可在 63℃下于 60～90 分钟内检测 DNA[40]。Yu 等开发的 CPA 检测方法，可检测出浓度约 45、65 个拷贝的 CT、NG DNA，并且通过一次性侧向流动试纸条直接检测封闭反应管中的 CPA 扩增子，在检测 CT/NG 时与 qPCR 结果的符合率分别为 98.8%/97.5%[41]。

5. 基于 RNA 实时荧光核酸恒温扩增检测技术的方法　RNA 实时荧光核酸恒温扩增检测（simultaneous amplification and testing，SAT）是一种 RNA 检测方法，已用于检测 STI 病原体的 rRNA（比基因组 DNA 丰富 3～4 个数量级）。反应体系包括 T7 启动子序列的正义引物、反义引物、逆转录酶和 T7 RNA 聚合酶，在 42℃反应约 40 分钟即可以指数方式获得 RNA 扩增子[42]。Liang 等比较分析了利用 SAT 和 qPCR 检测泌尿生殖道拭子样本中 CT/NG 的检测性能，结果表明，当样本浓度＜$1×10^3$copy/mL 时，SAT 具有明显的优势[43]。

三、展望

尽管 CT 抗原的 POCT 方法灵敏度较低的问题仍然普遍存在且技术进步缓慢，但针对与其常并发的 NG 检测，科研界已取得了显著成就。特别是世界卫生组织（WHO）与创新诊断基金会（FIND）合作，通过 DCN Dx 研究组织实施的共同研究，成功研发了一种基于 NG 抗原检测的侧向层析测定（lateral flow assay，LFA）方法，即 NG LFA。这一技术不仅实现了快速（＜30 分钟）、操作简便且效益极高（成本＜3 美元）的 NG 抗原检测，而且在真实世界的性能评估中展现出高度的灵敏度和特异度[44,45]，为淋病的即时诊断设立了新的标杆。该方法极有可能被借鉴并应用于 CT 检测中，以期克服现有 CT POCT 方法的局限性。

此外，基于丝网印刷电极（SPE）的生物传感器技术因其成本效益好、易用性和高度定制化的潜力，成为研究的焦点[46,47]。SPE 经修饰与特定抗体或适配体（如单链 DNA 或肽）结合，或被改造成能捕获特定 DNA 或 RNA 序列的探针平台，在特异性识别并结合目标蛋白质或核酸序列后，引发电极表面电荷分布或阻抗变化，导致电化学信号（电流、电压或电容）相应变化。通过监测这些信号变动，可定量或定性检测目标蛋白质及核酸序列，因此特别适用于检测蛋白质和基因等生物标志物以实现疾病诊断[48,49]。然而，生物传感器在复杂生物样品（如血清、唾液或尿液）中直接检测生物标志物的灵敏度同样面临挑战，因此，SPE 可通过结合 PCR、等温扩增、杂交酶联反应等核酸扩增技术，以提高基因检测的灵敏度和特异度[49,50]。诸如引入磁珠分离技术、石墨烯量子点修饰碳丝网印刷电极等创新，进一步拓宽了其在病原体快速检测中的应用范围[51,52]，亦显示出在 CT 抗原或核酸即时检测方面的广阔前景。

与此同时，基于嗜热 Argonaute（Ago）酶的核酸识别技术的兴起，为分子诊断带来了创新性的改变，其在肿瘤和病原体检测中展现的高精度与高效性[53]，预示着其在 CT 检测领域的潜在应用价值。手持式等温荧光检测器 WeD-1 与 Pyrococcus furiosus Ago（PfAgo）增强型 LAMP 技术的结合，更是展现了在野外或资源匮乏环境下出色的灵敏度[54]。此外，由于其采用冻干 PfAgo 蛋白的石蜡封装，确保了高温反应条件下的稳定性和反应后的有效密封，避免气溶胶污染。鉴于超嗜热 Ago 酶在高温稳定性、抗抑制剂能力、多重检测等方面展现出较 CRISPR-Cas 稍强的独特优势[53,55]，该方法为核酸分析提供了一种创新且颇具潜力的工具，未来有望进一步应用于 CT 等其他病原体的检测，通过结合微流控、纳米材料、生物传感器等技术，实现微型化、集成化和智能化的 CT 现场即时、高灵敏度检测。

展望未来，CT 的 POCT 检测将深度整合纳米科技、生物传感技术和新型分子诊断手段，实现前所未有的精密度与灵敏度提升。得益于此，无论是现场环境还是医疗资源相对有限的地区，均能够高效且精确地识别并确认 CT 感染。物联网及移动健康技术的深度融合将进一步赋能 CT POCT 设备，使其具备智能化的数据远程传输能力，实时上传至云端数据库，从而有效支持医生进行远程诊疗决策。此外，伴随自我检测产品的普及推广，患者在家中即可便捷完成相关检测，这将显著增强患者的主动参与意识和对治疗方案的遵循性，进而推动整体医疗服务水平与疾病防控效率的提升。

（徐文绮　郑和平　尹跃平）

参考文献

[1] 陈祥生,姜婷婷. 我国性传播疾病的流行与防治 [J]. 皮肤科学通报, 2021, 38(1): 1-7.

[2] ADAMSON P C, LOEFFELHOLZ M J, KLAUSNER J D. Point-of-care testing for sexually transmitted infections: a review of recent developments[J]. Arch Pathol Lab Med, 2020, 144(11): 1344-1351.

[3] UNEMO M, COLE M, LEWIS D, et al. Laboratory and point-of-care diagnostic testing for sexually transmitted infections, including HIV[M]. Geneva: World Health Organization, 2023.

[4] World Health Organization. Global health sector strategies on, respectively, HIV, viral hepatitis and sexually transmitted infections for the period 2022-2030[M]. Geneva: World Health Organization, 2022.

[5] FULLER S S, CLARKE E, HARDING-ESCH E M. Molecular chlamydia and gonorrhoea point of care tests implemented into routine practice: Systematic review and value proposition development[J]. PLoS One, 2021, 16(11): e0259593.

[6] TOSKIN I, MURTAGH M, PEELING R W, et al. Advancing prevention of sexually transmitted infections through point-of-care testing: target product profiles and landscape analysis[J]. Sex Transm Infect, 2017, 93(S4): S69-S80.

[7] LAND K J, BOERAS D I, CHEN X S, et al. REASSURED diagnostics to inform disease control strategies, strengthen health systems and improve patient outcomes[J]. Nat Microbiol, 2019, 4(1):46-54.

[8] World Health Organization. Point-of-care tests for sexually transmitted infections: target product profiles[M]. Geneva: World Health Organization, 2023.

[9] GRILLO-ARDILA C F, TORRES M, GAITÁN H G. Rapid point of care test for detecting urogenital Chlamydia trachomatis infection in nonpregnant women and men at reproductive age[J]. Cochrane Database Syst Rev, 2020, 1(1): CD011708.

[10] World Health Organization. The diagnostics landscape for sexually transmitted infections[M]. Geneva: World Health Organization, 2023.

[11] ZHOU Y, JIANG T T, LI J, et al. Performance of point-of-care tests for the detection of chlamydia trachomatis infections: A systematic review and meta-analysis[J]. EClinicalMedicine, 2021(37): 100961.

[12] FARRAR J S, WITTWER C T. Extreme PCR: efficient and specific DNA amplification in 15-60 seconds[J]. Clin Chem, 2015, 61(1): 145-153.

[13] CHAN K, WONG P Y, YU P, et al. A Rapid and Low-Cost PCR Thermal Cycler for Infectious Disease Diagnostics[J]. PLoS One, 2016, 11(2): e0149150.

[14] KRISHNAN M, UGAZ V M, BURNS M A. PCR in a Rayleigh-Bénard convection cell[J]. Science, 2002, 298(5594): 793.

[15] SHU B, ZHANG C, XING D. A sample-to-answer, real-time convective polymerase chain reaction system for point-of-care diagnostics[J]. BiosensBioelectron, 2017(97): 360-368.

[16] ZHUO Z, WANG J, CHEN W, et al. A Rapid On-Site Assay for the Detection of Influenza A by Capillary Convective PCR[J]. Mol Diagn Ther, 2018, 22(2): 225-234.

[17] LEE S H, SONG J, CHO B, et al. Bubble-free rapid microfluidic PCR[J]. BiosensBioelectron, 2019(126): 725-733.

[18] AHRBERG C D, ILIC B R, MANZ A, et al. Handheld real-time PCR device[J]. Lab Chip, 2016, 16(3): 586-592.

[19] AHRBERG C D, MANZ A, NEUŽIL P. Palm-Sized Device for Point-of-Care Ebola Detection[J]. Anal Chem, 2016, 88(9): 4803-4807.

[20] TRICK A Y, MELENDEZ J H, CHEN F E, et al. A portable magnetofluidic platform for detecting sexually transmitted infections and antimicrobial susceptibility[J]. Sci Transl Med, 2021, 13(593): eabf6356.

[21] NOTOMI T, OKAYAMA H, MASUBUCHI H, et al. Loop-mediated isothermal amplification of DNA[J]. Nucleic Acids Res, 2000, 28(12): E63.

[22] JEVTUŠEVSKAJA J, UUSNA J, ANDRESEN L, et al. Combination with antimicrobial peptide lyses improves loop-mediated isothermal amplification based method for Chlamydia trachomatis detection directly in urine sample[J]. BMC Infect Dis, 2016(16): 329.

[23] SHIMUTA K, NAKAYAMA S I, TAKAHASHI H, et al. A Loop-Mediated Isothermal Amplification Assay Targeting Neisseria gonorrhoeae penA-60.001[J]. Antimicrob Agents Chemother, 2019, 64(1): e01663-19.

[24] BECHERER L, BAKHEIT M, FRISCHMANN S, et al. Simplified Real-Time Multiplex Detection of Loop-Mediated Isothermal Amplification Using Novel Mediator Displacement Probes with Universal Reporters[J]. Anal Chem, 2018, 90(7): 4741-4748.

[25] ZHANG X, LOWE SB, GOODING J J. Brief review of monitoring methods for loop-mediated isothermal amplification (LAMP)[J]. BiosensBioelectron, 2014(61): 491-499.

[26] CHOOPARA I, ARUNRUT N, KIATPATHOMCHAI W, et al. Rapid and visual Chlamydia trachomatis detection using loop-mediated isothermal amplification and hydroxynaphthol blue[J]. Lett Appl Microbiol, 2017, 64(1): 51-56.

[27] SOMBOONNA N, CHOOPARA I, ARUNRUT N, et al. Rapid and sensitive detection of Chlamydia trachomatis sexually transmitted infections in resource-constrained settings in Thailand at the point-of-care[J]. PLoS Negl Trop Dis, 2018, 12(12): e0006900.

[28] XU G, GUNSON R N, COOPER J M, et al. Rapid ultrasonic isothermal amplification of DNA with multiplexed melting analysis-applications in the clinical diagnosis of sexually transmitted diseases[J]. Chem Commun (Camb), 2015, 51(13): 2589-2592.

[29] EBOIGBODIN K E. Application of Loop-Mediated Isothermal Amplification Assay for the Detection of Chlamydia trachomatis and Neisseria gonorrhoeae[J]. Methods Mol Biol, 2019(2042): 19-25.

[30] CHEN X, ZHOU Q, YUAN W, et al. Visual and rapid identification of Chlamydia trachomatis and Neisseria gonorrhoeae using multiplex loop-mediated isothermal amplification and a gold nanoparticle-based lateral flow biosensor[J]. Front Cell Infect Microbiol, 2023(13):1067554.

[31] KRÕLOV K, FROLOVA J, TUDORAN O, et al. Sensitive and rapid detection of Chlamydia trachomatis by recombinase polymerase amplification directly from urine samples[J]. J Mol Diagn, 2014, 16(1): 127-135.

[32] LI J, MACDONALD J, von STETTEN F. Review: a comprehensive summary of a decade development of the recombinase polymerase amplification[J]. Analyst, 2018, 144(1): 31-67.

[33] HARDING-ESCH E M, FULLER S S, CHOW S C, et al. Diagnostic accuracy of a prototype rapid chlamydia and gonorrhoea recombinase polymerase amplification assay: a multicentre cross-sectional preclinical evaluation[J]. Clin Microbiol Infect, 2019, 25(3): 380.e1-380.e7.

[34] EREKU L T, MACKAY R E, CRAW P, et al. RPA using a multiplexed cartridge for low cost point of care diagnostics in the field[J]. Anal Biochem, 2018(547): 84-88.

[35] GOOTENBERG J S, ABUDAYYEH O O, LEE J W, et al. Nucleic acid detection with CRISPR-Cas13a/C2c2[J]. Science, 2017, 356(6336): 438-442.

[36] CHEN W, LUO H, ZENG L, et al. A suite of PCR-LwCas13a assays for detection and genotyping of Treponema pallidum in clinical samples[J]. Nat Commun, 2022, 13(1): 4671.

[37] CHEN J, HUANG Y, XIAO B, et al. Development of a RPA-CRISPR-Cas12a Assay for Rapid, Simple, and Sensitive Detection of Mycoplasma hominis[J]. Front Microbiol, 2022(13): 842415.

[38] CHEN J S, MA E, HARRINGTON L B, et al. CRISPR-Cas12a target binding unleashes indiscriminate single-stranded DNase activity[J]. Science, 2018, 360(6387): 436-439.

[39] LUO H, ZENG L, YIN X, et al. An isothermal CRISPR-based diagnostic assay for Neisseria gonorrhoeae and Chlamydia trachomatis detection[J]. Microbiol Spectr, 2023, 11(6): e0046423.

[40] XU G, HU L, ZHONG H, et al. Cross priming amplification: mechanism and optimization for isothermal DNA amplification[J]. Sci Rep, 2012(2): 246.

[41] YU B, AN Y, XU G, et al. Detection of Chlamydia trachomatis and Neisseria gonorrhoeae based on cross-priming amplification[J]. Lett Appl Microbiol, 2016, 62(5): 399-403.

[42] CUI Z, WANG Y, FANG L, et al. Novel real-time simultaneous amplification and testing method to accurately and rapidly detect Mycobacterium tuberculosis complex[J]. J Clin Microbiol, 2012, 50(3): 646-650.

[43] LIANG Y, JIN X, YUAN F, et al. Comparison of rRNA-based and DNA-based nucleic acid amplifications for detection of Chlamydia trachomatis, Neisseria gonorrhoeae, and Ureaplasma urealyticum in urogenital swabs[J]. BMC Infect Dis, 2018, 18(1): 651.

[44] GLEESON B, PITON J, MAZZOLA L, et al. Development of a Novel Fluorescent-Based Lateral Flow Assay for the Detection of Neisseria gonorrhoeae at the Point of Care[J]. Sex Transm Dis, 2024, 51(3): 186-191.

[45] PETERS R P H, KLAUSNER J D, MAZZOLA L, et al. Novel lateral flow assay for point-of-care detection of Neisseria gonorrhoeae infection in syndromic management settings: a cross-sectional performance evaluation[J]. Lancet, 2024, 403(10427): 657-664.

[46] MARTÍNEZ-PERIÑÁN E, GUTIÉRREZ-SÁNCHEZ C, GARCÍA-MENDIOLA T, et al. Electrochemiluminescence Biosensors Using Screen-Printed Electrodes[J]. Biosensors (Basel), 2020, 10(9): 118.

[47] SILVA R M, DA SILVA A D, CAMARGO J R, et al. Carbon Nanomaterials-Based Screen-Printed Electrodes for Sensing Applications[J]. Biosensors (Basel), 2023, 13(4): 453.

[48] ENACHE T A, ENCULESCU M, BUNEA M C, et al. Carbon Inks-Based Screen-Printed Electrodes for Qualitative Analysis of Amino Acids[J]. Int J Mol Sci, 2023, 24(2): 1129.

[49] TAUFIQ S, WAQAR M, SHARIF M N, et al. Towards portable rapid TB biosensor: Detecting Mycobacterium tuberculosis in raw sputum samples using functionalized screen printed electrodes[J]. Bioelectrochemistry, 2023(150): 108353.

[50] KANAPATHY S, OBANDE G A, CHUAH C, et al. Sequence-Specific Electrochemical Genosensor for Rapid Detection of bla$_{OXA-51-like}$ Gene in Acinetobacter baumannii[J]. Microorganisms, 2022, 10(7): 1413.

[51] SANTOS D J A D, OLIVEIRA T R, ARAÚJO G M, et al. An electrochemical genomagnetic assay for detection of SARS-CoV-2 and Influenza A viruses in saliva[J]. BiosensBioelectron, 2024(255): 116210.

[52] MOÇO A C R, GOMIDE J A L, FLAUZINO J M R, et al. Fentogram electrochemical detection of HIV RNA based on graphene quantum dots and gold nanoparticles[J]. J Pharm Biomed Anal, 2024(242): 116025.

[53] SUN K, LIU Y, ZHAO W, et al. Prokaryotic Argonaute Proteins: A New Frontier in Point-of-Care Viral Diagnostics[J]. Int J Mol Sci, 2023, 24(19): 14987.

[54] PANG F, ZHANG T, DAI F, et al. A handheld isothermal fluorescence detector for duplex visualization of aquatic pathogens via enhanced one-pot LAMP-PfAgo assay[J]. BiosensBioelectron, 2024(254): 116187.

[55] YE X, ZHOU H, GUO X, et al. Argonaute-integrated isothermal amplification for rapid, portable, multiplex detection of SARS-CoV-2 and influenza viruses[J]. BiosensBioelectron, 2022(207): 114169.

第四节　筛查策略与模式

在生殖道 CT 感染防治中,通过筛查检测及时发现感染者以便进行必要的治疗和干预是有效控制生殖道 CT 感染流行和预防生殖道 CT 感染并发症的重要措施之一。创新的筛查策略和可推广的筛查模式对提高筛查检测的可及性和可接受性至关重要。WHO 在《艾滋病毒、病毒性肝炎和性传播感染 2022—2030 年全球卫生部门战略》中,将创新检测策略作为"促进创新以产生影响"的行动之一,提出了在促进快速、价廉诊断技术开发的同时还需要加强有关改进不同解剖部位样本采集方法的研究,以及如何在各种环境下优化使用这些检测技术的应用性研究。近年来,国内外研究团队针对创新的筛查策略和模式开展了一系列研究并逐渐将研究成果转化为防治实践。

一、自我采样传递检测模式

（一）基本原理

自我采样传递检测是指由需要检测的个人获取自我采样服务包,完成样本采集后,将其通过邮寄或投放到样本回收箱等方式传递至实验室,由专业人员完成检测,自我采样者可通过互联网获取检测结果、咨询和转介服务的一种检测模式。自我采样传递检测是一个连续服务的过程,主要由采样、传递、检测和结果报告等部分组成。

1. 自我采样　获取自我采样包是实现自我采样的第一步,获取采样包的方式有多种,主要分为线下和线上两种,可以是免费或付费获取。线下获取的途径主要是通过固定场所(如性病门诊、VCT 门诊、药店、社康医院、自助机、目标人群集中的场所等)以及外展服务等;线上获取途径往往是通过专门的线上服务平台(如购物平台、专业网站等)。线下途径可以是医务人员或社区工作者发放的形式,也可以是需要检测者自我领取的形式,前者可以有一个健康咨询的过程,提高目标人群对检测的认识和接受性,从而增加自采样本传递回实验室的比例。荷兰以一家艾滋病治疗中心为线下自采样包获取点开展自我采样传递检测服务试点项目,医务人员向 85.3% 的 MSM 就诊者免费提供自我采样包,用于检测梅毒、乙肝、生殖道 CT 感染和淋病,有 58.2% 的 MSM 愿意自我采样[1]。线上途径需要检测者向自采样包提供者提供邮寄地址及相关信息后由自采样包提供者按照提供的地址将采样包邮寄到指定地址,该地址可以是需要检测者的家庭住址,也可以是工作单位或其他指定地点。例如,英国伯明翰和索利哈尔在 2015 年推出了相关项目,当地居民可以通过 Umbrella Health 网站订购自我采样包,用于检测生殖道 CT 感染、淋病、HIV 感染和梅毒等,订购者可以选择直接邮寄到居住地或寄到任何一个与 Umbrella Health 合作的药店或性健康诊所。结果显示,

77.5% 的订购者选择直接邮寄到居住地,而且邮寄到居住地的自我采样包回寄率最高[2]。

自我采样是自我采样传递检测模式中的关键步骤,自我采样的质量直接影响后续检测结果的质量。由于尿液可以作为泌尿生殖道样本用于 CT 的核酸检测,从而为自我采样提供了可能。多个国家(美国、英国、加拿大等)对自我采样和医生采样的检测结果一致性进行评估。2015 年的一项荟萃分析结果显示,自我采集的拭子或尿液样本用于 CT 检测时可以达到与医生采样同等的灵敏度和特异度[3]。只有少部分参加检测者(13%)抱怨自我采样过程中有疼痛和不适感,而且这种疼痛和不适感与男性尿道拭子或女性宫颈拭子采样相比是相对较轻的[4]。目前,许多国家建立了线上检测平台并提供相应的指导服务,例如,美国 I Want The Kit 项目提供多种自我采样拭子(尿道拭子、阴道拭子、直肠拭子和口咽拭子)选择,建议参加检测者根据自己过去 3 个月性行为方式选择合适的样本自采方式;瑞典 Klamydia 项目提供男性尿液和女性阴道拭子的自采样包;加拿大 Get Tested Why Not 项目提供尿液自采样包。在自我采样接受者中的调查显示,有 88% 的接受者认为自我采样过程"非常简单""简单"或"没有任何困难",且有 84% 的接受者对正确完成自我采样表示有信心,只有 16% 的接受者担心不能采集到合格的样本[5]。

2. 样本传递 接受检测者自我采集的样本主要通过邮寄方式或提交方式将样本传递到指定的实验室进行 CT 检测,后者往往是提交到指定的样本收集点。澳大利亚在青年人群中开展的一项自我采样检测 CT 感染的健康促进项目显示,大多数参加检测者不愿意将样本提交到指定的样本收集点,因为这种样本传递方式与邮寄方式相比,既不容易操作,也不能保护隐私[6]。

(1)邮寄样本:邮寄自采的样本是目前最主要的样本传递方式,是由接受检测者或其委托人通过线上或电话预约物流或邮政人员上门或到指定的地址收取样本,然后寄送到指定实验室。在样本通过物流或邮政系统进行传递的过程中,确保样本的生物安全是至关重要的环节。目前,不同地区或不同物流系统对生物样本运输的要求有所不同。国内外大多数自我采样传递检测服务都有指定的寄送系统,通常通过扫描自采样包内提供的物流系统信息即可启动寄送服务,由指定物流公司到指定的地点取件。自我采集的样本需要尽快寄送到指定的检测机构,目前尚没有寄送前可以在什么条件下保存多长时间的建议和相关的研究报道。

(2)提交样本:将自我采集用于 CT 检测的样本直接放置到样本收集柜或提交到指定的机构(如医疗机构、外展干预点等)是样本递送的方式之一,例如加拿大在 GetCheckedOnline 平台的检测服务中增加了直肠和咽部拭子的 CT/NG 检测,用户可选择在实验室样本采集点进行自我采样或将采样包带回家自我采样后再送回实验室样本采集点[7]。然而,有关接受检测者到样本收集点直接提交样本的可行性和可接受性等方面的研究相对有限。

3. 标本检测 一般来说,只有核酸检测才能作为实验室检测方法用于生殖道 CT 感染的自我采样传递检测模式。CT 核酸检测必须依赖于具有检测资质的专业机构。目前,已经有多种商品化提供的试剂盒可供 CT 核酸检测,但是这些试剂盒在用于自我采样传递检测模式时往往需要对检测性能进行必要的评估,因为需要了解自我采集的样本经过传递过程后是否对检测结果有所影响。

4. 结果告知和转介服务　检测结果告知方式主要包括短信、邮件、电话、自助线上查询等方式,不同人群对告知方式的选择有所不同。美国对 18 ~ 24 岁女大学生的访谈结果显示,该人群更愿意通过短信或电子邮件而不是电话获得检测结果[8]。因此,提供 CT 感染自我采样传递检测服务的平台可以让接受检测者自己选择结果告知的方式,但多数是通过登录网站查询结果或将短信或邮件提醒与登录网站查询相结合。例如,美国的 I Want The Kit 平台在接受检测者在线订购自我采样包时就选择检测结果的告知方式,然后通过发送电子邮件或短信提示接受检测者登录网站查询结果,建议 CT 检测阳性者立即联系选择的医疗机构寻求治疗;瑞典的 Klamydia 平台在实验室收到样本后的 4 ~ 5 天内在该网站上提供检测结果,接受检测者可以通过密码登录网站并查询检测结果,如果 CT 检测结果阳性则可获得一张转介卡,指导感染者去定点医疗机构接受免费治疗;加拿大的 GetCheckedOnline 平台通过发送电子邮件提供结果查询的网络链接,可以查到阴性结果,如果检测结果阳性则由医务人员通过电话告知并提供相应的检测后咨询和治疗指导。

(二)模式应用

为了提高 CT 筛查的可及性和便捷性,在目前除了 HIV 感染外其他性病尚不能实现自我检测情况下,许多国家建立了针对生殖道 CT 感染等性病的自我采样传递检测平台,作为传统基于医疗机构开展检测的补充。

1. 美国　美国目前至少有 19 个线上平台提供生殖道 CT 感染等性病的自我采样传递检测服务,覆盖全国 48 个州[9],其中 22 个州及华盛顿特区提供免费检测服务。在这些平台中,一半可以提供生殖器外的检测,允许用户选择不同解剖部位的拭子采集。由美国霍普金斯大学医学院建立的 I Want The Kit 平台于 2004 年启动,旨在为不愿意或无法就医的具有性病感染高风险的女性人群提供检测服务。项目实施最初只向马里兰州的居民提供自我采样包,后来逐渐扩大到阿拉斯加州和亚利桑那州,这些地区 14 岁以上的居民都可以通过互联网订购自我采样包进行免费 CT 检测[10]。

2. 瑞典　自 2006 年以来,瑞典将基于互联网的自我采样传递检测服务作为常规实验室诊断的一部分,在全国 21 个县区逐步推广。该服务是借助于两个服务平台(www.1177.se 和 www.klamydia.se)通过公共医疗系统在每个县区加以实施,15 岁以上的本地居民可通过这两个服务平台在线订购自我采样包。由于生殖道 CT 感染是瑞典传染病法管理的疾病,CT 检测结果阳性者需要去公立医疗诊所接受免费治疗并依法通知性伴。

3. 荷兰　自 2008 年 4 月启动基于互联网的 CT 筛查计划以来,荷兰已有超过 12 家机构可以提供 CT 自我采样传递检测服务,其中只有 1 家由性病诊所提供的服务是免费的,其余需要收取平均 47.42 欧元的费用。

4. 加拿大　2011 年 3 月,加拿大通过网络平台(http://www.gettestedwhynot.ca/)正式启动 CT 自我采样传递检测项目,覆盖 15 ~ 29 岁人群,用户可以在平台下载并填写检测申请表后获取自我采样包,自我采样后可向渥太华 26 家实验室的任何一家邮寄样本,检测结果会通过短信告知。

5. 法国　法国国家预防与健康教育研究所于 2012 年启动基于互联网的 CT 居家自我采样免费检测项目（Chlamyweb 项目），建议 18～24 岁年轻人将自我采集的样本装入一个已付邮费的信封中，寄回位于法国波尔多的国家 CT 感染参比实验中心，检测结果会通过用户自己选择的方式（邮寄或电子邮件）告知[11]。

6. 中国　我国目前也有相应的自我采样传递检测平台，推出了针对生殖道 CT 感染等多种性病的检测选择，主要以自我采集的咽喉分泌物、阴道分泌物、尿液等作为检测的样本，及时提供检测结果。

（三）主要特点

1. 提高检测量　2003 年，英国启动全国 CT 筛查项目（NCSP），对 25 岁以下性活跃者提供免费的机会性筛查和治疗。2006—2010 年共筛查 247.5 万人次，其中，通过互联网完成筛查 13 万人次（5.3%）[12]。现在英国各地 15～24 岁青少年都可以通过互联网（http://www.fancyaquickie.org.uk/）获得自我采样包进行免费 CT 检测。英国基于互联网的 CT 筛查人数呈现逐年上升的趋势，2019 年 15～24 岁青少年人群共完成 CT 筛查 1 339 931 人次，其中 20% 通过互联网完成筛查[13]。瑞典也在全国范围内推广 CT 自我采样传递检测服务，2013—2017 年检测人次数呈现逐年上升趋势，在女性人群中增加了 115%，男性人群增加了 71%，自我采样传递检测人次数在 2017 年占所有 CT 检测人次数的 22%[14]。美国没有报告全国 CT 检测情况，但从 I Want The Kit 平台 2020 年 4—10 月间的月度检测订单量可见，这一阶段的检测量增长了 645%，而且 96% 的 CT/NG 检测阳性者成功获得转介治疗[15]。荷兰采取的是销售模式，2015 年线上平台售出 3 万～4 万份自我采样包，占整个国家 CT 检测量的 10%～15%，购买者主要是 18～35 岁人群，而且以男性用户居多[16]。法国 2012 年 9—10 月期间检测平台每天的访问量在 10 000～15 000 之间，在 7215 位被邀请接受自我采样传递检测服务的对象中，46.7% 获取了自我采样包，收回了 61.8% 的样本进行 CT 检测，阳性率为 6.8%[17]。

2. 增加检测选择　在常规的临床服务中往往对 MSM 以外人群不开展生殖道外 CT 检测，因而可能会造成部分直肠 CT 感染的漏诊。美国的 I Want The Kit 服务平台使用者人群中，自我采样传递检测服务增加了直肠检测的选择，从而使得使用者可以选择生殖道外的检测，及时发现这些部位的感染，尤其是在 25 岁以下女性和具有高危性行为的人群中[18]。

3. 提升检测信心　由于自我采样传递检测服务的便捷性和保密性，明显增加了目标人群参与检测的信心。美国针对 I Want The Kit 服务平台开展的一项调查表明，77% 的男性更喜欢自己采集样本，89% 的人感到自己采集生殖道拭子很容易，89% 的人表示今后还会继续使用基于互联网的生殖道 CT 感染等性病筛查服务[10]。

（四）存在问题与挑战

自我采样传递检测模式的推广应用仍然存在一系列需要考虑的问题。第一，自我采样传递检测模式在 CT 筛查检测中的推广应用需要相应的法律法规保障,使得这项服务符合实施地区的相关规定。例如,I Want The Kit 服务平台目前在美国并没有全覆盖,纽约州和罗得岛州由于州法律禁止提供邮寄检测服务而无法提供此类服务。第二,此项服务的推广需要相应的公共卫生投入,在部分地区或针对部分人群需要提供免费服务或提供免费的采样包,从而吸引更多的人使用此项服务。从目前不同国家实施情况来看,免费服务接受性更好。第三,方便友好的检测前咨询和检测后服务至关重要。自我采样传递检测只是针对目标人群生殖道 CT 感染综合防治服务的一个环节,加强对检测重要性的宣传教育对目标人群正确认识和选择这项服务非常有必要,检测后特别是对检测阳性者的咨询与转介服务也是增加目标人群对自我采样传递检测信任性的重要方面。

(五)展望

自我采样传递检测为寻求检测的人群,特别是那些担心隐私暴露和不愿意去医疗机构就诊的人群提供了一种可以选择的检测模式。从目前的研究和实施结果来看,这种检测模式在目标人群中具有较高的接受性,在实施上具有较好的可行性,而且在增加 CT 检测的覆盖面和可及性方面发挥了重要作用。将来仍需要通过研究与开发进一步完善自我采样传递检测的技术和优化自我采样传递检测的模式,特别是针对不同需求的人群开发更加方便、友好和有效的模式,更好地发挥自我采样传递检测模式在生殖道 CT 感染防治中的作用。

二、混合样本检测策略

(一)基本原理

混合样本检测,简称混检(pool-testing),是将几个样本混合在一个样本中进行检测的检测策略。如果检测结果为阴性则说明组成混合样本的所有单一样本均为阴性,完成检测;如果混合样本检测结果为阳性,则需要对组成混合样本的每个样本进行单独检测,以确定阳性样本。混检策略往往借助于灵敏度高的核酸检测方法。

1.主要混检方式包括分层混检和非分层混检[19]

(1)分层混检:分层混检方式是指分阶段执行混检的策略,根据前一阶段的结果进行下一阶段检测或重复检测,每一阶段每个样本只检测一次。例如,两阶段分层检测(S2)首先对混合样本进行检测,然后在混检结果呈阳性时进行第二阶段的单个样本单独检测。三阶段分层检测(S3)首先对混合样本进行检测,如果混检结果为阳性,则随后进行第二阶段的分组非重叠混合样本检测,最后再对第二阶段混检阳性的样本池中的单个样本进行单独检测。

(2)非分层混检:非分层混检方式是在每个阶段对同一样本进行多次检测的策略,通常通过使用类似数组或矩阵的样本排列来实现。例如,M2 矩阵是指同时测试 k 列样本

池和 k 行样本池,以便每个样本在第一阶段检测两次。与分层混检策略类似,如果混检结果为阴性,则相应的行和列中的单个样本均为阴性。然而,如果混检结果为阳性,则阳性行和阳性列交叉处的单个样本为阳性,通过对这些样本进行单独重新检测,以确定阳性个体。

2. 样本混合方案包括混采混检和单采混检[20]

(1)混采混检:在采样时将多个样本合并在一个采样管内,然后进行后续检测。这种方法往往在混检结果阳性后需要对患者重新采样进行检测。为避免重新采样,也可以每人采两支拭子,一支不混合单独存放,另一支和其他样本放至同一采样管中,如果检出阳性,再检测单独存放的拭子。这种方法在不需要重新采集样本的情况下具有优势,例如采集同一个体不同解剖部位(尿道、直肠和咽部)的标本进行混合检测时,混合样本的检测结果就可以指导临床治疗,而不需要重新采样检测来判断不同部位的感染。

(2)单采混检:在实验室检测时将分别采集的多个样本合并在一起,然后进行后续的检测。这种方法可以在混合样品检出阳性后再用单一样本分别进行检测,既避免了重复采集样本,也避免了采样过程中的交叉污染。

(二)模式应用

不同混检策略,包括不同个体样本的混合和同一个体不同部位样本的混合,在 CT 检测中的性能及现场应用的效果已经得到广泛评估。

1. 不同个体样本的混检　针对不同个体样本混检性能的评估,多数采用"单采混检"方案并与"单采单检"方案(对单独采集的样本进行单一检测)进行比较。目前,在多个国家(美国、加拿大、丹麦、立陶宛、印度、荷兰、澳大利亚、俄罗斯和新加坡等)开展过基于不同种类标本(尿液、宫颈拭子、阴道拭子和尿道拭子)的 CT 混检性能评估,"单采混检"的灵敏度和特异度分别为 87% ～ 100% 和 93% ～ 100%[21]。因此,基于不同种类泌尿生殖道标本的混检在灵敏度和特异度上没有显著差异[21]。

2. 同一个体不同部位样本的混检　目前,针对同一个体不同部位样本的混检主要是在 MSM 人群中对尿道、直肠和口咽部位样本进行混合后检测,在多个国家(澳大利亚、英国、比利时、美国和日本等)开展过相关研究。样本的混合采用了"单采混检"和"混采混检"两种方案并与"单采单检"的检测结果进行比较,两种检测方案之间没有显著性差异,灵敏度为 78% ～ 98%,特异度为 91% ～ 100%[22]。

(三)主要特点

混检的最大优势是可以数倍甚至数十倍提高检测效率,有效节约医疗资源。但混检的前提条件有两个:一是人口基数大,而医疗资源有限,执行混检可以大大提高检测效率,在短时间内检测大量人员;二是感染人数少,在总人口中占比极低,如果实行逐一单检,会浪费大量的人力和时间。因此,混检方法尤其适用于群体阳性率低且检测样本量大的疾病,通过提高总体检测效率,有助于疫情的防控,其损失的检测灵敏度在可接受范围内。

（四）存在问题与挑战

在使用不同个体样本的混检策略时，目标人群 CT 感染率和混合样本数量直接决定混检效率。当混合样本数量相同时，单样本平均检测次数随着目标人群 CT 感染率的增加而增加。Rours 等将 CT 感染率为 4.1% 的人群（一般人群）的 5 份尿液样本混合后进行核酸检测，单样本平均检测次数为 0.30 次[23]，而 Currie 等将 CT 感染率为 5.5% 的人群（门诊就诊者）的 5 份尿液样本混合后进行检测，单样本平均检测次数为 0.52 次[24]。一项关于混合样本数量估计的数学模型显示，将若干样本平均分组混合检测，再对阳性混合样本进行个体分别检测时，在给定阳性率的前提下获得平均每个样本检测次数最小（即总检测次数最少）的混合样本数量 $=1.24\times$ 目标人群的检测阳性率 $^{-0.466}$。例如，目标人群检测阳性率为 0.2%时，最优混样量为 22；阳性率为 2% 时，最优混样量为 8；阳性率为 4% 时，最优混样量为 6。当人群阳性率达到 7% 时，最优混样量为 4，但此时单样本平均检测次数达到 0.5，即平均 2个样本需要检测 1 个。考虑到混样和两次检测（混检和阳性样本的再次检测）需要花费额外的时间等，阳性率超过 7% 时使用混检策略带来的收益十分有限。因此，在目标人群阳性率超过 7% 时则不再适合采用混检策略[25]。此外，混检策略在实际应用（特别是临床推广应用）时，还需要考虑混合检测的过程是否对检测结果报告的时间带来影响。在 CT 检测量相对比较小的医疗服务中，往往不适合推广使用混检策略，避免耽误患者的诊断和治疗。

影响混检策略检测效率的另一个重要因素是试剂的敏感性。使用混检策略时由于是多份样本混合成一份样本进行检测，可能会导致检测的灵敏度随混合样本数量的增加而降低。检测试剂提取核酸和对核酸的扩增性能是确保混检效果的关键因素。但由于核酸提取过程中对核酸的捕获是非特异性的，导致混检时大量非靶核酸与靶核酸竞争结合，从而不同程度地影响了核酸的提取效率。此外，其他干扰物质的引入，如基因组 DNA 可能会影响引物和探针的结合效率，从而降低试剂的检测性能，而混检样本中的拭子可能会影响探针的移动，进一步降低核酸检测的准确度[26]。目前普遍认为，同一个体不同部位的混检样本中尿液量过高可由于尿液稀释的作用而导致检测灵敏度下降，在单个部位感染且 CT 载量低的情况下增加假阴性的可能。Badman 等将口咽拭子和直肠拭子保存液各取 1mL 放入空的Cepheid 尿收集管中，再加入 7mL 尿液，因此混检样本总体积为 9mL，此时混检 CT 的灵敏度为 90%[27]；后来，Dean 等将尿液量降低为 1mL，因此混检样本总体积降低为 3mL，此时混检 CT 的灵敏度提高到 98%[28]。

（五）展望

许多研究已经表明，采用混合样本进行 CT 检测是一种可行、有效的策略，在适合的人群中加以使用可以明显降低检测成本，可作为目前 CT 筛查检测的策略之一，有助于扩大筛查检测覆盖面。然而，在确定是否选择混检策略以及选择何种混检策略时，不仅需要考虑采样的方便、可行和安全，还需要考虑检测策略是用于常规临床检测服务还是大样本的人群筛查，检测与后续治疗及干预之间的衔接，以及具体的人力、物力和财力上的可行性和必要性等。

三、接力检模式

（一）基本原理

接力检（pay-it-forward）模式来源于"上游互惠"理论，该理论由 Nowak 和 Sigmund 于 2005 年提出，随后在心理学和行为经济学领域得到广泛研究和应用[29]。"上游互惠"理论认为，人类的社会互动中广泛存在一种间接互惠行为，即个体在接受他人恩惠后会产生的一种积极且愉悦的感恩情绪和义务感，这种情感反应会促使个体更有可能采取措施帮助他人，从而使得慷慨的捐赠行为产生良性循环，让善意持续地在社区中传递下去[30,31]。在该模式中，参与者会收到来自他人的"礼物"（例如免费或低价的 CT 筛查服务），然后可以自己决定是否要捐赠一笔钱或继续送出"礼物"给下一位参与者，由此将爱心行为传递下去。此外，参与者还可以手写明信片以传达善意，并鼓励后续参与者参与接力[32]。

（二）模式应用

利用接力检的基本原理，将接力检模式引入生殖道 CT 感染的检测服务，可以增加目标人群，特别是高危人群（如 MSM 及暗娼）CT 检测的接受性和覆盖面。南方医科大学皮肤病医院研究团队于 2017 年设计了用于 MSM 人群的接力检模式，具体是在筹集启动经费用于免费生殖道 CT 感染咨询及检测的同时，让接受免费检测者决定是否为接下来做检测的人捐款，同时留下一张写着鼓励信息的"接力"明信片，鼓励其他人接受检测。该团队将该接力检模式与常规收费检测服务进行了比较性研究，结果表明，接力检模式的 CT/NG 检测率为 54%，而常规收费的检测率仅为 6%。在接力检模式中，89% 的人接受检测后都选择了捐赠，平均捐款额为 80 元[33]。后续在部分城市 MSM 人群中开展的随机对照试验表明，接力检模式的 CT/NG 检测率为 56%，对照组为 18%，95% 接受免费检测者都为其他人捐赠了检测费用，捐款金额占接力检模式成本的 42%[34]。除 MSM 人群外，接力检模式也可用于暗娼等人群。一项在部分城市开展的整群随机对照试验表明，将生殖道 CT 感染等性病接力检模式整合到暗娼人群的外展服务时 CT 检测率为 82.0%，而收费检测的检测率仅为 4.0%，接力检模式参加者中有 50.3% 为后续参加检测者提供了捐赠[35]。

（三）主要特点

1. 分散检测成本　接力检模式可以缓解个人经济负担和公共财政压力。一方面，接力检模式中灵活的价格机制使得它能够适应不同个体的经济情况。对于那些经济困难、无法负担筛查费用的个体，该模式可以消除他们在获取服务时所面临的成本问题，使他们可以通过接受同伴提供的馈赠而获得服务的机会，享受到与其他人一样的健康保护。此外，参与者在接力检模式中可以根据个人意愿和财务状况自由决定是否捐赠以及捐赠金额的大小。这种自由选择权使得参与者可以在力所能及范围内为他人提供支持。另一方面，接力检模式为公共财政减轻了一定的负担。公共卫生项目往往是由政府承担相应的费用,在政府投入不能满足防治需求时,接力检模式可以借助社群成员间的捐赠而分担部分公共卫生费用。

2. 促进社群参与 接力检模式可以增强社群成员的社会联系和信任感,借助身份认同感在社群内建立一种基于共同目标和利益的紧密社会联系,通过传达社群同伴参与服务而增加同伴参与服务的动力和信心。此外,参加服务者将以两种身份参与到整个服务体系中,既是这项服务的接受者,同时也是该服务的贡献者,从而更加积极地接受服务和提供捐赠,并邀请和动员其他人接受服务和参与捐赠。

(四)存在问题与挑战

尽管接力检模式是一种可以扩大 CT 检测覆盖面的方法之一,但实际推广应用中仍然存在一些亟待解决的问题。首先,目前的接力检模式仍然处于研究阶段,研究结果是否能够转化为防治实践还需要考虑许多因素,例如经费的管理、实施的机构等。其次,目前短期的研究结果是否可以支持其成为可持续的长期策略还有待进一步开展相关研究,以便了解该模式的实际应用情况。

(五)展望

接力检模式创造了一种良性循环,让善意得以持续传递。随着接力检理念逐渐引入公共卫生干预服务,目前该模式已拓展到其他传染病防治,包括在促进肝炎检测和提高流感疫苗接种等方面的应用也开展了相应研究[36,37]。接力检模式引起了人们对推广医疗卫生服务创新模式的关注,纵然接力检模式不是最理想的策略,但其可为未来持续有效的医疗卫生服务普及与创新带来新的契机。

四、同伴激励推荐

同伴激励推荐(incentivized peer referral, IPR)是一种同伴推荐的形式,项目参与者能在成功招募到同伴入组项目后得到一定的激励补偿。IPR 已被证明是成功招募 MSM 等人群纳入 HIV 干预服务的有效手段[38],该方法也用于 CT 筛查项目的参加者招募[39]。2018 年 3 月—2021 年 5 月在美国洛杉矶新奥尔良市 15～26 岁年轻黑人男性的一项 CT 筛查项目中,采用 IPR 策略给筛查项目的参与者提供同伴招募相关资料并分发给同伴,参与者在每成功推荐一名同伴接受检测后可获得 5 美元电子礼物卡的奖励,最多可以招募 5 位同伴。研究发现,2020 年 7 月—2021 年 5 月实施 IPR 策略期间,参与者成功推荐同伴接受 CT 筛查的比例(45.7%)明显高于 IPR 实施之前(19.7%),而且参与者推荐的同伴具有更高的 CT 感染率和更多的异性性伴数。因此认为,IPR 可能是动员 MSM 人群接受生殖道 CT 感染等性病筛查和干预项目的有效手段,也可能间接有助于减少向女性性伴传播性病,从而产生重要的公共卫生影响[39]。

(姜婷婷　徐文倩　卢巧玲)

[1] LEENEN J, HOEBE C J P A, ACKENS R P, et al. Pilot implementation of a home-care programme with chlamydia, gonorrhoea, hepatitis B, and syphilis self-sampling in HIV-positive men who have sex with men[J]. BMC Infect Dis, 2020, 20(1): 925.

[2] MANAVI K, HODSON J. Observational study of factors associated with return of home sampling kits for sexually transmitted infections requested online in the UK[J]. BMJ Open, 2017, 7(10): e017978.

[3] LUNNY C, TAYLOR D, HOANG L, et al. Self-collected versus clinician-collected sampling for chlamydia and gonorrhea screening: a systemic review and meta-analysis[J]. PLoS One, 2015, 10(7): e0132776.

[4] BROWN L, PATEL S, IVES N J, et al. Is non-invasive testing for sexually transmitted infections an efficient and acceptable alternative for patients? A randomised controlled trial[J]. Sex Transm Infect, 2010, 86(7): 525-531.

[5] AUDYAL P, LLEWELLYN C, LAU J, et al. Obtaining self-samples to diagnose curable sexually transmitted infections: a systematic review of patients' experiences[J]. PLoS One, 2015, 10(4): e0124310.

[6] MARTIN L, FREEDMAN E, BURTON L, et al. The C-project: use of self-collection kits to screen for Chlamydia trachomatis in young people in a community-based health promotion project[J]. Sex Health, 2009, 6(2): 157-162.

[7] GILBERT M, HAAG D, HOTTES T S, et al. Get checked...where? the development of a comprehensive, integrated Internet-based testing program for sexually transmitted and blood-borne infections in British Columbia, Canada[J]. JMIR Res Protoc, 2016, 5(3): e186.

[8] GRINER S B, VAMOS C A, PUCCIO J A, et al. "I'll Just Pick It Up...": Women's Acceptability of Self-Sampling Methods for Sexually Transmitted Infection Screening[J]. Sex Transm Dis, 2019, 46(12): 762-767.

[9] PONTES M F, ARMINGTON G, FINK R, et al. Landscape Review of Mail-in Self-Collection, Programs for Sexually Transmitted Infections[J]. Sex Transm Dis, 2023, 50(6): 336-341.

[10] CHAI S J, AUMAKHAN B, BARNES M, et al. Internet-based screening for sexually transmitted infections to reach nonclinic populations in the community: risk factors for infection in men[J]. Sex Transm Dis, 2010, 37(12): 756-763.

[11] LYDIÉ N, DE BARBEYRAC B, BLUZAT L, et al. Chlamyweb Study I: rationale, design and acceptability of an Internet-based chlamydia testing intervention[J]. Sex Transm Infect, 2017, 93(3): 179-187.

[12] WOODHALL S C, SILE B, TALEBI A, et al. Internet testing for Chlamydia trachomatis in England, 2006 to 2010[J]. BMC Public Health, 2012(12): 1095.

[13] SPENCE T, GRIFFITHS F, ROSS J. Service user experiences of using internet-based testing for sexually transmitted infections (STIs): a qualitative study[J]. Sex Transm Infect, 2024, 100(6): 356-361.

[14] SÖDERQVIST J, GULLSBY K, STARK L, et al. Internet-based self-sampling for Chlamydia trachomatis testing: a national evaluation in Sweden[J]. Sex Transm Infect, 2020, 96(3): 160-165.

[15] MELENDEZ J H, GILLIAMS E A, YU T, et al. Rapid Uptake of Testing for Chlamydia, Gonorrhea, and HIV From an Online Platform, April-October 2020[J]. Am J Public Health, 2022, 112(7): 985-989.

[16] DEN DAAS C, SUKEL B, BOS H, et al. Evaluation and enumeration of online test providers for sexually transmitted infections, specifically chlamydia, in the Netherlands[J]. Sex Transm Infect, 2019, 95(5): 380-385.

[17] KERSAUDY-RAHIB D, LYDIÉ N, LEROY C, et al. Chlamyweb Study Ⅱ: a randomised controlled trial

(RCT) of an online offer of home-based Chlamydia trachomatis sampling in France[J]. Sex Transm Infect, 2017, 93(3): 188-195.

[18] YU T, MELENDEZ J H, ARMINGTON G S, et al. Added Value of Extragenital Sexually Transmitted Infection Testing in "IWantTheKit" Program Users[J]. Sex Transm Dis, 2023, 50(3): 138-143.

[19] GROBE N, CHERIF A, WANG X, et al. Sample pooling: burden or solution?[J] Clin Microbiol Infect, 2021, 27(9): 1212-1220.

[20] 王国强,邓硕,汪嘉懿,等. 样本混合检测在 COVID-19 诊断中的应用研究 [J]. 中华实验和临床病毒学杂志, 2020, 34(5): 459-461.

[21] 婷婷,陈祥生. 混合不同个体的样本检测生殖道沙眼衣原体感染准确性的 Meta 分析 [J]. 中华流行病学杂志, 2022, 43(12): 1995-2001.

[22] 姜婷婷,尹跃平,曹宁校,等. 男男性行为者尿道直肠和口咽部位混合标本检测沙眼衣原体感染准确性的 Meta 分析 [J]. 中国艾滋病性病, 2022, 28(8): 995-999.

[23] ROURS G I, VERKOOYEN R P, WILLEMSE H F, et al. Use of pooled urine samples and automated DNA isolation to achieve improved sensitivity and cost-effectiveness of large-scale testing for Chlamydia trachomatis in pregnant women[J]. J Clin Microbiol, 2005, 43(9): 4684-4690.

[24] CURRIE M J, MCNIVEN M, YEE T, et al. Pooling of clinical specimens prior to testing for Chlamydia trachomatis by PCR is accurate and cost saving[J]. J Clin Microbiol, 2004, 42(10): 4866-4867.

[25] REGEN F, EREN N, HEUSER I, et al. A simple approach to optimum pool size for pooled SARS-CoV-2 testing[J]. Int J Infect Dis, 2020(100): 324-326.

[26] THIELEMANS E, WYNDHAM-THOMAS C, HENRARD S, et al. Screening for Chlamydia trachomatis and Neisseria gonorrhoeae infections in men who have sex with men: diagnostic accuracy of nucleic acid amplification test on pooled urine, anorectal, and pharyngeal specimens[J]. Sex Transm Dis, 2018, 45(3): 195-198.

[27] BADMAN S G, BELL S F E, DEAN J A, et al. Reduced sensitivity from pooled urine, pharyngeal and rectal specimens when using a molecular assay for the detection of chlamydia and gonorrhoea near the point of care[J]. Sex Health, 2020, 17(1): 15-21.

[28] DEAN J A, BELL S F E, COFFEY L, et al. Improved sensitivity from pooled urine, pharyngeal and rectal specimens when using a molecular assay for the detection of chlamydia and gonorrhoea near point of care[J]. Sex Transm Infect, 2021, 97(6): 471-472.

[29] NOWAK M A, SIGMUND K. Evolution of indirect reciprocity[J]. Nature, 2005, 437(7063): 1291-1298.

[30] MA L K, TUNNEY R J, FERGUSON E. Does gratitude enhance prosociality: A meta-analytic review[J]. Psychol Bull, 2017, 143(6): 601-635.

[31] MCCULLOUGH M E, EMMONS R A, TSANG J A. The grateful disposition: a conceptual and empirical topography[J]. J Pers Soc Psychol, 2002, 82(1): 112-127.

[32] 邹文簏,田青,刘佳. "投桃报李" ——互惠理论的组织行为学研究述评 [J]. 心理科学进展, 2012, 20(11): 1879-1888.

[33] LI K T, TANG W, WU D, et al. Pay-it-forward strategy to enhance uptake of dual gonorrhea and chlamydia testing among men who have sex with men in China: a pragmatic, quasi-experimental study[J]. Lancet Infect Dis, 2019, 19(1): 76-82.

[34] YANG F, ZHANG T P, TANG W, et al. Pay-it-forward gonorrhoea and chlamydia testing among men who have sex with men in China: a randomised controlled trial[J]. Lancet Infect Dis, 2020, 20(8): 976-982.

[35] TANG W, XIE Y, XIONG M, et al. A Pay-It-Forward Approach to Improve Chlamydia and Gonorrhea Testing Uptake Among Female Sex Workers in China: Venue-Based Superiority Cluster Randomized Controlled Trial[J]. JMIR Public Health Surveill, 2023(9): e43772.

[36] ZHANG Y, LI J, XIE Y, et al. Pay-it-forward incentives for hepatitis virus testing in men who have sex with men: a cluster randomized trial[J]. Nat Med, 2023, 29(9): 2241-2247.

[37] WU D, JIN C, BESSAME K, et al. Effectiveness of a pay-it-forward intervention compared with user-paid vaccination to improve influenza vaccine uptake and community engagement among children and older adults in China: a quasi-experimental pragmatic trial[J]. Lancet Infect Dis, 2022, 22(10): 1484-1492.

[38] FRANKS J, MANNHEIMER S B, HIRSCH-MOVERMAN Y, et al. Multiple strategies to identify HIV-positive black men who have sex with men and transgender women in New York City: a cross-sectional analysis of recruitment results[J]. J Int AIDS Soc, 2018, 21(3): e25091.

[39] CAMPBELL M B, RATNAYAKE A, GOMES G, et al. Effectiveness of Incentivized Peer Referral to Increase Enrollment in a Community-Based Chlamydia Screening and Treatment Study Among Young Black Men[J]. J Racial Ethn Health Disparities, 2024, 11(3): 1173-1181.

第五节　暴露前后化学预防

由于目前尚缺乏针对细菌性性病的有效疫苗,性病预防的手段仍然维持在传统的 ABC 策略,即 A(abstinence,禁欲,不发生性行为)、B(be faithful,忠诚性伴,没有多性伴)和 C(condom,安全套,坚持使用)等。然而,这些策略在全球性病预防和控制上的实施仍然存在一系列挑战[1],迫切需要更加有效、可行的预防措施。抗病毒药物的暴露前后化学预防已经证明在预防 HIV 感染上有效[2],而且 WHO 将暴露前后化学预防作为 HIV 预防的重要策略之一[3]。但随着 HIV 暴露前后化学预防在目标人群中的推广应用,由于使用者在发生性行为中忽视了其他预防措施(如安全套的使用),从而导致了其他性病(包括生殖道 CT 感染)发生的风险明显增加[2,4,5]。因此,在普遍推广使用 HIV 暴露前后化学预防措施的情况下,如何应对 HIV 感染以外其他性病的发病率增加则是目前性病防治中面临的新挑战。此外,HIV 暴露前后化学预防策略及其预防效果是否可以为其他性病的预防带来启发也值得研究。

早在 20 世纪 40 年代已有关于抗生素预防性病的研究,主要是应用磺胺噻唑或青霉素进行淋病的预防,显示了一定的效果[6,7]。自从 20 世纪 70 年代后才陆续开展了有关抗生素预防性病的临床试验,包括在男性人群中开展的暴露后米诺环素化学预防淋病的比较性试验,表明米诺环素在预防淋病的发病上有效,而且在米诺环素敏感株感染的受试者中更加明显[8]。之后,更多的研究重点是了解性工作者中抗生素的定期推断性治疗(periodic presumptive treatment, PPT)是否可以有效预防可治愈性病的发生[9]。基于 14 项研究结果的荟萃分析表明,在性病患病率高的性工作者人群中 PPT 可以降低淋病、生殖道 CT 感染和溃疡性性病的患病率[10]。然而,随着性病病原体抗生素耐药趋势的不断上升,给性病的化学预防带来明显的挑战。目前,全球范围内唯一普遍推荐为一线治疗药物的头孢曲松也面临无效的风险,生殖支原体感染无法治愈的病例陆续报道。值得庆幸的是,普遍推荐用于生殖道 CT 感染治疗的一线治疗药物(四环素类和大环内酯类药物)的体外耐药尚未得到证实。

一、化学预防的策略

抗生素化学预防策略包括暴露前预防(pre-exposure prophylaxis, PrEP)和暴露后预防(post-exposure prophylaxis, PEP)两大类。暴露前预防是指有感染性病风险者通过定期服用预防性药物预防性病感染发生的措施,而暴露后预防则是指在暴露于性病感染风险后通过服用预防性药物降低感染风险的措施。

(一)推荐使用的方案

根据现有研究资料,目前仅有多西环素被应用于生殖道 CT 感染的化学预防。多西环素属于二代中广谱四环素类抗生素,人体内半衰期为 12 ～ 22 小时。多西环素是目前治疗生殖道 CT 感染的一线推荐药物,人体对其耐受性较好,严重不良反应相对较少,且尚无对 CT 耐药的报道,因此是作为化学预防使用的理想药物。当前针对生殖道 CT 感染的暴露前预防,主要是每天口服 100mg 多西环素并长期服用[11]。而对于其暴露后预防,是在风险暴露后 24 小时(不超过 72 小时)内口服 200mg 多西环素[12]。

(二)推荐使用的人群

多西环素化学预防一般推荐应用于生殖道 CT 感染等性病感染高风险人群,如发生无保护性行为的男男性行为者(MSM)、性伴感染性病的个体和参加 HIV 化学预防者等,但目前 WHO 和许多国家尚没有制定相应的指南并明确推荐使用的人群。美国纽约州卫生署艾滋病研究所在 2023 年制定的指南中提出,要求该州临床医生向无论是否正接受 HIV 化学预防或 HIV 治疗的顺性别男性和跨性别女性,只要与男性性伴或过去 1 年有性病感染史和处于感染风险的性伴发生不使用安全套性行为者,都要提供多西环素的 PEP[13]。

二、化学预防的研究进展

(一)可行性研究

在 MSM 人群等性病化学预防的目标人群中,口服多西环素是否可以像 HIV 化学预防那样被广泛接受,是未来能否成为有效预防策略的重要前提。目前已有一系列调查研究,旨在探究 MSM 人群对多西环素化学预防的接受程度和认知情况。

澳大利亚一项针对 2095 名 MSM 的在线调查研究显示，53% 的受试者表示可能会服用多西环素来预防梅毒，76% 的人表示会服用多西环素来减少社区中的梅毒传播[14]。在美国一款 MSM 社交网络应用中有 1301 名用户参与了一项调查，结果显示其中 84% 的用户有兴趣尝试多西环素暴露后预防[15]。北美和欧洲的一些 MSM 人群可能已经在使用多西环素进行性传播疾病的预防。英国一项关于 MSM 人群接受 HIV 暴露后预防情况的调查，106 名被调查者中有 6 人报告在过去 6 个月内服用过多西环素预防性传播感染[16]。在法国进行的一项观察 HIV 化学预防人群参加多西环素暴露后预防效果的临床试验中发现，未被要求服药的安慰剂组中也有 10% 的参与者在随访时检测到血中残留的多西环素成分[12]，提示在法国 MSM 人群中可能已经出现预防性服用多西环素的习惯。欧美一些在线销售 HIV 暴露前预防药物的公司同时提供多西环素胶囊，一定程度上也促进了性病化学预防的普及[11]。最近一项在中国的调查研究显示，725 名被调查的 MSM 中只有 28.83% 的被调查者既往听说过多西环素化学预防，该比例显著低于知晓 HIV 化学预防者。尽管如此，仍然有高达 77% 的被调查者表示愿意尝试接受口服多西环素来预防生殖道 CT 感染或者梅毒。综上所述，多西环素暴露前后预防作为 HIV 化学预防的有效补充手段，在 MSM 等高危人群中具有推广普及的潜力。

（二）有效性研究

基于 HIV 化学预防试验开展的成功经验，近年来陆续有针对多西环素预防生殖道 CT 感染等性病的临床试验开展，多数研究结果表明多西环素有一定预防效果。

在一项非盲法对照试验研究中，30 名有梅毒史的 HIV 阳性 MSM 中按 1∶1 的比例随机分组，暴露前化学预防组每天服用 100mg 多西环素，持续 48 周，对照组则采取单纯的行为干预。结果发现，化学预防组的梅毒、淋病或生殖道 CT 感染发生率较对照组下降 73%（P=0.02），但两组报告的性行为并没有显著差异[17]。

法国国家艾滋病研究所在参加 HIV 暴露前预防试验的 MSM 和跨性别女性中开展了一项大规模随机对照研究[12]，结果表明暴露后化学预防组（每次高危行为后 24 小时内服用 200mg 多西环素）的梅毒和生殖道 CT 感染发生率较对照组（不提供额外干预）下降 70% ～ 73%，而淋病感染率在两组间没有显著区别。在化学预防组中有 21.5% 的受试者由于胃肠道副作用而停药。

在接受 HIV 化学预防或发生 HIV 感染的 MSM 中，美国开展的一项暴露后化学预防（24 小时内服用 200mg 多西环素）随机对照试验表明，性病（梅毒、淋病、生殖道 CT 感染）总发病率下降 66% 以上[18]。

（三）进行中的试验

针对暴露前后多西环素预防生殖道 CT 感染等性病的效果，目前尚有多项临床研究正在进行中。例如，加拿大在未感染 HIV 的 MSM 中开展每日同时进行 HIV 暴露前预防和多西环素暴露前预防的试点研究,该研究的主要目的是观察 MSM 长期每日服用 HIV 预防药物和多西环素的可接受性、依从性及耐受性,以及评估受试者性病发生率、性行为改变情况、抗生素耐药情况,同时也试图探究服药组人群肠道内菌群的改变情况。澳大利亚在 MSM 和跨性别人群中开展了一项多西环素暴露前预防的干预试验,要求干预组受试者每天记录多西环素的服用情况并完成季度性调查问卷,最后将干预后受试者的性病发病数据与现有 MSM 人群的性病监测数据进行比较。此外,我国在前期开展的 MSM 人群多西环素化学预防意愿调查的基础上 [19],目前正在部分地区开展该人群的随机对照试验,评估生殖道 CT 感染等性病预防的效果。

三、挑战及展望

(一)药物不良反应

在目前发表的多西环素化学预防试验中发现的不良反应主要是胃肠道不适和皮肤反应,尚未发现严重不良事件。胃肠道不适和皮肤反应往往在停用多西环素后自行消退 [20],但这些不良反应可能会导致化学预防使用者不能坚持用药(PrEP 使用者)或不愿意再次用药(PEP 使用者),影响化学预防策略在目标人群中的接受度 [12]。

(二)抗生素耐药

虽然目前尚缺乏有关 CT 对多西环素耐药的流行病学证据 [21-23],但随着多西环素在某些人群中的长期使用,可能由于抗生素选择性压力而加速耐药的进程。此外,全球大多数国家都出现淋球菌对多西环素的普遍耐药 [24],基于多西环素的化学预防措施可能对生殖道 CT 感染和梅毒预防有效,但可能增加使用者感染淋病等其他性病的风险。

(三)风险成本效益

HIV 感染作为一种严重威胁生命健康的重大传染病,对其进行暴露前后化学预防的益处显而易见。相较而言,目前对于生殖道 CT 等性病化学预防的风险成本效益研究仍然缺失。目前预防和控制生殖道 CT 感染的目的是避免生殖道 CT 感染导致的不良生殖和妊娠结局,预防和干预的重点人群是性活跃的年轻女性及其感染者的性伴等,而性病化学预防措施推广的目标人群主要是高危人群(如 MSM 人群)。我国生殖道 CT 感染综合防治"3331"策略框架中的 3 个目标人群包括了高危人群(如 MSM 和暗娼人群),目的是通过在这些人群中预防和控制生殖道 CT 感染从而能够实现消灭传染源和避免感染向重点人群(如性活跃年轻女性人群)的传播。因此,在高危人群中推广使用多西环素的化学预防不仅能够预防高危人群的生殖道 CT 感染和传播,也可以起到保护重点人群的作用。然而,高危人群的多西环素化学预防对重点人群保护的风险成本效益还有待进一步评估。

总之,多西环素暴露前后化学预防是一种新颖且具备应用前景的预防手段,特别是对于预防生殖道 CT 感染和梅毒。HIV 暴露前后化学预防的推广为生殖道 CT 感染等性病的暴露前后化学预防提供了结合的平台和借鉴的模式。考虑到抗生素耐药风险和许多其他未知因素,目前的性病暴露前后化学预防策略仍然处于探索阶段,长期实施的可行性和效果还有待评估。因此,目前生殖道 CT 感染等性病的防治仍然是在加强健康教育和行为干预的基础上扩大检测服务覆盖面,及时发现并规范治疗感染者。

(张栩　王千秋　沈云良)

参考文献

[1] Kirby Institute. HIV, viral hepatitis and sexually transmissible infections in Australia: annual surveillance report 2018[M]. Sydney: Kirby Institute, 2018.

[2] TRAEGER M W, SCHROEDER S E, WRIGHT E J, et al. Effects of pre-exposure prophylaxis for the prevention of human immunodeficiency virus infection on sexual risk behavior in men who have sex with men: a systematic review and meta-analysis[J]. Clin Infect Dis, 2018, 67(5): 676-686.

[3] World Health Organization. Guideline on when to start antiretroviral therapy and on pre-exposure prophylaxis for HIV[M]. Geneva: World Health Organization, 2015.

[4] NGUYEN V K, GREENWALD Z R, TROTTIER H, et al. Incidence of sexually transmitted infections before and after preexposure prophylaxis for HIV[J]. AIDS, 2018, 32(4):523-530.

[5] MONTAÑO M A, DOMBROWSKI J C, DASGUPTA S, et al. Changes in sexual behavior and STI diagnoses among MSM initiating PrEP in a clinic setting[J]. AIDS Behav, 2019, 23(2):548-555.

[6] LOVELESS J A, DENTON W. The oral use of sulfathiazole as a prophylaxis for gonorrhea[J]. JAMA, 1943, 121(11):827-828.

[7] EAGLE H, GUDE A V, BECKMANN G E, et al. Prevention of gonorrhea with penicillin tablets. preliminary report[J]. Public Health Rep (1896), 1948, 63(44):1411-1415.

[8] HARRISON W O, HOOPER R R, WIESNER P J, et al. A trial of minocycline given after exposure to prevent gonorrhea[J]. N Engl J Med, 1979, 300(19):1074-1078.

[9] KAUL R, KIMANI J, NAGELKERKE N J, et al. Monthly antibiotic chemoprophylaxis and incidence of sexually transmitted infections and HIV-1 infection in Kenyan sex workers: a randomized controlled trial[J]. JAMA, 2004, 291(21):2555-2562.

[10] STEEN R, CHERSICH M, GERBASE A, et al. Periodic presumptive treatment of curable sexually transmitted infections among sex workers: a systematic review[J]. AIDS, 2012, 26(4):437-445.

[11] WERNER R N, SCHMIDT A J, POTTHOFF A, et al. Position statement of the German STI Society on the prophylactic use of doxycycline to prevent STIs (Doxy-PEP, Doxy-PrEP)[J]. J Dtsch Dermatol Ges, 2024, 22(3):466-478.

[12] MOLINA J M, CHARREAU I, CHIDIAC C, et al. Post-exposure prophylaxis with doxycycline to prevent sexually transmitted infections in men who have sex with men: an open-label randomised substudy of the ANRS IPERGAY trial[J]. Lancet Infect Dis, 2018, 18(3):308-317.

[13] DIMARCO D E, URBAN M A, FINE S M, et al. Doxycycline Post-Exposure Prophylaxis to Prevent Bacterial Sexually Transmitted Infections[M]. Baltimore (MD): Johns Hopkins University, 2023.

[14] WILSON D P, PRESTAGE G P, GRAY R T, et al. Chemoprophylaxis is likely to be acceptable and could mitigate syphilis epidemics among populations of gay men[J]. Sex Transm Dis, 2011, 38(7):573-579.

[15] SPINELLI M A, SCOTT H M, VITTINGHOFF E, et al. High interest in doxycycline for sexually transmitted infection post-exposure prophylaxis (doxycycline-PEP) in a multi-city survey of men who have sex with men (MSM) using a social-networking app[J]. Sex Trans Dis, 2019, 46(4):e32-e34.

[16] CARVETH-JOHNSON T, STINGONE C, NWOKOLO N, et al. Doxycycline use in MSM taking PrEP[J]. Lancet HIV, 2018, 5(9):e482.

[17] BOLAN R K, BEYMER M R, WEISS R E, et al. Doxycycline prophylaxis to reduce incident syphilis among HIV-infected men who have sex with men who continue to engage in high-risk sex: a randomized, controlled pilot study[J]. Sex Transm Dis, 2015, 42(2):98-103.

[18] LUETKEMEYER A F, DONNELL D, DOMBROWSKI J C, et al. Postexposure Doxycycline to Prevent Bacterial Sexually Transmitted Infections[J]. N Engl J Med, 2023, 388(14):1296-1306.

[19] ZHANG X, QI S Z, DU F Z, et al. Awareness and willingness to accept syphilis chemoprophylaxis among men who have sex with men from three cities in China: a cross-sectional study[J]. BMC Public Health, 2022, 22(1):1926.

[20] SLOAN B, SCHEINFELD N. The use and safety of doxycycline hyclate and other second-generation tetracyclines[J]. Expert Opin Drug Saf, 2008, 7(5):571-577.

[21] BOREL N, LEONARD C, SLADE J, et al. Chlamydial antibiotic resistance and treatment failure in veterinary and human medicine[J]. Curr Clin Microbiol Rep, 2016(3):10-18.

[22] XIAO Y, LIU S, LIU Z, et al. Molecular subtyping and surveillance of resistance genes in Treponema pallidum DNA from patients with secondary and latent syphilis in Hunan, China[J]. Sex Transm Dis, 2016, 43(5):310-316.

[23] GIACANI L, CICCARESE G, PUGA-SALAZAR C, et al. Enhanced molecular typing of Treponema pallidum subspecies pallidum strains from 4 Italian Hospitals shows geographical differences in strain type heterogeneity, widespread resistance to macrolides, and lack of mutations associated with doxycycline resistance[J]. Sex Transm Dis, 2018, 45(4):237-242.

[24] Public Health England. Surveillance of antimicrobial resistance in Neisseria gonorrhoeae in England and Wales: key findings from the Gonococcal Resistance to Antimicrobials Surveillance Programme (GRASP) [M]. London: Public Health England, 2018.

第六节　促进治疗的性伴管理

性伴管理（partner management）是生殖道 CT 感染综合防治的重要组成部分，是为生殖道 CT 感染者（指示患者）的既往性接触者（性伴）提供干预服务的一项措施。性伴管理不仅包括性伴通知（partner notification）和接触者追踪（contact tracing），而且包括给通知到或追踪到的性伴提供必要的咨询、检测和治疗服务等。性伴管理是一种针对性病的病例发现方法，不仅可以早期发现和治疗性伴的感染，而且可以避免由于性伴感染而导致指示患者的再次感染。传统的性伴管理主要是基于患者通知、医务人员通知或约定通知等方式通知性伴到医疗机构接受必要的检测和治疗。然而，传统的性伴通知方法在实施中存在指示患者不愿意通知、通知不到位和通知后性伴不愿意就诊等情况，导致性伴接受必要干预服务的比例较低。为了进一步提高性伴通知的效果，在实施工作中开发并应用了加强式性伴通知（intensified/enhanced partner referral）模式，即在传统性伴通知基础上增加了给患者提供宣传材料、观看科普视频、在线或电话咨询和发放家庭检测包等方式。然而，这些方法在实际应用中仍然面临困难，而且实施的效果相对有限。因此，迫切需要开发更加可行和有效的性伴管理方法和模式。由于在指示患者的性伴中 CT 感染率非常高，因此基于促进生殖道 CT 感染治疗的性伴管理策略近年来备受关注。

一、快速性伴治疗

快速性伴治疗（expedited partner therapy, EPT）是指示患者的性伴在没有接受临床评估的情况下接受的治疗，主要通过两种方式实现：①由指示患者将临床医生提供的处方转交给性伴，后者凭处方在药房获得治疗药物；②临床医生给指示患者提供额外一份治疗药物，由指示患者转交给性伴，也称为患者交付的性伴治疗（patient-delivered partner therapy, PDPT）[1,2]。

（一）研究现状

1. 指示患者的接受性　指示患者对 EPT 的接受性与 EPT 政策法规是否到位有关[3]。在 2012 年的美国佐治亚州，当时的法律尚未明确 EPT 的合法性，指示患者 EPT 接受率为 11.2%[4]。而在 EPT 合法的美国纽约的一项队列研究中显示[5]，生殖道 CT 感染指示患者 EPT 接受率为 54.8%，排除性伴正在或已经接受治疗的指示患者后，EPT 接受率为 69.4%，这与在 EPT 合法的美国丹佛一项研究中的 EPT 接受率相近（接受率为 50%）[6]。在拒绝 EPT 的患者中，最常见的原因是"性伴今天已在诊所治疗"（26.3%）、"不再与性伴联系"（25.0%）、"性伴已经接受治疗"（20.3%）和"性伴更喜欢由临床医生提供药物"（19.6%）[5]。

2. 医务人员的认知情况　医务人员对 EPT 的认识与态度会直接影响该策略实施的可行性。在一项对美国宾夕法尼亚州医务人员开展的调查表明，约 50% 的受访医生曾对指示患者以 EPT 的方式治疗其性伴，其中只有 11% 的医生"总是"这样做[7]。一项来自美国东北部药剂师对 EPT 的认知调查显示，在 133 名药剂师中只有 50% 熟悉 EPT 的概念，80% 以上的药剂师不知道 EPT 可以治疗哪些疾病[8]。

3. 实施效果评估　目前，EPT 在性伴管理上的潜在应用主要是生殖道 CT 感染或淋病，其他性病（如梅毒）的性伴治疗还不能实现[9]。一项对随机对照试验的荟萃分析发现，使用 EPT 可使指示患者 CT 的再感染率降低 21% ～ 29%[10]，还可以提高性伴的治疗率[11]。2021

年美国 CDC 制定的性传播感染治疗指南中也提到,基于美国的三项临床试验,当只有生殖道 CT 感染而无淋病的异性恋男女的指示患者接受 EPT 治疗时,更多的性伴得到了治疗,可见 EPT 是改善指示患者及性伴健康状态的有效方法[9]。关于 EPT 实施的成本效益分析显示,在异性恋男女中,男性指示患者接受 EPT 时可比性伴通知节省 32% ~ 37% 的治疗费,女性指示患者可节省 29% 的治疗费[12]。

(二)推广应用

2021 年美国 CDC 制定的性传播感染治疗指南建议[9],对于生殖道 CT 感染,除非法律法规禁止,医生在不能确保指示患者在过去 60 天内的所有性伴都将及时寻求治疗时,则应向指示患者提供 EPT。如果患者在诊断前 60 天内没有发生性行为,则应为指示患者最近的性伴提供 EPT[13]。

推荐在异性恋人群中开展 EPT,但不建议对以下人群使用 EPT,包括诊断为多种性病的患者、性伴怀孕的患者、近期遭受性侵或性暴力的患者、可疑 HIV 或有其他性病感染风险的患者或性伴(如 MSM 等人群)[14,15]。MSM 人群 HIV、梅毒及其他性传播疾病感染率较高,对 MSM 人群进行 EPT 可能造成此类人群性伴错过检查和治疗其他疾病的机会(如艾滋病),仅服用抗生素可能导致其他疾病治疗无效,同时也增加了抗生素耐药风险[16]。2017年,美国马萨诸塞州诊断为生殖道 CT 感染的患者中有 2% 同时合并 HIV 感染,合并淋病和梅毒的患者分别占 7% 和 37%[17]。然而,接受 EPT 的 MSM 患者性伴通知率、检测率和治疗率明显高于性伴通知[14]。因此,需要更多的研究来评估 EPT 对 MSM 人群持续感染或再感染、抗生素耐药性和 HIV 感染或其他性传播疾病的影响。

二、加速性伴治疗

加速性伴治疗(accelerated partner therapy,APT)是性伴通过与临床医生、药剂师或高级护士之间的咨询,以评估是否需要治疗和哪里可以获得治疗的性伴管理方式。APT 主要通过两种方式实现:①通过 APT 热线,由医生或高职称护士通过电话评估性伴,评估后的性伴可以由指示患者转交或从诊所接待处获得治疗包;②在 APT 药房,性伴通过药剂师的评估即可获得治疗包。APT 治疗包中包括:药物及药物信息,包括禁忌证、药物相互作用和可能的副作用;CT 检测样本收集试剂盒和供样本寄回的包装,以便性伴将其寄回研究实验室;避孕套和全部细节[18]。

(一)研究现状

2018 年在英格兰和苏格兰的 17 个性健康诊所进行了一项交叉整群随机对照试验,该试验中指示患者可以自主选择通过 APT 或性伴通知来干预性伴,即将指示患者分为 APT 干预组(临床医生或高级护士通过电话对性伴进行评估,然后由指示患者给性伴转交抗生素和性伴自采样包)和性伴通知组(卫生保健专业人员让指示患者告诉其性伴去诊所进行性病筛查和治疗）。在 APT 干预组中有 19%（293/1536）的指示患者成功通知到性伴，在通知到的性伴中，有 81% 的性伴最终接受 APT 干预。APT 干预组和性伴通知组指示患者的 CT 再检测参与率分别为 43% 和 46%，两组参与检测的指示患者 12 ～ 24 周后复检 CT 再感染率分别为 4.7% 和 6.6%[19]。在另一项非随机对照研究中，对照组仍为性伴通知组，但干预组分为 APT 热线组（临床医生或高级护士通过电话对性伴进行评估，然后由指示患者给性伴转交抗生素和性伴自采样包）和 APT 药房组（药剂师直接对性伴进行评估，通过评估的性伴即可获得治疗包）。性伴通知组的性伴治疗率为 36%，APT 热线组为 59%，APT 药房组为 66%[18]。

一项在英国开展的关于 APT 的成本效益研究表明，在性伴通知中性伴的平均花费为 45.89 英镑，11% 的性伴会寻求诊治，而 APT 的平均花费为 53.29 ～ 54.42 英镑，可治疗 34% ～ 35% 的性伴。虽然与性伴通知相比，APT 的治疗费用略高，但它可提高性伴的治疗率[20]。另一项数学模型的分析结果也显示，在 10 万人中 APT 的干预费用高于性伴通知，但 APT 可以降低生殖道 CT 感染相关并发症的成本，从而具有较好的经济学效益[21]。

（二）推广应用

基于抗生素管理和避免抗生素耐药等原因，英国目前推荐采用 APT 开展性伴管理[22]。与 EPT 相同，APT 也可能造成高危人群错过检查和治疗其他疾病的机会（如艾滋病）。非侵入性、即时检测技术的发展有助于通过 APT 药房进行 HIV 及其他性病的检测，然而这些技术的应用效果还需要进一步研究[18]。此外，在 APT 的施行过程中会产生额外的管理工作，无论指示患者是否接受 APT 都需要创建一个记录，对所有可联系到的性伴进行追踪，建立性伴数据库，对性伴关系类型等信息进行记录，这加重了英国性健康服务的压力，使其难以对所有性伴进行及时快速评估[19]。

三、展望

作为指示患者性伴管理的潜在策略，EPT 提高了性伴治疗率，也减少了指示患者的持续感染或再感染风险，节约了医疗成本。然而，在没有临床医生评估的情况下对性伴进行治疗还存在诸多风险：第一，由于 EPT 没有直接对性伴进行问诊，易导致性伴其他疾病的漏诊和病情延误[11, 13]；第二，若性伴已经在其他机构接受过治疗，则有可能造成过度治疗[1, 8]；第三，性伴在接受 EPT 时可能会出现药物过敏反应和药物毒性反应[1, 13]；第四，目前还没有研究证明 CT 对抗生素（阿奇霉素、多西环素和喹诺酮类药物）存在表型或基因型耐药[2, 23]，但抗生素的广泛使用可能由于抗生素选择性压力而加速耐药的进程。

目前在实施 EPT 过程中仍然有许多障碍，这些都需要通过个人、地方和卫生部门以及其他性病预防相关组织之间的合作来解决。在推进 EPT 的同时，还应向公共卫生人员、医生和药剂师提供继续教育，让他们了解 EPT 的专业知识，提高指示患者和性伴的性传播疾病治疗率[8]。在特殊人群中实施时，除了提供治疗药物外，还应提供详细的咨询服务和书面建议，包括关于性健康和安全性行为措施的教育、嘱托指示患者治愈前应避免性行为、可能发生的药物不良反应和副作用、注意保护指示患者和性伴的隐私以及告知指示患者再检测的重要性[8]。

APT可以为不愿就诊的性伴提供治疗，降低指示患者的再感染。与EPT比较，APT的主要优点是经过了电话评估过程，使得性伴治疗更加安全；主要不足是APT通过电话评估可能会影响性伴就诊率，延长性伴获得治疗的时间，同时APT也会加重管理过程中产生的财政负担[21]。因此，在临床服务过程中，实施性伴管理策略时需要考虑当地的法律法规、其他性病的感染率、指示患者的可接受性和有效性等多种因素，因地制宜选择合适的性伴管理策略，从而降低指示患者的再感染率，控制生殖道CT感染进一步蔓延。

（蔡于茂　宋薇　吴敏智）

参考文献

[1] CRAMER R, MARTINEZ N, ROBERTS C, et al. Use of expedited partner therapy for sexually transmitted diseases in college and university health centers in the United States, 2011-2012[J]. Sex Transm Dis, 2015, 42(10):580-584.

[2] KISSINGER P, MOHAMMED H, RICHARDSON-ALSTON G, et al. Patient-delivered partner treatment for male urethritis: a randomized, controlled trial[J]. Clin Infect Dis, 2005, 41(5):623-629.

[3] Arizona State University, Centers for Disease Control and Prevention. Legal/policy toolkit for adoption and implementation of expedited partner therapy[A/OL]. (2011-01-31)[2023-7-10]. http://www.cdc.gov/std/ept/legal/ept-toolkit-complete.pdf.

[4] BUCHSBAUM A, GALLO M F, WHITEMAN M K, et al. Sexually transmitted disease partner notification among African-American, adolescent women[J]. Infect Dis ObstetGynecol, 2014(2014):619632.

[5] VAIDYA S, JOHNSON K, ROGERS M, et al. Predictors of index patient acceptance of expedited partner therapy for Chlamydia trachomatis infection and reasons for refusal, sexually transmitted disease clinics, New York City, 2011 to 2012[J]. Sex Transm Dis, 2014, 41(11):690-694.

[6] MICKIEWICZ T, AL-TAYYIB A, THRUN M, et al. Implementation and effectiveness of an expedited partner therapy program in an urban clinic[J]. Sex Transm Dis, 2012, 39(12):923-929.

[7] ROSENFELD E A, MARX J, TERRY M A, et al. Perspectives on expedited partner therapy for chlamydia: a survey of health care providers[J]. Int J STD AIDS, 2016, 27(13):1180-1186.

[8] LEISS M, WANGU Z, BRATBERG J, et al. Expedited partner therapy: Investigating pharmacists' awareness and training needs in the Northeastern United States[J]. J Am Pharm Assoc (2003), 2022, 62(6):1860-1864.

[9] WORKOWSKI K A, BACHMANN L H, CHAN P A, et al. Sexually transmitted infections treatment guidelines, 2021[J]. MMWR Recomm Rep, 2021, 70(4):1-187.

[10] FERREIRA A, YOUNG T, MATHEWS C, et al. Strategies for partner notification for sexually transmitted infections, including HIV[J]. Cochrane Database Syst Rev, 2013, 2013(10): CD2843.

[11] TIPLICA G S, RADCLIFFE K, EVANS C, et al. 2015 European guidelines for the management of partners

of persons with sexually transmitted infections[J]. J EurAcad Dermatol Venereol, 2015, 29(7):1251-1257.

[12] GIFT T L, KISSINGER P, MOHAMMED H, et al. The cost and cost-effectiveness of expedited partner therapy compared with standard partner referral for the treatment of chlamydia or gonorrhea[J]. Sex Transm Dis, 2011, 38(11):1067-1073.

[13] GOLDEN M R, WHITTINGTON W L, HANDSFIELD H H, et al. Effect of expedited treatment of sex partners on recurrent or persistent gonorrhea or chlamydial infection[J]. N Engl J Med, 2005, 352(7):676-685.

[14] CLARK J L, SEGURA E R, OLDENBURG C E, et al. Expedited Partner Therapy (EPT) increases the frequency of partner notification among MSM in Lima, Peru: a pilot randomized controlled trial[J]. BMC Med, 2017, 15(1):94.

[15] ZOFKIE A C, FOMINA Y Y, ROBERTS S W, et al. Effectiveness of Chlamydia trachomatis expedited partner therapy in pregnancy[J]. Am J ObstetGynecol, 2021, 225(3):321-325.

[16] MALDONADO N G, TAKHAR S S. Update on emerging infections: news from the Centers for Disease Control and Prevention. Update to the CDC's sexually transmitted diseases treatment guidelines, 2010: Oral cephalosporins no longer a recommended treatment for gonococcal infections[J]. Ann Emerg Med, 2013, 61(1):91-95.

[17] BRAUN H M, TAYLOR J L. It's time to expand chlamydia treatment for gay and bisexual men[J]. Ann Fam Med, 2021, 19(2):168-170.

[18] ESTCOURT C, SUTCLIFFE L, CASSELL J, et al. Can we improve partner notification rates through expedited partner therapy in the UK? Findings from an exploratory trial of Accelerated Partner Therapy (APT) [J]. Sex Transm Infect, 2012, 88(1):21-26.

[19] ESTCOURT C S, STIRRUP O, COPAS A, et al. Accelerated partner therapy contact tracing for people with chlamydia (LUSTRUM): a crossover cluster-randomised controlled trial[J]. Lancet Public Health, 2022, 7(10):e853-e865.

[20] ESTCOURT C S, MAPP F, WOODE O M, et al. Improving sexual health through partner notification: the LUSTRUM mixed-methods research programme including RCT of accelerated partner therapy[M]. Southampton (UK): National Institute for Health and Care Research, 2024.

[21] ALTHAUS C L, TURNER K M, MERCER C H, et al. Effectiveness and cost-effectiveness of traditional and new partner notification technologies for curable sexually transmitted infections: observational study, systematic reviews and mathematical modelling[J]. Health Technol Assess, 2014, 18(2):1-100.

[22] JAMISON C D, WASELEWSKI M, GOGINENI V, et al. Youth knowledge and perspectives on expedited partner therapy[J]. J Adolesc Health, 2022, 70(1):114-119.

[23] VILLA L, BOGA J A, OTERO L, et al. Phenotypic and genotypic antimicrobial susceptibility testing of Chlamydia trachomatis isolates from patients with persistent or clinical treatment failure in Spain[J]. Antibiotics (Basel), 2023, 12(6):975.

第七节　移动卫生保健

　　数字移动技术是指通过数字计算机、电子、通信等技术,将信息进行数字化处理和传输的技术。数字移动技术在信息处理和传输领域有很多应用,例如互联网、智能手机、智能电视、云计算、物联网等在医疗、教育、金融等领域中的广泛应用。

移动卫生保健是通过使用数字移动技术,如移动电话、掌上电脑和卫星通信等提供卫生保健服务和信息,是融合了互联网、移动通信以及健康服务的一种时代产物。移动卫生保健具有实时、共享以及开放性等诸多特质,在移动终端上创造了平台,给医生和患者间的沟通提供了有效媒介。

一、移动卫生保健的应用领域

（一）智能化院内服务

智能化院内服务主要指发生在医院内部,利用智能化诊疗设备、管理系统开展的诊疗业务,包括方便患者和方便医护人员的智能化服务,如预约挂号、智能导诊、候诊提醒、在线取号、诊间缴费、查看检查检验结果、预缴住院押金、查看住院清单、办理住院结算、健康教育、随访管理、就医满意度反馈等服务。在智能化医院信息体系方面,实现所有信息,包括语音、图像、文字数据、图表等,最大限度的数字化采集、传输、存储、利用、检索、共享等。例如,医院所有的临床作业全部依靠数字信息化设备实现无纸化运行,患者的门诊和住院病历、检查结果等都以数据信息的形式完整地保存在医院数据库中,患者可以随时进行查询。同时,在具备智能化初步规模的医院集中资源优势,逐步整合医院信息系统（HIS）、会诊系统、实验室信息管理系统（LIS）、医学影像存储与传输系统（PACS、RIS）等医疗信息服务系统,实现各系统内收集的医疗信息交互和共享,挖掘和创造医疗信息的科研和临床价值,实现医疗信息的深层次利用。在智能化医院中为医护人员提供服务的数字化终端设备,也在逐渐向智能化、便携化发展。随着终端设备的小型化、无线化及显示屏分辨率的提高,移动护士终端、医用平板电脑等已逐渐在部分医院内开展应用 [1,2]。

（二）远程医疗和双向转诊

远程医疗是在 20 世纪 70 年代提出的术语,是指在患者和提供者分隔两地的情况下提供医疗服务。远程医疗是将医疗服务与技术通过互联网等信息通信技术（ICT）手段进行远距离传递和交换的过程,使医疗服务能够跨越时间和空间限制,实现医疗资源共享,提高医疗服务效率和质量 [3]。这对于偏远地区群体、弱势群体和老龄化群体尤为珍贵。

基于互联网平台的社区智慧医疗,可以实现覆盖范围内的患者和医疗服务机构之间的电子健康档案信息共享,利用各种通信技术和物联网手段实现基层医疗机构与三级医疗机构之间的双向转诊、委托或受托检验检查结果传递,实现个人电子健康信息的跟踪和共享,可有效提高健康干预服务质量,整体提升社区居民健康水平。

（三）互联网医院

互联网医院是在互联网线上开展医疗咨询和健康信息服务的专业网站。互联网医院让医患双方以互联网为载体,大量专业医疗卫生数据为支撑,开展在线医疗活动。通过登录互联网医院,患者可以在线了解医院与科室概况及诊疗特色,了解医生信息,还能实现网上预约挂号、健康咨询、远程诊疗、查询个人病历及检查检验结果、网上缴费等。互联网医院可以充分利用医疗资源,延伸实体医疗服务,为患者提供便捷高效的就医渠道,使居民足不出户即可享受高品质的医疗健康服务,缩短就医时间,降低就医成本,使看病难、看病贵的问题得到有效解决[1,2,4]。

(四)医药电子商务服务

医药电商是指医疗机构、医药公司、医药生产商、医药信息服务提供商、第三方机构等以营利为目的的市场经济主体,凭借计算机和网络技术(主要是互联网)等现代信息技术,进行医药产品交换及提供相关服务的行为[2]。

(五)个人健康监护

个人健康监护主要通过可移动设备,如手机、患者监护设备、手持终端机 PDA 和其余无线设备,为医疗和公共卫生的实践提供技术支持,使用户能够时刻运用医疗信息并能够获得医疗服务[5]。监护平台还可与多种平台交互,可与社区医疗信息平台连接,及时完善和更新居民电子健康档案信息;也可与医疗卫生应急指挥平台交互,通过相关设备提供呼唤、报警功能。随着手机移动通信技术与可穿戴设备技术的应用联合,已为患者开发出可随时测量血压和血糖的手机应用程序(APP),可将检测结果上传分享至亲友或家庭医生。同时 APP还可为患者提供个性化指导建议,如运动指导、饮食指导、用药指导等[1,2]。

(六)综合卫生管理

从综合卫生监管需求方面来看,建立以电子健康档案为核心的移动卫生保健服务平台,重要的目标之一是实现卫生信息数据共享和各种移动卫生保健业务系统整合,进一步提高政府和医院管理者的卫生管理和决策水平,以更好地满足居民医疗健康服务的需求。整合政府主管部门对医院的各类监管系统,如输血安全监管、手术安全监管、不良事件监管、大处方监管、抗菌药物监管、基本药物监管等。整合医院对政府主管部门的信息服务系统,包括各种统计报告系统,如医疗质量、院内感染、抗生素使用、医疗不良事件、药物不良反应、传染病报告、死因报告、医院基本情况和运营状况统计报告系统,以及居民健康卡系统、健康档案信息集成系统、医保农合接口系统等[4]。

二、在生殖道沙眼衣原体感染防治中的应用

(一)应用现状

1. 知识及相关行为学监测　为有针对性地开展生殖道 CT 感染相关防治活动,经常需

要调查目标人群知识水平、行为特征、感染率等状况。传统的调查方式由专门的调查人员通过在活动现场招募目标人群进行纸质问卷调查,但是随着互联网逐渐成为目标人群沟通的重要平台,越来越多的研究通过互联网开展调查,调查对象可以通过互联网登录调查页面,答案提交后自动导入数据处理系统形成数据库,具有覆盖面广、时效性强、应答率高等特点。既往已有多项研究通过互联网调查方式了解目标人群对生殖道 CT 感染的知识水平、检测意愿、性伴管理的意愿等,为进一步制定相关防控措施提供参考 [6-8]。

此外,数字化手段收集的信息还可以监测生殖道 CT 感染防治相关的活动。对欧洲经济区 30 个国家的相关专家进行网络调查显示,2007—2012 年期间,欧洲生殖道 CT 感染控制活动得到加强,尤其是在提供国家生殖道 CT 感染病例管理指南、机会性 CT 筛查和持续使用核酸扩增试验等方面有了明显提高 [9]。

2. 健康教育和行为干预　青少年和年轻群体是生殖道 CT 感染不良结局防治的重点人群。提高重点人群对生殖道 CT 感染的认识,促进其接受 CT 筛查,对预防不良的生殖健康结局非常重要 [10,11]。而使用简单易懂的语言、清晰的页面结构和可靠的信息源,是健康促进的关键 [12]。互联网是年轻群体的常见信息来源,但获取准确有效的信息具有一定的挑战性,不准确的信息可能导致不健康的性行为 [12]。因此,使用数字移动技术持续传播正确的知识,将有助于提高目标人群的认知水平和促进健康的性行为 [13,14]。Russell 等对美国在校大学生进行了 20 分钟互联网干预,包括干预前 / 干预后知识评估和检测意愿调查、可重复播放的健康教育视频的干预效果。结果显示,与干预前相比,参与者完成在线健康教育干预后生殖道 CT 感染知晓率显著增加,表明专门为大学生设计的基于互联网的健康教育方式是可行的、可接受的和有效的 [15]。Free 等则利用短信提醒(safetxt)方式向生殖道 CT 感染患者在随访的第 1～3 天每天发 4 条短信、第 4～28 天每天发 1～2 条短信、第 2 个月每周发 2～3 条短信、第 3～12 个月每月发 2～5 条短信,1 年后干预组发生性行为时安全套的使用率明显高于对照组 [16]。

考虑到互联网对地理限制的突破,通过数字移动技术进行健康教育和行为干预可谓前景广阔,但平台的创设、内容的发布都必须经过严格审核,坚持科学内容主导,确保互联网干预的有效运行。Gibbs 等对 Google Play 和 iTunes 商店平台有关性传播感染和生殖道感染的应用程序内容进行审查,结果显示,只有 15% 的应用程序提供了完全准确的信息,29% 曾发布潜在有害信息,而只有 1 个应用程序提供了完全准确和全面的生殖道 CT 感染相关信息 [17]。由此可见,应用程序的内容和质量存在显著差异,需要加强网络监管,从而发挥数字移动技术在健康教育领域的积极作用。

3. 促进检测　在宣传教育和行为干预的基础上,扩大检测,促进生殖道 CT 感染患者的早期发现,及时进行治疗,可降低疾病的传染性,减少不良结局的发生。目前,利用数字移动技术促进 CT 检测成为新兴的干预方式。2006 年,美国霍普金斯大学开发了 I Want The Kit 网站(www.iwantthekit.org),为 14 岁以上女性提供 CT/NG 检测,受检者无须到医院或检测点,直接通过 I Want The Kit 网站申请获得自采样服务包,自我采样后邮寄给实验室进行检测,最后通过邮件或短信的方式收到检测结果报告 [18]。2021 年,我国部分企业也开发了自我采样传递检测服务平台,提供艾滋病、梅毒、淋病、生殖道 CT 感染等多种性传播疾病的匿名检测,受检者可以通过小程序实现居家自采、回寄样本和查看报告的服务流程。居家检测作为传统检测咨询服务的补充,有利于促进目标人群的主动检测,有助于病例的及时发现,可以有效减少 CT 感染的传播和不良结局的发生。

4. 方便治疗　生殖道 CT 感染使用合适的抗生素治疗,可达到临床和病原学治愈。目前,成人生殖道 CT 感染推荐口服多西环素或阿奇霉素抗感染治疗。为了方便患者的治疗,英国首次开发了一个性健康诊所系统(eSHC),患者可以通过该系统从 30 家参与的社区药房中指定一家接受抗生素治疗,该社区药房会接收到英国国家医疗服务体系(NHS)的电子邮件授权。对 2014—2015 年使用 eSHC 系统的对象进行的调查显示,97% 来自门诊的就诊者和 89% 来自英国 CT 筛查项目的患者通过 eSHC 系统接受了治疗,治疗的时间中位数为获取检测结果后的一天内,未发生不良事件[19]。由此可见,eSHC 系统用于生殖道 CT 感染患者的治疗是安全可行的,这一创新模式有助于满足日益增长的临床和公共卫生需求。为了进一步了解患者如何使用 eSHC 系统,Aicken CRH 等对 36 名使用过该系统的生殖道 CT 感染者进行了深入访谈,大部分参与者表示选择使用这种电子健康干预可以快速、方便地获得治疗,并且保护了个人隐私[20]。

5. 性伴管理　目前基于数字移动技术的性伴管理主要以互联网和移动电话短信为载体,允许使用者通过网络平台向性伴发送通知,告知其可能存在的感染风险,以及健康知识、检测信息和治疗咨询等。2004 年,旧金山市首先通过建立 inSpot 网站(inSpot.org)向包括生殖道 CT 感染在内的性病患者的性伴发送匿名电子通知卡,取得了很好的效果[21]。2008年,澳大利亚学者开发了 Let Them Know 网站(letthemknow.org.au),旨在促进生殖道 CT 感染者的性伴告知,目前该网站已适用于包括淋病、生殖道 CT 感染、梅毒、阴道毛滴虫病等多种性病在内的性伴告知服务[22]。英国的 eSHC 系统也具有性伴管理功能,生殖道 CT 感染患者可以为他们的性伴申请一个唯一的访问代码,性伴可以输入该访问代码线上获取生殖道 CT 感染的一系列医疗服务,包括健康教育、咨询、检测、治疗等[19]。

(二)主要特点

1. 宣教成本低,方便、快速　随着性观念逐渐开放,不安全性行为的发生率也逐渐升高,但针对重点人群的性教育相对滞后,教育方式单一、隐晦、非正规,亟须通过各种方式和途径提高公众的性健康意识。网络宣传制作周期短,即使在较短的周期内,也可以将生殖道 CT 感染防治的知识传播出去,而传统宣传制作成本高,投放周期固定。另外,在传统媒体上宣传发布后很难更改,即使可以改动往往也需要付出很大的经济代价,而基于数字移动技术进行宣传能够及时变更内容,适应疾病防治信息的不断变化和实时更新。

2. 覆盖面广,对特定人群有很强的针对性　数字移动技术支撑下的教育和干预模式不受固定的地点、时间、人数等限制,可以在短时间内完成大样本量的信息收集和信息发送,有利于普及性知识。网络干预的另一个优势是可以接触到因为社会文化原因而"隐形"的高危人群(如 MSM 人群)。MSM 人群结识性伴的途径主要为相关网站或手机应用软件,这使互联网成为对 MSM 人群实施健康促进和行为干预的一个良好载体，MSM 人群也更愿意接受互联网作为健康传播和教育的工具[23]。

3. 信息交互、资源共享　不同于传统的信息单向传播，数字移动技术具有交互性。比如，目标人群在浏览健康相关网站时，通过点击"生殖道沙眼衣原体感染"关键词相关的链接，可以连接到生殖道 CT 感染的相关站点，在相关站点再点击"咨询"关键词相关的链接，可以在线获取相关的咨询检测服务，从而满足目标人群在疾病防治方面的不同需求。此外，目标人群之间还可以通过数字移动技术进行资源共享和及时互动，有利于营造积极参与生殖道 CT 感染防治的良好氛围。

4. 保护隐私、避免尴尬　开展预防生殖道 CT 感染的健康教育必然与性相关，与性相关的问题对于很多人而言不愿公开谈论，有的甚至难以启齿。依托数字移动技术开展预防生殖道 CT 感染的健康教育和行为干预，受众在接收信息时，个人的姓名、性别、年龄等基本信息都是虚拟的，这恰恰与性传播疾病的隐私性高度契合。在互联网环境下，身份的虚拟性让受众在进行咨询的过程中也避免了面对面的尴尬，更能畅所欲言，高效地解决问题。

（三）存在问题与挑战

1. 伦理学考虑　知情同意是医学伦理学的基本原则，其内涵包括：充分告知、完全理解和自主选择。医患沟通是充分知情和完全理解的前提。但网络调查和网络干预在进行知情同意告知时，由于无法与目标人群进行面对面的交流，只能通过网络来传递信息，可能导致不充分的知情同意。另外，网络世界并不绝对安全，虽然目前已通过数据匿名化等技术手段保护目标人群的隐私，但仍然存在信息泄露的风险。如何同时保证医学信息资源的外部合法用户访问和内部局域网安全运行，成为建设高性能、高可靠性、安全可管理的移动卫生保健服务的关键。这些问题应当得到重视，在确保知情同意和隐私保护方面进行更加合理的精细化设计。

2. 方法学考虑　抽样误差是影响网络调查和网络干预评价结果准确性的最大因素。由于网络调查和网络干预只能用于有机会使用互联网的群体，并不适用于对普通公众的调查和干预。目前，我国网民在区域、年龄、性别、文化程度等方面存在一定的差异，如果直接用网络调查和网络干预的数据来进行全人群总体特征和干预效果的推断，必然会产生严重的系统偏差。另外，调查对象重复提交调查问卷、仅在某个大型网站设置问卷和干预等原因也可能导致抽样框重复或遗漏而造成误差或偏倚。

3. 数据真实性　由于网络的匿名性特点，被调查者和被干预者的身份和社会学特征很难确定，并不能保证被调查者和被干预者就是研究的目标人群。另外，网络调查中收集的信息主要依赖于被调查者的自我报告，虽然在一定程度上降低了调查者偏倚和社会期许偏倚，可以更准确地获取一些敏感性信息，但是自我报告的信息有时可能不准确，尤其在行为干预项目中，如果干预组和对照组的自我报告偏倚程度和方向不一致，研究的结论则可能不准确。

4. 干预效果评价　在对行为干预的效果评价中需要重复的行为监测调查数据，但由于网络干预的失访率高,且容易出现非随机失访,可能会对干预效果的评价产生较大影响。目前各类呈现给患者(用户)的智能端口,如智能手机 APP、医疗综合服务平台、网页、手机微信小程序等,其流畅性、便捷性、操作体验与需求等尚不能满足更广大用户的切实需求,不同群体用户接受智能端口干预的体验亟待改善。此外,目前的干预研究主要是评价干预后的短期效果,缺乏干预后的中长期效果评价。因此,如何解决网络干预过程中的高失访率、如何评价干预的中长期效果等问题尚需进一步探索研究。

(四)展望

数字移动技术的飞速发展,推动了健康产业的发展,也为疾病的防治工作提供了广阔空间。互联网及移动智能设备可以用来传播疾病相关的知识,包括文字、视频、图片等;可以作为咨询者与医务人员之间的交流工具;还可以结合物联网,实现生殖道 CT 感染等性病的居家检测服务等。数字移动技术是时代发展的产物,我国生殖道 CT 感染防治的专业队伍应该积极抓住机会,进行新媒体相关的防治研究,探索行之有效的防治手段,从而开展更加积极的防治活动。

(姜婷婷　鲍燕　陈祥生)

参考文献

[1] 高玮. "互联网+" 模式下我国医疗服务体系建设研究 [D]. 天津 : 天津大学, 2016.

[2] 钟小燕,白晶,罗荣,等. 我国 "互联网 + 医疗" 服务模式 [J]. 中国卫生事业管理, 2019, 36(1):20-22,28.

[3] 孙正收. 远程医疗系统及其应用研究 [J]. 中国医疗器械信息, 2015, 21(11):20-24.

[4] 刘宁,陈敏. 我国互联网医疗服务模式与应用现状分析 [J]. 中国卫生信息管理杂志, 2016, (5):455-460.

[5] FOLARANMI T. mHealth in Africa: challenges and opportunities [J]. Perspect Public Health, 2014, 134(1): 14-15.

[6] KEIZUR E M, BRISTOW C C, BAIK Y, et al. Knowledge and testing preferences for Chlamydia trachomatis, Neisseria gonorrhoeae, and Trichomonas vaginalis infections among female undergraduate students[J]. J Am Coll Health, 2020, 68(7):754-761.

[7] AHMED N, JAYASINGHE Y, WARK J D, et al. Attitudes to Chlamydia screening elicited using the social networking site Facebook for subject recruitment[J]. Sex Health, 2013, 10(3):224-228.

[8] GROENE E A, BORAAS C M, SMITH M K, et al. A statewide mixed-methods study of provider knowledge and behavior administering expedited partner therapy for chlamydia and gonorrhea[J]. Sex Transm Dis, 2022, 49(9):601-609.

[9] VAN DEN BROEK I V, SFETCU O, VAN DER SANDE M A, et al. Changes in chlamydia control activities in Europe between 2007 and 2012: a cross-national survey[J]. Eur J Public Health, 2016, 26(3):382-388.

[10] BOOTH A R, HARRIS P R, GOYDER E, et al. Beliefs about chlamydia testing amongst young people living in relatively deprived areas[J]. J Public Health (Oxf), 2013, 35(2):213-222.

[11] DENISON H J, BROMHEAD C, GRAINGER R, et al. What influences university students to seek sexually

transmitted infection testing: A qualitative study in New Zealand[J]. Sex ReprodHealthc, 2018(16):56-60.

[12] VON ROSEN A J, von ROSEN F T, TINNEMANN P, et al. Sexual health and the internet: cross-sectional study of online preferences among adolescents[J]. J Med Internet Res, 2017, 19(11): e379.

[13] FRIEDMAN A L, BLOODGOOD B. "Something we'd rather not talk about": findings from CDC exploratory research on sexually transmitted disease communication with girls and women[J]. J Womens Health (Larchmt), 2010, 19(10):1823-1831.

[14] DRENNAN V M, OAKESHOTT P. Exploring access and attitudes to regular sexually transmitted infection screening: the views of young, multi-ethnic, inner-city, female students[J]. Health Expect, 2016, 19(2):322-330.

[15] RUSSELL N G, SHARPS P W, SLOAND E. Web-based chlamydia education for university students: A pilot project[J]. Nurs Open, 2022, 9(5):2342-2347.

[16] FREE C, PALMER M J, MCCARTHY O L, et al. Effectiveness of a behavioural intervention delivered by text messages (safetxt) on sexually transmitted reinfections in people aged 16-24 years: randomised controlled trial[J]. BMJ, 2022(378): e070351.

[17] GIBBS J, GKATZIDOU V, TICKLE L, et al. 'Can you recommend any good STI apps?' A review of content, accuracy and comprehensiveness of current mobile medical applications for STIs and related genital infections[J]. Sex Transm Infect, 2017, 93(4):234-235.

[18] GAYDOS C A, BARNES M, AUMAKHAN B, et al. Can e-technology through the internet be used as a new tool to address the Chlamydia trachomatis epidemic by home sampling and vaginal swabs?[J]. Sex Transm Dis, 2009, 36(9):577-580.

[19] ESTCOURT C S, GIBBS J, SUTCLIFFE L J, et al. The eSexual Health Clinic system for management, prevention, and control of sexually transmitted infections: exploratory studies in people testing for Chlamydia trachomatis[J]. Lancet Public Health, 2017, 2(4): e182-e190.

[20] AICKEN C R H, SUTCLIFFE L J, GIBBS J, et al. Using the eSexual Health Clinic to access chlamydia treatment and care via the internet: a qualitative interview study[J]. Sex Transm Infect, 2018, 94(4):241-247.

[21] LEVINE D, WOODRUFF A J, MOCELLO A R, et al. inSPOT: the first online STD partner notification system using electronic postcards[J]. PLoS Med, 2008, 5(10): e213.

[22] BILARDI J E, FAIRLEY C K, HOPKINS C A, et al. Let Them Know: evaluation of an online partner notification service for chlamydia that offers E-mail and SMS messaging[J]. Sex Transm Dis, 2010, 37(9):563-565.

[23] 林可, 高燕宁, 陈远方. 中国同性恋网站服务功能与男男性接触者健康教育研究 [J]. 中国健康教育, 2008, 24(3):179-181,184.

第十一章

生殖道沙眼衣原体感染
防治工作评估

　　生殖道沙眼衣原体感染防治的最终目的是有效控制疾病在人群中的传播和流行,以及减少其造成的生殖和妇幼健康危害,从而最大限度地提高人群的健康水平。生殖道 CT 感染防治工作的评估不仅应该作为生殖健康和性病防治的重要评估内容之一,而且应该纳入整个健康影响评估(health impact assessment, HIA)的范畴中。

　　1999 年,世界卫生组织(WHO)发表了《哥德堡共同声明》(Gothenburg Consensus Paper, GCP)以指导健康影响评估工作[1],制定并发布了评估指南,以指导各个国家开展评估工作。根据《哥德堡共同声明》,健康影响评估是"对不同政策、规划和项目对人群健康可能产生的影响进行综合评估的一系列程序、方法和工具"。健康影响评估的结果可为决策提供必要的信息,加强政策、规划和项目的正面健康效应,同时减轻负面健康影响。健康影响评估逐渐成为全球范围内的一项实践,很多国家和地区建立了完善的评估机制和体系[2,3]。2016年 8 月,我国全国卫生与健康大会明确提出要建立健康影响评估评价制度,同年在《"健康中国 2030"规划纲要》当中也明确提出,要"全面建立健康影响评价评估制度",系统评估各项经济社会发展规划和政策、重大工程项目对健康的影响,健全监督机制[4]。尤其是 2020年 6 月 1 日开始实施的《中华人民共和国基本医疗卫生与健康促进法》,以法律的形式明确规定"建立健康影响的评估制度"。同时,近年来北京、上海、浙江、四川、甘肃等省(直辖市)也在建立健康影响评估制度方面开展了积极探索和试点工作。

　　生殖道 CT 感染的防治无论是作为一项公共卫生项目还是推荐的医疗服务实践,都需要对其实施过程及实施效果进行系统和客观的评估,从而为决策者及所有利益相关方提供必要的信息。

　　基于项目评估指标框架,生殖道 CT 感染综合防治项目的评估内容应该包括投入、活动、产出及效果。根据项目的实施周期,可以分为基线调查、中期评估(形成性评估)和终期评估(影响性评估、总结性评估)。基线调查作为防治项目初始阶段的核心工作,在项目实施前开展。有关中期和终期评估的时间通常是根据整个项目的实施期限进行布局,比如一项 5 年的生殖道 CT 感染综合防治项目一般在第 3 年进行中期评估,项目结束后进行终期评估。此外,在项目实施中仍然可以安排不定期的过程评估(项目督导),以了解整体项目的实施和进展情况。

对生殖道 CT 感染防治工作或项目效果的评估主要涵盖过程指标、影响指标和经济学指标分析等内容，以及社会适应性及伦理学方面的考虑。评估的基本步骤包括提出评估的问题、开发评估方法（评估工具）、确定评估范围和对象、收集分析相关资料和数据以及撰写评估报告等。

第一节 防治效果评估

生殖道 CT 感染防治项目的最终目的是控制感染的流行与传播以及预防感染造成的健康危害。为了实现这些目的，需要确保一系列策略和措施的落实到位，以及这些策略与措施实施后的效果。

一、评估目的

通过对生殖道 CT 感染防治的资源投入、机制建立、体系建设和措施落实情况，以及对生殖道 CT 感染状况及其导致的不良结局状况的系统调查，评估防治工作效果，从而为了解防治现状、调整防治策略和完善防治措施等提供科学依据。

二、评估内容

生殖道 CT 感染综合防治工作的评估内容主要由评估的问题来确定，可以是针对整个防治工作不同阶段的目标开展目标实现状况的评估，也可以是对整个防治工作开展的过程进行系统性评估。此外，在不同地区或人群中也可以是针对某些特定的问题（如某项干预措施）的专题或专项评估。从广义上讲，生殖道 CT 感染防治工作的效果评估应该包括防治工作的实施情况、生殖道 CT 感染的防治效果和降低健康危害的成效情况等。前者主要包括投入情况（如经费和人员的保障、公共卫生费用的覆盖等）、防治体系与服务能力情况（如核酸检测能力的覆盖面、转介机制到位情况等）、认识情况（如目标人群的知晓率、医务人员对生殖道 CT 感染重视程度等）和干预服务的实施情况（如主动筛查、规范治疗和性伴干预等）等情况；后者主要包括在特定人群中生殖道 CT 感染及其不良结局，如盆腔炎症性疾病（PID）预防与控制的效果情况。

此外，社会适应性（social adaptation）、伦理学合理性和社区参与性等也应纳入生殖道 CT 感染综合防治工作系统性评估的内容。需要对综合防治工作的利益相关方在该工作中的重要性和影响力进行评估，并且了解他们的重点需求（如希望能够获得免费检测）和主要顾虑（如接受检测导致的社会歧视或家庭矛盾），评估目标人群对防治工作的认可情况（如是否了解生殖道 CT 感染的危害）和接受程度（如是否在无症状情况下愿意接受检测），以便提高利益相关方对防治工作的支持力度,确保防治工作能够为当地社会环境、人文条件所接纳,提高该工作的社会适应性。此外,需要对整个防治工作的实施环节是否符合伦理学要求（如自愿检测的原则、感染者个人隐私的保密、干预服务的均等性）以及社区参与情况（如大学生人群参与防治规划制定）等进行必要的评估。

三、评估指标

评估指标是评估内容的具体化和评估工作的核心部分。评估指标不仅需要准确反映评估内容,而且需要遵循 RUMBA 原则 [5],即指标应该与防治工作直接相关（relevant to the problem）、易于理解（understandable）、可以测量（measurable）、可以提升（behaviourable）和可以实现（achievable）。根据生殖道 CT 感染综合防治工作的评估内容设立的评估指标及其定义或计算方法见表 11-1-1。其中,部分指标已经在我国部分地区开展的综合防治试点项目加以应用。根据防治工作的推进情况和工作要求,可以设立不同阶段需要达到的指标要求,如项目实施 3 年后某个人群的筛查检测率达到 50%,规范治疗率达到 80%,或者项目实施 3 年后某个人群的筛查检测率在基线调查的基础上相对增加 10% 或 20% 等。

表 11-1-1　我国生殖道沙眼衣原体感染综合防治工作评估的部分指标

指标	定义或计算方法
1. 资源投入	
1.1　经费投入	●在性病艾滋病防治经费中安排生殖道 CT 感染防治经费, 或者有专项经费
1.2　人力资源	●在性病防治业务管理机构中有性病防治专职人员并熟悉生殖道 CT 感染综合防治工作
2. 机制建立	
2.1　制定政策明确责任, 建立工作机制	●通过政府文件方式明确生殖道 CT 感染综合防治工作与生殖健康和妇幼保健工作相结合,并有相应的工作分工和部门合作机制
3. 能力建设	
3.1　生殖道 CT 感染病例报告	●在传染病病例报告系统中包含生殖道 CT 感染病例报告,并且开展常规的病例漏报和重报调查
3.2　CT 感染的患病率监测	●常规收集医疗机构不同人群 CT 筛查人次数和阳性人次数数据,或开展不同人群 CT 感染患病率调查
3.3　CT 实验室核酸检测能力覆盖率	●核酸检测能力覆盖率 = 具备核酸检测能力机构数 / 二级以上医疗机构数 ×100%
3.4　CT 核酸检测室间质评参与率	●室间质评参与率 = 参与 CT 核酸检测室间质评的机构数 / 具备核酸检测能力的机构数 ×100%
3.5　CT 核酸检测室间质评合格率	●室间质评合格率 = 参与 CT 核酸检测室间质评合格的机构数 / 参与室间质评的机构数 ×100%

指标	定义或计算方法
3.6 CT 核酸检测服务覆盖率	●核酸检测服务覆盖率＝具备核酸检测服务机构数 / 二级以上医疗机构数 ×100%
3.7 不同人群生殖道 CT 感染知识知晓率	●知识知晓率＝8 条知识要点中了解 6 条的人数 / 参加调查的人数 ×100%
3.8 生殖道 CT 感染防治知识技能掌握率	●知识技能掌握率＝技能考试 75 分以上的人数 / 参加考试的人数 ×100%
4. 防治工作	
4.1 开展健康教育与促进活动	●以"防治衣原体，促进生殖健康"为主题，利用多媒体平台开展社区健康咨询和健康促进活动
4.2 筛查检测率	●筛查检测率＝接受核酸检测人数 / 应该接受检测人数 ×100% ●筛查检测率增幅＝（本年度筛查检测率－上年度筛查检测率）/ 上年度筛查检测率 ×100%
4.3 规范治疗率	●规范治疗率＝接受规范治疗人数 /CT 感染人数 ×100% ●规范治疗率增幅＝（本年度规范治疗率－上年度规范治疗率）/ 上年度规范治疗率 ×100%
5. 防治效果	
5.1 35 岁以下女性 CT 感染 PID 病例数及其增幅	●CT 检测阳性的 35 岁以下女性 PID 患者数 ●CT 相关 PID 患者病例数增幅＝（本年度病例数－上年度病例数）/ 上年度病例数 ×100%

一般来说，评估指标不宜设立很多，以免给评估工作带来一定的负担。可以根据评估的目的和评估问题的重要性对评估指标进行排序，优先选择能够更加反映防治项目的重要指标。同样也可以将评估指标分类为核心指标和辅助指标，强调对核心指标进行评估的必要性。此外，评估指标的设立可以考虑工作开展地区的特殊性，在核心指标评估的基础上增加能够反映当地防治工作特殊性的评估指标（差异性指标）。评估指标的敏感性也需要考虑，比如有些指标可能在短期内并不能在工作进展和成效中有所体现，可能就不适合在短时间的评估中加以应用。

四、评估方法

生殖道 CT 感染防治工作的评估主要依赖于收集客观可靠的证据从而作出科学的评估。基本步骤包括：提出评估问题、制定评估方案、收集评估资料、分析评估结果和撰写评估报告（包括在评估报告中提出必要的建议）。

评估资料的收集包括查阅现有文件资料（如下发的相关文件、专项拨款清单、培训班纪要）、采集信息系统（如病例报告系统、医院信息系统、实验室信息系统、病案资料系统）、定性访谈（如影响政策的相关因素）、问卷调查（如目标人群知晓状况）、专题调查（如不同人群的感染率调查）、能力测试（如实验室能力验证）、现场观察（如筛查服务现场流程的观察）

等方式。在开展上述评估资料收集的过程中,如果评估的结果需要与基线调查或既往评估进行比较,则需要以与基线调查或既往评估相同或类似的调查方法进行,包括调查评估的对象、调查的样本量及抽样方法等。

评估资料的分析主要是定性资料的叙述性分析及寻找相似性或相异性,定量资料的描述性分析和差异的比较,在存在抽样调查的情况下可以考虑使用统计学分析对差异的显著性意义进行判断。

评估报告的结构框架主要包括背景介绍、评估方法、评估结果、讨论和结论、主要建议及附件等。评估报告开始部分建议有一个评估摘要(往往是比摘要篇幅更长一点的执行摘要),提供评估报告的概要内容,重点介绍评估的主要发现、重要结论和重点建议等。

五、结果利用

评估结果可以用来反映目前生殖道 CT 感染的防治情况,包括工作进展、达标情况和存在问题等,为进一步完善目前的防治工作提供指导性信息,同时也可作为防治工作的归档资料和基础信息。此外,评估结果还可以为未来生殖道 CT 感染防治政策的循证制定、防治资源的合理配置等提供可靠的依据。

六、评估实践

(一)美国国家规划的评估指标

在美国卫生与公众服务部(United States Department of Health and Human Services, HHS)制定的《2021—2025 年美国性传播感染战略计划》中 [6],围绕五大目的(预防新发感染、减少不良健康危害、加速创新研究、降低健康不平等和实现共同努力)提出了一系列战略措施和行动计划,重点聚焦三类人群,即青少年与年轻人、男男性行为者(MSM)和孕产妇,加强这些措施和计划的实施,最终实现有效控制性传播感染的目标。在国家实施计划的指标设立上分为核心指标、差异性指标和发展性指标。其中,核心指标是要求在全国层面上在规定时间内实现的指标;差异性指标是根据不同人群和不同地区的流行与防治状况针对性设立的指标;发展性指标是要求在原有基础上有所提高的指标。在 7 个核心指标中,3 个指标与生殖道 CT 感染防治有关,分别是提高 16 ~ 24 岁性活跃女性人群的 CT 筛查率(从 2020 年的 58.8% 上升到 2025 年的 66.4% 和 2030 年的 76.5%)、降低 15 ~ 24 岁女性 PID 发病率(从 2020 年的 171.6/10 万降低到 2025 年的 161.3/10 万和 2030 年的 137.3/10 万)和提高性活跃中学生最近一次性行为安全套使用率(从 2020 年的 51.3% 提高到 2025 年的 53.5% 和 2030 年的 56.5%)。这 3 个指标的数据分别来源于医疗保健有效性数据和信息集(healthcare effectiveness data and information set, HEDIS)、医疗保健成本和利用项目（healthcare cost and utilization project，HCUP）下的全国急诊科样本数据（nationwide emergency department sample，NEDS）和青少年风险行为监测系统（youth risk behavior surveillance system，YRBSS）。此外，将提高 MSM 人群生殖道外 CT 筛查作为 3 个发展性指标之一。由此可见，美国生殖道 CT 感染防治的重点是推进重点人群的筛查和不良结局的预防，并非像梅毒和淋病那样将降低发病率作为核心指标。

（二）英国全国衣原体筛查项目

英国公共卫生署（PHE）定期对全国衣原体筛查项目（NCSP）进行阶段评估，并且在评估工作的基础上对现有的规划目标及筛查目标人群进行调整。NCSP 的目标从降低人群感染率和预防不良结局发生率两方面转变为重点预防未经治疗的生殖道 CT 感染造成的生殖健康危害。因此，所有医疗机构提供的免费衣原体筛查服务仅仅针对年轻女性人群，而对所有年轻人提供的免费筛查仅局限于性健康服务门诊[7]。针对这样的策略改变，PHE 组织开展了一系列评估工作，包括策略的改变对不同人群（如 MSM、跨性别人群）产生的影响，是否由于不对年轻男性提供普遍性的筛查而造成服务上的不平等，以及由于要求年轻女性普遍接受筛查而造成社会歧视等[8]。

2013 年 PHE 通过 52 个相关问题的调查和数据收集对 NCSP 的互联网筛查服务进行了系统评估。结果发现，基于互联网的 CT 检测服务在发现感染者方面是有效的，并且是当地性健康服务的较好方式，检测试剂盒备受用户欢迎，检测结果的告知通常可在检测后的 10 个工作日内提供等。基于这样的评估结果，对进一步完善 NCSP 和改进网络筛查服务提出了 11 条建议[9]。

PHE 将 CT 感染和淋病感染导致的女性 PID 和男性附睾炎纳入国家常规性病监测系统[10]。从 2013—2022 年的监测结果可见，CT 感染相关的男性附睾炎报告发病率从 2013 年的 2.1/10 万下降到 2022 年的 0.9/10 万（下降 57.1%），女性 CT 感染相关的 PID 从 2013 年的 6.0/10 万下降到 2022 年的 2.3/10 万（下降 61.7%）；而淋病相关的男性附睾炎报告发病率在 2013—2022 年间没有下降（0.6/10 万），淋病相关的女性 PID 报告发病率在 2013—2022 年间只下降了 7.1%（从 1.4/10 万下降到 1.3/10 万）。表明在重点人群中开展 CT 筛查与治疗对预防生殖道 CT 感染所致并发症有较好效果。

（三）我国部分地区试点项目

深圳市在 2019—2023 年期间，在婚前孕前保健人群和性病门诊患者中提供了免费 CT 和淋球菌筛查检测服务，这些人群的生殖道 CT 感染和淋病感染率呈现下降趋势。

深圳市南山区于 2017 年对基于社区育龄妇女 CT 感染筛查服务进行了成本效果评估，通过收集社区育龄妇女（20～35 岁）CT 感染患病率调查数据并建立决策分析模型，估算社区育龄妇女在开展 CT 筛查干预项目和未开展项目下的成本效果。结果发现，每获得 1 个质量调整生命年增量的成本为 1.6 万元，仅占 2017 年深圳市人均国内生产总值（GDP）的 8.8%，说明在社区育龄妇女中开展机会性筛查有较好的成本效果和效益，尤其是 20～24 岁人群。如果采用更加价廉、高灵敏度的核酸检测以及时发现和干预生殖道 CT 感染,将获得更好的成本效果 [11]。2023 年,深圳市基于决策树模型及传染病动力学仓室模型对不同人群的 CT 和淋球菌机会性筛查策略进一步开展卫生经济学评价。结果表明,对 6 类人群(社区育龄妇女人群、终止妊娠人群、婚前孕前保健人群、不孕不育人群、妇科门诊就诊者及外展服务人群)开展筛查的投入产出比为 7.2。由此推算,在确保 30% ~ 50% 的育龄女性获得 CT 筛查和 80% ~ 100% 的生殖道 CT 感染者接受规范治疗的情况下,针对该人群的筛查与治疗策略可以在预防 PID 上获得较好的成本效益,具有明显的公共卫生意义。

（黄澍杰　宁镇　陈祥生）

参考文献

[1] WRIGHT J, PARRY J, MATHERS J. Participation in health impact assessment: objectives, methods and core values[J]. Bull World Health Organ, 2005, 83(1):58-63.

[2] 凯瑟琳·罗斯,玛拉·奥伦斯坦,妮沙·博特维. 美国健康影响评估:理论、方法与案例 [M]. 赵锐,李雨钊,刘春平,等译. 北京:社会科学文献出版社,2020.

[3] 袁家琪,樊志磊,郑炆苪,等. 国外健康影响评估的制度化现状及对我国的启示 [J]. 中国卫生政策研究, 2022, 15(2):25-33.

[4] 中国健康教育中心. 健康影响评价理论与实践研究 [M]. 北京:中国环境出版集团,2019.

[5] BRAUN J P, MENDE H, BAUSE H, et al. Quality indicators in intensive care medicine: Why? Use or burden for the intensivist[J]. Ger Med Sci, 2010(8): Doc22.

[6] US Department of Health and Human Services. Sexually transmitted infections national strategic plan for the United States: 2021-2025[M]. Washington, DC: US Department of Health and Human Services, 2020.

[7] Public Health England. Changes to the National Chlamydia Screening Programme: public sector equality duty assessment[A/OL]. (2021-06-24) [2024-03-07]. https://assets.publishing.service.gov.uk/media/60d0782ad3bf7f4bd11a2416/NCSP_Public_Sector_Equality_Duty_Assessment_June_2021.pdf.

[8] Public Health England. Changes to the National Chlamydia Screening Programme: information on the changes[A/OL]. (2021-06-24)[2024-03-07]. https://assets.publishing.service.gov.uk/media/60c09c84e90e07439ba7500f/NCSP_Information_on_the_changes_June_2021.pdf.

[9] Public Health England. National Chlamydia Screening Programme audit report: internet-based chlamydia testing[A/OL]. (2014-11-26) [2024-03-07]. https://assets.publishing.service.gov.uk/media/5b80057eed915d74ef7b6e7b/NCSPInternetTestingSept2013_final.pdf.

[10] Public Health England. Sexually transmitted infections (STIs): annual data tables[A/OL]. (2010-06-17) [2024-06-04]. https://www.gov.uk/government/statistics/sexually-transmitted-infections-stis-annual-data-tables.

[11] 张莉,李武,田丽闪,等. 应用决策树模型对深圳市社区妇女生殖道沙眼衣原体感染筛查的成本效果评估 [J]. 中国艾滋病性病, 2021, 27(2):155-158.

第二节 卫生经济学评估

生殖道 CT 感染综合防治的目的是有效控制其流行及造成的健康危害,促进生殖健康。为了进一步优化筛查等防治策略和确保合理分配有限的卫生资源,有必要从经济学角度对防治项目开展评估。

一、卫生经济学评估方法

(一)评估目的与视角

卫生经济学是多种经济学科在卫生领域中的应用,是一门运用经济学基本原理分析医疗卫生、社会关系和资源配置问题的科学。卫生经济学研究目的一般是通过分析卫生项目或策略的制定、实施的经济效果(成本、产出),对备选方案进行评价和选优,为政府或卫生行政部门提供评估和决策依据。评估视角是指研究在评价成本和收益时的立场和角度,不同研究角度涉及的成本和收益范围会有所差异。在一项卫生经济学研究中,可以基于多种角度开展评价。

(二)研究类型

卫生经济学研究类型主要分为两类:基于模型的研究和基于个体水平数据的研究。前者是目前大多数卫生经济学研究采用的方法,后者往往是基于一些研究设计(如随机对照试验、前瞻性或回顾性观察研究)开展的经济学评价。

1. 模型研究 模型研究包括静态模型和动态传播模型研究。以 CT 感染筛查为例,常用的静态模型有决策树模型 [1,2]、Markov 模型 [3],通常以恒定的人群患病率水平为基础,模拟实施筛查与未开展筛查的成本、效益和健康结局,适用于研究时限较短的疾病。动态传播模型的主要特点是动态性,被模拟的个体在特定时点感染疾病的风险随时间变化,模型考虑了干预措施的时间保护效果,模拟结果更加精确 [4]。常见的动态传播模型有 Semi-Markov 模型、传染病仓室模型 [5]、基于个体的随机模型等 [6,7]。

(1)构建模型:模型结构是指由疾病转归、干预措施、相关临床事件和因果关系等构成的逻辑框架结构。对同一项经济学评价构建不同的模型,其分析结果可能存在差异。例如一项在 MSM 人群开展的直肠 CT/淋球菌感染筛查的经济学评价中 [3],研究者同时搭建了静态和动态的 Markov 模型进行分析,最终动态模型得到的结果显示筛查更有成本效果。模型的构建是对实际环境中疾病转归和干预措施影响的适度简化。一方面,模型结构应避免过于复杂,否则部分参数可能难以获得,降低模型的透明度。另一方面,模型结构不能过于简化,否则模型的结果可能偏离实际。

（2）模型参数来源:建立模型的参数主要包括效果数据、成本数据和效用数据等。以CT感染筛查评价模型为例,效果数据包括抗生素治疗有效率、盆腔炎症性疾病（PID）/宫外孕等并发症发生概率等,一般来源于随机对照试验、观察性研究或真实世界的研究数据;成本数据包括诊疗相关的病历资料和医保数据库等,一般来源于本地区医疗卫生系统,也可以根据已发表文献及标准成本估计;效用数据主要包括健康效用值,一般来源于研究者直接或间接对患者的测量或相关研究文献。目前,对CT感染相关并发症的健康效用值估计存在挑战[8],多项研究中并发症的健康效用值均来源于同一项专家共识,而非实证研究[9]。

（3）模型假设与模型验证:在模型构建过程中可能需要一定的模型假设,包括变量之间因果关系的假设、定量参数假设、使用外推技术及模型范围的假设等。有些模型的假设,如疾病转归路径和诊疗路径等,往往需要通过专家咨询方式进行确定;有些则需通过不确定性分析进行验证,比如某疾病患者的健康效用值无法获取,可通过假设使用另一种类似疾病的健康效用值进行计算,但需要进行敏感性分析以确认是否会对结果产生较大影响。模型验证是指采用一系列方法对模型模拟或预测结果的准确性进行判断。实际工作中,模型验证较复杂,研究者需根据经验及专家意见综合判断模型是否足够有效。

2.个体水平数据的研究　基于随机对照试验开展的经济学评价具有较高的可信度和内部效度,但由于所招募的研究对象往往难以代表整个目标人群,且试验中的主要终点指标选择往往与经济学评价的理想终点指标不一致,以及研究对象可能会接受研究中设定而在实际情况下并不一定发生的检查或干预等,造成试验中收集的成本与实际发生的成本有偏差,使得其外部效度受限。基于前瞻性或回顾性观察研究的经济学评价,收集到的成本与产出数据能反映实际环境中的情况,研究结果的外部效度较高,但研究对象依从性较差且干扰因素较多,导致其内部效度较低。此外,回顾性观察研究往往具有较高的偏倚。

在基于个体水平数据的研究中,由于研究时间和随访频率有限、变量和数据缺失等,往往需要通过设立假定来"完善"研究。在经济学评价报告中,研究者需要逐一说明各项假定及其依据。必要时,还应围绕所做的假定进行敏感性分析。此外,明确研究时限对经济学评价非常重要,而研究时限的长短通常取决于疾病的种类、治疗目标、希望观察到的结局指标、研究成本等。

（三）评估分类

卫生经济学评估法根据不同的健康产出指标,分为成本－效果分析、成本－效用分析和成本－效益分析。

1.成本－效果分析和成本－效用分析　成本－效果分析（cost-effectiveness analysis,CEA）是通过科学分析项目投入成本量与带来的健康结果,使有限的卫生资源得到合理配置和有效利用,是目前最常用的卫生经济学评估方法。在CT感染筛查项目中,常见的效果指标有:发现的CT感染者例数、避免的PID例数、避免的主要并发症例数等。成本－效用分析（cost-utility analysis,CUA）是比较项目投入成本量和经质量调整的健康效益产出量,通常采用质量调整生命年(quality-adjusted life year, QALY)来衡量卫生项目或治疗措施效率的一种经济学评价方法。从已发表文献来看[2],当健康产出指标是QALY时,既可使用CUA,也可使用CEA,这些文献并未对二者进行严格区分。当干预方案有一个或多个临床产出指标时,需要注意指标选择的科学性与合理性,优先选用终点指标。在成本-效果分析时,可以首先识别绝对优势方案,如当干预组相比对照组效果更好且成本更低时,可认为干预组更有经济学效果(即绝对优势方案),不需要阈值决策;当干预组相比对照组效果更好同时成本也更高,则需要计算增量成本-效果比(incremental cost-effectiveness ratio, ICER),即干预方案与对照方案的成本之差和效果之差的比值,可以采用下列公式表示:

$$ICER = \frac{\Delta C}{\Delta E} = \frac{C_1 - C_0}{E_1 - E_0}$$

其中,C_1和C_0分别表示干预方案和对照方案的成本,E_1和E_0分别表示干预方案和对照方案的产出,ICER表示干预方案比对照方案平均多获得1个单位效果所花费的成本。评价ICER是否可接受,需要与阈值比较,如果ICER小于阈值,则干预方案相比于对照方案具有经济性,反之则不具有经济性。为了获得阈值,可以使用相关方法测量受访者的支付意愿(willingness to pay, WTP)。实际研究中,对于QALY的意愿支付阈值,我国一般采用全国人均国内生产总值(GDP)的1~3倍[10,11]。其他国家的常用阈值包括:美国为5万美元,澳大利亚为5万澳元,加拿大为5万加元,英国为2万~3万英镑。

以Chesson等[3]在MSM人群开展直肠CT/淋球菌感染筛查的经济学评价为例,相比不筛查,动态模型结果显示筛查可以获得320.9个QALYs并节省417.3万美元,提示实施筛查是绝对优势方案;静态模型结果显示筛查可以获得169.6个QALYs但需要多花费275.6万美元,每挽回1个QALY的成本,即ICER为1.6万美元,低于成本效果阈值,实施筛查仍然是优势方案。

2. 成本-效益分析　成本-效益分析(cost-benefit analysis, CBA)是通过比较项目的全部成本和效益来评估项目价值、支持决策的方法。CBA中的成本和效益都以货币单位进行测量,因此不仅适用于医疗卫生项目之间的比较,还可以用于医疗卫生项目与其他领域项目之间的比较。在进行成本-效益分析时,健康产出的货币化测量方法主要是人力资本法或意愿支付法,应注意正确识别"成本"和"收益",避免重复计算。成本-效益分析的评价指标有净效益(net benefit, NB)、效益成本比(benefit-cost ratio, BCR)等。NB是指某干预项目带来的贴现后的总效益与贴现后的总成本之间的差值,其计算公式如下:

$$NB = \sum_{t=0}^{n} B_t (1+r)^{-t} - \sum_{t=0}^{n} C_t (1+r)^{-t} = \sum_{t=0}^{n} (B_t - C_t)(1+r)^{-t}$$

其中,NB表示净效益,B_t表示第t年年末发生的收益,C_t表示第t年年末发生的成本,n表示年限,r表示贴现率。从全社会角度出发,只有$NB \geq 0$或$BCR \geq 1$的方案才是可行的,才可能增加资源的使用效率。在多项卫生技术方案比较时,按照BCR的大小顺序排列,比率高的卫生技术方案为优势方案。

（四）成本与贴现

1. **成本分类** 成本是指用于投入产品生产或提供服务的资源，通常以货币单位进行估算和测量。按性质不同可以把成本分为直接成本、间接成本和隐性成本三类，其中直接成本又包括直接医疗成本和直接非医疗成本。表 11-2-1 列举了不同成本分类下常用的一些项目。

表 11-2-1　成本分类举例

成本分类	举例
直接医疗成本	疾病及并发症的药费、医疗费、检验费、护理费及住院费等
直接非医疗成本	因患病增加的交通费（患者及陪护人员）、食宿费、营养费等
间接成本	患者和陪护人员因患病、死亡或伤残失去的劳动时间、非正式（无支付）的照护成本
隐性成本	因患病或实施预防、诊疗服务引起的疼痛、不适、忧虑等所致的非经济结果的成本

2. **成本确认** 首先需根据事先确定好的研究角度，识别出干预措施所引起的资源消耗的各个项目，避免遗漏或重复计算。不同研究角度下纳入的成本范围不同，详见表 11-2-2。例如医疗机构角度（或筛查服务提供方的角度）[6,12]，主要考虑本机构承担的 CT 感染筛查、治疗相关的直接医疗成本和宣传、招募、人员培训等直接非医疗成本；卫生体系角度主要包括卫生系统内的所有直接医疗成本[13]，如 CT 感染及并发症预防、诊疗相关的成本。

表 11-2-2　不同研究角度下纳入的成本范围

角度	纳入成本范围
全社会角度	所有直接医疗成本、直接非医疗成本和间接成本
卫生体系角度	卫生系统内的所有直接医疗成本
医疗保障支付方角度	医保支付范围内的所有直接医疗成本
医疗机构角度	本机构承担的直接医疗成本和直接非医疗成本
患者角度	患者自付的直接医疗成本、直接非医疗成本和间接成本

3. **成本的测量与估值** 直接医疗成本的测量方法相对直接，可以简单表示为：资源的消耗量 × 资源的单位价格。直接非医疗成本的测量相对困难，例如长期卧床的瘫痪患者需要专人照顾和护理，要花费高昂的直接非医疗成本；患者的交通、食宿、营养等费用往往需要依靠患者的回忆，很难获取准确信息。在数据难以获得的情况下，直接非医疗成本不必在本研究的干预组和对照组中进行调查，可以通过典型样本调查获得。间接成本，实际上指时间成本，最常用的估计方法是人力资本法，即假设患者没有患病而把这些时间用于社会生产所能获得的工资收益。该方法对时间估价的标准比较容易确定，例如，计算患者因盆腔炎症性疾病（PID）损失的临时收入，可以表示为：临时收入损失 =PID 导致的病假天数日工资。

4. 贴现　当研究时限超过 1 年时，为了使成本和健康产出能够在同一时点进行比较，应对发生在未来的成本和健康产出进行贴现。贴现率一般采用一年期的无风险利率，当研究期间医疗服务相关资源价格上涨率明显高于其他商品时，需要调整贴现率。各国指南推荐的贴现率在 1.5% ～ 5% 之间，敏感性分析范围一般在 0 ～ 10%。

（五）差异性和不确定性

在卫生经济学评价过程中，可能存在研究内容与真实情况不一致的现象，这种不一致性分为差异性和不确定性两大类。

1. 差异性　差异性反映事物之间真实存在的差别，无法被消除。对于地区和背景的差异性可以进行敏感性分析或情境分析处理；而对于患者异质性带来的差异，可以在研究设计阶段，将患者划分为更小的同质性亚组。

2. 不确定性　不确定性是研究设计、测量技术或分析方法的不完善导致估计值与真实值的差异。敏感性分析是识别与处理不确定性的主要方法，常用的敏感性分析方法包括单因素 / 多因素敏感性分析、情境分析、概率敏感性分析等。

基于个体水平数据研究的不确定性，尤其是在非随机化的研究中，如暴露因素或结局指标定义、分析人群等因素对结果的影响，均可通过敏感性分析进行评估。基于模型研究的不确定性来自两方面：一是参数不确定性；二是模型不确定性。前者通过敏感性分析可以获得不同参数的不确定程度对评价结果的影响。在实际筛查项目中，常见的影响成本效果的参数有 CT 感染患病率[1,2]、PID 发生率[2]、人群参与率[14]、检测成本[2,15]、并发症治疗成本[16]、贴现率[17]等。后者可使用多个模型进行模拟计算或使用卫生经济学模型选择工具来帮助选择合适的经济学评价模型，如修订版 Brennan 工具[18]。

（六）公平性与外推性

1. 公平性　卫生经济学评价应遵循正确处理效率与公平关系的原则。在实际开展卫生经济学评价决策过程中，分析人员要兼顾分析过程及结果应用中的公平性。在分析过程中，为了准确估计干预措施的成本和产出，应考虑健康价值假设的公平性、参数取值的公平性以及研究偏倚对公平性的影响，可以使用敏感性分析和亚组分析方法进行处理。在研究结果应用中，需要考虑：是小幅改善较大人群的健康重要，还是大幅改善较小人群的健康重要；如果把公共资源用于健康产出较高的干预项目，意味着健康产出较低的项目获得的公共资金变少，可能对相关的受益人群不利等问题。必要时，分析人员可以提供相关干预项目成本 - 效果的比较以及受益人群情况，便于决策者从多方面作出权衡。

2. 外推性　外推性是指能否将某种环境或群体中的原始数据（包括成本和效果等）和研究结果应用于或者外推至另外一种环境或群体。处理外推性问题的常用方法有敏感性分析、多水平模型和净效益回归分析。敏感性分析的思路与处理差异性和不确定性问题时相同，即把研究环境与实际环境的差异，以及不同国家和地区间的差异作为一种特殊的差异性进行处理。多水平模型和净效益回归分析则常用于分析跨国多中心数据，前者能处理观测数据的层次特征,同时考虑不同中心数据的可比性和差异性,从而提高决策的准确性;后者则将经济学评价结果 ICER 转化为净货币效益(net monetary benefit, NMB),由此把比值模型转化为具有可加性的线性模型,便于分析干预方案或不同因素对 NMB 的影响。

二、在生殖道沙眼衣原体感染防治评估中的应用

目前,生殖道 CT 感染防治的经济学评估主要是针对筛查方法和筛查策略的评估。关于卫生经济学评价在 CT 感染筛查干预措施效果评估的应用总体可分为三类:第一类是评价在目标人群中是否开展机会性筛查或登记筛查,一般在一类或几类人群中比较实施筛查与不筛查的情况,从而确定筛查效果、效益的研究;第二类是评价如何筛查的研究,比较两种或多种筛查策略,从而确定较优的筛查策略;第三类是评价两种或多种筛查工具(如筛查方法、样本类型等)的成本和效果。

(一)不同人群筛查方案评价

由于社会人口学特征和患病特征不同,目标人群患病率、筛查参与度及依从性、感染后的危害也会存在差异,均可能影响干预措施的效果和经济性。通常认为选择性或普遍筛查年轻的性活跃女性有成本效果,因为更早检测和治疗可以降低 PID 和后续并发症的发生风险 [19,20]。大多数经济学评价关注的是 25 岁以下女性,将筛查年龄提高至 29 岁以及对有感染史的女性开展每半年一次的筛查也有成本效果,每挽回 1 个 QALY 的费用为 7490 美元 [21]。

将 CT 感染筛查纳入常规产前保健服务可能有经济学效果 [22]。Rours 等从社会角度评估孕妇人群单次筛查的远期效果,考虑的健康危害包括 PID 及远期并发症、早产、新生儿并发症、性伴并发症,当 CT 感染患病率为 3.9% 时,筛查 1000 例阳性孕妇的成本为 52.7 万欧元,避免了 68.6 万欧元的不良结局医疗费用,实施筛查项目共节省 15.9 万欧元并多获得 30 个 QALYs;当筛查年龄≤30 岁女性或首次怀孕的孕妇时,可节省更多成本 [23]。Ong 等从第三方资助者角度评估在 16~25 岁接受产检的孕妇人群实施单次筛查的短期成本效果,当患病率低至 3% 时,每获得 1 个 QALY 的成本为 3.5 万澳元,低于成本效果阈值 [2]。

一般认为,在 MSM、女性性工作者(暗娼)、羁押人群等高危人群中开展筛查是有成本效果的。Chesson 等评估在 MSM 人群中开展直肠 CT/淋球菌感染筛查的情况,静态模型结果显示每挽回 1 个 QALY 的成本为 1.6 万美元,动态模型提示实施筛查可以节省净成本 [3]。澳大利亚维多利亚州女性性工作者的性传播感染发病率和流行率很低且普遍使用安全套,每 4 周对该人群进行筛查并不具有成本效果,但每年筛查 1 次有成本效果 [24]。一项在拘留和戒毒治疗中心的研究发现,当男性 CT 感染患病率比女性高 86% 时,仅筛查男性是一种经济有效的替代方案 [25]。

部分研究认为筛查项目在某些条件下才具有经济学效果。一项针对高中生开展的 CT 筛查显示 [14],当参与率由 3% 提高至 7% 时实施筛查才具有成本效果。也有研究认为筛查可能缺乏成本效果,例如一项在爱尔兰开展的 16~45 岁人群机会性 CT 筛查试点项目 [26],

该研究从医疗服务提供者角度估算成本,未考虑相关并发症成本。荷兰一项针对16～29岁性活跃年轻人群在不同时间间隔开展CT感染筛查的研究发现[27],当参与率很低时,重复进行多轮筛查没有经济效果。

(二)不同干预措施评价

提高性伴通知有效率是增加筛查效果、效益的有效手段。英国全国衣原体筛查项目(NCSP)通过模型验证[12],将15～24岁男性筛查覆盖率从8%提高到24%需额外花费2290万英镑,将性伴通知有效率从0.4增加到0.8仅需额外花费330万英镑,前者所需成本是后者的6倍以上,但只能多治疗2倍的病例数。中国香港一项评估生殖道CT感染防控策略的模型研究表明[7],相比基于人群的普查策略,加强性伴追踪的高危人群定向筛查策略可降低CT感染患病率且最有成本效果,在干预第10年平均患病率从基线的3.31%±0.33%下降至1.48%±0.13%,假定具备20%和40%的性伴追踪效率,每获得1个QALY的成本分别为4634港币和7219港币,远低于2020年香港地区人均GDP水平。

增加年轻、高风险人群筛查覆盖率,有利于提高筛查效率、扩大成本效果。美国一项基于15～24岁医保人群的知情不拒绝(opt-out)筛查策略[17],相比于基于感染风险的筛查策略,可将筛查覆盖率从30%提高到50%,实施选择退出策略后CT感染患病率将从2.7%降至1.2%,多获得1452个QALYs并节省1810万美元。由于人群感染风险存在年龄差异,Teng等[28]优化年轻女性筛查策略,每月基于年龄别感染风险调整筛查率,比美国CDC建议的筛查策略节省了5%的总支出;对16～18岁人群加大筛查力度,每两年筛查1次或每8个月筛查1次,有利于节省成本和降低人群患病率。一项在马里科帕县监狱开展的评估男性羁押人群中实施CT/淋球菌感染筛查的研究发现[6],在入狱的2～3天对<35岁在押人员筛查是最具成本效果的策略,每避免1例女性感染花费710美元。

(三)筛查工具评价

生殖道CT感染筛查工具涉及筛查方法、样本类型、检测方法、采样方式等多种因素。核酸扩增试验(NAAT)由于灵敏度高、特异度强以及高通量等优点,是国内外指南推荐的首选检测方法。选择检测灵敏度高的样本类型可以发现更多的病例,因而更具成本效果。女性患者自取阴道拭子是最有经济效果的策略,比首段尿检测节省4万美元并多预防17例PID,比临床医生采集宫颈拭子检测节省5.4万美元[29]。

近年来,在确保检测准确性的前提下,CT感染的检测方法向即时检测和自采样方向发展。Xpert CT/淋球菌感染即时检测技术的灵敏度和特异度在97%以上,适合检测多种样本类型,使得快速诊断和治疗成为可能。在泌尿生殖门诊或性健康门诊开展基于NAAT的CT/淋球菌感染即时检测,相比于常规临床检测更有成本效益,分别为有症状和无症状感染者节省了16英镑和6英镑,平均每位患者节省了医护人员10分钟时间[30]。相比于传统基于实验室的NAAT检测,即时检测每避免一例PID节省约5050美元[31]。尽管即时检测的例均价格偏高,其优势在于减少了不恰当的治疗可能带来的不必要的医疗成本、症状持续、耐药、后遗症、传播风险等问题[15]。基于互联网和短信提醒的家庭自采样策略,比传统诊所采样策略有更好的人群接受性和成本效果。例如,一项调查中 65% 的调查对象倾向于家庭采样,他们认为操作简单、方便自由;21% 没有偏好;剩余 14% 可能因为和家人同住担心隐私问题或者独居不方便收快递等倾向于诊所检测[32]。模拟 1 万例女性基于互联网预定采样包传递检测策略,比诊所检测多预防了 35.5 例 PID,节省了 4.1 万美元的直接医疗费用[33]。

此外,在患病率较低的人群开展大规模检测,混合检测比单样本检测可节省 44%～70% 的检测成本[34,35]。一项在性健康门诊评估 MSM 和女性人群 CT/淋球菌感染筛查的研究发现[36],临床医生采集直肠、咽部、首段尿/阴道拭子样本进行单独检测和患者自采集的样本混合检测相比,发现 CT 感染的灵敏度可提高 3%,但每次诊断较混合检测多花费 16 英镑。

综上,CT 筛查策略的各个环节(如目标人群的选择、筛查的起止年龄、筛查覆盖率或人群参与率、性伴通知效率、筛查方法、筛查频次、检测方式、样本类型等),以及模型选择、构建和参数设定等诸多因素均可能影响筛查项目的卫生经济学评估结果。为了获得在不同人群中的最优筛查方案,需结合本地经济水平和人群特征等因素,评估可能的重要环节和参数对实施筛查成本效果、效益的影响,为我国生殖道 CT 感染综合防控和优化卫生资源配置提供经济学决策依据。

三、我国生殖道沙眼衣原体感染防治卫生经济学评估案例

张莉等从卫生体系角度评估了在 20～35 岁无症状社区育龄妇女中开展 CT 感染筛查和未开展筛查的成本和效果[13]。

该研究采用决策树模型进行评估,模拟 1 万例无症状社区育龄妇女,在进入决策树时,可以选择参与筛查或者不参与筛查。决策树模型基于 CT 感染的自然史构建,CT 感染相关 PID 无论是在门诊治疗还是住院治疗,发生 3 种并发症(慢性盆腔痛、宫外孕、不孕)的风险基本一致。模型假设:①在未开展项目下,CT 感染患者均未治疗,呈持续感染状态或发展为 PID;②对 CT 感染患者的追踪时间为 10 年,假定 PID 均发生在感染后的 1 年内,慢性盆腔痛、异位妊娠、输卵管性不孕症分别发生在感染后第 2 年、第 5 年和第 10 年;③在开展项目下,筛查阳性的社区妇女均接受治疗,且有效的治疗可预防 CT 感染相关 PID 的发生。

参考我国药物经济学评价贴现取值,对成本和健康产出以 2017 年为基准,按照 5.2% 的年贴现率进行贴现。模型估计了开展筛查的机构成本和个人成本,在卫生体系角度下,仅考虑直接医疗成本。项目采用的效果指标为 CT 感染未治疗的病例数、PID 发病例数及损失的 QALY 值。采用单因素敏感性分析和概率敏感性分析来验证模型的稳健性。概率敏感性分析时,通过 1000 次二阶蒙特卡洛模拟各个参数的分布抽样,同时分析多个参数的不确定性得到综合结果,绘制成本效用可接受性曲线。

初步分析结果:开展筛查项目相比于未筛查多投入总成本(ΔC)40.01 万元。获得的增量效果(ΔE)包括:多发现并治疗 400 例女性 CT 感染,避免了 65 例 PID,挽回 25 个

QALYs。开展筛查项目的 ICER 为 1.6 万元 /QALY。

单因素敏感性分析显示,对模型结果影响程度最大的 5 个因素依次是 PID 发生率、CT 感染患病率、核酸检测价格、慢性盆腔痛损失的 QALY 值、贴现率,均未发现阈值。在概率敏感性分析中,根据在不同的 WTP 取值下各筛查策略具有成本效用比的可能性绘制 CT 感染筛查成本效用可接受性曲线(图 11-2-1),当 WTP 为 1.8 万元,实施筛查策略具有 45% 的可接受性;当 WTP 为 5.4 万元,实施筛查策略具有 92% 的可接受性。

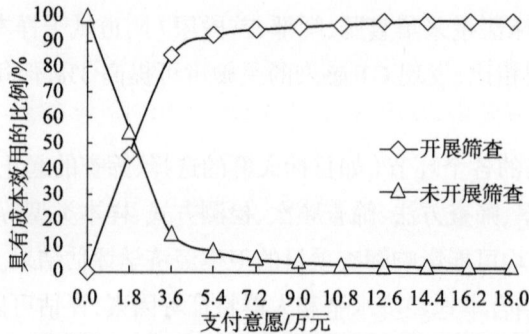

图 11-2-1　两种策略选择的成本效用可接受性曲线

（张莉　罗珍胄　陈祥生）

参考文献

[1] DITKOWSKY J, SHAH K H, HAMMERSCHLAG M R, et al. Cost-benefit analysis of Chlamydia trachomatis screening in pregnant women in a high burden setting in the United States[J]. BMC Infect Dis, 2017, 17(1):155.

[2] ONG J J, CHEN M, HOCKING J, et al. Chlamydia screening for pregnant women aged 16-25 years attending an antenatal service: a cost-effectiveness study[J]. BJOG, 2016, 123(7):1194-1202.

[3] CHESSON H W, BERNSTEIN K T, GIFT T L, et al. The cost-effectiveness of screening men who have sex with men for rectal chlamydial and gonococcal infection to prevent HIV Infection[J]. Sex Transm Dis, 2013, 40(5):366-371.

[4] WELTE R, POSTMA M, LEIDL R, et al. Costs and effects of chlamydial screening: dynamic versus static modeling[J]. Sex Transm Dis, 2005, 32(8):474-483.

[5] LOOKER K J, WALLACE L A, TURNER K M. Impact and cost-effectiveness of chlamydia testing in Scotland: a mathematical modelling study[J]. Theor Biol Med Model, 2015(12):2.

[6] GOPALAPPA C, HUANG Y L, GIFT T L, et al. Cost-effectiveness of screening men in Maricopa County jails for chlamydia and gonorrhea to avert infections in women[J]. Sex Transm Dis, 2013, 40(10):776-783.

[7] MONTES-OLIVAS S, OZTEN Y, HOMER M, et al. Evaluating the impact and cost-effectiveness of chlamydia management strategies in Hong Kong: A modeling study[J]. Front Public Health, 2022(10): 932096.

[8] JACKSON L J, AUGUSTE P, LOW N, et al. Valuing the health states associated with Chlamydia trachomatis infections and their sequelae: a systematic review of economic evaluations and primary studies[J]. Value Health, 2014, 17(1):116-130.

[9] Institute of Medicine (US) Committee to Study Priorities for Vaccine Development. Vaccines for the 21st century: a tool for decision making[M]. Washington (DC): National Academies Press (US), 2000.

[10] BERTRAM M Y, LAUER J A, DE JONCHEERE K, et al. Cost-effectiveness thresholds: pros and cons[J]. Bull World Health Organ, 2016, 94(12):925-930.

[11] KAZIBWE J, GHEORGHE A, WILSON D, et al. The use of cost-effectiveness thresholds for evaluating health interventions in low- and middle-income countries from 2015 to 2020: a review[J]. Value Health, 2022, 25(3):385-389.

[12] TURNER K, ADAMS E, GRANT A, et al. Costs and cost-effectiveness of different strategies for chlamydia screening and partner notification: an economic and mathematical modelling study[J]. BMJ, 2011(342): c7250.

[13] 张莉,李武,田丽闪,等.应用决策树模型对深圳市社区妇女生殖道沙眼衣原体感染筛查的成本效果评估 [J]. 中国艾滋病性病, 2021, 27(2):155-158.

[14] WANG L Y, OWUSU-EDUSEI K, PARKER J T, et al. Cost-effectiveness of a school-based chlamydia screening program, Duval County, FL[J]. J Sch Nurs, 2021, 37(3):195-201.

[15] TURNER K M, ROUND J, HORNER P, et al. An early evaluation of clinical and economic costs and benefits of implementing point of care NAAT tests for Chlamydia trachomatis and Neisseria gonorrhoea in genitourinary medicine clinics in England[J]. Sex Transm Infect, 2014, 90(2):104-111.

[16] ONG K J, SOLDAN K, JIT M, et al. Chlamydia sequelae cost estimates used in current economic evaluations: Does one-size-fit-all[J]? Sex Transm Infect, 2017, 93(1):18-24.

[17] OWUSU-EDUSEI K J R, HOOVER K W, GIFT T L. Cost-effectiveness of opt-out chlamydia testing for high-risk young women in the U.S[J]. Am J Prev Med, 2016, 51(2):216-224.

[18] JIN H, ROBINSON S, SHANG W, et al. Overview and use of tools for selecting modelling techniques in health economic studies[J]. Pharmacoeconomics, 2021, 39(7):757-770.

[19] OAKESHOTT P, KERRY S, AGHAIZU A, et al. Randomised controlled trial of screening for Chlamydia trachomatis to prevent pelvic inflammatory disease: the POPI (prevention of pelvic infection) trial[J]. BMJ, 2010(340): c1642.

[20] HOCKING J S, TEMPLE-SMITH M, GUY R, et al. Population effectiveness of opportunistic chlamydia testing in primary care in Australia: a cluster-randomised controlled trial[J]. Lancet, 2018, 392(10156):1413-1422.

[21] HU D, HOOK E W, GOLDIE S J. Screening for Chlamydia trachomatis in women 15 to 29 years of age: a cost-effectiveness analysis[J]. Ann Intern Med, 2004,141(7):501-513.

[22] ADACHI K N, NIELSEN-SAINES K, KLAUSNER J D. Chlamydia trachomatis screening and treatment in pregnancy to reduce adverse pregnancy and neonatal outcomes: a review[J]. Front Public Health, 2021(9):531073.

[23] ROURS G I, SMITH-NOROWITZ T A, DITKOWSKY J, et al. Cost-effectiveness analysis of Chlamydia trachomatis screening in Dutch pregnant women[J]. Pathog Glob Health, 2016, 110(7/8):292-302.

[24] WILSON D P, HEYMER K J, ANDERSON J, et al. Sex workers can be screened too often: a cost-effectiveness analysis in Victoria, Australia[J]. Sex Transm Infect, 2010, 86(2):117-125.

[25] GIFT T L, GAYDOS C A, KENT C K, et al. The program cost and cost-effectiveness of screening men for Chlamydia to prevent pelvic inflammatory disease in women[J]. Sex Transm Dis, 2008, 35(11 Suppl): S66-S75.

[26] GILLESPIE P, O'NEILL C, ADAMS E, et al. The cost and cost-effectiveness of opportunistic screening for Chlamydia trachomatis in Ireland[J]. Sex Transm Infect, 2012, 88(3):222-228.

[27] de WIT G A, OVER E A, SCHMID B V, et al. Chlamydia screening is not cost-effective at low participation rates: evidence from a repeated register-based implementation study in The Netherlands[J]. Sex Transm Infect, 2015, 91(6):423-429.

[28] TENG Y, KONG N, TU W. Optimizing strategies for population-based chlamydia infection screening among young women: an age-structured system dynamics approach[J]. BMC Public Health, 2015(15): 639.

[29] BLAKE D R, MALDEIS N, BARNES M R, et al. Cost-effectiveness of screening strategies for Chlamydia trachomatis using cervical swabs, urine, and self-obtained vaginal swabs in a sexually transmitted disease clinic setting[J]. Sex Transm Dis, 2008, 35(7):649-655.

[30] ADAMS E J, EHRLICH A, TURNER K M, et al. Mapping patient pathways and estimating resource use for point of care versus standard testing and treatment of chlamydia and gonorrhoea in genitourinary medicine clinics in the UK[J]. BMJ Open, 2014, 4(7): e005322.

[31] HUANG W, GAYDOS C A, BARNES M R, et al. Comparative effectiveness of a rapid point-of-care test for detection of Chlamydia trachomatis among women in a clinical setting[J]. Sex Transm Infect, 2013, 89(2):108-114.

[32] SMITH K S, KALDOR J M, HOCKING J S, et al. The acceptability and cost of a home-based chlamydia retesting strategy: findings from the REACT randomised controlled trial[J]. BMC Public Health, 2016(16):83.

[33] HUANG W, GAYDOS C A, BARNES M R, et al. Cost-effectiveness analysis of Chlamydia trachomatis screening via internet-based self-collected swabs compared with clinic-based sample collection[J]. Sex Transm Dis, 2011, 38(9):815-820.

[34] SHIPITSYNA E, SHALEPO K, SAVICHEVA A, et al. Pooling samples: the key to sensitive, specific and cost-effective genetic diagnosis of Chlamydia trachomatis in low-resource countries[J]. Acta Derm Venereol, 2007, 87(2):140-143.

[35] SETHI S, ROY A, GARG S, et al. Detection of Chlamydia trachomatis infections by polymerase chain reaction in asymptomatic pregnant women with special reference to the utility of the pooling of urine specimens[J]. Indian J Med Res, 2017, 146(Supplement): S59-S63.

[36] WILSON J D, WALLACE H E, LOFTUS-KEELING M, et al. Swab-yourself trial with economic monitoring and testing for infections collectively (SYSTEMATIC): part 2. A diagnostic accuracy and cost-effectiveness study comparing rectal, pharyngeal, and urogenital samples analyzed individually, versus as a pooled specimen, for the diagnosis of gonorrhea and chlamydia[J]. Clin Infect Dis, 2021, 73(9): e3183-e3193.

第十二章

防治研究中的伦理考虑

伦理学是研究道德现象的科学，或者是对道德现象的哲学思考。医学伦理学是伦理学的一个分支，是一般伦理学原理在医疗实践中的具体运用，是运用一般伦理学的道德原则来解决医疗实践和医学科学发展中人们相互之间、医学团体与社会之间关系的一门科学。在生殖道沙眼衣原体感染的防治研究中，也会涉及一系列伦理学问题，需要运用伦理学的原则和方法加以处理和应对。

第一节　医学伦理基本原则

在生殖道 CT 感染防治的医学实践和针对生殖道 CT 感染开展的医学研究中加强对医学伦理学的重视，将对促进人群健康及社会发展有积极作用。在这些实践和工作过程中应该遵循必要的医学伦理学基本原则，包括尊重、有益不伤害和公正原则。

一、尊重原则

尊重（respect）原则是要求防治人员和科研人员尊重患者和科研受试者，从而让每一个患者或受试者都有自己做出选择和决定的权利。该原则强调，在疾病防控和科学研究中，必须尊重有能力的个体对采取的医疗行为和参加的科学研究在知情情况下的自主选择权。也就是说，他们完全自愿、自我决定是否接受某种诊疗或参加某项研究，而且其决定不受外力的影响。在实施这一原则中，一个重要内容是对弱势人群的特殊保护。弱势人群往往是对社会上一些生活困难、能力不足或被边缘化、受到社会歧视等群体的概称。生殖道 CT 感染往往与隐私行为相关，而且在一些特殊人群（如 MSM、流动人口）中的感染率较高。因此，感染者往往会受到社会的歧视，或者在决策过程中可能处于相对弱势的地位。女性有时也被视为弱势人群，因为在某些文化背景或男女性关系中女性可能需要顺从男性做出自己的决定。在弱势人群中提供医疗服务和开展研究时需要对他们予以特别保护，以便他们能够得到充分的尊重。

知情同意、知情选择和要求保护隐私等都是尊重个人的具体体现。提供知情同意过程就是为了使研究对象或患者有权在充分获得信息的基础上决定是否自愿接受某种诊疗或参与某项研究。在同意参与研究之前，患者和研究对象必须全面理解所要接受的诊疗和参加研究的内容，然后在没有外力作用的前提下决定是否接受或参加。另外，保守秘密是保护隐私的伦理学要求，是维系防治人员与患者或研究人员与研究对象之间关系的重要纽带。

二、有益不伤害原则

有益（beneficence）原则要求防治人员的防治行为和科研人员的科研行为应该保护患者或受试者的利益，达到促进患者个体或群体身心健康的目的。为了达到患者或受试者有益的目的，防治人员应该提供更加准确的干预措施，科研人员应该提供更加科学的研究设计，确保采纳收益最大和伤害最小的医学决策和科研方案。当患者或受试者的利益与科学利益、防治人员利益之间发生冲突时，应该将患者和受试者的利益放在首位。

作为伦理学原则的底线，患者或研究对象不会因为接受某种诊疗服务或参加某项科研项目而受到伤害，也就是不伤害（nonmaleficence）原则，或称为风险（伤害）最小化原则。该原则要求防治人员和科研人员在防治工作和科研活动中应尽量避免对患者或受试者造成生理和/或心理上的伤害，在伤害不可避免的情况下应该将伤害控制在最低。

三、公平原则

公平（justice）原则要求防治人员和科研人员公平分配防治或科研资源、受益和负担，也就是说，公平地决定谁来接受某项防治服务或科学研究所带来的利益，谁来承受这些活动带来的负担。某种程度上，防治研究人员有责任公平地分配风险和利益。例如，在一项科研中，招募和选择研究对象应该遵循公平原则，不允许将某一组研究对象单独置于风险中，而使另一组研究对象受益。根据公平原则，不允许专门让某些人群获得服务或研究利益，而让另外一些人群（如未成年人、穷人、羁押人员等弱势人群）承担研究带来的风险。

以上这些原则已经成为普遍接受的伦理学准则。然而，受到当地文化、社会经济发展条件的限制，这些原则的实施可能会有所不同。近年来，人们对影响伦理学原则实施的社会文化环境、社会公平及社会实践等因素的认识越来越深刻，并提出了很多解决伦理学问题的方法。

第二节 伦理审查规范和实施

涉及人的防治实践和科学研究不仅需要严格遵守国家或地方的相关法律法规和规定，而且必须符合伦理的相应规范并加以实施。

一、国际医学伦理准则和指南

近几十年来，为了应对以人为研究对象的医学研究中面临的伦理学问题，国际社会制定了一系列准则和指南。

1. 纽伦堡法典 《纽伦堡法典》(the Nuremberg Code)是一套有关人体试验的准则，是第二次世界大战之后的纽伦堡审判的结果，成为医学研究和人体试验伦理的基础性文件 [1]。该法典提出了 10 项条款，阐述了以人为研究对象的医学研究的基本行为准则。该准则澄清了科研伦理学的许多基本原则，其第一条款要求"绝对需要研究对象的自愿知情同意"。其他条款包括：研究对象"具备同意的能力""非强迫的自主权利"和"理解参与研究的风险和利益的能力"等。准则要求将研究风险和危害降到最低，风险利益比良好，合格的研究人员使用恰当的研究方案，并且允许研究对象随时自由退出研究。

2. 赫尔辛基宣言 认识到《纽伦堡法典》的不足，世界医学会于 1964 年发布了《赫尔辛基宣言》(the Declaration of Helsinki)，这是世界上第一个有关生物医学研究的标准。该文件提出对缺少决策自主权的研究对象提供额外保护，对医生作为研究人员使用患者作为研究对象的做法提出强烈警告。该宣言的核心内容是开展研究工作时，优先考虑使研究对象受益，而不是科学和社会利益。该宣言推荐使用书面的知情同意。世界医学会分别于 1975 年日本东京、1983 年意大利威尼斯、1989 年中国香港、1996 年南非西萨默塞特、2000 年苏格兰爱丁堡、2002 年美国华盛顿、2004 年日本东京、2008 年韩国首尔和 2013 年巴西福塔雷萨的会议上对《赫尔辛基宣言》的内容进行过修改。在 2013 年版本中，将安慰剂对照试验限制在特定的条件下，并且建议在存在预防、诊断或治疗方法的情况下，不使用该试验方法 [2]。然而，也有学者建议根据有关安慰剂方面的研究发现对该宣言中安慰剂使用的部分内容做必要的修改 [3]。

3. 国际医学科学组织理事会 / 世界卫生组织准则 国际医学科学组织理事会（Council for International Organizations of Medical Sciences，CIOMS）和世界卫生组织（World Health Organization，WHO）于 1982 年联合发布了《涉及人类受试者的生物医学研究国际准则》[4]。20 世纪 90 年代初正值全球艾滋病流行阶段，出现了一系列大规模预防和治疗艾滋病的研究方案，在许多研究中面临一系列道德问题，这些问题在早期的准则中并没有考虑。为此，CIOMS 和 WHO 全球健康研究指导委员会于 1993 年将该准则修改成《涉及人类受试者的生物医学研究国际伦理准则》(*International Ethical Guidelines for Biomedical Research Involving Human Subjects*),同时于 1991 年还制定了《流行病学研究伦理审查》(*Ethical Review of Epidemiological Studies*)指南。《涉及人类受试者的生物医学研究国际伦理准则》分别于 2002 年和 2016 年进行了更新。在 2016 年的修改中,工作组决定将 2002 年准则范围从"生物医学研究"扩大到"与健康有关的研究",认为社会科学研究、行为研究、公共卫生监测的伦理与其他研究活动的伦理之间没有明确区别。

4. 国际医学伦理准则 《国际医学伦理准则》是世界医学会最具代表性的文件之一。该文件自 1949 年首次在英国伦敦发布以来,历经 1968 年澳大利亚悉尼、1983 年意大利威尼斯、2006 年南非匹林斯堡和 2022 年德国柏林的四次修订[5]。在最新修订的内容中特别强调了患者自主性、医生自身福利、公平公正的卫生保健服务、患者隐私保护、知情同意以及当前最新的远程医疗、环境可持续性等问题[6]。

二、我国医学伦理审查

医学伦理学在我国有悠久的历史,不过我国实现从医学道德学向医学伦理学的转变相对较晚。早在 20 世纪 30 年代初期,上海震旦大学(现在的复旦大学)医学教授宋国宾博士主编了《医业伦理学》并由上海国光印书局出版,成为我国第一部医学伦理学专著[7,8]。此后,虽然很少有人提及医学伦理这个概念,但医学伦理精神却在医学实践中得到弘扬。"防病治病、救死扶伤、全心全意为人民服务"成为新中国成立后的基本医学伦理学思想和原则。20 世纪 80 年代,随着我国医学科学的不断发展和医学研究中伦理问题的不断出现,医学伦理的重要性逐渐得到广泛重视,学术界开始对医学伦理学问题展开讨论和研究。1981 年 6 月在上海召开了第一次医学伦理道德学术讨论会,1987 年中国社会科学院邱宗仁教授出版了《生命伦理学》专著并于 2000 年再版,1988 年中华医学会成立了医学伦理学分会并于同年创办了《中国医学伦理学》杂志等,标志着我国医学伦理学的学科建设得到加强[7,8]。1988 年 12 月卫生部发布《医务人员医德规范及实施办法》(〔88〕卫医字第 40 号),2007 年卫生部和国家中医药管理局联合印发《关于建立医务人员医德考评制度的指导意见(试行)》(卫办发〔2007〕296 号),2012 年卫生部、国家食品药品监督管理局和国家中医药管理局联合发布《医疗机构从业人员行为规范》(卫办发〔2012〕45 号)等,从医务人员的职业道德角度强调了医务人员在提高医疗服务水平过程中应该具备的思想品质和职业道德,其中涵盖了医学伦理的基本要素,包括维护患者合法权益、尊重患者知情同意权和隐私权、为患者保守医疗秘密和健康隐私等内容。

然而,随着我国医疗服务范围的不断扩大和医学研究领域的不断深入,在医疗服务和医学研究中面临的伦理学问题尤为突出,甚至在一些科学研究中出现了严重的伦理缺陷。为此,卫生部结合我国实际情况于 2007 年 1 月 11 日颁布《涉及人的生物医学研究伦理审查办法(试行)》(卫科教发〔2007〕17 号),该审查办法对宣传普及科研伦理原则,建立健全受试者保护机制,规范生物医学研究行为起到了积极促进作用。

随着生物医学研究的快速发展和伦理审查工作的逐步深入,上述试行办法作为规范性文件已不能满足发展需要,迫切需要根据临床研究管理工作的要求,统筹规划制度建设,进一步细化伦理审查、知情同意内容和规程,加强涉及人的生物医学研究伦理审查工作的法制化建设,提高伦理审查制度的法律层级,从而进一步明确法律责任,更好地保障受试者的合法权益。因此,在借鉴国内外管理经验的基础上,国家卫生和计划生育委员会组织对上述试行办法进行了全面修订并于2016年10月12日以主任令第11号(部门规章)的形式颁布《涉及人的生物医学研究伦理审查办法》。

为了进一步明确伦理审查的机构主体责任和强化审查制度,以及遵循国际公认的伦理准则并结合我国实际情况,国家卫生健康委员会联合教育部、科技部和国家中医药管理局于2023年2月18日颁布《涉及人的生命科学和医学研究伦理审查办法》(国卫科教发〔2023〕4号)。该审查办法扩大了伦理审查的适用范围,将"涉及人的生物医学研究"拓展为"涉及人的生命科学和医学研究",将涉及人的生命科学研究纳入管理范围;明确了伦理审查的委托机制,即可以委托有能力的伦理审查委员会开展伦理审查;优化了伦理审查规范,细化了知情同意程序等。《涉及人的生命科学和医学研究伦理审查办法》将作为我国医疗卫生机构、高等学校、科研院所等机构伦理审查工作的指导性文件,为确保在开展涉及人的生命科学和医学研究中能够遵循医学伦理保驾护航。

三、伦理审查与监督

涉及人的生物医学研究需要对研究项目的科学性、伦理合理性进行必要的审查,以及对研究项目实施过程中是否符合伦理要求进行监督。

(一)伦理委员会

负责伦理审查的机构或委员会在不同的单位可能有不同的名称,如医学伦理委员会、伦理审查委员会、道德审查委员会。在WHO的标准和指南中[9],将这一委员会称为研究伦理委员会(Research Ethics Committee),而WHO总部设立的伦理审查机构称为研究伦理审查委员会(Research Ethics Review Committee, ERC)。2007年颁布的《涉及人的生物医学研究伦理审查办法(试行)》推动了我国各级医学伦理委员会的建设和发展。伦理委员会在促进涉及人的生物医学研究中保护受试者的生命和健康、维护受试者的合法权益方面发挥了重要作用。

(二)伦理委员会组成及职能

为进一步规范临床研究,加强伦理审查委员会的制度建设和能力建设,国家卫生健康委医学伦理专家委员会办公室和中国医院协会于2019年10月发布了《涉及人的临床研究伦理审查委员会建设指南(2019版)》,之后主要针对新冠疫情期间相关医学研究伦理审查问题对该指南进行了修订,形成了《涉及人的临床研究伦理审查委员会建设指南(2020版)》。

在此基础上,国家卫生健康委医学伦理专家委员会办公室与中国医院协会共同组织专家对2020年版指南进一步修订,最终形成《涉及人的临床研究伦理审查委员会建设指南(2023版)》。该指南涵盖了伦理委员会的宗旨与原则、组织与管理、职责与权力,以及伦理委员会审查的内容与要求、方式与类别和审查过程中的利益冲突等内容。

最新指南要求,伦理审查委员会应由胜任伦理学审查和监督的有多学科专业背景的委员组成,可以包括医药领域和研究方法学、伦理学、法学等领域的专家。委员人数不少于7名,其中包括1名不属于本机构且与项目研究人员并无密切关系的委员。必要时,伦理委员会可以聘请特殊领域专家作为独立顾问,对伦理审查和监督提供技术咨询和指导。伦理委员会成员通常由医疗机构负责提议推荐,主任委员和副主任委员可由医疗机构负责提议推荐或由委员会成员推举产生。委员应具有较强的科研伦理意识和伦理审查能力,获得过相应的科研伦理和临床试验管理方面的培训并定期接受必要的复训。

伦理委员会的人员组成关系到伦理委员会能否充分履行其职能和发挥伦理审查与监督的作用,以确保患者或受试者的权益和利益得到尊重和保护。为实现这一目的,相关机构需要制定一系列可操作的指南并及时更新以引导伦理委员会的工作。

(三)审查内容

伦理委员会可以通过一定的形式(如书面、会议等)对提出的防治项目和研究内容从伦理学方面进行全面审查。根据国家卫生健康委员会等部委2023年颁布的《涉及人的生命科学和医学研究伦理审查办法》,伦理委员会重点审查的内容包括:①实施的项目和开展的研究是否违反法律法规、规章及有关规定的要求;②项目或研究实施者的资格、经验、技术能力等是否符合研究要求;③防治项目和科研方案是否科学、具有社会价值,并符合伦理原则的要求;④项目和研究参与者可能遭受的风险与研究预期的受益相比是否在合理范围之内;⑤知情同意书提供的有关信息是否充分、完整、易懂,获得知情同意的过程是否合规、恰当;⑥项目和研究参与者个人信息及相关资料的保密措施是否充分;⑦项目和研究参与者招募方式、途径、纳入和排除标准是否恰当、公平;⑧是否向项目和研究参与者明确告知其应当享有的权益,包括在研究过程中可以随时无理由退出且不会因此受到不公正对待的权利,告知退出研究后的影响、其他治疗方法等;⑨项目和研究参与者参加研究的合理支出是否得到适当补偿;研究参与者参加研究受到损害时,给予的治疗、补偿或者赔偿是否合理、合法;⑩是否有具备资格或者经培训后的项目实施者和研究者负责获取知情同意,并随时接受研究有关问题的咨询;⑪对项目和研究参与者在研究中可能承受的风险是否有预防和应对措施;⑫研究是否涉及利益冲突;⑬研究是否涉及社会敏感的伦理问题;⑭研究结果是否发布,方式、时间是否恰当;⑮需要审查的其他重点内容。

(四)审查方式和结果

伦理审查一般采取伦理审查委员会会议审查的方式。对于风险不大于最小风险的项目或研究、已批准的方案作较小修改,以及在对不影响风险受益比的项目或研究、已批准项目或研究、多机构开展项目或研究对牵头机构出具伦理审查意见进行确认的情况下,可以考虑简易程序审查(快速审查)。

根据伦理委员会成员的审查意见,伦理委员会往往是在充分讨论的基础上以投票的方式对审查的研究项目产生审查意见,并且作出批准、不批准、修改后批准、修改后再审、继续研究、暂停或者终止研究的决定。

(五)伦理监督

对已批准实施的项目和研究,实施者应当按要求及时提交项目和研究进展、严重不良事件及方案偏离、暂停、终止、完工等各类报告。根据研究风险发生的可能性和风险程度,伦理审查委员会对已经批准的研究项目进行定期跟踪复审,进行必要的伦理监督。跟踪审查内容主要包括:①是否按照已批准的方案实施项目或开展研究并及时报告;②项目实施和研究过程中是否擅自变更项目或研究的内容;③是否增加项目或研究参与者的风险或者显著影响实施的变化或者新信息;④是否需要暂停或者提前终止项目或研究;⑤其他需要审查的内容。跟踪审查时间间隔不超过 12 个月。

(陈祥生　尹跃平　郑和平)

========= 参考文献 =========

[1] Nuremberg Military Tribunal. The Nuremberg Code[J]. JAMA, 1996, 276(20):1691.

[2] World Medical Association. World Medical Association Declaration of Helsinki: ethical principles for medical research involving human subjects[J]. JAMA, 2013, 310(20):2191-2194.

[3] HO D. A call to revise the Declaration of Helsinki's Placebo Guidelines[J]. Camb Q Healthc Ethics, 2024, 33(1):141-142.

[4] Council for International Organizations of Medical Sciences (CIOMS). International Ethical Guidelines for Health-related Research Involving Humans[M]. Geneva: Council for International Organizations of Medical Sciences, 2016.

[5] PARSA-PARSI R W. The International Code of Medical Ethics of the World Medical Association[J]. JAMA, 2022, 328(20):2018-2021.

[6] 张海洪,赵伟立,丛亚丽. 世界医学会《国际医学伦理准则》2022 年版修订述评 [J]. 医学与哲学. 2022; 43(20):1-4.

[7] 杨建兵,李恩昌. 医学伦理学发展溯源:写在新中国医学伦理研究 30 周年前夕之一 [J]. 中国医学伦理学, 2008, 21(6):17-19.

[8] 曹永福. 与改革开放同行:中国医学伦理学近 40 年发展的回顾与展望 [J]. 医学与哲学, 2019, 40(5): 13-18.

[9] World Health Organization. Standards and operational guidance for ethics review of health-related research with human participants[M]. Geneva: World Health Organization, 2011.

第三节　生殖道沙眼衣原体感染防治研究中的伦理考虑

生殖道 CT 感染的防治不仅是一项针对个体的防治服务,同时也是一项重要的公共卫生工作。公共卫生的政策与活动往往与改善公众整体健康有关,因此,生殖道 CT 感染防治研究的伦理问题不仅需要从个体的角度加以考虑,而且需要从整个人群的视角进行判断和分析。此外,生殖道 CT 感染是与性行为相关的发生在泌尿生殖道或其他性接触部位的感染性疾病,往往被归类为性传播疾病。由于人们传统上将性传播疾病与不洁性行为相联系,从而对这一类疾病形成根深蒂固的歧视和污名化,对包括生殖道 CT 感染在内的性传播疾病患者造成不必要的伤害。因此,在开展生殖道 CT 感染的防治实践中,尽量不要将生殖道 CT 感染加以性传播疾病的标签化,而是作为一种常见的生殖道感染加以对待。伦理基本原则应始终贯穿整个生殖道 CT 感染防治和研究实践过程。

一、流行病学监测

2017 年 6 月,WHO 发布了《公共卫生监测伦理指南》,将公共卫生监测界定为"基于公共卫生实践的规划、实施和评价等目的,对健康相关数据进行的持续性、系统性收集、分析和解释",并且提出了 17 条公共卫生监测的伦理原则,强调国家负有开展监测并对其进行伦理监管的义务,将监测的风险评估、社群参与、隐私保护等问题纳入伦理议程 [1,2]。

生殖道 CT 感染的公共卫生监测主要包括对确诊病例进行传染病报告和在相关人群中开展生殖道 CT 感染及其行为危险因素的流行病学调查等。目前在我国 105 个性病监测点所在的地区和部分省市,要求医疗机构以填报传染病报告卡的方式收集生殖道 CT 感染患者的个人信息和诊断结果,按照法定报告传染病的要求进行网络直报。在公共卫生监测数据收集、分析及发布阶段反复提及的主要是侵犯隐私的问题 [3]。生殖道 CT 感染患者的个人隐私资料(如姓名、身份证号码、家庭住址、职业和传播方式等)构成了疫情分析的关键信息,对生殖道 CT 感染的预防与管理有十分关键的作用。虽然在医疗服务过程中,收集生殖道 CT 感染者的相关信息在医疗实践中可能并没有一个完全知情同意的过程,但是对患者解释收集这些信息的目的和如何确保这些信息保密并对患者不造成伤害仍然是必要的。在人群中开展的生殖道 CT 感染及其行为危险因素调查的流行病学监测活动不仅涉及被调查者个人信息(包括敏感信息)的收集,而且往往需要采集生物标本进行检测。在这样的监测工作中,知情同意尤为重要。在知情同意过程中,需要向被调查者充分告知调查的目的和过程(如需要调查个人信息和采集生物样本)、参加调查可能获得的收益(如个人收益和社会收益)以及可能存在的风险或伤害及其可能的补偿等,需要被调查者在充分知情的情况下确定是否参加调查。在生殖道 CT 感染的监测(特别是收集敏感信息和调查与隐私相关的行为)调查中,采用完全由接受调查者本人签字的知情同意书可能会降低公共卫生监测的效率[1],因此有时可以考虑其他知情同意方式,如口头知情同意,或者由其他调查人员见证的知情同意。公共卫生监测工作中知情同意的必要性一直是广泛讨论的问题,强调公共卫生监测的伦理监管机制需因地制宜[1]。普遍认为,以"个体"为对象的指南可能不适用于对"群体"的研究,提出在没有患者明确同意的情况下开展公共卫生监测在伦理上也是合理的[2,4]。此外,监测数据的二次使用需要区分是基于科学研究目的还是公共卫生目的。如果是前者,则必须遵循伦理相关的规范要求;如果是后者,最主要的考虑是数据共享带来的伦理问题[1]。因此,作为公共卫生目的的监测活动必须坚持个人信息数据量最小化原则,即在确保实现监测目的的前提下,不给监测对象带来额外的风险,特别是可识别身份信息的收集必须严格控制在合理范围内[2]。

二、预防干预

在开展针对生殖道 CT 感染的预防干预(特别是健康促进、危险行为改变等)工作时,需要考虑的伦理问题是对目标人群给予充分的尊重,避免在干预过程中使用歧视性的表述。在一些重点人群(如 MSM、暗娼)中开展干预服务时,要特别注意尊重他们的隐私,尽可能地使用他们能够理解的语言和方式,提供更多的信息,获取他们的支持。行为干预需要采取自愿原则,免费服务的提供需要遵循公平公正原则,特别是那些干预服务可及性相对较差的特殊人群或弱势群体。

三、诊疗服务

在生殖道 CT 感染的诊疗过程中,医务人员需要尊重患者的人格,做到价值观中立,不对患者的行为进行道德评判,建立良好的医患关系。在生殖道 CT 感染的防治措施中,强调医疗机构对年轻女性建议"愿检必检"和对孕产妇开展"应检必检"的策略。然而,在这些策略的实施过程中,需要向就诊者解释"必检"的意义,取得她们的充分了解和配合。此外,在诊疗服务中切忌在言行中表露出对生殖道 CT 感染的鄙视态度,为患者保密病情,使患者得到及时有效的医治。对于有恐惧、忧虑、负罪等心理的患者,医务人员在诊治过程中应给予必要的心理支持和舒缓咨询。在生殖道 CT 感染的病例管理中,性伴管理是诊疗服务的重要组成部分,通过性伴通知不仅可以使性伴及时得到感染的发现和治疗,而且可以避免感染在性伴间继续传播。性伴通知不仅是生殖道 CT 感染的防治措施之一,也是确保性伴知情权和健康权的体现。然而,在性伴通知过程中也可能存在暴露患者隐私、造成患者被歧视和其他社会风险[5]。因此,在开展性伴通知时需要在给患者提供必要解释和心理支持的情况下,充分征求患者本人的意见,尽量让患者主导性伴通知的过程。

四、科学研究

所有涉及人的生殖道 CT 感染相关科学研究都应该遵循科研伦理相关规范,在研究工作实施前研究方案必须得到伦理委员会的审查并批准。根据最新的《涉及人的生命科学和医学研究伦理审查办法》,研究者在申请初始伦理审查时应当向伦理审查委员会提交下列材料:①研究材料诚信承诺书;②伦理审查申请表;③研究人员信息、研究所涉及的相关机构的合法资质证明以及研究经费来源说明;④研究方案、相关资料,包括文献综述、临床前研究和动物实验数据等资料;⑤知情同意书;⑥生物样本、信息数据的来源证明;⑦科学性论证意见;⑧利益冲突申明;⑨招募广告及其发布形式;⑩研究成果的发布形式说明;⑪伦理审查委员会认为需要提交的其他相关材料。对已通过伦理审查并批准实施的研究项目,研究者应当按要求及时汇报研究进展,按要求接受伦理审查委员会的跟踪审查。对研究过程中发生的不良事件、研究方案的违背 / 偏离、研究工作的暂停或终止等情况应及时向伦理委员会报告。此外,科学研究结果需要妥善保管,在研究成果交流与分享过程中需要注意对研究对象和相关信息的保密。

(陈祥生　尹跃平　郑和平)

参考文献

[1] 张海洪,丛亚丽 . 世界卫生组织《公共卫生监测伦理指南》要点及启示 [J]. 医学与哲学 (A),2018,39(21): 26-28, 36.

[2] 巴璐,戎彧 . 公共卫生监测中的伦理原则及标准 [J]. 医学与哲学,2020,41(4): 40-45.

[3] 巴璐,蔡慧媛,戎彧 . 公共卫生监测中的伦理问题及其借鉴意义 [J]. 医学与哲学,2019,40(12):33-38, 61.

[4] LEE L M, HEILIG C M, WHITE A. Ethical justification for conducting public health surveillance without patient consent[J]. Am J Public Health, 2012, 102(1):38-44.

[5] 蒋明华 . 性病诊治中医疗告知的伦理学因素探讨 [J]. 医学与哲学(人文社会医学版),2010,31(1): 49-50.